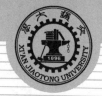

西安交通大学 本科"十二五"规划教材
"985"工程三期重点建设实验系列教材

U0290451

药学实验指导

（供药学及制药工程专业使用）

主 编　杨广德　傅　强

编 者　（按姓名拼音排序）

边晓丽　曾爱国　陈莉娜

傅　强　李维凤　李义平

刘　霞　孟　歌　牛晓峰

王戌梅　杨广德　张　卉

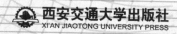

西安交通大学出版社
XI'AN JIAOTONG UNIVERSITY PRESS

图书在版编目（CIP）数据

药学实验指导/杨广德，傅强主编. —西安：西安交通大学出版社，2013.10

ISBN 978 - 7 - 5605 - 5745 - 8

Ⅰ．①药…　Ⅱ．①杨…②傅…　Ⅲ．①药物学-实验-研究生-教学参考资料

Ⅳ．①R9 - 33

中国版本图书馆 CIP 数据核字（2013）第 232099 号

策　　划　程光旭　成永红　徐忠锋

书　　名	药学实验指导
主　　编	杨广德　傅　强
责任编辑	王　坤

出版发行	西安交通大学出版社
	（西安市兴庆南路 10 号　邮政编码 710049）
网　　址	http：//www. xjtupress. com
电　　话	（029）82668357　82667874（发行中心）
	（029）82668315　82669096（总编办）
传　　真	（029）82668280
印　　刷	西安明瑞印务有限公司

开　　本	727mm×960mm　1/16　　印张 41　　字数　760 千字
版次印次	2013 年 10 月第 1 版　　2013 年 10 月第 1 次印刷
书　　号	ISBN 978 - 7 - 5605 - 5745 - 8/R·367
定　　价	82.00 元

读者购书、书店添货、如发现印装质量问题，请与本社发行中心联系、调换。

订购热线：（029）82665248　　（029）82665249

投稿热线：（029）82668519

读者信箱：xjtumpress@163.com

编审委员会

Proface 序

　　教育部《关于全面提高高等教育质量的若干意见》（教高〔2012〕4 号）第八条"强化实践育人环节"指出，要制定加强高校实践育人工作的办法。《意见》要求高校分类制订实践教学标准；增加实践教学比重，确保各类专业实践教学必要的学分（学时）；组织编写一批优秀实验教材；重点建设一批国家级实验教学示范中心、国家大学生校外实践教育基地……。这一被我们习惯称之为"质量 30 条"的文件，"实践育人"被专门列了一条，意义深远。

　　目前，我国正处在努力建设人才资源强国的关键时期，高等学校更需具备战略性眼光，从造就强国之才的长远观点出发，重新审视实验教学的定位。事实上，经精心设计的实验教学更适合承担起培养多学科综合素质人才的重任，为培养复合型创新人才服务。

　　早在 1995 年，西安交通大学就率先提出创建基础教学实验中心的构想，通过实验中心的建立和完善，将基本知识、基本技能、实验能力训练融为一炉，实现教师资源、设备资源和管理人员一体化管理，突破以课程或专业设置实验室的传统管理模式，向根据学科群组建基础实验和跨学科专业基础实验大平台的模式转变。以此为起点，学校以高素质创新人才培养为核心，相继建成 8 个国家级、6 个省级实验教学示范中心和 16 个校级实验教学中心，形成了重点学科有布局的国家、省、校三级实验教学中心体系。2012 年 7 月，学校从"985 工程"三期重点建设经费中专门划拨经费资助立项系列实验教材，并纳入到"西安交通大学本科'十二五'规划教材"系列，反映了学校对实验教学的重视。从教材的立项到建设，教师们热情相当高，经过近一年的努力，这批教材已见端倪。

　　我很高兴地看到这次立项教材有几个优点：一是覆盖面较宽，能确实解决实验教学中的一些问题，系列实验教材涉及全校 12 个学院和一批重要的课程；二是质量有保证，90% 的教材都是在多年使用的讲义的基础上编写而成的，教材的作者大多是具有丰富教学经验的一线教师，新教材贴近教学实际；三是按西安交大《2010 版本科培养方案》编写，紧密结合学校当前教学方案，符合西安交大人才培养规格和学科特色。

最后，我要向这些作者表示感谢，对他们的奉献表示敬意，并期望这些书能受到学生欢迎，同时希望作者不断改版，形成精品，为中国的高等教育做出贡献。

西安交通大学教授
国家级教学名师

2013 年 6 月 1 日

Foreword 前言

　　当前我国药学领域的发展已经到了迫切需要自主创新的时代，因而培养大量具有自主创新能力的新生代高等药学人才已成为目前高校教育的重中之重。

　　药学学科是实践性很强的学科，药学实验的操作方法、基本原理和注意事项等对初涉此领域的本科生尤为重要。本科生在学习期间除了要掌握系统的理论知识，更重要的是主动培养自身对实验设计和研究方法选择的意识，开拓思路，提高科研素质。为了提高药学和相关专业学生的实验操作能力，解决在药物的研究和质量控制等过程中遇到的大量实验操作困难，我们组织西安交通大学药学院长期从事实验教学的教师们在总结以往教学经验的基础上，编写了《药学实验指导》一书。

　　《药学实验指导》几乎囊括了药学专业的所有实验项目，包括药用植物学实验、生药学实验、药理学实验、药物化学实验、药物合成反应实验、化学制药工艺学实验、药剂学实验、生物药剂学与药物动力学实验、天然药物化学实验、药物分析实验、综合性实验等内容。

　　本书涵盖了药学实验的常规基本操作方法和注意事项，内容极为丰富，将对从事化学、药学、制药工程等专业的本科生的基本实验操作具有一定的指导意义和实用参考价值，可作为药学和制药等专业的实验教学用书。

　　由于水平有限，考虑也不全面，望选用本教材的教师和有关人员提出宝贵的意见，以期进一步修改完善。

编者

2013 年 8 月

Contents 目 录

第三篇　药理学实验

第四篇　药物化学实验

第五篇　药物合成反应实验

第六篇　化学制药工艺学实验

第七篇　药剂学实验

第八篇　生物药剂学与药物动力学实验

第九篇　天然药物化学实验

第十篇　药物分析实验

第十一篇　综合性实验

药学实验室基本知识

一、教学目的和对学生要求

依据各学科的教学大纲，药学实验教学是药学教学课程的重要组成部分，其目的是通过实验加深理解药学学科的基本理论和基本知识，掌握其基本原理、基本方法和基本操作技能；了解在药学中的应用；培养学生理论联系实际的作风，实事求是、严格认真的科学态度与良好的工作习惯；提高学生分析和解决问题能力，使他们进一步理论联系实际，养成严密科学态度和良好工作作风。为此，提出如下实验须知。

（1）遵守实验室制度，维护实验室安全。不违章操作，严防爆炸、着火、中毒、触电、漏电等事故的发生。若发生事故应立即报告指导教师。

（2）实验前应该注意认识各种仪器设备和使用方法。将做该实验的学生应该初步认识所要接触的仪器设备，并且学会其使用和维护的方法。其中包括认识每一种玻璃仪器，了解其用途；并掌握实验室可能用到的每个设备的使用方法。

（3）教学过程中，虽然根据不同的实验题目，对学生有不同要求。但基本要求是实验前作好预习，查阅有关文献和数据，了解实验的基本原理和方法，明确实验内容，安排好当天计划，争取准时结束。实验过程应养成及时记录的习惯，凡是观察到的现象和结果以及有关的重量、体积、温度或其他数据，应立即如实记录。实验完毕后认真总结，认真书写实验报告，将精制所得产物包好，贴上标签（写下日期、样品名称、重量）交给老师。

（4）实验室中保持安静，不许大声喧嚷，不许抽烟，不要迟到，也不能随便离开，实验台面保持清洁，使用过的仪器及时清洗干净后存放实验柜内。废弃的固体和滤纸等丢入废物缸内，绝不能丢入水槽和窗外，以免堵塞和影响环境卫生。

（5）公用仪器及药品用完后立即归还原处，破损仪器应填写破损报告单并注明原因。节约用水、用电，节约试剂，严格控制药品和溶剂的用量。

（6）保持实验室内整洁，采取轮流值日，每次实验完毕，负责整理公用仪器。将实验台、地面打扫干净，倒清废物缸，检查水、电（是否关闭水龙头、拉下总电闸刀，拔下电插头）。最后离开的学生负责检查水电、门窗，并按照实际情况需要关闭门窗。

二、药学实验室的安全

药学实验是一门实践性很强的学科，因此在进入实验室工作之前，参加实验者必须对实验课程的内容有充分的准备，而且要通晓实验室的一些基本规则，遵守实验室安全操作须知，以避免可能发生的一些危险情况。

（一）眼睛安全防护

在实验室中，眼睛是最容易受到伤害的。飞溅出的腐蚀性化学药品和化学试剂进入眼睛会引起灼伤和烧伤；在操作过程中，溅出的碎玻璃片或某些固体颗粒也会使眼睛受到伤害；更有甚者，有可能发生的爆炸事故更容易使眼睛受到损伤。因此在实验室中，最重要的是要佩戴合适的防护目镜。防护目镜一般是有机玻璃的，并有护眶，可以遮挡住整个眼睛。为了安全起见，在进入实验室后要养成戴防护目镜的习惯。

倘若有化学药品或酸、碱液溅入眼睛，应尽快用大量的水冲洗眼睛和脸部，并尽快到最近的医院进行治疗。若有固体颗粒或碎玻璃渣进入眼睛内，请切记不要揉眼睛，立即去有关医院进行诊治。

（二）预防火灾

有机药物合成实验室中，由于经常使用易燃性、易挥发性的各种有机试剂或溶剂，最容易发生的危险就是火灾。因此，在实验中应严格遵守实验室的各项规章制度，以预防火灾的发生。

在实验室或实验大楼内禁止吸烟。实验室中使用明火时应考虑周围的环境，如周围有人使用易燃易爆溶剂时，应禁用明火。

一旦发生火灾，不要惊慌，须迅速切断电源、熄灭火源，并移开易燃物品，就近寻找灭火的器材，扑灭着火。如容器中少量溶剂起火，可用石棉网、湿抹布或玻璃盖住容器口，扑灭着火；对于其他着火，采用灭火器进行扑灭，并立即报告有关部门或打 119 火警电话报警。

在实验中，万一衣服着火了，切勿奔跑，否则火借风势会越烧越烈，可就近找到灭火喷淋器或自来水龙头，用水冲淋使火熄灭。

（三）割伤、烫伤和试剂灼伤处理

1. 割伤

遇到割伤时，如无特定的要求，应用水充分清洗伤口，并取出伤口中的碎玻璃或残留固体，用无菌的绷带或创可贴进行包扎、保护。大伤口应注意压紧伤口或主血管进行止血，并急送医疗部门进行处理。

2. 烫伤

因火焰或因触及灼热物体所致的小范围的轻度烫伤、烧伤，应立即将受伤部位浸入冷水或冰水中约 5min 以减轻疼痛。重度的大范围的烫伤或烧伤应立即去医疗部门进行救治。

3. 化学试剂灼伤

对于不同的化学试剂灼伤，处理方法不一样。

（1）酸：立即用大量水冲洗，再用 3% ~5% 碳酸氢钠溶液淋洗，最后水洗 10 ~15min。严重者将灼伤部位拭干包扎好，到医院治疗。

（2）碱：立即用大量水冲洗，再用 2% 醋酸溶液或 1% 硼酸溶液淋洗以中和碱，最后再水洗 10 ~15min。

（3）溴：立即用大量水冲洗，再用 10% 硫代硫酸钠溶液淋洗或用湿的硫代硫酸钠纱布覆盖灼伤处，至少 3h。

（4）有机物　用酒精擦洗可以除去大部分有机物。然后再用肥皂和温水洗涤即可。如果皮肤被酸等有机物灼伤，将灼伤处浸在水中至少 3h，然后请医生处置。

（四）中毒预防

有毒物质溅入口中尚未咽下者应立即吐出，用大量水冲洗口腔。如已吞下，应根据毒物性质进行解毒，并立即送有关医疗单位救治。

对于刺激性及神经性毒物中毒者，先用牛奶或鸡蛋白使之冲淡或缓和，再设法催吐，使误入口中的毒物吐出，并送医院救治。

对于吸入气体中毒者，将中毒者移至室外通风处，解开衣领或纽扣，使其呼吸新鲜空气，必要时实施人工呼吸。

三、实验记录和报告要求

做好实验记录和实验报告是每一个科研人员必备的基本素质。实验记录应记在专门的实验记录本上，实验记录本应有连续页码。所有观察到的现象、实验时间、原始数据、操作和后处理方法、步骤等，均应及时、准确、详细地记录在实验记录本上并签名，以保证实验记录的完整性、连续性和原始性。将实验情况记录在便条纸、餐巾纸、纸巾等容易失落或损失的地方的任何做法都是错误的。

在实验前，对所做的实验应该充分做好预习工作。预习工作包括反应的原理、可能发生的副反应、反应机制、实验操作的原理和方法、产物提纯的原理和方法、注意事项、实验中可能出现的危险及处置办法，应给出详细的报告。同时还要了解反应中化学试剂的化学计量，对化学试剂和溶剂的理化常数等要记录在案，以便查询。

常见实验记录格式如下。

实验题目：

实验人：　　　实验日期：　　　天气：　　　温度：　　　湿度：

一、实验目的

二、实验原理

三、实验内容

四、实验结果

五、结论

六、讨论

七、注意事项

八、参考文献

第一篇

药用植物学实验

YAOYONGZHIWUXUESHIYAN

实验一

显微镜的构造、使用方法及其注意事项

【实验目的】

熟悉显微镜各部分的构造、使用方法及其注意事项。

【实验材料】

毛蕊花的毛茸——石蜡标本片 30 张（做使用显微镜练习用）。

【实验仪器】

显微镜。

【显微镜的种类、构造及使用方法及注意事项】

（一）显微镜的种类与工作原理

显微镜是观察微观世界的重要工具，在许多方面都得到了应用。自 1665 年虎克（Hook）制造第一台显微镜以来，显微镜的构造不断得到完善和发展，其工作原理越来越先进。

1. 光学显微镜

显微镜可分光学显微镜和电子显微镜两大类。对于药用植物学实验，主要使用光学显微镜。光学显微镜是以自然光或灯光作光源，用玻璃透镜放大成像的，通常分为单式显微镜和复式显微镜两种类型。

（1）单式显微镜：成像是直立的虚像。它是由一个或一组透镜构成的放大系统，放大倍数常在 200 倍以下，如体视显微镜（图 1 - 1）。解剖显微镜都是单式显微镜，也可称为实体显微镜。体视显微镜可以安装大物镜，将物体图像缩小。

单式显微镜的工作原理比较简单，它由两支完全相同而具有一定夹角的光路组成（图 1 - 2）。现在生产的仪器常配有透射光和斜射光照明，提高了被观察物体的亮度和清晰度。但有时灯光温度较高，使新鲜材料因烘烤而失水或烘烤变形，影响观测效果。

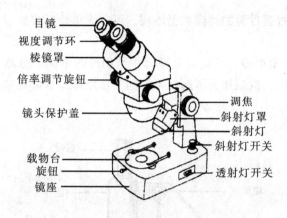

图 1－1　单式显微镜构造

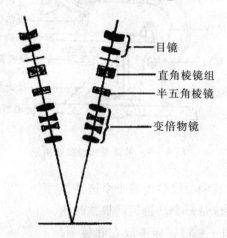

图 1－2　单式显微镜工作原理

单式显微镜的物镜变倍范围在 0.7 ~ 4.5 × 之间，总放大率为 7 ~ 45 ×，有效工作距离为 85 ~ 95mm。

（2）复式显微镜：结构比较复杂，由两组以上透镜组成，放大倍数为物镜放大倍数和目镜放大倍数的乘积。目镜有 5 ×、10 × 和 16 × 等放大镜头，物镜有 4 ×、10 ×、20 ×、40 ×、100 × 等放大镜头，可根据需要进行组合。物镜的放大倍数和视野宽度成反比（图 1－3）。

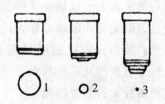

图 1－3　视野大小与物镜倍数关系

1，10 ×，视场 1.8mm，工作距离 5.6mm；2，40 ×，视场 0.45mm，工作距离 0.6mm；3，100 ×，视场 0.18mm，工作距离 0.14mm。

复式显微镜根据目镜的镜筒数量不同，可分为单筒复式显微镜和双筒复式显微镜两种。

1）单筒复式显微镜：是复式显微镜中结构最简单的。虽然目前各高校已很少使用这种显微镜，但是作为了解显微镜的工作原理，掌握其基本结构还是有必要的（图1-4）。

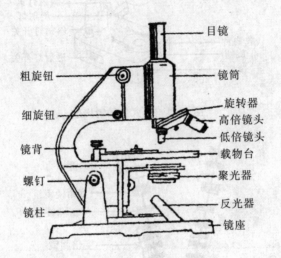

图1-4 单筒复式显微镜构造

复式显微镜的目镜和物镜各由若干个透镜组成，但可以简化地看成是一个凸透镜。根据凸透镜放大成像原理（图1-5），标本放在物镜下，经过从下方透射的光线，将标本放大，图像成在目镜的焦平面上，这是一个倒置的实像。这个实像经过透射光到达眼球成像，这个图像与标本方向一致。然后，当我们用目镜来观察这个图像时，经过目镜的又一次放大，结果看到的是方向相反的被放大的倒置虚像。

2）双筒复式显微镜：比单筒复式显微镜在结构上要复杂一些，由于使用照明反射光源和目镜调焦，提高了成像质量。常见的双筒复式显微镜的结构见图1-6所示，如麦克奥迪（Motic）BA210。这种显微镜只有一只目镜可以调焦，另

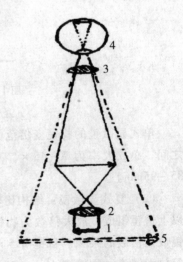

图1-5 复式显微镜工作原理
1. 标本 2. 物镜 3. 目镜
4. 眼球 5. 虚像

一只目镜不能调焦，有时给两眼视力不同的使用者带来不便。

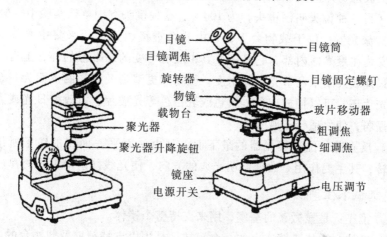

图1-6　双筒复式显微镜构造

2. 电子显微镜

电子显微镜是用电子束作光源的一类显微镜，现已广泛运用于植物形态解剖学和植物胚胎学等学科的研究中。电子显微镜以特殊的电极和磁极作为透镜代替玻璃透镜，能使分辨率达到 2×10^{-10} m，其放大倍数可达80万~120万倍，是人类认识和观察超微世界的重要的精密仪器。通常使用的电子显微镜有扫描电子显微镜和透射电子显微镜，近年来又出现了环境扫描电镜和激光共聚焦显微镜等。由于电子显微镜结构复杂、体积大、操作和运作环境要求高，需由专门的技术人员负责管理和使用。

（二）显微镜的构造

显微镜的种类虽多，构造繁简不同，但总的来说，都包括光学结构和机械装置两大部分。

1. 光学结构部分

（1）接目镜：目镜插入镜筒的上端，通常由两个镜组成，上面一个与眼睛接触的叫接目透镜，下面一个靠近视野的叫视野（会聚）透镜，在上下透镜的中间有一金属制成的光阑，它的作用是把物镜放大的实像再放大一次并把物镜映入观察者眼中。现在生产的显微镜，其目镜筒外通常都刻有放大倍数，如5×、10×、20×等。

（2）接物镜：物镜是安装在镜筒下端的转换器的下面，它的作用是利用入射光线使被检物体形成放大的实像。物镜筒上也刻有放大倍数，如 8×、10×、40×等（另一种镜头叫油镜头，为 100×，这种镜头在中草药实验中一般不用）。

（3）聚光器：位于载物台下，是由几个透镜组成的用来集中光线的。虹彩圈通常安装在聚光器内部，它是一个其中安有可变的扁平形的环，上有一特别的柄使其张开或关闭来调节光束的密度，使物像更清晰。虹彩圈下面为一金属圈制成的滤光片环，可以换放蓝色、黄色或乳白色等光玻片，以改变日光或人工光的色调和强弱，使之适合于观察。

（4）反光镜：位于聚光器的最下面，是由一面平一面凹的镜子所组成，可自由支转，其主要作用是改变照明光线的方向，使光线能射向聚光透视。

2. 机械装置部分

（1）镜座：是显微镜的基座，用来支持整个镜体。

（2）镜柱：为位于镜座上的一个短柱，是用以支持镜壁及载物台的。

（3）倾斜关节：是连接镜壁与镜柱的，可调节镜体，使之成一定的角度以便于观察。一般倾斜度不超过 30°，以免重心后倾。

（4）镜壁：是显微镜的主要支持架，由倾斜关节与镜柱及镜座连在一起。在使用时，可保持垂直和倾斜的位置。

（5）镜筒：为长圆形金属筒，上接目镜，下连转换器。

（6）转换器：固定在镜筒下端，是由两个金属碟所合成的一个上凹下凸的盘形装置，凸面上有 2～5 个接目镜孔，用以安装接物镜。转换器中下面的一个金属碟，可以碟中心的螺旋钉为轴而旋转，因此可以很方便地转换不同倍数的接物镜。

（7）调节器：有粗、细调节器两种，位于镜臂的两侧，内有齿轮装置，可升可降。粗调节器每转一周可使镜筒移动约 10mm 左右，细调节器每转一周可使镜筒移动约 0.1mm。一般在使用低倍镜时要用粗调节器，使用高倍镜时要用细调节器。

（8）载物台：是支持被检物体的平面，其正中央有一个直径为 2cm 的通光孔。它的上面安装有移片器或压片夹，前者是一种移动标本的机械装置，是由一个纵坐标和一个横坐标制成的金属架，可固定在镜台上，使用时调节横坐标或螺纽，使标本片作前后或左右移动。有的显微镜镜台上安装两个压片夹，用来固定标本片。

（三）显微镜的使用方法及注意事项

1. 显微镜的使用方法

（1）开始工作前，将显微镜放在左侧桌面上，用绸布擦净机械部分及反光镜，上升聚光器，开大彩虹光圈。

（2）对准接目镜向下观察，用手转动反光镜，使视野中充分照亮为止。此时可放置被检标本于载物台上，用压片夹夹好。

（3）调焦时先转换粗调节器，使镜筒缓慢下降，这时必须由侧面细心观察，使物镜头将接近标本时为止（严防物镜击破玻片、标本），此时再观察目镜，同时缓慢转换粗调节器使镜筒上升，直到视野中能看到物像为止。

（4）当视野中出现物像后，停止转动粗调节器，移动载玻片位置，使物像处于视野中心，此时再转换细调节器（来回以半圈为限度，不能向一个方向无限转动）以增加物像清晰度，同时还应调节虹彩光圈或聚光镜，使光线强弱适中以便于观察。

（5）在低倍镜下了解标本的概况后，如需进行细致的观察，可将标本中的目的物移向视野中心，转动转换器换置高倍镜后，视野变暗。若物像不清晰，可转动细调节器，但绝对不能转动粗调节器，以避免碰坏玻璃片，损坏镜头。换用高倍镜后，视野变暗，可调节聚光器及虹彩光圈以增加亮度。

2. 使用显微镜注意事项

（1）使用显微镜时必须严肃认真，不能草率马虎，工作场所一定要清洁，并要防止激烈震动，以免发生意外。

（2）显微镜的机械部分若发现转动不灵或滑丝时，决不能强行扭动或自行拆卸，应请教师协助消除故障。

（3）显微镜的光学部分不能用手乱摸或用布乱擦，物镜和目镜的凸透镜只能用擦镜纸或滴少许二甲苯轻轻地顺一个方向一下一下地擦，绝对禁止用其他东西乱擦。

（4）经常保持显微镜的清洁，尽力避免尘土落在透镜上，严防试剂或水的浸湿，工作后所有机械部分都要仔细地擦干净。

（5）显微镜使用完毕，须将物镜头移开，并下降镜筒，移动显微镜装进木匣时，要一手拿镜臂，一手托镜座，严禁一手倒提。

（6）使用倾斜关节时，要一手扶镜臂，一手托镜座，缓慢向后倾斜，不能一手操作，倾斜斜度不能超过45°，用完后要及时恢复原位。

（7）制成的玻片标本，必须盖好玻片，保持清洁，盖玻片上及周围不能带水或试剂，载物台和载玻片周围要干净。

实验二

植物细胞的构造和植物细胞后含物的观察

【实验目的】

1. 了解植物细胞的基本结构。

2. 植物细胞后含物的观察——淀粉粒、草酸钙结晶、碳酸钙结晶、脂肪油等。

【实验材料】

1. 新鲜材料

洋葱鳞茎，蚕豆叶，胡萝卜根（红辣椒），马铃薯块茎，半夏块茎粉末，印度橡胶树叶，蓖麻种子。

2. 石蜡切片

黄柏皮切片，大黄根茎横切片，木曼陀罗叶柄横切。

【仪器及试剂】

1. 仪器

显微镜，尖头镊，双面刀片，培养皿，载玻片，盖玻片，吸水纸，酒精灯。

2. 试剂

蒸馏水，稀碘液，水合氯醛试液，甘油。

【内容及方法】

（一）植物细胞的结构

用镊子撕取新鲜的洋葱鳞片内表皮一小块，平铺于载玻片的水滴上，注意使表皮的光面向上，然后盖以玻片，用低倍镜观察，了解其大致的结构情况。可见表皮由许多无色透明的细胞组成（每个细胞好像一个关闭的长方盒子）。细胞核、细胞质及液泡等各部均不能很清楚地辨认。然后从镜台上取下装片，自盖玻片一端滴加稀碘液少许，自他端用吸水纸吸尽水液，此时随着碘液的吸入，洋葱表皮细胞被染成黄棕色。先在低倍镜而后在高倍镜下观察下列结构。

1. 细胞壁

在细胞的最外面，在显微镜下看来略为一个长方形的框子。

2. 原生质体

在细胞壁之内，是细胞内生活物质的总称，主要由以下两部分组成。

（1）细胞核：为原生质体之稠密部分，染色较深，呈类圆形。在较幼嫩细胞中位于中间，而较老的细胞常在一侧。在核中充满均匀结构的核质，并可见到其中有 2 ~ 3 个染色较深的类圆形结构即为核仁，核的表层为核膜，与细胞质相接。

（2）细胞质：为除细胞核以外的原生质体的部分。幼嫩的细胞中细胞质充满整个细胞，而较老化时则有液泡存在。随着细胞的老化，由多数的小液泡聚成为一个大液泡，占据细胞中央的位置，而细胞质则仅分布在边缘部分，紧贴在细胞壁的内部。用碘染色后的细胞质颜色较深，液泡较浅，近于无色，故可区别。

（二）质体的观察

1. 叶绿体的观察

取蚕豆叶肉做水装片。置镜下观察可见细胞内有许多绿色扁椭圆形颗粒——叶绿体。

2. 有色体的观察

取胡萝卜根（或红辣椒），徒手横切片观察，在薄壁细胞中分布有橘黄色或红色的片状（或杆状）颗粒——有色体。

（三）植物细胞后含物的观察

1. 淀粉的观察

取一载玻片加蒸馏水一滴，用镊子刮取马铃薯的淀粉少许放在水滴上，将盖玻片一边触及液面，使水沿着盖玻片的边缘注满后，轻轻地放下盖玻片，勿使产生气泡，此时若水未布满盖玻片，则不必掀起盖玻片，可以将水滴从边缘滴入，至充满为止。必须将流溢于盖玻片以外的水滴用吸水纸或布条擦去（在加蒸馏水或其他任何试剂时，滴管口都不要触玻片及实验材料，此系基本操作，必须注意）。置低倍镜下观察淀粉粒的形态，然后换以高倍镜，观察其大小、形态，是否具有复粒，脐点及层纹是否明显，形态位置如何。加稀碘液一滴，观察其颜色变化。

2. 草酸钙结晶的观察

(1) 针晶束的观察：用解剖针取半夏粉末少许于载玻片上，加 1~2 滴水合氯醛，微热，放冷，滴加甘油一滴，用盖玻片封藏。置显微镜下观察草酸钙针晶束或针晶。

(2) 方晶（或菱晶）的观察：取黄柏皮切片观察，先在低倍镜下放暗光线，可见到四个闪闪发光的方晶（或菱晶），然后放亮光线在高倍镜下仔细观察其薄壁细胞内所含一粒方晶的形态。

(3) 簇晶的观察：取大黄根茎横切片镜下观察，可见有较大而呈多角形星状的晶体——簇晶，观察其先端是否尖锐。

(4) 砂晶的观察：取木曼陀罗叶柄横切片镜下观察，可见细小的三角形或不规则形的晶体——砂晶存于薄壁细胞中。

3. 碳酸钙结晶的观察

取印度橡胶树叶（或无花果叶）做徒手横切片，选用薄片用蒸馏水装片，在显微镜下观察其表皮细胞内的钟乳体。

4. 脂肪油的观察

取蓖麻种子，剥去外种皮做横切片，切成薄片放入盛有水的培养皿中，挑取最薄一片置于载玻片上，用水封藏，观察所含的脂肪油滴。

【作业】

1. 绘洋葱表皮细胞显微结构图，并注明各部分名称。

2. 绘马铃薯淀粉的单粒、复粒和半复粒图。

3. 绘三种草酸钙结晶图。

实验三

分生组织、保护组织和分泌组织

Meristems, Protective Tissues and Secretory Tissues

1. Objectives

(1) To know the process and formation of mitosis of higher plants.

(2) To know the epidermal cells, stomata, all kinds of trichomes and glamdular scale.

(3) To acquaint the site and cell of periderm and to know the form of cork cells.

(4) To acquaint the structure and type of various secretory tissues and to master the morphological characters of them.

2. Trial materials

(1) Sticky rehmannia leaf, mint leaf, senna leaf, flower mullein leaf, thorny elaeagnus leaf, potato tuber, ginger, orange peel, fresh dandelion root, jimson weed leaf and tea leaf.

(2) Distilled water, chloral hydrate and Sudan III.

3. Methods

(1) Protective tissues

A. Epidermal tissues

Tear a piece of lower epidermis from the mint leaf, senna leaf, jimson weed leaf, sticky rehmannia leaf and tea leaf with forceps, then make temporary slides with distilled water. Observe the epidermal cell, guard cell and the type of stoma with light microscope.

Tear a piece of lower epidermis from the mint leaf, thorny elaeagnus leaf and flower mullein leaf, and then observe the trichome and glandular scale with light microscope.

B. Cork tissues

Observe the paraffin section of corktree bark and liquorice root. Observe the site and the arrangement of cork tissues in the tranverse section with low power microscope.

And then observe the shapes and the characters of the cork cells with high power microscope to see if any neucleus and cytoplasm can be sighted?

(2) Secretory tissues

A. Secretory cells

Cut a piece of ginger to make a free – hand section, and then permeabilize it by chloral hydrate. Many of sporadic yellow spherical guttulaes, oil cells which contain volatile oil, can be observed in the parenchyma cells with light microscope. Drop the Sudan III solution and then heat slightly the slides. The liquid inside the cells turn from yellow to red.

B. Secretory cavity and secretory canal

Secretory canal: Take a transverse section of pine stem and then observe the schizogenons secretory cavity the resin canal, with light microscope.

Lysignous secretory canal: Take an orange peel slide (or make a free – hand section with orange peel) and then observe the lysigenous secretory canal oil room, with light microscope.

C. Laticifer

Take some fresh dandelion roots, cut them longitudinally by hand and then make a temporary slide with water. Many cladodromous tubuli and the laticifer can be observed in the parenchyma tissues with light microscope.

(3) Meristems

Observe the paraffin longitudinal section of the onion root tip with light microscope. Firstly, find the cell group at the apical site of the root tip with low power microscope. And then switch it to high power microscope, carefully observe the consecutive phases of mitosis (or nuclear division) in the different cells. Begin from the period when a cell has only one mother nucleus, then develop throughout four major phases: prophase, metaphase, anaphase and telophase, and stop when the cell divides into two daughter cells, with one nucleus for each other, and each morphologically and genetically equivalent to the other and to the nucleus that divide to produce them

4. Assignments

(1) Draw the profile of the epidermal cell and the stroma of ticky rehmannia leaf, mint leaf, senna leaf, jimson weed leaf and tea leaf.

(2) Draw the glandular hair, glandular scale and the nonglandular hair of mint leaf.

实验四

机械组织、输导组织及维管束的类型

【实验目的】

1. 识别厚角组织、纤维、石细胞的形态。

2. 识别导管、管胞、筛管的形态。

3. 识别各类型的维管束。

【实验材料】

1. 新鲜材料

薄荷茎，益母草茎，葡萄茎皮解离材料。

2. 石蜡切片

松茎纵切、横切片，南瓜茎的纵切、横切片，益母草茎横切片，瓜蒌茎纵切、横切片，荷叶叶柄横切片，木槿茎横切片，玉米茎横切片，菖蒲根茎横切片，毛茛幼根横切片，东北贯众叶柄基部横切片。

【仪器及试剂】

1. 仪器

显微镜，尖头镊，双面刀片，培养皿，盖玻片，吸水纸。

2. 试剂

蒸馏水，水合氯醛试液，苛性碱，间苯三酚试液，浓盐酸，番红试液。

【内容及方法】

（一）机械组织

1. 厚角组织

取薄荷茎（或益母草茎）做徒手横切片。用水合氯醛装片透化置镜下观察。在茎的角隅处表皮细胞之下有数层加厚细胞——厚角组织，缩小显微镜的光圈可见在相邻的三个细胞相邻角的结合处，其加厚部分均呈三角形。

2. 厚壁组织

（1）纤维：取葡萄茎皮解离材料少许，置载玻片上滴加番红溶液少许，染色数分钟，用蒸馏水洗去浮色，加盖玻片，擦净玻片置镜下观察，可见红色二头尖的细长形细胞——纤维细胞。仔细观察纤维细胞的壁及纹孔各有什么特征。

（2）石细胞：①取瓜蒌纵、横切片置镜下观察，在皮层可见成群的近方形的石细胞，其壁可有纹孔？②取茶叶叶柄横切片置镜下观察，可见到大多分枝的石细胞，其壁上有无纹孔？

（二）输导组织

1. 管胞的观察

取松茎横、纵切片置显微镜下，观察管胞的形状及其特征。

2. 导管、筛管及伴胞的观察

取南瓜茎横切制片置于低倍镜下观察，可见位于木质部内外两侧的韧皮部的细胞均较其相接的其他部分细胞为小，故可以明显地与其他薄壁细胞区分开。然后换高倍镜下观察。注意下列各部结构：

（1）形成层：注意分布位置及细胞形状。

（2）筛管及伴胞：注意筛管细胞形状、大小与韧皮薄壁细胞的区别。能否见到筛板、筛孔以及周围伴胞的形状和数目？

（3）导管：为细胞壁较厚、口径较大、中空、被染成红色的长管状组织。注意分辨出环纹导管、螺纹导管、梯纹导管、网纹导管和孔纹导管。

（4）筛管及伴胞：在导管群的两侧，具薄壁的管状细胞。上、下两细胞相接处膨大，在横筛上有多数小孔（此横筛称为筛板），这些细胞即为筛管。在筛管周围紧贴筛管的极为狭细的细胞即伴胞。

（三）维管束类型观察

1. 有限外韧维管束

取玉米茎横切片置镜下观察，在基本组织中有散在的维管束。选一个维管束仔细观察，分辨出木质部、韧皮部。注意有无形成层。

2. 无限外韧维管束

取木槿（或马兜铃）茎横切片，从低倍到高倍观察。分辨出木质部、形成层和韧皮部。注意各部分的排列关系、组成及各细胞的特点。

3. 双韧维管束

取南瓜茎横切片置镜下观察，注意木质部与韧皮部的位置、数目，以及有无形成层。

4. 周韧维管束

取东北贯众叶柄基部横切片置镜下观察，注意维管束中木质部与韧皮部的排列方式如何。

5. 周木维管束

取菖蒲根茎横切片置镜下观察，注意维管束木质部与韧皮部的排列方式如何。

6. 辐射维管束

取毛茛幼根横切片置镜下观察，注意维管束中木质部与韧皮部的排列方式如何。

【作业】

1. 绘各种类型维管束的简图。
2. 绘纤维和石细胞。

实验五

种子植物的器官——根

【实验目的】

1. 识别根的形态。
2. 认识单子叶植物根的主要构造。
3. 了解双子叶植物初生根的构造。
4. 认识双子叶植物次生根的主要构造。
5. 了解次生根的异常构造。

【实验材料】

1. 新鲜材料

党参、黄芪、玉米、小麦、商陆、萝卜、红薯、白芷、乌头、钮子七、菟丝子、桑寄生、爬山虎、凤眼莲、浮萍、苜蓿、常青藤、吊兰等的根。

2. 石蜡切片

麦冬根的横切片，毛茛幼根的横切片，鸢尾根的横切片，川牛膝根横切片，当归根横切片。

【仪器及试剂】

1. 仪器

显微镜，尖头镊，双面刀片，培养皿，载玻片，盖玻片，吸水纸。

2. 试剂

蒸馏水和水合氯醛试液。

【内容及方法】

（一）根的形态观察

观察根的形态，填写以下的空白内容：

(1) 定根（主根）　　（　　　　　　　）

(2) 不定根　　　　　（　　　　　　　）

(3) 直根系　　　　　（　　　　　　　）

（4）须根系　　　　　　（　　　　　　　　）

（5）贮藏根　　　　　　（　　　　　　　　）

1）肉质直根　　圆锥根（　　　　　　　　）

　　　　　　　　圆柱根（　　　　　　　　）

　　　　　　　　圆球根（　　　　　　　　）

2）块根　　　　块　状（　　　　　　　　）

　　　　　　　　连珠状（　　　　　　　　）

　　　　　　　　纺锤状（　　　　　　　　）

（6）气生根　　支持根（　　　　　　　　）

　　　　　　　　攀援根（　　　　　　　　）

（7）寄生根　　全寄生（　　　　　　　　）

　　　　　　　　半寄生（　　　　　　　　）

（8）水生根　　　　　　（　　　　　　　　）

（9）菌根　　　　　　　（　　　　　　　　）

（10）根瘤　　　　　　　（　　　　　　　　）

（二）根的组织构造

1. 单子叶植物的根

（1）取麦冬根的横切片，置镜下观察可见下列结构：

1）表皮：为一列长方形薄壁细胞，有时可发现根毛。

2）根被：表皮以内可见到 3～5 层木化细胞——称根被。

3）皮层：皮层宽广，占横切面的大部分，由许多大而圆形的薄壁细胞组成，有的细胞中含黏液质及针晶束。

4）内皮层：为一列细胞组成，细胞壁均匀增厚，木化，有通道细胞，内皮层外侧为一列石细胞层。石细胞侧壁及内壁增厚，纹孔明显。

5）维管柱：占横切面的很小部分，维管柱鞘为 1～2 列薄壁细胞。维管束辐射型，韧皮部束约 16～22 个，各位于木质部的星角间，木质部有导管、管胞及纤维等。其内侧由木化细胞连接成环状，无形成层，最中心为类圆形薄壁细胞所组成的髓部。

（2）鸢尾根横切片：注意内皮层细胞有何特点。

2. 双子叶植物初生根

取毛茛幼根的横切片置镜下自外向中心依次观察下列结构：

（1）表皮：为最外一层，细胞排列紧密而较整齐（在切片中常消失）。

（2）皮层：全部为薄壁细胞，可分为外皮层、中皮层和内皮层。

1）外皮层：由 2～4 个薄壁细胞组成，呈多边形，较小，排列较紧密。

2）中皮层：细胞较大，近圆形，排列疏松。

3）内皮层：为皮层最内一层，细胞扁长形，排列较紧密。注意多数内皮层细胞的侧壁和横壁的局部增厚，其增厚部分称凯氏带（点）。

（3）维管柱：内皮层以外的组织统称维管柱，包括中柱鞘、木质部、韧皮部和髓部。

1）中柱鞘：为维管柱外周的组织，紧接着内皮层。常由一层至多层薄壁细胞组成，这些细胞常具有潜在的分生能力。

2）木质部：根的木质部常在根端分成几束，呈星角状，和韧皮部相间排列呈辐射状。在被子植物中由导管、管胞、木薄壁细胞和木纤维组成。镜下观察管壁被染成红色。

3）韧皮部：在被子植物中由筛管、伴胞、韧皮薄壁细胞和韧皮纤维组成。韧皮部与木质部由薄壁细胞相连。

4）髓部：位于根的中央部分，由薄壁组织组成。

3. 双子叶植物次生根——当归

（1）木栓层：由 4～7 列木栓细胞组成。

（2）皮层：为数列切向延长的薄壁细胞。

（3）韧皮部：较宽广，射线宽至 10 个细胞左右，有多数分泌腔，近形成层处的分泌腔形状较小。

（4）形成层：为数列扁平的细胞，排列成完整的环层。

（5）木质部：导管单个或数个成束，作放射状排列，木薄壁细胞较射线细胞为小。

（6）射线：宽至 10 余个细胞。细胞类多角形，多数呈放射方向延长。

4. 根的异型构造（示教）

以川牛膝（*Cyatnala offeinalis*）为例。

（1）木栓层：木栓细胞 15～20 列。

（2）皮层：较窄。

（3）维管柱：占根的大部分。中心维管束的初生木质部二原型，周围维管束为异型构造（三生构造），排列成 5～8 个同心环。束内有木纤维，维管柱薄壁细胞中含砂晶。

【作业】

1. 绘麦冬和当归根的组织简图。

2. 单子叶植物根的构造和双子叶植物根的构造有什么不同？

实验六

种子植物的器官——茎

【实验目的】

1. 了解茎的外部形态特征、类型及变态。

2. 识别双子叶植物木质茎及地下茎的内部组织构造。

3. 掌握单子叶植物茎的组织构造。

【实验材料】

1. 新鲜材料

薄荷、紫苏、忍冬、五味子、葡萄、何首乌、常青藤、豌豆、连钱草、玉竹、姜、半夏、马铃薯、大蒜、贝母、洋葱、荸荠茎或变态茎。

2. 石蜡切片

玉米茎横切片，黄连根状茎横切片，向日葵茎的横切片，关木通茎的横切片。

【实验仪器】

显微镜、解剖镜和解剖用具。

【内容及方法】

（一）茎的外部形态观察

取本院药用植物标本园所栽培的植物或日常所熟悉的植物，经观察学习后，填写以下的空白内容。

1. 地上茎

（1）草质茎 $\begin{cases} 一年生草本（\qquad） \\ 二年生草本（\qquad） \\ 多年生草本（\qquad） \end{cases}$

（2）木质茎 $\begin{cases} 乔木（\qquad） \\ 灌木（\qquad） \end{cases}$

（3）直立茎（　　　　　　　　）

（4）匍匐茎（　　　　　　　　）

（5）攀援茎（　　　　　　　　）

（6）缠绕茎（　　　　　　　　）

（7）肉质茎（　　　　　　　　）

（8）叶状茎（　　　　　　　　）

（9）茎卷须（　　　　　　　　）

（10）小鳞茎（　　　　　　　　）

2. 地下茎

（1）根状茎（　　　　　　　　）

（2）球　茎（　　　　　　　　）

（3）块　茎（　　　　　　　　）

（4）鳞　茎（　　　　　　　　）

（二）双子叶植物初生茎

取向日葵幼茎横切面置镜下观察。

1. 表皮

表皮由一层细胞组成，细胞排列紧密，有时可见毛茸。

2. 皮层

皮层由数层薄壁细胞组成，细胞较大，排列疏松。紧靠表皮的几层细胞壁常常加厚。最内层细胞常含有淀粉粒，故称这层细胞为淀粉鞘。注意在皮层内有分泌腔分布。

3. 维管柱

淀粉鞘以内为维管柱部分。

（1）维管柱鞘：在维管束的外面常常有纤维群，呈帽状盖在韧皮部的外方。

（2）维管束：成束排列成一轮。紧靠维柱鞘较小的薄壁细胞群为韧皮部，韧皮部的内方为木质部，在韧皮部与木质部之间有 2~3 层略扁平而较整齐的小细胞为形成层。

（3）髓：在茎的中央，由大型薄壁细胞组成。

（三）双子叶植物次生茎

取关木通茎的横切面置镜下观察。

1. 木栓层

木栓层发达，但因加工时刮去，通常仅少数层木栓细胞残留。栓内层为20列扁平的薄壁细胞组成，多径向整齐排列。

2. 皮层

皮层由多层薄壁细胞组成。

3. 维管柱

（1）维管柱鞘：有微木化的纤维群，并有石细胞散在。

（2）维管束：多数。外韧型，韧皮部窄，木质部宽，位于韧皮部与木质部之间的形成层明显，呈环状。木质部导管大型，多单独存在，与小型导管相间交错形成明显的层次。韧皮部中压缩入筛管和韧皮薄壁细胞，相间呈层状排列。射线明显。细小的淀粉粒及草酸钙簇晶存在于薄壁细胞中。

（四）双子叶植物地下茎的组织构造

取黄连（*Coptis chinensis*）的横切片置镜下观察。

1. 木栓层

木栓层由数列木栓细胞组成。

2. 皮层

皮层较宽，石细胞成群或单个散在。

3. 维管束

维管束环列，束间形成层不明显。韧皮部外侧有中柱鞘纤维束。木质部有导管、管胞、木纤维及木薄壁细胞。射线宽窄不一。

4. 髓部

全为类圆形的薄壁细胞。本种薄壁细胞中均充满细小淀粉粒。

（五）单子叶植物茎的组织构造

取玉米茎石蜡横切片在显微镜下观察。

1. 表皮层

表皮层由一列细小的表皮细胞所构成，在表皮的下方往往有数层厚壁组织，以增强茎的支持作用。

2. 基本组织

表皮以内为薄壁细胞组成的基本组织。多数维管束散布其中。靠近外面的维管束较小而多,排列紧密。靠里面的维管束较大而少,排列稀疏。维管束为有限外韧型。

3. 皮层

内皮层、中柱鞘、髓及髓射线都没有明显的界限。

【作业】

绘木通和菖蒲茎的横切面简图。

实验七

种子植物的器官——叶、果实和种子

【实验目的】

1. 掌握叶的外部形态、特征及各部名称。

2. 掌握叶的组织构造。

3. 掌握果实的类型。

4. 掌握种子的构造特征。

【实验材料】

1. 叶

秋海棠叶、牛膝叶、藿香叶、刺槐叶、羊蹄叶、细辛叶、松叶、望江南叶、夹竹桃叶、大豆叶、大麻叶、桑叶、麦冬叶、薄荷叶、桃叶、苦竹叶片解离材料、淡竹叶石蜡切片。

2. 果实和种子

(1) 果实：桑椹、八角茴香、金樱子、枸杞、瓜蒌、梨、杏、桔、马兜铃、荠菜、大豆、油菜、升麻、向日葵、小麦、板栗、榆、当归等。

(2) 蓖麻和蚕豆的种子。

【仪器及试剂】

1. 仪器

放大镜，尖头镊，圆头镊，解剖刀，解剖针，培养皿，两面刀片。

2. 试剂

蒸馏水。

【内容及方法】

(一) 叶的外部形态特征及各部名称

叶的功能是吸收太阳光能进行光和作用以制造有机养料，故在形态上多呈片状，具有背腹之分。

1. 叶的各部名称

取桃叶进行外形特征的观察。可知一典型叶具有下述各部分：

叶
- 叶片
  - 叶尖：叶的先端部分
  - 叶脉：叶片上分布有维管束的部分
    - 主脉：直接由基部分出者
    - 侧脉：由主脉上分出者
    - 支脉：从侧脉上分出者
  - 叶基：为叶片的基部和下端部分
  - 叶缘：为叶片的边缘部分
- 叶柄：与基部相连接处，是支持叶片的杆状部分，基部膨大者为叶枕
- 托叶：在叶柄基部的两侧有保护作用的片状物

2. 叶片的外形

（1）卵形：藿香、桑叶。

（2）心形：细辛、酢酱草。

（3）针形：松叶。

（4）披针形：柳叶、桃叶。

（5）条形：麦冬。

（6）椭圆形：薄荷。

3. 单叶和复叶

（1）单叶：夹竹桃。

（2）复叶

1）羽状复叶：刺槐、望江南。

2）三出复叶：大豆。

3）掌状复叶：大麻叶。

4）单身复叶：柑桔叶。

（二）叶的组织构造

1. 茶叶的组织构造

取茶叶横切片观察。

（1）表皮：上下表皮有较厚的角质层，下表皮有气孔。

（2）叶肉组织

1）栅栏组织：紧接上表皮，由圆柱状的薄壁细胞组成，细胞排列紧密。由一至多层细胞组成，内含较多的叶绿体，是同化作用的主要部分。

2）海绵组织：位于栅栏组织的下方，组织排列疏松，有细胞间隙，细胞内含叶绿体较少。

3）叶脉：贯穿于叶肉间的维管束，木质部呈半圆形，导管与木薄壁细胞排列成行，间以射线，木质部上方有 2~4 列木化纤维。韧皮部细胞小，其下方亦有 1~2 列纤维层。

2. 淡竹叶的组织构造

（1）表皮：上表皮细胞大小不一，具特殊大型的运动细胞。主脉上方的表皮细胞极小，下表皮细胞长方形，较小，排列整齐，上、下表皮均被角质层，有气孔，并有单细胞非腺毛。

（2）叶肉组织

1）栅栏组织：为 1~2 列短柱状细胞。

2）海绵组织：为 2~4 列细胞。

（3）主脉：维管束外韧型。四周围有 1~2 列纤维，木质部导管稀少，其与韧皮部之间也有 2~3 列纤维，上、下表皮内方有纤维 5~8 列。

（三）果实的类型

陈列各种代表性的果实种类。从其果皮的发育来源、果皮的性状、子房的构造、成熟果实的开裂状态及包被种子的状态等作实验解剖观察后，将识别的植物名称填写于下列各空白的括号内。

浆 果 （ ）	瘦 果 （ ）
瓠 果 （ ）	坚 果 （ ）
蒴 果 （ ）	双悬果 （ ）
梨 果 （ ）	聚合果 （ ）
柑 果 （ ）	荚 果 （ ）
核 果 （ ）	胞 果 （ ）
蓇葖果 （ ）	颖 果 （ ）
短角果 （ ）	翅 果 （ ）
长角果 （ ）	聚花果 （ ）

（四）种子的构造

种子主要由种皮、胚乳和胚三部分组成，其中以胚为种子的主要组成部分。

1. 有胚乳种子

观察蓖麻的外形，找出以下各部分。

（1）种皮：包在种子外面的棕色有花纹的硬壳即为蓖麻的外种皮。在种皮上可见到以下各部分。

1）种阜：在蓖麻种子的一端有一白色突起物即为种阜。

2）种脐：在种子之下有小疤状物，为种子与胎座分离时留下的痕迹，即为种脐。

3）种脊：沿种脐向前找，可见一条棱线直达到种子的另一端，即为种脊。

4）合点：在种子的另一端，即种脊尽头之处为合点。

5）珠孔：在种脐附近的一个极细小孔往往被种阜所盖而不易见到。可由切片种子的胚根方向定其部分。

剥去外种皮可见乳白色薄膜状内种皮，然后从种子的宽面平行方向纵剖为二，观察其内部结构。

（2）胚：包括四部分，即胚根、胚轴、胚芽、子叶。用解剖针在胚的方向轻拨，可见有两枚大而薄的子叶，胚芽夹在两枚子叶中，胚轴不明显。

（3）胚乳：胚外白色的肥厚部分即为胚乳。

2. 无胚乳种子

观察蚕豆外形，找出下列各部分。

（1）种皮：外面棕色的较坚韧的皮即为种皮。在其上注意寻找下列各部分。

1）种脐：在蚕豆较宽阔的一端有一条长而下凹的黑色条痕，即为种脐。

2）珠孔：在种脐的一端有一细孔，即为珠孔。用手指压挤已经用水浸泡过的蚕豆时可见有水从珠孔冒出。

3）合点：位于珠孔的相对处。在蚕豆种皮上颜色较深，往往稍微隆起。

4）种脊：在肿脐与合点之间的一条隆起即为种脊。

（2）胚：剥去种皮。注意观察并找出胚的各个部分。注意有无胚乳存在。

【作业】

1. 绘蓖麻、蚕豆种子的外形和解剖图。

2. 绘茶叶组织简图。

实验八

种子植物的器官——花

【实验目的】

1. 掌握花的组成部分及其类型。

2. 了解花序的各种类型。

3. 掌握花公式的运用方法。

【实验材料】

1. 新鲜材料

桃花，木槿花，蚕豆花，油菜花，泡桐花，益母草花，桔梗花，牵牛花，金盏菊，金丝桃花，茄花。

2. 标本

各类花序标本。

【实验仪器】

解剖镜和解剖用具。

【内容及方法】

（一）花的主要组成部分

1. 花的主要组成

（1）花梗：为连接花与茎的小枝。

（2）花托：为花梗上端着生花萼、花冠、雄蕊、雌蕊等膨大的部分。花托的形状有凸起、扁平、凹陷三种。

（3）花萼：为花萼片的总称，常为绿色，分离或离合。

（4）花冠：为花瓣的总称，一般有鲜明的颜色。各片花瓣彼此分离，称为离瓣花。各片花瓣部分或全部合生，称为合瓣花。

（5）雄蕊群：为雄蕊的总称，雄蕊的数目可以一至多个。雄蕊由花丝和花药两部分组成，根据雄蕊花丝或花药的长短或连接情况有许多类型。

（6）雌蕊群：为雌蕊的总称，位于花的最中央。雌蕊由心皮构成，凡由一个心皮组成的雌蕊称为单雌蕊，如桃、杏等。由数个心皮形成的数个单雌蕊称为离生心皮雌蕊，如八角茴香。由数个心皮连合成为一个雌蕊称为合生心皮雌蕊，如油茶、卫矛。雌蕊可分为三部分，下部膨大的部分称子房，子房上部的柱状部分称花柱，花柱顶端称柱头。

取桃花（或油菜花）一朵，由外向内看它的基本组成部分。

2. 花冠的形状

取油茶花、刺槐花、桔梗花、牵牛花、金盏菊、益母草花，判别各属何类型花冠。

十字形花冠（　　　）　　　　　管状花冠（　　　）

蝶形花冠（　　　）　　　　　舌状花冠（　　　）

漏斗花冠（　　　）　　　　　唇形花冠（　　　）

3. 雄蕊的类型

取上述花冠，判别雄蕊各属何种类型并将材料名称填写于括号内。

二强雄蕊（　　　）　　　　　二体雄蕊（　　　）

四强雄蕊（　　　）　　　　　多体雄蕊（　　　）

单体雄蕊（　　　）　　　　　聚药雄蕊（　　　）

4. 胎座的类型

胚珠在子房内着生的部位称胎座。由于构成子房心皮数目的不同及心皮愈合深浅的程度不同，常见有以下各种类型：

分别取豆科、十字花科、茄科、车前科或石竹科植物判别各属何胎座，填入括号内。

边缘胎座（　　　）　　　　　侧膜胎座（　　　）

中轴胎座（　　　）　　　　　特立中央胎座（　　　）

（二）花的记载

花程式的记述法：是用一些简单的符号写成公式的形式来表明花的结构，花的每一部位用拉丁文的第一个字母来表示，用数字来记述花各部的结构。代表符号如下：

$\diamondsuit$　表示两性花　　　　　↑　表示不整齐花

δ　表示雄性花　　　　　P　表示花被

$\diamondsuit$　表示雌性花　　　　　C　表示花冠

A　表示雄蕊　　　　　　　＊　表示整齐花

∞　表示多数　　　　　　　K　表示花萼

$\overline{G}$　表示子房下位　　　　　G　表示雌蕊

：　于 G 右下角，表示雌蕊的情况　　$\underline{G}$　表示子房上位

（　）——表示该部分连合情况

例如：萝卜花记述为 ＊ $K_4 C_4 A_{2+4} \underline{G}_{(2:2:\infty)}$，表示花整齐，两性，花萼 4 枚分离，花冠 4 枚分离，雄蕊 6 枚成两轮排列，子房上位，2 心皮组成 2 个室，每室胚珠多数。

取油菜花、桃花、槐花、紫荆花进行观察并写出花程式。

油菜花：

桃　花：

槐　花：

紫荆花：

（三）花序的类型

观察示教的腊叶标本或日常所熟悉的植物，记录植物名称，填写于各种花序类型的空白括号内。

总状花序（　　　　　）　　　头状花序（　　　　　）

穗状花序（　　　　　）　　　隐头花序（　　　　　）

柔荑花序（　　　　　）　　　圆锥花序（　　　　　）

肉穗花序（　　　　　）　　　单歧聚伞花序（　　　　　）

伞形花序（　　　　　）　　　二歧聚伞花序（　　　　　）

复伞形花序（　　　　　）　　多歧聚伞花序（　　　　　）

伞房花序（　　　　　）　　　轮伞花序（　　　　　）

【作业】

1. 将所看到的花分析，归纳其形态特征。

2. 绘各类花序的示意图。

实验九

木兰科、毛茛科、蔷薇科

【实验目的】

1. 掌握木兰科、毛茛科、蔷薇科的主要特征。

2. 认识本次试验中木兰科、毛茛科、蔷薇科的药用植物。

【实验材料】

1. 木兰科（Magnoliaceae）

玉　兰　*Magnolia denudate* Desr.

北五味子　*Schisandra chinensis*（Turz.）Baill.

八角茴香　*Illicium verum* Hook. f.

凹叶厚朴　*Magnolia biloba*（Rehd. et Wils.）Cheng

厚　朴　*Magnolia officinalis* Rehd. et Wils.

2. 毛茛科（Ranunculaceae）

毛　茛　*Ranunculus japonicus* Thunb.

北乌头　*Aconitum kusnezoffii* Reichb.

黄　连　*Coptis chinensis* Franch.

白头翁　*Pulsatilla chinensis*（Bge.）Regel

3. 蔷薇科（Rosaceae）

梨　花　*Pyrus*

桃　花　*Prunus persica*（L.）Batsch

珍珠梅　*Sorbaria kirilowcii*（Regel）Maxim.

龙牙草　*Agrimonia pilosa* Lodeb.

月　季　*Rosa chinensis* Jacq.

绣线菊　*Spiraca chinensis* Cuaxim

山　楂　*Cralaegus pinnetifida* Bge.

山里红　*Cralaegus pinnetifida* Bge. var. *major* N. E. Br.

木 瓜　*Chaenomeles sinensis*（Touin）Koehne

杏　　*Prunsus armeniaca* L.

山 杏　*Prunus armeniaea* L. var. *ansu* Maxim.

地 榆　*Sanguisorba officinalis* L.

【实验仪器】

解剖镜、扩大镜和解剖用具。

【实验内容】

1. 木兰科（Magnoliaceae）

（1）取玉兰花一朵。在未开放前系包在一个托叶状的芽鳞上。观察萼片与花瓣是否分开，花被几枚，分几轮排列注意它们相互间的关系（花托是否突起呈圆柱状?）。观察花托上雄蕊排列的情况。若观察不清，可将雄蕊依次用镊子去除后再用放大镜观察其在花托上着生的痕迹，即可看清如何排列。雄蕊和雌蕊是否可数清？注意玉兰花雄蕊花药甚长，侧生外向，花丝甚短。雌蕊系子房上位，柱头向外卷曲，其子房贴近花托也呈螺旋状排列。将花托纵剖开，观察雌蕊着生情况，注意其心皮分离情况（这种雌蕊为单雌蕊还是复雌蕊?）。观察示范的厚朴和八角茴香的果实为聚合果，成熟时沿背缝裂开。其子房内有两枚胚珠，但通常仅一枚发育成一个种子。

（2）观察本科的药用植物——厚朴、五味子、八角茴香等，总结其形态特征。

2. 毛茛科（Ranunculaceae）

（1）观察毛茛标本　草本，叶互生深裂，解剖一朵花有若干萼片和花瓣。取下一片花瓣，在解剖镜下观察，可见其基部有一个蜜腺（蜜槽），在毛茛由鳞片所覆盖着（雄蕊与雌蕊是否定数?）。将其雄蕊和雌蕊的排列与前面所观察的玉兰相比较。观察其将近成熟的果实是很多聚合的瘦果，排列在圆柱形的花托上（是否呈螺旋状排列?）。

（2）本科下列药用植物的观察

乌 头　*Acomitum carmichaeli* Debx.

黄 连　*Coptis chinensis* Franch.

白头翁　*Pulsatilla chinensis*（Bge.）Regel

3. 蔷薇科（Rosaceae）

（1）梨亚科（Moloideae）：以梨花枝条观察有无托叶存在。注意其花托为何种类型。取梨花一朵，观察花萼有无裂片，花冠由几枚花瓣组成，是否与花萼裂片互生。剖开花萼筒后，可见子房下位，其边缘着生花瓣。花瓣里面有许多雄蕊。花的中央可见 5 枚花柱分离的复雌蕊（剖开子房是否可见 5 室？）。果实为假果。

（2）梅亚科（Punoideae）：取桃小枝观察。有无托叶存在？单叶互生，叶披针形或长椭圆形，边缘有锯齿。四月初开花，花多粉红色。取桃花一朵，观察其萼片和花瓣的数目和排列的位置，注意桃花为周位花，萼片、花瓣及多数雄蕊均着生花杯边缘上，分辨其为子房上位还是子房下位。心皮一枚，内生两枚胚珠，仅一枚胚珠发育成种子。果实为核果（其内果皮均为石细胞）。

（3）蔷薇亚科（Rosaideae）：取月季花一朵。作纵剖面，仔细观察，萼筒呈壶形，将子房全部包在里面，雌蕊分离，观察子房的着生情况。果实为瘦果组成的蔷薇果。

（4）绣线菊亚科：取锈线菊花观察，其萼筒形成一个环状，注意雄蕊着生的位置。中央具 5 个分离的雌蕊，下部微结合，果实为蓇葖果。

（5）观察本科药用植物：山楂、地榆、杏、木瓜、桃等。

【作业】

1. 通过所解剖过的花和标本观察，总结毛茛科的主要特征，并指出与木兰科的根本区别是什么。

2. 利用检索表查出玉兰、毛茛、桃属于何科、何属，并写出花公式及绘制花图式。

3. 蔷薇科四亚科的主要区别是什么？

实验十

豆科、五加科、伞形科

【实验目的】

1. 掌握豆科、五加科、伞形科的形态特征。
2. 认识豆科、五加科、伞形科重要的药用植物。

【实验材料】

1. 豆科 (Leguminosae)

膜荚黄芪 *Astragalus membranaceus* (Fisch.) Bunge

内蒙黄芪 *Astragalus membranaceus* Bge. var. *mongholicus* (Bge.) Hsiao

甘 草 *Glycyrrhiza uralensis* Fisch

野 葛 *Pueraria lobata* (Willd.) Ohwi

苦 参 *Sophora flavescens* Ait.

紫 荆 *Cercis chinensis* Bge.

合 欢 *Albizia julibrissin* Durazz.

决 明 *Cassia tora* L.

2. 五加科 (Araliaceae)

刺五加 *Acanthopanax senticosus* (Rupr. et Maxim.) Harms

楤 木 *Aralia chinensis* L.

人 参 *Panax ginseng* C. A. Meyer

扭子七 *Panax japonicus* C. A. Meyer var. *major* (Burk.) C. Y. Wu et Feng

3. 伞形科 (Umbelliferae)

防 风 *Saposhnikovit divaricata* (Turcz.) Schischk.

柴 胡 *Bupleurum chinensis* DC.

小茴香 *Foeniculum vulgare* Mill.

当 归 *Angelica sinensis* (Oliv.) Diels

白 芷 *Angelica dahurica* (Fisch. ex Hoffm.) Benth. et Hook

川 芎 *Ligusticum chuanxiong* Hort.

【实验仪器】

解剖镜、扩大镜和解剖用具。

【实验内容】

1. 豆科（Leguminosae）

（1）蝶形花亚科（Papillonodeae）：取膜荚黄芪观察。多年生草本。主根粗长，较直。茎直立。奇数羽状复叶互生，小叶 6~13 对，卵状披针形或椭圆形。总状花序腋生；花冠黄色，蝶形，其上最大的一个是旗瓣，包住两侧互相分离的是翼瓣，翼瓣向下方包住两枚的是龙骨瓣，龙骨瓣顶端略联合而基部分离，除去龙骨瓣可见雄蕊 1 和 9 联合为二体雄蕊。荚果膜质膨胀，被黑色短伏毛。

（2）云实亚科（Coesalpinioideae）：取紫荆小枝双察。落叶灌木。单叶，近圆形，基部心形。5 月开花，花先叶开放，多数簇生于老枝上。紫红色萼筒钟状，具 5 钝齿，假蝶形花冠。注意旗瓣的两侧边缘是否为翼瓣所包住？除两翼瓣外，尚有两龙骨瓣。雄蕊 10 枚，花丝分离或是联合？荚果扁平，狭长椭圆形。

（3）含羞草亚科（Mimosoideae）：取合欢一枝（或腊叶标本）观察。能否看到花冠呈辐射对称。雄蕊多数，花丝细长而呈粉红色。中央为雌蕊。

（4）观察下列腊叶标本：膜荚黄芪、甘草、野葛、苦参、紫荆和决明等。

2. 五加科（Araliaceae）

（1）刺五加 [*Acanthopanax senticosus*（Rupr. et Maxim.）Harms]：落叶灌木。茎生胞弱尖刺，小枝密生针刺。掌状复叶，小叶 5 枚，中央小叶大，椭圆状倒卵形或长圆形。伞形花序单生或 2~4 个丛生枝顶；花梗细长；花瓣黄绿色；雄蕊比花瓣长一倍；花柱 5，从基部到顶部愈合；子房 5 室。浆果状核果，球形，有 5 枚，黑色。

（2）认识下述腊叶标本：人参、扭子七等。

3. 伞形科（Umbelliferae）

（1）小茴香（*Foeniculum vulgare* Mill.）：多年生草本，有强烈的香气。全体有白粉，无毛。茎直立，有棱，上部分枝。茎生叶互生，叶片 3~4 回羽状分裂，最终裂片线形至丝状，叶柄基部呈鞘状，抱茎。复伞形花序顶生，无总苞和小苞片，伞幅 8~30。

解剖小茴香花，雄蕊 5 枚，雌蕊 2 心皮组成 2 室。子房下位，花盘发达，果实为双悬果，每分果外有五个重棱。

（2）腊叶标本的认识：柴胡（*Bupleurum chinensis* DC．）、白芷［*Angelica dahurica*（Fisch. ex Hoffm.）Benth. et Hook］、防风［*Saposhnikovia divaricata*（Turcz.）Schischk］、前胡［*Peucedanum decursivum*（Miq.）Maxim.］和川芎（*Ligusticum chuanxiong* Hort.）

【作业】

1. 豆科三亚科的主要区别点是什么？
2. 试述伞形科与五加科的异同点。

实验十一

唇形科、桔梗科、菊科

【实验目的】

1. 掌握唇形科、桔梗科、菊科的形态特征。
2. 认识唇形科、桔梗科、菊科常见的几种药用植物。

【实验材料】

1. 唇形科（Labiatae）

薄 荷 *Mentha haplocalyx* Briq.

丹 参 *Salvia miltiorrhiza* Bunge

夏枯草 *Prunella vulgaris* L.

益母草 *Leonurus hetrophyllus* Sweet

黄 芩 *Scutellaria baicalensis* Georgi

紫 苏 *Perilla frutescens* (L.) Britt.

2. 桔梗科（Campanulaceae）

杏叶沙参 *Adenophora stricta* Miq.

桔 梗 *Platycodon grandiflorum* (Jacq.) A. DC.

党 参 *Codonopsis pilosula* (Franch.) Nannf.

半边莲 *Lobelia chinensis* Lour. (*L. radicans* Thunb.)

3. 菊科（Compositae）

向日葵 *Heliarthus annuus* L.

蒲公英 *Taraxacum mongolioum* Hand. – Mazz.

菊 花 *Chrysanthemum morifolium* Romat.

[*Dendranthema morifolium* (Ramat.) Tzvel.]

黄花蒿 *Artemisia annua* L.

红 花 *Carthamus tinctorius* L.

北苍术 *Atractylodes chinensis* (DC.) Kiodz.

茵　陈　*Artemisia capillaris* Thunb.

水飞蓟　*Silybum mariznum*（L.）Gaerth

【实验仪器】

解剖镜、扩大镜和解剖用具。

【实验内容】

1. 唇形科（Labiatae）

（1）黄芩（*Sontellaria baiealensis* Georgi）：多年生草木。根肥厚肉质，断面黄色。茎基部多分枝，叶对生，具短柄，披针形至线状披针形，下面密生下陷的腺点。总状花序顶生，花偏一侧；花萼2唇形，上唇背部有盾状附属物，果时十分增大；花冠蓝紫色，二唇形；雄蕊4，二强，花盘环状。小坚果卵球形。

（2）腊叶标本的观察

丹　参　*Salvia miltiorrhiza* Bunge

薄　荷　*Mentha haplocalyx* Briq.

夏枯草　*Prunella vulgaris* L.

益母草　*Leonurus hetrophyllus* Sweet

紫　苏　*Perilla frutescens*（L.）Britt.

2. 桔梗科（Campanulacegae）

（1）桔梗［*Platycodon grandiflorum*（Jacq.）A. DC.］：多年生草木，有白色乳汁。根粗大，肉质，圆柱形。茎直立，高40～120cm，通常不分枝或有时分枝。叶3枚轮生、对生或互生，叶片卵形至披针形，边缘有尖锯齿，下面被白粉，无柄或有极短柄。花一至数朵，单生或数朵生于枝端；花萼裂片5；花冠蓝紫色，钟状，5浅裂；雄蕊5，花丝基部变宽；子房下位，5室，胚珠多数；花柱5裂。果倒卵形，顶端5瓣裂。

（2）沙参（*Adenophora stricta* Miq. subsp. *sessilifolia* Hong.）：多年生草本，具乳汁。根长圆锥形。茎直立。叶互生，基生叶有长柄，叶片广卵形；茎生叶近于无柄，卵形至狭卵形。总状花序顶生；花萼5裂，被短硬毛；花冠蓝紫色，钟状，5浅裂；雄蕊5，花丝基部变宽；子房下位，3室。果球形。

（3）腊叶标本的观察

党　参　*Codonopsis pilosula*（Franch）Nannf.

半边莲　*Lobelia chinensis* Lour.

秦岭党参　*Codonopsis tsinlingesis* Paxex Hoff.

3. 菊科（Cornpositae）（分两亚科）

（1）向日葵（*Halianthu sannuus* L.）：一年生草本。外面具叶状总苞，里面为隆起盘状总花托，外周为黄色的假舌状花，顶端具三齿，中性不孕。花冠两侧对称，下部结合成筒状（花冠裂片几枚?）在花冠基部子房上可见到鳞片状冠毛2枚，呈芒状，系由花的何部变来？用解剖针剖开花冠筒可见几个雄蕊？花药联合成筒状称什么雄蕊？雄蕊中央为雌蕊的花柱。子房的位置如何？子房由多少心皮组成？内含胚珠几枚？为何种胎座？向日葵成熟的果实属何种类型？

（2）蒲公英（*Taraxacum mongolicum* Hard.- Mazz.）：多年生草本。叶基生莲座状，体内含乳汁。头状花序顶生；花序总苞为多层苞片；花黄色，均由真舌状花组成，舌片尖端5齿裂。瘦果长椭圆状纺锤形，尖端具嘴，约与瘦果等长。在瘦果顶端留有一丛冠毛。

（3）腊叶标本的观察

红 花	*Carthamus tinctorius* L.
北苍术	*Atractylodes chinensis*（DC.）Kiodz.
白 术	*Atractylodes macrocephala* Koidz.
佩 兰	*Eupatorium fortunei* Turcz.
千里光	*Senecio scandens* Buch. – Ham.
旋复花	*Inula japonica* Thunb.
黄花蒿	*Artemisia annua* L.
苍 耳	*Xanthium sibiricum* Patr. et Widd.
菊 花	*Dendranthema mordifolium*（Ramat.）Tzvel.
牛 蒡	*Arctium lappa* L.
茵 陈	*Artemisia Caoillaris* Thunb.
水飞蓟	*Silybum mariznum*（L.）Gaertn.

【作业】

1. 绘向日葵舌状花、假舌状花和蒲公英的真舌状花。
2. 查出沙参、桔梗、党参、半边莲的属名。

实验十二

天南星科、百合科、兰科

【实验目的】

1. 掌握天南星科、百合科、兰科的形态特征。

2. 认识天南星科、百合科、兰科常见的几种药用植物。

【实验材料】

1. 天南星科（Araceae）

马蹄莲　*Zantedeschia aethiopica* Spreng.

天南星　*Arisaema consanguineum* Schott. ［*A. erubeseens*（Wall.）Schott.］

半　夏　*Pinellia ternata*（Thunb.）Breit.

石菖蒲　*Acorus tatarinowii* Schott.

2. 百合科（Liliaceae）

百　合　*Lilium brownii* F. E. Brown ex Miellez var. *viridulum* Baker

葱　　　*Allium fistulosum* L.

3. 兰科（Orchidaceae）

白　芨　*Bletilla striata*（Thunb.）Reichb. f.

【实验仪器】

解剖镜、扩大镜和解剖用具。

【实验内容】

1. 天南星科（Araceae）

（1）马蹄莲（*Zantedeschia aethiopica* Spreng.）：多年生草本；叶基生，具长柄，心状卵形或戟状卵形；花茎常高于叶，佛焰苞白色，卵形，具长尖，基部包旋，肉穗花序圆柱形，鲜黄色，短于苞片。

（2）腊叶标本的观察：半夏、天南星等。

2. 百合科 （Liliaceae）

（1）葱（*Allium fistulosum* L.）：多年生草本；鳞茎圆柱形，外皮白色，少数为淡红褐色，不破裂；叶圆筒状，中空；花葶圆柱状，中空，中部以下膨大，向顶端渐狭，下部被叶鞘；总苞膜质，2 裂；聚散状伞形花序，朵花；花柄基部无小苞片；花白色，花被片近卵形，先端渐尖，具反折的尖头；雄蕊 6，花丝基部合生并与花被片贴生；子房倒卵形，花柱细长，伸出花被；果实为蒴果。

（2）腊叶标本的观察：百合、山丹、天冬草等。

3. 兰科 （Orchidaceae）

（1）白芨 ［*Bletilla striata*（Thunb.）Reichb. f.］：多年生草本；球茎扁平，具环纹；叶披针形；花紫红色，数朵组成顶生的总状花序；唇瓣 3 裂，无距；雄蕊 1 枚，花粉块 8，组成 4 对，有两对具花粉块柄。

（2）腊叶标本的观察：天麻等。

【作业】

1. 总结百合科、兰科的基本特征。

2. 当今分类系统中，一般认为兰目是被子植物进化路线的顶极，请以兰科为例论述其特化特征。

第二篇

生药学实验

实验一

显微制片和显微测量

【实验目的】

1. 掌握粉末制片和表面制片等临时制片法的操作技术。

2. 了解显微量尺的构造和原理,学会目镜量尺的标定方法和测量方法。

【主要仪器与试剂】

1. 仪器

显微镜,载玻片,盖玻片,解剖针,试管,镊子,解剖剪刀,目镜量尺,载台量尺,镜头纸,吸水纸,酒精灯,火柴。

2. 试剂

水合氯醛,斯氏液(甘油醋酸液),蒸馏水。

【实验材料】

甘草(Radix Glycyrrhizae)粉末、贝母(Bulbus Fritillariae)粉末、菘蓝(*Isatis indigotica* Fort.)的新鲜叶以及毛蕊花(*Verbascum thapsus* L.)的新鲜叶。

【实验原理】

显微测量是测量显微镜下所见标本大小的方法。所使用的仪器为显微量尺,由载台量尺和目镜量尺组成(图2-1)。载台量尺是一块特制的载玻片,其中央具有带刻度的标尺。标尺全长1mm,分为100个小格,每个小格的长度为0.01mm,即10μm(1μm=0.001mm)。目镜量尺是一块带有刻度的圆形玻璃片。显微测量原理是在显微镜下用载台量尺上精细的尺度计算出目镜量尺每一小格的数值,再用目镜量尺测量所观察标本的小格数,最后乘以目镜量尺每一小格的数值即为所观察标本的

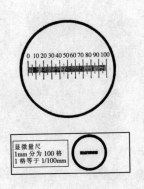

图2-1 目镜量尺和载台量尺

大小。

【实验内容】

1. 粉末制片法

（1）取贝母粉末少量于载玻片上，加蒸馏水或斯氏液1~2滴，用解剖针搅拌均匀，轻轻盖下盖玻片（防止气泡产生），用吸水纸吸去盖玻片周围多余的液体，置显微镜下观察贝母的淀粉粒。淀粉粒多为椭圆形单粒淀粉。

（2）取甘草粉末少量于载玻片上，加水合氯醛试液2滴，搅拌均匀，夹住载玻片，放在酒精灯上加热，见冒烟起泡时立即取下（切勿烧干），再加水合氯醛1~2滴，重复2~3次，见粉末颜色较浅后，再加1~2滴水合氯醛试液，盖上盖玻片，置显微镜下观察。可见晶鞘纤维、网纹和孔纹导管。

2. 表面制片法

（1）以镊子撕取毛蕊花叶上（下）表皮一小块（破损面朝下），放在载玻片上的水合氯醛试液中，加盖玻片后置显微镜下观察表皮细胞和星状毛。

（2）剪取菘蓝叶两小块，置试管中加热透化后一正一反放在载玻片上，装片观察气孔和表皮细胞。

3. 显微测量

（1）目镜量尺的标定：将目镜筒从镜筒中取出，旋开镜盖，将目镜量尺（刻度面向下）放在目镜光圈上，旋上镜盖，放回镜筒。将载台量尺安放在载物台上，调好焦距。移动目镜和载台量尺，使载台尺的某一刻度线与目镜量尺的某一刻度线重叠（图2-2），再找出另一条完

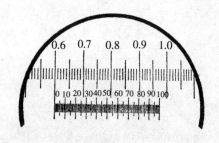

图2-2 显微量尺和目镜量尺的标定

全重叠的刻度线，分别数出两条重合线间目镜量尺和载台量尺的格数。载台量尺的格数乘以10（载台量尺每小格等于10μm）再除以目镜量尺的格数即为目镜量尺每小格所代表的实际长度。重复测量3~5次，求其平均值即可。

（2）测量标本大小：将载台量尺取下，放上贝母粉末玻片，用目镜量尺测量淀粉粒直径小格数，乘以目镜量尺每一小格的数值即为被测物体的大小。重复3~5次，求其平均值即可得到贝母淀粉粒的直径。同法测量甘草粉末中纤维的直径。

【作业】

1. 绘甘草粉末中的纤维及导管。
2. 分别计算目镜量尺在低倍及高倍物镜下每一小格的数值。
3. 用显微量尺测量甘草粉末中纤维的直径。
4. 用显微量尺测量贝母粉末中淀粉粒的直径。

【思考题】

1. 显微量尺的构造如何？怎样使用？
2. 为什么在高倍物镜下使用显微量尺所测量的结果比较准确？

实验二

生药主要化学成分的定性实验

【实验目的】

掌握生药中各类成分的定性反应实验并能应用于生药鉴定，以检查生药中该类成分的存在与否。

【主要仪器与试剂】

1. 仪器

试管，试管架，量筒，具塞试管，50ml 锥形瓶，蒸发皿，白色反应板，水浴锅，吸管，滤纸，火柴梗，电吹风。

2. 试剂

5%α-萘酚试剂，硫酸，碱性酒石酸铜试剂（费林试剂甲和乙），10%氢氧化钠试液，10%盐酸试液，苦味酸钠试纸，10%氢氧化钾试液，硫酸亚铁试液，5%三氯化铁试液，乙醇，1%三氯化铁试液，1%氢氧化钠试液，乙醚，1%醋酸镁甲醇液，金属镁粉，浓盐酸，0.9%氯化钠溶液，1.8%氯化钠溶液，2%血球悬浮液，70%乙醇，冰醋酸，石油醚，三氯化铁-冰醋酸试剂（K-K 试剂），3，5-二硝基苯甲酸乙醇试液，盐酸羟胺甲醇溶液，10%氢氧化钾甲醇试液，1%三氯化铁乙醇溶液，1%盐酸试液，碘化铋钾试剂，碘化汞钾试剂，碘化钾碘试剂，硅钨酸试剂，醋酸铅试剂，0.5%明胶氯化钠溶液，咖啡因溶液，饱和溴水，饱和石灰水，茚三酮试剂，0.5%硫酸酮试剂。

【实验内容】

1. 糖、多糖和苷类成分的鉴别

取党参粉末 0.5g，加蒸馏水 10ml，水浴温热 5~10min，滤过，滤液分别进行以下反应。

（1）α-萘酚反应（Molish 反应）：取滤液 1ml，加 5%α-萘酚试剂 2~3滴，摇匀，将试管倾斜，沿管壁缓缓加硫酸 1ml，观察两液层交界面是否形成紫色或紫红色环。

反应原理：

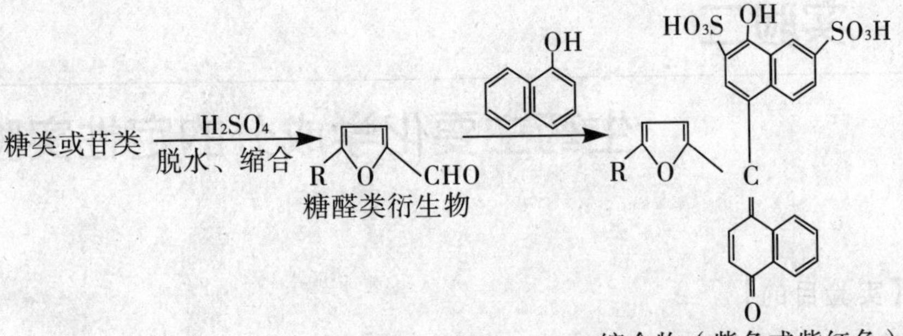

缩合物（紫色或紫红色）

（2）费林反应（Fehling 反应）：取滤液 2ml 于试管中，加碱性酒石酸铜试剂（费林试剂，临用时由甲液和乙液等量混合而成）4 ~ 5ml，置沸水浴中加热约 5min，取出观察有无红色沉淀产生（注意观察管壁和管底）。如有沉淀，继续加热使反应完全（注意：在整个反应过程中，溶液应保持蓝色，若蓝色褪去，应再加费林试剂至加热过程中蓝色不褪），放冷，滤过，滤液加 10% 盐酸使 pH 为 1 ~ 2，再于沸水浴中加热 10min 进行水解，放冷，加 10% 氢氧化钠试液使呈中性，同上加费林试剂进行反应，观察有无红色沉淀产生。记录水解前后沉淀量的多少。

反应原理：

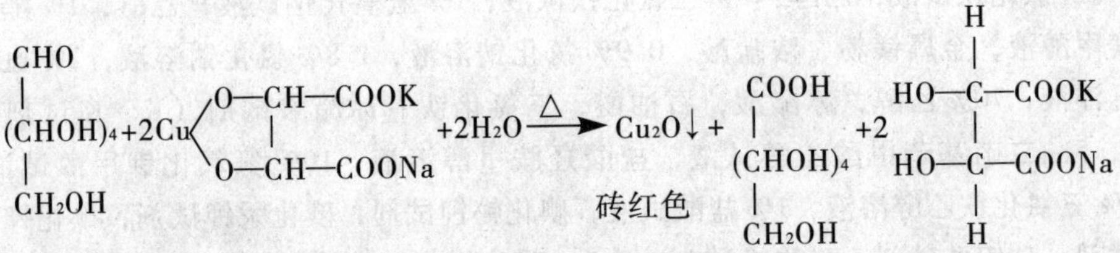

2. 各类苷的定性反应

（1）氰苷

1）苦味酸钠反应：取苦杏仁粉末少许置试管中，加水 1 ~ 2 滴湿润，管口悬挂一条用水润湿的苦味酸钠试纸（注意不要碰到苦杏仁），密塞，将试管置于 40℃ ~ 50℃ 水浴中温热片刻，观察试纸是否由黄变红。

2）普鲁士蓝反应：取苦杏仁粉末置试管中，加水 1 ~ 4 滴湿润，用适当大小的滤纸包紧管口，滤纸用 1 ~ 2 滴氢氧化钾试液湿润，将试管置于约 40℃ 的水浴中温热 10min，取出，于滤纸上加硫酸亚铁试液、稀盐酸、5% 三氯化铁试液各

1滴，观察滤纸上有无蓝色出现。

反应原理：

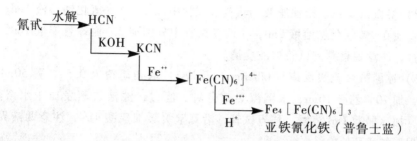

（2）酚苷：取徐长卿粗粉 0.2g，加乙醇 3ml，振摇约 5min，滤过，于滤液中加 1% 三氯化铁试剂 1滴，观察颜色变化。

反应原理：

$$ROH + [Fe(H_2O)_6]^{3+} \longrightarrow H_2O + [Fe(H_2O)_5(ROH)]^{3+} \longrightarrow [Fe(H_2O)_5RO]^{2+} + H_3O^+$$

络合物（可因材料不同而显蓝、绿、紫或红色）

（3）蒽苷

1）碱显色反应：取大黄粉末少量置白色反应板或滤纸上，加 10% 氢氧化钠试液，显红色，加 10% 盐酸 1滴，恢复原色，再加氢氧化钠试液又显红色。

2）保恩特来格（Bornträger）反应：取大黄粉末约 0.1g，加 1% 氢氧化钠 2ml，振摇，可见溶液显红色，滤过，滤液加 10% 盐酸酸化，溶液即转为黄色，加入乙醚 2ml，振摇，分层后可见醚液呈黄色，吸取醚液置另一试管中，加氢氧化钠试液 1ml，振摇后观察醚液和碱液各呈何色。

3）醋酸镁反应：取大黄粉末 0.1g，加乙醇 2~3ml，温水浴加热片刻后滤过，滤液中加 1% 醋酸镁甲醇溶液 2~3滴，观察溶液颜色渐变为橙红色。

（4）黄酮苷：盐酸镁粉反应：取槐米粉末约 0.2g，加乙醇 5ml，水浴温热约 5min，滤过，取滤液 2ml，加镁粉少量，混匀，滴加浓盐酸数滴，注意有气泡产生，同时溶液渐变樱红色。

（5）皂苷：取桔梗及穿山龙粗粉各 1g，分别置于 50ml 锥形瓶中，加 0.9% 氯化钠溶液 15~20ml，煮沸 2min，滤过，滤液备用。

1）泡沫反应：取以上滤液各 2ml，分别置于两支洗净的试管中，加塞或以手指压住管口，强烈振摇片刻，注意是否产生大量泡沫，观察并记录泡沫的高度，放置 10min 后再观察泡沫的高度。

再取以上滤液各 4ml，分别置于 4支试管中，每支试管 2ml，其中一支桔梗和一支穿山龙的滤液中分别加 10% 盐酸试液调节 pH 为 1，另两管分别加 10% 氢氧化钠试液调节 pH 为 12，将酸碱两管同时强烈振摇，可见桔梗溶液酸碱两管泡沫高度相同，穿山龙碱液管泡沫高于酸液管一至数倍。

2）溶血试验：取桔梗滤液 1ml 置于试管中，加 1.8% 氯化钠溶液 1ml，另取一试管加 0.9% 氯化钠溶液 2ml，于两支试管中分别加 2% 血球悬浮液 1ml，摇匀后放置，注意观察哪支试管溶液变清。

3）冰醋酸 - 硫酸反应（Libermann 反应）：取柴胡粉末 0.5g，置 50ml 锥形瓶中，加 70% 乙醇 10ml，水浴温热数分钟，滤过，滤液置蒸发皿中水浴蒸干，放冷，加冰醋酸 1ml 溶解，移入试管，沿管壁缓缓加硫酸 1ml，注意两液界面是否出现紫红色环。

（6）强心苷：取夹竹桃叶粗粉 2g，置 50ml 锥形瓶中，加 10ml 石油醚温浸 5min，过滤，取药渣加 70% 乙醇 20ml，水浴加热 10min，滤过，滤液进行下列实验：

1）α - 去氧糖反应（Keller - Kiliani 反应）：取滤液 2ml 置蒸发皿中水浴蒸干，残渣加三氯化铁 - 冰醋酸试剂（K - K 试剂）1ml 使溶解，溶液转移至干燥试管中，沿管壁缓缓滴加硫酸 1ml，观察两液交界面有无棕色环产生以及冰醋酸层显何色。

2）3，5 - 二硝基苯甲酸反应（Kedde 反应）：取滤液 1ml 于试管中，加醋酸铅试液 1ml 使沉淀完全，滤过，滤液加新配制的 3，5 - 二硝基苯甲酸乙醇试液 1ml，观察溶液是否变成紫红色。

反应原理：本反应中五元不饱和内酯环上的 C_{21} 为活性次甲基，在碱的作用下，$\alpha - \beta$ 双键转为 $\beta - \gamma$ 双键，形成 C_{22} 活性次甲基，后者与 3，5 - 二硝基苯甲酸缩合，使不饱和共轭系统增长而显色。

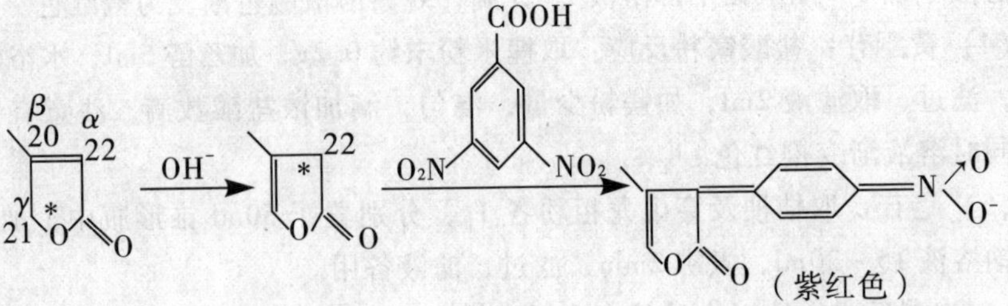

（7）香豆精苷：异羟肟酸铁反应：取白芷粗粉 0.5g，置具塞试管中，加乙醚 3ml，冷浸 5～10min，时时振摇，放置，滤过，取上清液于试管中，加新配制的盐酸羟胺甲醇溶液和 10% 氢氧化钾甲醇溶液各 2～3 滴，水浴温热 1～2min，放冷后加 10% 盐酸使 pH 为 3～4，再加 1% 三氯化铁乙醇溶液 1～2 滴，溶液显紫

红色。

反应原理：

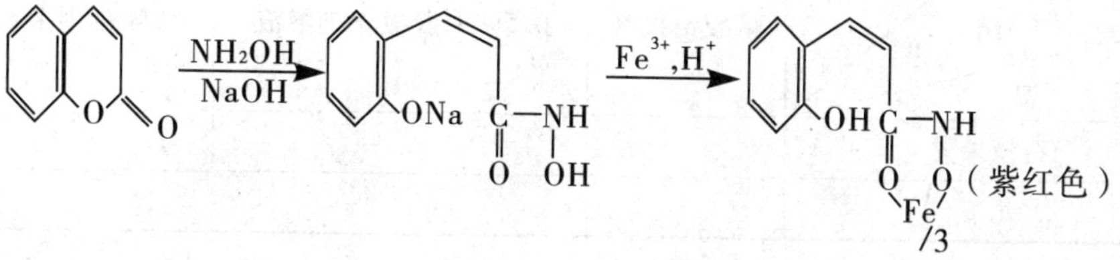

3. 生物碱类

（1）取洋金花粉末 0.5g，置 50ml 锥形瓶中，加 1% 盐酸 15ml，水浴加热 10min，滤过，分取滤液于 4 支试管中，每试管 1~2ml，分别加入下表中所示生物碱沉淀剂各 2~3 滴，观察有无沉淀产生以及各沉淀的颜色与数量如何（以 "＋＋＋""＋＋""＋"表示数量）。

（2）取粉防己粉末 0.5g，置 50ml 锥形瓶中，加乙醇 15ml，水浴回流 15min，滤过，滤液置蒸发皿中水浴蒸干，残渣加 1% 盐酸 3ml，搅拌，滤过，分取滤液于 4 支试管中，加与（1）相同的生物碱沉淀剂，观察有无沉淀产生以及沉淀的颜色与数量。

（3）取粉防己碱少量溶解于 1% 盐酸溶液，进行同样试验并观察结果。

（4）同时取 1% 盐酸溶液，加与（1）相同的生物碱沉淀剂并观察结果，做空白对照试验。

反应 试剂 结果 样品	碘化铋钾	碘化汞钾	碘化钾碘	硅钨酸
洋金花				
粉防己				
粉防己碱				
空白对照				

4. 鞣质类

取石榴果皮 0.1g，加水 20ml，水浴温热 10min，冷却，滤过，得滤液。同法制备儿茶滤液。以此两种滤液分别进行下列实验。

（1）沉淀反应：取石榴果皮溶液和儿茶溶液各 2ml，分置于 3 支试管中，分别加醋酸铅试液、0.5% 明胶氯化钠溶液和咖啡因溶液各 1~2 滴，观察沉淀有无、颜色和多少。

反应结果试剂 样品	醋酸铅试剂	0.5%明胶氯化钠溶液	咖啡因溶液
石榴果皮			
儿茶			

（2）可水解鞣质和缩合鞣质的鉴别反应

1）取上述两种滤液分置于试管中，分别加下列表中的试剂，观察沉淀有无、颜色和多少。

2）取两个小木杆（牙签或火柴梗），分别用上述两滤液浸润，加少量盐酸，微热烘烤片刻，注意小木杆上的颜色变化，二者有何不同？为什么？

反应结果试剂 样品	三氯化铁	饱和溴水	饱和石灰水	盐酸，稍加热
石榴果皮				
儿茶				

5. 氨基酸及蛋白质类

取天南星粉末0.1g，加50%乙醇5ml，水浴温热5~10min，滤过，进行下列实验。

（1）茚三酮反应（Ninhydrin反应）：取滤液1ml，加新配制的茚三酮试剂2~3滴，水浴加热数分钟，观察颜色变化。

此反应也可于滤纸上进行。取滤纸，滴加上述滤液1~2滴，吹干，喷雾茚三酮试剂，滤纸片以电吹风烘烤，观察颜色变化。

反应原理：

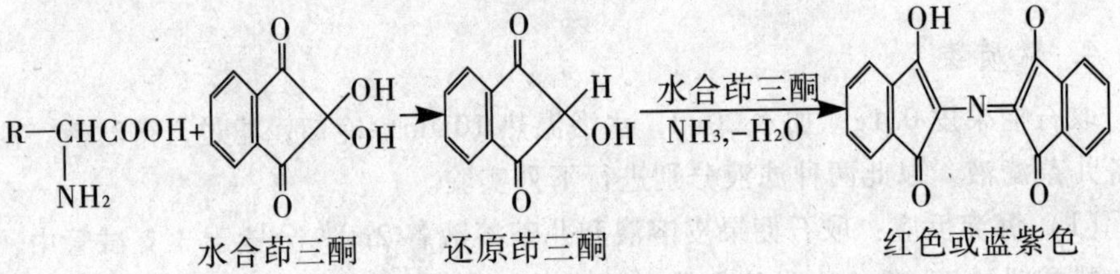

水合茚三酮　　　还原茚三酮　　　　　　　红色或蓝紫色

（2）双缩脲反应（Biuret 反应）：取明胶粉末 0.1g，加蒸馏水 2ml，置水浴加热使溶解，加 10% 氢氧化钠溶液 2 滴，摇匀，滴加 0.5% 硫酸铜试液，同时振摇，观察溶液是否显红紫色。

反应原理：

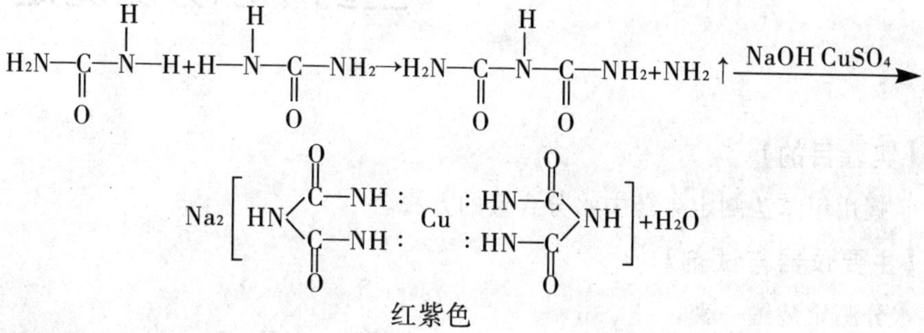

红紫色

【作业】

记录各反应的步骤和结果。

【思考题】

说明各试验的反应原理。

实验三

生药中水分的测定

【实验目的】

掌握用甲苯法测定生药中水分含量的方法。

【主要仪器与试剂】

水分测定装置一套。

【实验材料】

当归（Radix Angelicae Sinensis）约 50g。

【实验内容】

1. 甲苯的制备

取甲苯约 250ml，加少量蒸馏水振摇，放置后弃去水层，再蒸馏甲苯后备用。

2. 测定

取经粉碎的当归粗颗粒约 20g，精密称定（准确至 0.01g）后置 500ml 圆底烧瓶中，加甲苯约 200ml，将仪器各部分连接，再从冷凝管顶部加甲苯充满水分测定管的狭窄部分，将 500ml 圆底烧瓶置可调温电热套中加热至甲苯沸腾，调节温度使 2 滴/秒，至水分测定管的水量不再增加，将冷凝管内部用甲苯冲洗，再用饱蘸甲苯的长刷把管壁上的甲苯推下，继续蒸馏 5min，放冷至室温，待水分与甲苯完全分离，检读水量，并换算成当归中含有水分的百分数。

生药中水分含量% =（水分量 ml/样品量 g）×100%

【作业】

说明本实验各步骤的原理，并计算出当归的水分含量。

【思考题】

1. 药典规定的生药中水分测定的方法有哪几种？指出其原理和特点。

2. 生药中含水量与生药品质有何关系？

实验四

生药中灰分的测定

【实验目的】

掌握生药中灰分的测定方法。

【主要仪器与试剂】

马弗炉，天平，坩埚，干燥器，水浴锅；稀盐酸。

【实验材料】

三七（Radix Notoginseng）约 10g。

【实验原理】

生药中的总灰分包括生药本身经过灰化后遗留的和生药表面附着的不挥发性无机盐类。当它超过正常限度时，表明有泥沙等无机杂质掺杂。因此，测定灰分对于保证生药的纯度具有重要的意义。

对于总灰分差异较大的生药，尤其是含草酸钙较多的生药，应根据生药所含的无机盐类大多可溶于盐酸而来自泥沙等的硅酸盐类不溶解的原理测定酸不溶性灰分，以更准确地反应该生药中有无泥沙等掺杂及其含量。

【实验内容】

1. 总灰分测定

取粉碎后过二号筛的三七粗粉约 3g，置炽灼至恒重的坩埚中，精密称定（精确至 0.01g），放马福炉中缓缓炽热，至完全灰化时，逐渐升温至 500℃ ~ 600℃，完全灰化至恒重。根据残渣重量计算三七中含灰分的百分数。

2. 酸不溶性灰分的测定

取上面所得灰分，加入稀盐酸约 10ml，用表面皿覆盖，水浴上加热 10min，表面皿用 5ml 热水冲洗，洗液入坩埚，用无灰滤纸过滤，坩埚内残渣用水洗于滤纸上，并洗涤至洗液不显氯化物反应为止。将滤渣连同滤纸移至同一坩埚内，干燥并炽灼至恒重。根据残渣重量计算三七中含酸不溶性灰分的百分数。

【作业】

计算三七的总灰分和酸不溶性灰分的百分含量。

【思考题】

总灰分和酸不溶性灰分与生药品质的关系是什么？举例说明。

实验五

生药中浸出物的测定

【实验目的】

掌握生药中水浸出物的测定方法——热浸法。

【主要仪器与材料】

回流提取装置一套，天平，干燥器，水浴锅，锥形瓶；甘草（Radix Glycyr-rhizae）约20g。

【实验原理】

对于有效成分尚不明确或尚无精确定量方法的生药，一般可根据已知成分的溶解性能，选用水或其他适当的溶剂提取可溶物，测定生药中可溶性浸出物的含量，以表示生药的品质。

【实验步骤】

取粉碎过二号筛的粗甘草颗粒2g，精密称重（精确到0.01g）后置100ml的锥形瓶中，精密加水50ml，塞紧，称重，静置1h后连接回流提取装置各部，加热至沸腾，保持微沸1h后放冷，取下锥形瓶，塞紧，称重，加水补足减失重量，摇匀，用干燥过滤器过滤。精密量取滤液25ml，置已干燥至恒重的蒸发皿中，水浴上蒸干，在105℃干燥3h，移置于干燥器中，冷却30min，迅速精密称重。以干燥品计算甘草含水溶性浸出物的百分数。

【作业】

计算甘草水浸出物的含量。

【思考题】

1. 药典规定的浸出物测定方法有几种？各有什么特点？
2. 生药品质与浸出物含量的关系是什么？为什么要测定生药中的浸出物含量？

实验六

生药中挥发油的测定

【实验目的】

掌握挥发油含量测定方法。

【主要仪器与材料】

八角茴香（Fructus Anisi Stellati）；挥发油含量测定装置。

【实验原理】

在常温常压下，生药中的挥发油可随水蒸气蒸馏，二者的馏出液凝集到刻度管中并可分层，根据刻度可以读出生药中挥发油的容积。

【实验内容】

1. 全部仪器应充分洗净，并检查接合部分是否严密，以防挥发油逸出。

2. 取八角茴香，剪碎，取适量（约相当于含挥发油 0.5~1.0ml），称定重量（准确至 0.01g），置烧瓶中，加水 300~500ml（或适量）与玻璃珠数粒，摇匀混合后连接挥发油测定器与回流冷凝管。自冷凝管上端加水使充满挥发油测定器的刻度部分并溢流入烧瓶为止。置电热套中或用其他适宜方法缓缓加热至沸，并保持微沸约 5h，至测定器中油量不再增加后停止加热，放置片刻，开启测定器下端的活塞，将水缓缓放出，至油层上端到达刻度 0 线上面 5mm 处为止。放置 1h以上，再开启活塞使油层下降至其上端恰与刻度 0 线平齐，读取挥发油量并计算供试品中挥发油的含量（%）。

生药中挥发油含量% = ［挥发油量（ml）/样品量（g）］×100%

【作业】

简要记录实验步骤并计算挥发油含量。

【思考题】

1. 本方法测定生药中挥发油含量的原理是什么？影响测定结果的因素有哪些？

2. 有些挥发油（如丁香罗勒油、桂皮油）其相对密度在 1.0 以上，是否可用本法测定？应该如何测定？

实验七

薄层色谱在生药鉴定中的应用

【实验目的】

掌握薄层色谱的操作方法及其在生药鉴定中的应用。

【主要仪器与试剂】

1. 仪器

硅胶 G，玻板（5cm × 20cm），毛细管（点样用），层析缸，紫外光灯（365nm），烘箱。

2. 试剂

0.5% CMC - Na，盐酸小檗碱对照品，正丁醇，冰醋酸，碘化铋钾显色剂，氯仿，甲醇，氨水。

【实验材料】

黄连（Rhizoma Coptidis）粉末。

【实验原理】

薄层色谱法鉴定生药的原理是将适当的吸附剂或载体涂布于玻璃板、塑料或铝片上，成一均匀的薄层。待点样和展开后，与适当的对照品或对照药材按同法在同板上所得的色谱图或主斑点作对比，用以生药鉴别。

【实验内容】

1. 样品制备

取黄连粉末 50mg，加甲醇 5ml，加热回流 15min，滤过。滤液补加甲醇使成 5ml，作为供试品溶液。

2. 对照品溶液制备

取盐酸小檗碱对照品加甲醇制成每 1ml 含 0.5mg 的溶液，作为对照品溶液。

3. 薄层板制备

取 5cm × 20cm 玻板，洗至不附水珠，晾干备用。另取硅胶 G 1g，加 3ml

0.5% CMC - Na 溶液于研钵中，向一方向研磨混合，去除表面的气泡后，倒在玻板上均匀涂布（厚度为 0.25 ~ 0.5mm），使表面平整、无气泡、无破损及无污染，晾干后于 110℃烘 30min，冷却后立即使用或置干燥器中备用。

4. 点样

取管口平整、内径 0.5 ~ 1mm 的毛细管吸取上述供试品溶液与对照品溶液各 1μl，进行点样（切勿损伤薄层表面）。点样基线距底边 1.0 ~ 1.5cm，距玻板边缘各 1cm，点间距离 1.0 ~ 1.5cm。样点直径一般不大于 2mm，可在一次点样后挥去溶剂，再在原点点样。

5. 展开

取适当大小的层析缸，倒入展开剂苯 - 乙酸乙酯 - 异丙醇 - 甲醇 - 水（6:3:1.5:1.5:0.3）约 10 ~ 20ml，将点好样的玻板放入氨蒸气层析缸中（玻板不可接触展开剂），饱和 15min，展开，展至 10cm，取出，画出溶剂前沿，晾干。

6. 定位

在日光下观察供试品色谱中有无对照品的黄色斑点。若置紫外光灯（365nm）下检视，可见此斑点呈金黄色荧光。用针尖或铅笔圈出各斑点，再喷碘化铋钾显色剂，斑点应显橙红色。

根据黄连的色谱图与小檗碱相应位置上的斑点及显色情况，可初步判断生药中是否存在小檗碱。

【作业】

绘实验所得薄层色谱图并计算小檗碱的 R_f 值。

【思考题】

1. 简述薄层板制备的要求及注意事项。

2. 今有某生药粉末，但尚无对照品，试问该如何使用薄层色谱法加以鉴别真伪？

实验八

蒽醌类成分的含量测定（大黄）

【实验目的】

掌握高效液相色谱法（HPLC）测定大黄中大黄素与大黄酚的含量。

【主要仪器与试剂】

1. 仪器

25ml 与 50ml 量瓶，50ml 与 10ml 量筒，1ml、2ml 与 5ml 刻度吸管，50ml 锥形瓶，高效液相色谱仪。

2. 试剂

大黄素和大黄酚对照品，甲醇 – 0.1% 磷酸溶液（85:15），甲醇，2.5mol/L 硫酸，氯仿，无水硫酸钠。

【实验材料】

大黄（Radix et Rhizoma Rhei）粉末。

【实验原理】

高效液相色谱法是将具有不同极性的单一溶剂或不同比例的混合溶剂、缓冲液等作为流动相，用泵将流动相压入装有填充剂的色谱柱，注入样品，被流动相带入柱内，在填充剂上分离后，各成分先后进入检测器，用记录仪记录色谱图。

【实验内容】

1. 色谱条件

用十八烷基硅烷键合硅胶为填充剂；流动相为甲醇 – 0.1% 磷酸溶液（85:15）；检测波长为 254nm；理论塔板数按大黄素峰计算，应不低于 1500。

2. 对照品溶液的制备

精密称取大黄素、大黄酚对照品各 5mg，分别置 50ml 量瓶中，加甲醇溶解并稀释至刻度，摇匀。分别精密吸取大黄素溶液 1ml、大黄酚溶液 2ml，分别至 25ml 量瓶中，加甲醇至刻度，摇匀，即得对照品溶液（大黄素每 1ml 中含 4μg，大黄酚每 1ml 中含 8μg）。

3. 供试品溶液的制备

取本品粉末（过四号筛）约 0.1g（同时另取本品粉末测定水分）精密称定，置 50ml 锥形瓶，精密加甲醇 25ml，称定重量，加热回流 30min，放冷，再称定重量，用甲醇补充损失的重量，摇匀，滤过，精密量取续滤液 5ml，置 50ml 圆底烧瓶中，挥去甲醇，加 2.5mol/L 硫酸溶液 10ml，超声处理 5min，再加氯仿 10ml，加热回流 1h，冷却，移至分液漏斗，加少量氯仿洗涤容器并入分液漏斗中，分取氯仿层，酸液用氯仿提取 2 次，每次约 8ml，合并氯仿液，以无水硫酸钠脱水，氯仿液移至 100ml 锥形瓶中，挥去氯仿，残渣精密加甲醇 10ml，称定重量，置水浴中微热溶解残渣，放冷后再称定重量，用甲醇补足损失的重量，摇匀，滤过，取续滤液，即得。

4. 测定

分别精密吸取上述两种对照品溶液与供试品溶液各 5μl，注入液相色谱仪，测定，即得供试品溶液。

【作业】

计算样品中大黄素（$C_{15}H_{10}O_5$）和大黄酚（$C_{15}H_{10}O_4$）的含量。

【思考题】

1. 说明本法测定的优缺点。
2. 除 HPLC 法外，还可用什么方法测定生药中的蒽醌类成分的含量？

实验九

皂苷类成分的含量测定（黄芪）

【实验目的】

掌握薄层扫描法测定黄芪中黄芪甲苷的含量。

【主要仪器与试剂】

1. 仪器

索氏提取器，100ml 量筒，60ml 分液漏斗，蒸发皿，烧杯，2ml 量瓶，硅胶 G 板，薄层扫描仪。

2. 试剂

甲醇，正丁醇，氨试液，乙醇，氯仿，黄芪甲苷对照品，10% 的硫酸乙醇溶液。

【实验材料】

黄芪（Radix Astragali）粉末。

【实验原理】

用一定波长的光照射在薄层板上，对有吸收紫外光或可见光的斑点，或经激发后能产生荧光的斑点进行扫描，扫描得到的图谱及积分数值可用于生药的含量测定。

【实验内容】

1. 色谱条件

薄层板为硅胶 G 板，使用前于 105℃活化 30min；展开剂为氯仿－甲醇－水（13:6:2）（下层），上行展开 10cm；显色剂为 10% 硫酸乙醇溶液，在 100℃加热至斑点清晰。在薄层板上覆盖同样大小的玻璃板，周围用胶布固定。色谱扫描参数：$\lambda_s = 530nm$，$\lambda_R = 700nm$，双波长反射法锯齿扫描，测量供试品吸收度积分值与对照品吸收度积分值。

2. 对照品溶液的制备

精密称取黄芪甲苷对照品，加甲醇制成 1ml 含 1mg 的溶液，即得。

3. 供试品溶液的制备

取本品粗粉约 1.5g（同时另取本品粗粉测定水分）精密称定后置索氏提取器中，加甲醇 40ml，冷浸过夜。再加甲醇适量，回流 4h，提取液回收甲醇并浓缩至干，残渣加水 10ml，微热使溶解，用水饱和的正丁醇振摇提取 3 次，每次 20ml，合并正丁醇提取液，用氨试液提取 2 次，每次 20ml，弃去氨液，正丁醇液蒸干，残渣加水 3~5ml 使溶解，放冷，通过 D_{101} 型大孔吸附树脂柱（内径 1.5cm，长 12cm），以水 50ml 洗脱，弃去水液，再用 40% 乙醇 30ml 洗脱，弃去 40% 乙醇洗脱液，继用 70% 乙醇 50ml 洗脱，收集洗脱液，蒸干，用甲醇溶解并转移至 2ml 量瓶中，加甲醇至刻度，摇匀，作为供试品溶液。

4. 测定

分别精密吸取供试品溶液 2μl 与 6μl，对照品溶液 2μl 与 4μl，分别交叉点于同一硅胶 G 薄层板上，以氯仿 – 甲醇 – 水（13:6:2）10℃ 以下放置过夜的下层溶液为展开剂，展开，取出，晾干，喷以 10% 硫酸乙醇溶液，在 100℃ 加热至斑点显色清晰，取出。在薄层板上覆盖同样大小的玻璃板，周围用胶布固定，进行扫描。测量供试品吸收度积分值与对照品吸收度积分值。计算后即得。

【作业】

计算黄芪中黄芪甲苷的含量。

【思考题】

简述薄层扫描法用于生药含量测定的优缺点。

实验十

强心苷类成分的含量测定
（紫花洋地黄）

【实验目的】

了解生物检定法测定的原理与操作方法。

【主要仪器与材料】

生物检定设备与试剂，洋地黄叶（Folium Digitalis），洋地黄对照品，鸽（250～400g）12 只。

【实验原理】

生物检定又称生物测定，是利用药物对生物（整体或离体组织）所起的作用，以测定药物的效价或作用强度的一种方法。效价单位指在一定条件下对某种生物发生一定程度药理反应的药量（最小剂量）。通常采用标准品和检品对照的方法来确定样品的效价单位。具体方法是：选定一批与检品成分相同的药物（标准品），并规定其中一定量作为一个效价单位，然后把检品和标准品在同一实验条件下进行比较，试出检品的作用与标准品多少单位的作用相同，即含多少单位。例如，洋地黄标准品每克含 10 个效价单位，用鸽子试验致死量为 90.5mg/kg，如检品洋地黄致死量为 100mg/kg，两者相比标准品强度是检品的 1.1 倍，即检品每克含 9.05 单位。

【实验内容】

1. 对照品溶液的配制

迅速精密称取洋地黄对照品适量，避免吸潮，置玻璃容器内，按标示效价计算，每 1 单位精密加入 76% 乙醇 1ml，密塞，连续振摇 1h，静置片刻，用干燥滤器迅速滤过，防止乙醇挥发，滤液即为每 1ml 中含有 1 单位的溶液，4℃～8℃贮存。如无沉淀析出，可在 1 个月内使用。

2. 对照品稀释液的配制

试验当日，精密量取对照品溶液适量，用生理盐水稀释，稀释液浓度（U/ml）

应调节适当（一般可用 1→30），使鸽的平均最小公斤致死量为 25~34ml。

3. 供试品溶液和稀释液的配制

精密称取洋地黄粗粉适量，按标示量或估计效价（Ar），按对照品溶液及其稀释液的配制法配制；供试品稀释液和对照品稀释液的鸽平均最小公斤致死量（ml）应相近。

4. 测定

取健康无伤的鸽，试验前 16~24h 移去饲料，但仍给予饮水。临试验前准确称重，选取体重为 250~400g 的鸽（每次试验所用鸽的体重相差不得超 100g），分成两组，每组至少 6 只，一组为对照品组，一组为供试品组，两组间鸽的情况应尽可能相近。

将鸽仰缚于适宜的固定板上，在一侧翼静脉处拔除羽毛少许，露出翼静脉，插入与最小刻度不大于 0.02ml 的滴定管相连的注射针头，缓缓注入对照品稀释液或供试品稀释液。开始时，一次注入 0.5ml，然后以每分钟 0.2ml 的等速连续注入，至鸽中毒死亡立即停止注入。一般死亡前有强烈颤抖、恶心呕吐、排便等现象发生，至瞳孔迅速放大、呼吸停止为终点。记录注入稀释液的总量（ml），换算成每 1kg 体重致死量（ml）中所含单位数（U/kg），取其 10 倍量的对数值作为反应值，照生物检定统计法计算效价及实验误差。

【作业】

参考药典附录计算样品的强心效价。

【思考题】

本实验有哪些注意事项？

实验十一

薄层扫描法测定黄连中生物碱含量

【实验目的】

学习利用薄层扫描法测定生药中生物碱含量的原理和方法。

【主要仪器与试剂】

1. 仪器

岛津 CS-930 薄层扫描仪，微量注射器，硅胶 G 薄层板。

2. 试剂

小檗碱，巴马亭，药根碱，黄连碱，甲基黄连碱对照品。试剂均为分析纯。

【实验材料】

黄连（Rhizoma Coptidis）。

【实验内容】

1. 对照品溶液的制备

精密称取各对照品适量，分别加甲醇制成每 1ml 含 1mg 的溶液，作为对照品溶液。

2. 供试品溶液的制备

精密称取黄连粉末（120 目）0.5g，置 150ml 圆底烧瓶中，加甲醇 25ml，回流提取 4h。滤过，容器及药渣用甲醇洗涤，合并甲醇液减压回收至干，用甲醇溶解转移至 10ml 量瓶中并稀释至刻度，摇匀，即为供试品溶液。

3. 薄层层析与扫描条件

薄层板为硅胶 G 薄层板；展开剂为苯 - 乙酸乙酯 - 甲醇 - 异丙醇 - 氨水（6:3:1.5:1.5:0.5）；扫描条件为反射法双波长锯齿扫描，$\lambda_S = 345nm$，$\lambda_R = 230nm$，线形仪 CH = 1，SX = 3。

4. 标准曲线绘制

分别精密吸取各对照品溶液 2μl、4μl、6μl、8μl、10μl，点于同一块层析板上，按上述条件展开和扫描测定。以斑点面积积分值为纵坐标，点样量为横坐标，绘制标准曲线并进行回归处理，计算回归方程。

5. 稳定性试验

分别吸取各对照品溶液一定量，点于同一层析板上，同上操作。间隔一定时间多次测定斑点面积积分值，考察斑点的稳定性。

6. 回收率试验

精密称取黄连粉末适量，定量加入各对照品，按供试品溶液制备项操作制备待测液，按样品测定项操作，计算回收率。

7. 样品测定

精密吸取供试品溶液 1ml，置 10ml 量瓶中，加甲醇稀释至刻度，摇匀。准确吸取此液 4μl（3 点）和各对照品溶液 4μl、6μl、8μl，分别点于同一层析板上，余下同标准曲线操作，以外标法计算 5 种生物碱含量。

【作业】

计算黄连中生物碱的含量。

实验十二

高效液相色谱法测定麻黄中生物碱含量

【实验目的】

学习利用高效液相色谱法测定生药中生物碱含量的原理和方法。

【主要仪器与试剂】

1. 仪器

高效液相色谱仪和氰基色谱柱。

2. 试剂

盐酸麻黄碱，盐酸伪麻黄碱，盐酸甲基麻黄碱，盐酸去甲基麻黄碱，盐酸去甲基伪麻黄碱和甲基伪麻黄碱对照品，重蒸馏水。试剂均为分析纯。

【实验材料】

草麻黄（*Ephedra sinica* Stapf.）的干燥草质茎。

【实验内容】

1. 对照品溶液的制备

分别精密称取 6 种麻黄生物碱对照品适量，置于 5ml 量瓶中，加甲醇溶解并稀释至刻度，摇匀。再分别吸取 100μl 于 2ml 量瓶中，加甲醇稀释至刻度，摇匀，即成对照品溶液。

2. 供试品溶液的制备

精密称取麻黄粉末（40 目）约 0.5g，准确加入 0.5mol/L 硫酸 35ml，室温浸渍 12h，滤过。精密量取续滤液 25ml 加 0.5mol/L 氢氧化钠 5ml，调整 pH 为 11～13，加氯化钠 8g 使之饱和，用乙醚 50ml（20ml、10ml、10ml、10ml）分 4 次萃取，合并萃取液，回收乙醚至干，加 4N 盐酸 3～4 滴，用甲醇溶解并转移至 10ml 量瓶中，用甲醇稀释至刻度，摇匀。以 0.45μm 滤膜滤过，即为供试品溶液。

3. 高效液相色谱条件

色谱柱为不锈钢柱 Zorbax CN（25cm×4.6mm I. D.）。流动相为 0.0009mol/L 正二丁胺水溶液，用磷酸调节 pH 为 2.2。柱温为 23℃~25℃。检测波长为 210mm。纸速为 4mm/min。流速程序为 0~7min，0.8ml/min；7.0~7.5min，从 0.8ml/min 梯度上升至 1.5ml/min；7.5~23.0min，1.5ml/min。

4. 标准曲线绘制

分别精密吸取各对照品溶液 1μl、2μl、3μl、4μl、5μl；按上述条件进样分析测定，由数据处理机绘出峰面积值。以进样量为横坐标，以峰面积积分值为纵坐标作图并计算回归方程。

5. 精密度试验

将 6 种生物碱对照品配成适量混合溶液，每次进样 4μl，连续 8 次，测定峰面积积分值，计算相对标准偏差（RSD）。

6. 加样回收率试验

精密称取麻黄粉末（40 目）0.25g，加入一定量的 6 种对照品，其余按"供试品制备"及"样品测定"项操作，测定各生物碱含量，计算回收率。

7. 样品测定

精密吸取供试品溶液 4~10μl，混合对照品溶液 1μl、3μl、5μl，按上述色谱条件进样分析测定，以外标二点法计算 6 种生物碱含量。

【作业】

计算麻黄中生物碱的含量。

【思考题】

生药中生物碱的含量测定方法有几种？试比较各种方法的特点。

实验十三

鞣质类成分的含量测定（五倍子）

【实验目的】

了解用皮粉法测定生药中鞣质含量的方法。

【主要仪器与材料】

天平，锥形瓶，容量瓶，皮粉；五倍子（Galla Chinensis）。

【实验原理】

根据特制的兽皮粉对鞣质的吸附性能，在一定的条件下用适量的皮粉将鞣质自水溶液中吸附出来并计算含量。

【实验内容】

1. 制备供试液

称取五倍子（过三号筛）约 2g，精密称定，置 250ml 锥形瓶中，加水 150ml，水浴加热 30min，冷却后移入 250ml 容量瓶中，加水至刻度，滤过。滤液作为供试液。

2. 总水溶性部分的测定

精密量取供试液 25ml，蒸干，残渣于 105℃ 干燥 3h，称重（T_1）。

3. 不与皮粉结合的水溶性部分的测定

精密量取供试液 100ml，加皮粉（干燥品 6g），振摇 15min，滤过，精密量取滤液 25ml，蒸干，残渣于 105℃ 干燥 3h，称重（T_2）。

4. 皮粉水溶性部分的测定

精密量取蒸馏水 100ml，加皮粉（干燥品 6g），振摇 15min，滤过，精密量取 25ml，蒸干，残渣于 105℃ 干燥 3h，称重（T_0）。

按下式计算：

生药中鞣质含量% = $[（T_1 - T_2 + T_0）\times 10/G] \times 100\%$

式中，G 为样品重量（g）。

【作业】

简要记录实验步骤并计算结果。

【思考题】

生药中鞣质含量测定方法有哪几种？试比较各种方法的优缺点。

实验十四

根类生药

一、性状特征

根类生药大多来自被子植物的根，没有节与节间。

（1）来源：判断其为根或以根为主带有部分根茎。

（2）形状：圆柱形、圆锥形、纺锤形或不规则形等，平直、弯曲或扭转。

（3）大小：长度、直径和厚度。

（4）颜色：大部分的色泽。

（5）表面特征：有无木栓层、皮孔及支根痕等，以及它们的形态。

（6）质地及折断面：质坚或软，折断面粉质、角质、纤维状、粗糙或平坦等。

（7）横断面：色泽如何，皮部与维管柱的比例，射线排列状况，形成层清晰与否，是否成环。

（8）气和味：气芳香、微弱或特异，味苦、甘、咸、辛、辣、淡等。

二、组织特征

首先根据维管组织，区别其为双子叶植物根的初生构造或次生构造，或是单子叶植物的根。除观察各部分组织的排列情况外，应注意以下几点。

（1）保护组织：表皮、木栓层或根被。

（2）栓内层的有无，是否形成类似的皮层。

（3）维管束：注意其类型及排列，有无异常构造。

（4）厚壁组织：注意其存在的部位、颜色与细胞形状，为石细胞或纤维，或二者均有。

（5）分泌组织：注意分泌组织的类型及其分布、细胞形状与分泌物的颜色、性质等。

（6）细胞内含物：有无草酸钙结晶、淀粉粒与菊糖等，并注意其分布。

三、粉末显微特征

观察粉末的颜色，并注意以下几点。

（1）保护组织：注意各种细胞的形状（包括表面观和断面观），细胞壁性质，有无色素或其他内含物等。

（2）导管：类型、直径、导管分子的长度、穿孔形式、纹孔的形状及排列等。

（3）石细胞与纤维：形状、直径、壁的厚度、颜色、纹孔和孔沟的疏密、胞腔的大小、有无层纹、纤维是否木化等。

（4）分泌组织：鉴别是何种类型的分泌组织，注意分布、细胞的形状及分泌物的颜色、性质等。

（5）草酸钙结晶：类型、形状和大小等。

（6）淀粉粒：单粒的形状、直径、脐点的形状和位置、层纹的有无及疏密；有无复粒，注意组成复粒的分粒数目。

（7）其他特征：有无钟乳体和其他结晶等。

四、实验

川乌（Radix Aconiti）

【实验目的】

1. 掌握川乌的性状特点。

2. 掌握川乌的横切面组织特征。

3. 了解川乌的理化鉴别。

【主要仪器与试剂】

1. 仪器

显微镜和分光光度计。

2. 试剂

亚铁氰化钾，甲酸，香草醛，硫酸，乙醚，三氯化铁试液，氯仿，氨试液，稀盐酸，7%盐酸羟胺甲醇溶液，0.1%麝香草酚酞甲醇溶液，氢氧化钾饱和的甲醇溶液，2%醋酸，碘化汞钾试剂。

【实验材料】

乌头（*Aconitum carmichaeli* Debx.）原植物标本，川乌生药，川乌粉末，川

乌横切片。

【实验内容】

1. 观察乌头植物标本

多年生草本。母根长圆锥形，周围有数个短圆锥形子根（侧根）。叶片卵圆形，掌状3深裂，两侧裂片再2裂，各裂片边缘具粗齿或缺刻。总状花序顶生，密生白色柔毛；萼片5，蓝紫色，上萼片盔形，侧萼片近圆形；花瓣2，有长爪，瓣片有距和唇；雄蕊多数；心皮3~5，离生。聚合蓇葖果。

2. 性状鉴定

呈圆锥形，稍弯曲，顶端常有残茎。表面棕褐色或灰棕色，皱缩，有小瘤状侧根及支根脱离后的痕迹。质坚实，断面类白色或浅灰黄色，粉性，形成层环类多角形。气微，味辛辣、麻舌。

3. 显微鉴定

观察乌头块根横切片。

（1）后生皮层：为数列黄色木栓化的细胞，形状不规则。

（2）皮层：为数列切向延长的薄壁细胞，散有单个或2~3个成群的石细胞。石细胞呈类长方形、方形或椭圆形，胞腔大，具纹孔。内皮层不甚明显，细胞较小，略呈长方形。

（3）韧皮部：宽广，散有小形筛管群，位于形成层角隅外侧的筛管群较易察见。

（4）形成层：呈不规则多角形的环，由2~3列小型扁平细胞组成。

（5）木质部：导管多位于形成层角隅的内侧，略呈"V"字形或放射状排列。

（6）髓部：宽阔，由薄壁细胞组成，细胞内含淀粉粒。

4. 理化鉴定

（1）取川乌粉末少许，加亚铁氰化钾颗粒少许，再加甲酸1滴，显绿色。

（2）取本品的乙醇浸出液，加香草醛和硫酸（0.5mol/L）溶液少量，在沸水浴上加热20min，显红紫色。

（3）取川乌粉末约5g，加乙醚30ml与氨试液3ml，浸渍1h，时时振摇，滤过，取滤液6ml，蒸干，残渣加7%盐酸羟胺甲醇溶液10滴与0.1%麝香草酚酞甲醇溶液2滴，滴加氢氧化钾饱和的甲醇溶液至显蓝色后，再多加4滴，置水浴中加热1min，用冷水冷却，滴加稀盐酸调节pH值至2~3，加三氯化铁试液1~

2 滴与氯仿 1ml，振摇，上层液显紫色。

（4）取川乌粉末 2g，加氨试液 2ml 润湿，加乙醚 20ml，超声处理 30min，滤过，滤液挥干，残渣加二氯甲烷 1ml 使溶解，作为供试品溶液。另取乌头碱对照品、次乌头碱和新乌头碱对照品，加异丙醇 - 三氯甲烷（1:1）混合溶液制成每 1ml 各含 1mg 的混合溶液，作为对照品溶液。照薄层色谱法试验，吸取上述两种溶液各 5ml，分别点于同一硅胶 G 薄层板上，以正己烷 - 乙酸乙酯 - 甲醇（6.4:3.6:1）为展开剂，置氨蒸汽饱和 20min 的展开刚内，展开，取出，晾干，喷以稀碘化铋钾试液。供试品色谱中，在与对照品色谱相应位置上，显相同颜色的斑点。

（5）取本品醇提取液蒸干，加 2% 醋酸，溶解并过滤，滤液加碘化汞钾试剂 2 滴，有黄白色沉淀。

【作业】

1. 绘乌头块根横切面组织简图。

2. 记录理化试验的结果。

【思考题】

1. 什么是后生皮层？

2. 草乌、川乌、附子有什么不同？

甘草 （Radix Glycyrrhizae）

【实验目的】

1. 掌握甘草生药性状特点。

2. 掌握甘草根横切面组织特征和粉末显微特征。

3. 熟悉甘草的理化鉴别方法。

【主要仪器与试剂】

1. 仪器

显微镜，临时装片用具，薄层色谱用具，紫外光灯（365nm），白瓷板，蒸发皿。

2. 试剂

水合氯醛试液，80% 硫酸，盐酸，氯仿，乙醇，甘草酸铵对照品，无水乙醇，石油醚（30℃~60℃），苯，乙酸乙酯，冰醋酸，10% 硫酸乙醇溶液，乙醚，甲醇，正丁醇，甲酸。

【实验材料】

甘草（*Glycyrrhiza uralensis* Fisch.）原植物标本、生药、根横切片和粉末；甘草对照药材。

【实验内容】

1. 观察甘草植物腊叶标本

草本。根和根状茎粗壮，皮红棕色。茎枝具短毛和腺毛。奇数羽状复叶，互生，小叶 7～17，卵形。总状花序腋生，花冠蝶形。荚果扁平，呈镰刀状，多紧密排列成球状。

2. 性状鉴定

根呈圆柱形。表面红棕色，有明显的纵皱纹、沟纹、稀疏的细根痕和横长皮孔。质坚实，断面纤维性，黄白色，粉性，具明显的形成层环及放射状纹理，有的具裂隙。根茎表面有芽痕，折断面中央有髓。气微，味甜而特殊。

3. 显微鉴定

（1）镜检甘草根横切片，自外向内观察以下组织特征。

1）木栓层：数列至 30 列木栓细胞，红棕色，排列整齐。

2）皮层：较窄，为数列薄壁细胞。

3）韧皮部：韧皮纤维束、韧皮薄壁细胞及筛管群相间排列，靠外方的筛管组织常被挤压而颓废成条状；韧皮纤维壁厚，微木化，其周围薄壁细胞中多含草酸钙方晶；韧皮射线宽广，多弯曲，常有裂隙。

4）形成层：束内形成层明显，为数列扁平细胞；束间形成层不明显。

5）木质部：导管较大，直径约至 $180\mu m$，常单个或 2～3 个相聚；木纤维多成群，其周围薄壁细胞中含草酸钙方晶；木射线较平直，宽 3～5 列细胞。

6）髓部：根中心无髓。根茎中心有髓。髓由薄壁细胞组成，近木质部处有些细胞含红棕色物质。

（2）取甘草粉末，分别以水合氯醛试液透化后装片和蒸馏水装片，观察以下特征。

1）纤维：众多，成束或散离，细长，直径 8～14μm，壁厚，微木化或非木化，孔沟不明显；晶纤维易察见，草酸钙方晶类双锥形、长方形或类方形，含晶细胞的壁增厚，微木化或非木化。

2）导管：主要为具缘纹孔导管，多破碎，纹孔椭圆形或略呈斜方形，有的导管旁可见小型具缘纹孔管胞。

3）木栓细胞：棕红色，壁薄，微木化，表面观呈多角形。

4）淀粉粒：众多，单粒椭圆形、卵形或类球形，直径 3～10μm；脐点点状或短缝状。复粒稀少。

此外，还可见少数黄棕色或红棕色的色素块。

4. 理化鉴定

（1）取甘草粉末少量，置白瓷板上，加 80% 硫酸溶液数滴，显黄色，渐变为橙黄色（甘草甜素反应）。

（2）取本品粉末 1g，加乙醚 40ml，加热回流 1h，滤过，药渣加甲醇 30ml，加热回流 1h，滤过，滤液蒸干，残渣加水 40ml 使溶解，用正丁醇提取 3 次，每次 20ml，合并正丁醇液，用水洗涤 3 次，蒸干，残渣加甲醇 5ml 使溶解，作为供试品溶液。另取甘草对照药材 1g，同法制成对照药材溶液。再取甘草酸铵对照品，加甲醇制成每 1ml 含 2mg 的溶液，作为对照品溶液。照薄层色谱法试验，吸取上述三种溶液各 1～2μl，分别点于同一用 1% 氢氧化钠溶液制备的硅胶 G 薄层板上，以乙酸乙酯 - 甲酸 - 冰醋酸 - 水（15:1:1:2）为展开剂，展开，取出，晾干，喷以 10% 硫酸乙醇溶液，在 105℃ 加热至斑点显色清晰，置紫外光灯（365nm）下检视。供试品色谱中，在与对照药材色谱相应的位置上，显相同颜色的荧光斑点；在与对照品色谱相应的位置上，显相同的橙黄色荧光斑点。

【作业】

1. 绘甘草根横切面组织简图。

2. 绘甘草粉末显微特征图，示晶纤维、具缘纹孔导管、木栓细胞和淀粉粒。

【思考题】

1. 甘草的组织构造中有哪些较显著的鉴别特征？

2. 什么是晶纤维？

黄芪（Radix Astragali）

【实验目的】

1. 掌握黄芪生药性状。

2. 掌握黄芪横切面组织特征。

3. 了解黄芪的理化鉴别。

【主要仪器与试剂】

1. 仪器

显微镜，临时装片用具，薄层色谱用具，紫外光灯（365nm）。

2. 试剂

水合氯醛溶液，0.2%茚三酮溶液，5%α-萘酚乙醇溶液，浓硫酸，甲醇，正丁醇，黄芪甲苷对照品，氯仿，10%的硫酸乙醇溶液。

【实验材料】

内蒙黄芪 [*Astragalus membranaceus*（Fisch.）Bge. var. *mongholicus*（Bge.）Hsiao]原植物标本、生药、组织横切片及粉末。

【实验内容】

1. 观察内蒙黄芪的原植物标本

草本。茎直立。奇数羽状复叶，小叶 25～27 枚，小叶片椭圆形或长圆形，下面被柔毛；托叶披针形。总状花序腋生；花萼钟状，萼齿 5，密被短毛；花冠蝶形；雄蕊 10；二体。荚果膜质，膨胀，半卵圆形，有长柄。

2. 性状鉴定

根呈圆柱形，有的具分枝，上端较粗。表面淡棕黄色或淡棕褐色，有不整齐的纵皱纹和横长线形皮孔。质硬而韧，不易折断，断面纤维性强并显粉性，皮部黄白色，木质部淡黄色，有放射状纹理及裂痕。气微，味微甜，嚼之微有豆腥味。

3. 显微鉴定

（1）镜检黄芪根横切片，自外向内观察其组织特征。

1）木栓层：为数列木栓细胞。

2）皮层：由数列切向延长的细胞组成。

3）韧皮部：纤维束与筛管群交互排列，射线弯曲。

4）形成层：成环，束中形成层明显。

5）木质部：导管单个散在或 2～3 个相聚，直径 18～160μm；木纤维成束。

（2）取黄芪粉末，分别以蒸馏水和水合氯醛试液透化后装片，观察以下特征。

1）纤维：众多，成束，细长，直径 8～30μm，壁厚，非木化，孔沟不明显，先端常纵裂成扫帚状。

2）导管：主要为具缘纹孔导管，纹孔呈椭圆形、类方形或类斜方形。

3）木栓细胞：表面观呈多角形或类方形。

4）淀粉粒：单粒类圆形、椭圆形或类肾形，直径 3 ~ 13μm；复粒由 2 ~ 4 分粒组成。

4. 理化鉴定

（1）取黄芪粉末 3g，加水 300ml，浸渍过液，滤过，取滤液 1ml，加 0.2% 茚三酮溶液 2 滴，在沸水中加热 5min，冷后呈紫红色（检查氨基酸、多肽）。

（2）取（1）项滤液 1ml，于 60℃ 水浴中加热 10min，加 5% α - 萘酚乙醇溶液 5 滴，摇匀，沿管壁缓缓加入浓硫酸 0.5ml，在二液面接触处显紫红色环（检查糖、多糖）。

（3）取黄芪粉末 3g，加甲醇 20ml，置水浴上加热回流 1h，滤过，滤液加于已处理好的中性氧化铝柱（100 ~ 120 目，5g，内径 10 ~ 15mm）上，用 40% 甲醇 100ml 洗脱，收集洗脱液，置水浴上蒸干，残渣加水 30ml 使溶解，用水饱和的正丁醇提取 2 次，每次 20ml，合并正丁醇液；用水洗涤 2 次，每次 20ml；弃去水液，正丁醇液置水浴上蒸干，残渣加甲醇 0.5ml 使溶解，作为供试品溶液。另取黄芪甲苷对照品，加甲醇制成每 1ml 含 1mg 的溶液，作为对照品溶液。吸取上述两种溶液各 2μl，分别点于同一硅胶 G 薄层板上，以氯仿 - 甲醇 - 水（13 : 7 : 2）的下层溶液为展开剂，展开，取出，晾干，喷以 10% 的硫酸乙醇溶液，105℃ 加热至斑点显色清晰。供试品色谱中，在与对照品色谱相应的位置上，显相同的棕褐色斑点；再置紫外光灯（365nm）下检视，显相同的橙黄色荧光斑点。

【作业】

1. 绘黄芪横切面组织简图。

2. 绘黄芪粉末特征图，示纤维、导管、木栓细胞和淀粉粒。

【思考题】

1. 黄芪为什么不易折断？

2. 如何能方便而有效地鉴别甘草和黄芪的粉末？

人参（Radix Ginseng）

【实验目的】

1. 掌握人参的生药性状特点及其与伪品的鉴别。

2. 掌握人参根横切面组织特征。

【主要仪器与试剂】

1. 仪器

显微镜，临时制片用具，薄层层析用具，紫外光灯（365nm），回流装置，超声波振荡器，电吹风。

2. 试剂

95% 乙醇，水合氯醛试液，三氯化锑氯仿饱和溶液，人参皂苷 Rb_1，Re 和 Rg_1 对照品，正丁醇，氨试液，甲醇，乙酸乙酯，10% 硫酸乙醇溶液，氯仿。

【实验材料】

人参（*Panax ginseng* C. A. Mey.）原植物标本、生药、粉末和根横切片；人参对照药材；华山参（*Physochlaina infundibularis* Kuang）的根及根横切片；商陆（*Phytolacca acinosa* Roxb.）的根及根横切片；野豇豆 [*Vigna vexillata*（L.）Benth] 的根及根横切片。

【实验内容】

1. 观察人参原植物标本

草本。茎单一。掌状复叶轮生茎上部，小叶多 5 枚。伞形花序顶生，花小。浆果状核果扁球形，成熟时鲜红色。

2. 性状鉴定

（1）全须生晒参：主根圆柱形或纺锤形；表面黄白色，有断续粗横纹和纵皱纹；须根上有不甚明显的疣状突起（珍珠点）。根茎（芦头）具茎痕（芦碗）和不定根（芋）。气特异，微香；味微苦、甘。

（2）红参：表面红棕色，半透明，有的上部土黄色；断面角质样。

（3）糖参（白参）：表面淡黄色或类白色，饱满无皱纹，断面有菊花心，有针眼，味甜。

（4）商陆根：表面红棕色或棕褐色，无芦头而有茎的残基，有的主根顶端装有人参的芦头，颇似红参，但仔细观察，可见连接处涂有加了染料的黄豆粉，且断面有点状排列成的同心环，易于区别。

（5）野豇豆根：无芦头，表面灰棕色，有绵毛状纤维露出，有豆腥气。

（6）华山参根：有短根茎，但无芦碗，表面黄棕色，具点状须根痕，隐约可见内部轴向的维管束。

3. 显微鉴定

（1）镜检人参根横切片，自外向内观察下列组织特征：

1）木栓层：多剥离，残留时由数列扁平的木栓细胞组成。

2）栓内层（皮层）：狭窄。

3）韧皮部：外侧有裂隙，并可见颓废筛管群，内侧细胞较小而排列紧密，近形成层处筛管群较明显。每个韧皮部束中有树脂道 2～5 个，径向稀疏排列成行。

4）形成层：由数列扁平细胞组成，排列成环。

5）木质部：木质部束狭窄，导管单个散在或数个相聚，径向断续排列，射线宽广。

6）草酸钙簇晶：存在于皮层薄壁细胞、木薄壁细胞及木射线细胞中。

（2）镜检野豇豆根、商陆根及华山参根横切片

1）野豇豆根：木栓层及栓内层多已除去；韧皮纤维较多，壁非木化，偶见纤维束周围细胞含有草酸钙方晶，形成晶纤维；近形成层处有少数分泌道；不含草酸钙簇晶。

2）商陆根：木栓层多已除去；三生形成层呈数个同心环状，每环上有数十个异型维管束断续排列；薄壁细胞含草酸钙针晶束；无树脂道和草酸钙簇晶。

3）华山参根：残存的木栓细胞含棕色物；次生皮层及韧皮薄壁细胞含草酸钙砂晶；无树脂道和草酸钙簇晶。

4. 理化鉴定

（1）取人参粉末 0.5g，加 95% 乙醇 5ml，振摇 5min，滤过，取滤液少量，置蒸发皿中蒸干，滴加三氯化锑的氯仿饱和溶液，残渣显紫色。

（2）取人参粉末 1g，加氯仿 40ml，置水浴上回流 1h，弃去氯仿液，药渣挥干溶剂，加水 0.5ml 湿润后，加水饱和的正丁醇 10ml，超声波处理 30min，吸取上清液，加 3 倍量氨试液，摇匀，放置分层，取上层液蒸干，残渣加 1ml 甲醇溶解，作为供试品溶液。另取人参对照药材 1g，同法制成对照药材溶液。再取人参皂苷 Rb_1、Re、Rg_1 对照品，加甲醇制成每 1ml 含 2mg 的混合溶液，作为对照品溶液。吸取上述三种溶液各 1～2μl，分别点于同一硅胶 G 薄层板（厚 500μm）上，以氯仿 - 乙酸乙酯 - 甲醇 - 水（15:40:22:10）10℃ 以下放置的下层溶液为展开剂，展开，取出，晾干，喷以 10% 硫酸乙醇溶液，在 105℃ 加热至斑点显色清晰，分别置日光及紫外光灯（365mn）下检视。供试品色谱中，在与对照药材色谱相应的位置上，分别显相同颜色的斑点或荧光斑点；在与对照品色谱相应的位置上，日光下显三个相同的紫红色斑点，紫外光灯（365mn）下，显相同的一个黄色和两个橙色荧光斑点。

【做业】

1. 绘人参根横切面组织简图。

2. 列表说明人参与华山参、商陆根及野豇豆根的区别。

【思考题】

1. 全须生晒参、红参、白参有什么不同？

2. 根据人参的组织构造，推断其粉末具有哪些显微特征？

3. 如何鉴定人参、华山参、商陆根与野豇豆根？

百部（Radix Stemonae）

【实验目的】

1. 掌握百部生药性状特征。

2. 掌握直立百部根的组织特征，并了解其与蔓生百部和对叶百部的区别。

【主要仪器与试剂】

1. 仪器

显微镜。

2. 试剂

70% 乙醇，浓氨试液，氯仿，1% 盐酸溶液，碘化铋钾试液，硅钨酸试液。

【实验材料】

直立百部 [*Stemona sessilifolia*（Miq.）Miq.]，蔓生百部 [*S. japonica*（Bl.）Miq.]，对叶百部（*S. tuberosa* Lour.）的原植物标本、生药、组织横切片及粉末。

【实验内容】

1. 观察三种百部的原植物标本

（1）直立百部：叶 3~4 片轮生，叶柄短，叶脉 5~7 条；花单生。

（2）蔓生百部：叶 3~4 片轮生，叶柄长 1.5~3cm，叶脉 5~9 条；花单生或数朵排成聚伞花序。

（3）对叶百部：叶对生，叶柄长 3~10cm，叶脉 7~13 条；花单生或 2~3 朵排成总状花序。

2. 性状鉴定

（1）小百部（直立百部及蔓生百部）：纺锤形，表面有不规则深纵沟；质脆，断面平坦，角质样。

（2）大百部（对叶百部）：根较粗大，质坚实。

3. 显微鉴定

（1）观察直立百部根的横切片，注意下列组织特征。

1）根被：3～4 列细胞，外侧细胞常破碎，壁木栓化及木化，具致密的条纹状角质纹理。

2）皮层：宽广，约占半径的 2/3；内皮层明显，可见凯氏点。

3）中柱鞘：1～2 列薄壁细胞。

4）维管束：辐射型，韧皮部束与木质部束相间排列，各 19～27 个。韧皮部内侧有单个或 2～3 个成束的非木化纤维；木质部偶成 2 轮排列。

5）髓：由薄壁细胞组成，散有单个或 2～3 个成束的细小纤维。

（2）镜检蔓生百部根横切片，注意其与直立百部根横切面的主要区别：根被细胞 3～6 列，有角质条纹；韧皮纤维木化；导管较大，并较深入地分布于髓部，大多呈 2～3 轮排列。

（3）镜检对叶百部根横切片，注意其与直立百部根横切面的主要区别：根被约为 3 列细胞，壁木化，有条纹，最内层细胞的内壁特厚；皮层外缘散有纤维，壁微木化；韧皮部束 36～40 个，木质部由木化纤维及微木化薄壁细胞连接成环；髓部纤维少，常单个散在。

4. 理化鉴定

取百部粉末 5g，加 70% 乙醇 50ml，加热回流 1h，滤过，滤液蒸去乙醇，残渣加浓氨试液调节 pH 至 10～11，再加氯仿 5ml 振摇提取，分取氯仿层，蒸干，残渣加 1% 盐酸溶液 5ml 使溶解，滤过。滤液分作两份，一份滴加碘化铋钾试液，生成橙红色沉淀；另一份滴加硅钨酸试液，生成乳白色沉淀。

【作业】

绘直立百部根横切面组织简图。

【思考题】

试列表说明直立百部、蔓生百部与对叶百部的区别。

麦冬 （Radix Ophiopogonis）

【实验目的】

1. 掌握麦冬的性状特征。

2. 掌握麦冬横切面组织特征。

3. 了解麦冬粉末的主要显微特征。

【主要仪器与试剂】

显微镜、临时装片用具、紫外光灯（365nm）和水合氯醛试液。

【实验材料】

麦冬 ［*Ophiopogon japonicus*（L. f.）Ker – Gawl.］ 原植物标本、生药、组织横切片及粉末。

【实验内容】

1. 观察麦冬植物标本

草本。须根先端或中部膨大为纺锤形的块根。叶丛生，线形。花葶常比叶短；总状花序近穗状，顶生，小苞片膜质，每苞片腋生花3朵；花梗略弯曲下垂，常近于中部以上有关节；花被片6枚，披针形；雄蕊6枚，花丝极短；子房半下位。蒴果，未成熟时已开裂，露出种子。种子球形，肉质，蓝黑色。

2. 性状鉴定

块根呈纺锤形，两端略尖。表面黄白色稍淡，半透明，具细纵纹。质柔韧，断面类白色，皮部宽阔，中心有细小中柱。气微香，味甘，微苦，嚼之微有粘性。

3. 显微鉴定

（1）镜检麦冬块根横切片，从外向内观察下列组织特征：

1）表皮：细胞1列，有时部分细胞分化成表皮毛。

2）根被：3～5列细胞，切向延长，壁木化。

3）皮层：宽广，由多列薄壁细胞组成，有的细胞中含黏液质及针晶束；内皮层外侧有1～2列石细胞，内壁及侧壁增厚呈"U"字形，纹孔及孔沟细密；内皮层细胞较小，壁均匀增厚，木化，有通道细胞。

4）中柱：较小。中柱鞘为1～2列薄壁细胞。维管束辐射型，韧皮部束15～24个；木质部束的内侧由木化细胞连接成环；髓小，由圆形薄壁细胞组成。

（2）取麦冬粉末，以水合氯醛试液透化后装片，镜检下列特征：

1）草酸钙针晶：众多，散在或成束，有的较粗大，形如柱晶。

2）石细胞：类方形或长方形，壁厚，有时一边甚薄，纹孔极密，呈椭圆形或短裂缝状，孔沟明显。

3）内皮层细胞：长方形或长条形，壁均匀增厚，木化，有稀疏点状纹孔，孔沟明显。

4）木纤维：细长，末端倾斜，壁稍厚，微木化，有稀疏纹孔。

5）另有孔纹管胞、网纹管胞及具缘纹孔导管。

4. 理化鉴定

取麦冬药材粉末 2g，加三氯甲烷 – 甲醇（7∶3）混合溶液 20ml，浸泡 3h，超声处理 30min，放冷，滤过，溶液蒸干，残渣加三氯甲烷 0.5ml 使溶解，作为供试品溶液。另取麦冬对照药材 2g，同法制成对照药材溶液。照薄层色谱法（《中国药典》2010 版）试验，吸取上述两种溶液各 6ml，分别点于同一硅胶 GF254 薄层板上，以甲苯 – 甲醇 – 冰醋酸（80∶5∶0.1）为展开剂，展开，取出，晾干，置紫外灯（254nm）下检视。供试品色谱中，在与对照药材色谱相应的位置上，显相同颜色的斑点。

【作业】

绘麦冬横切面组织简图及部分皮层部位的详图（包括内皮层及其外侧的石细胞）。

【思考题】

从麦冬根的构造可以看出单子叶植物根的构造有哪些特点？鉴别时要注意的特征是什么？

实验十五

根茎类生药

一、性状特征

（1）来源：区分其为何种地下茎——根状茎（根茎）、块茎、球茎或鳞茎等。

（2）形状：圆柱形、圆锥形、纺锤形、不规则形、分枝状等，是否连有根或残余地上茎等。

（3）样式：新鲜或干燥，有否去皮，切成段或片等。

（4）大小：长度、直径，如为片状则应测量厚度。

（5）色泽：大部分颜色，如有外皮脱落，要注意脱落处的颜色。

（6）表面特征：节和节间是否明显，节上是否有叶痕、芽痕或退化鳞片状叶；有无根痕及分布；皮孔的有无及分布、大小、色泽；表面平滑或有纹理等。

（7）质地及折断面：坚硬、坚韧、柔软等，是否易折断，断面质地如何，如平坦、粗糙、粉质、角质或纤维状等。

（8）横断面：色泽如何，皮部、木质部及髓部比例怎样，维管束、射线的分布及排列情况，形成层清晰与否，是否成环。

（9）其他：气和味。

二、组织特征

首先根据维管束的类型和排列方式，判断其属于双子叶植物、单子叶植物或蕨类植物，再自外向内注意各部分组织的特征。

（1）周皮：木栓细胞的列数、形状、细胞壁的增厚情况及性质，有无栓内层。

（2）皮层：细胞列数、形状、细胞壁的厚薄、性质等；内皮层是否明显，有无凯氏带或凯氏点。皮层中有无厚壁组织，如石细胞和纤维；注意其为单个或群集，形状、大小如何。

（3）韧皮部：厚薄，射线列数及排列情况，有无厚壁组织存在，是如何排列的。

（4）形成层：细胞列数。

（5）木质部：导管的分布及直径，木纤维、木薄壁细胞及木射线的分布。

（6）在全部组织中注意有无内含物及其形状、大小、多少等，如淀粉粒、菊糖、草酸钙结晶等。

（7）在整个组织中要注意分泌组织的有无、类型、形状、大小，如油室、油细胞、树脂道、乳汁管等。

（8）根茎上常有鳞叶，应注意其形状、有无腺毛等。

（9）在观察鳞茎类生药时，还应注意其表皮细胞、气孔的有无和类型等。

三、粉末显微特征

一般情况下，组织切片中所能观察到的特征在粉末中均会存在。但有时因量太少或因破碎而难以镜检到，如油室在粉末中常只能看到碎片。

（1）木栓细胞：可看到表面观和断面观，排列紧密，注意细胞壁的增厚情况。

（2）厚壁组织：注意石细胞和纤维的形状、大小、孔沟、壁的厚薄等。

（3）导管：注意类型、直径等。

（4）木薄壁细胞：常呈长方形或类方形，有孔沟。

（5）淀粉粒和草酸钙结晶的形状、大小、类型。

（6）分泌组织的类型、形状、大小。

（7）具鳞叶的根茎的粉末尚可有表皮细胞、气孔或毛茸，要注意其形状、大小、类型等。

四、实验

绵马贯众（东北贯众，Rhizoma Dryopteris Crassirhizomae）

【实验目的】

1. 通过东北贯众的生药鉴定掌握蕨类生药鉴别的基本方法。

2. 了解贯众类生药的主要混乱品种及其鉴别要点。

【主要仪器与试剂】

1. 仪器

显微镜和薄层层析缸。

2. 试剂

浓盐酸，苯，正己烷，氯仿，甲醇，磷酸氢二钠，枸橼酸，维生素 C，羧甲基纤维素钠，0.1% 坚牢蓝 BB 盐的稀乙醇溶液。

【实验材料】

粗茎鳞毛蕨（*Dryopteris crassirhizoma* Nakai）（鳞毛蕨科）腊叶标本、生药（绵马贯众）、生药叶柄横切片；绵马贯众对照药材；峨眉蕨（*Lunathyrium acrostichoides*）（蹄盖蕨科）腊叶标本、生药、生药叶柄横切片；狗脊蕨［*Woodwardia japonica*（L. f.）Sm］（乌毛蕨科）腊叶标本、生药、生药叶柄横切片；紫萁（*Osmunda japonica* Thunb.）（紫萁科）腊叶标本、生药、生药叶柄横切片；荚果蕨［*Matteuccia struthiopteris*（L.）Todaro.］腊叶标本、生药、生药叶柄横切片。

【实验内容】

1. 原植物标本的观察

（1）观察粗茎鳞毛蕨植物标本：根茎呈倒卵状梨形，密生棕褐色膜质鳞片直至叶轴；叶簇生，二回羽状深裂；孢子囊群分布于中部以上的羽片上，孢子囊群盖圆肾形。

（2）观察峨眉蕨、狗脊蕨、紫萁和荚果蕨的原植物标本：注意其根茎及叶轴有无鳞片，孢子叶和营养叶同型或异型，以及叶片分裂情况、小裂片形状、孢子囊群着生位置、囊群盖的形状等。

2. 性状鉴定

（1）绵马贯众：呈倒圆锥形；表面棕黑色，密被排列整齐的叶柄残基及鳞片，并有弯曲而坚韧的须根；叶柄残基扁圆柱形，横断面近外方有环列维管束 5～13 个。剥去叶柄残基，可见根茎类圆柱形，横断面维管束数目同叶柄。

（2）观察峨眉蕨贯众、狗脊贯众、荚果蕨贯众和紫萁贯众的性状与东北贯众的异同，注意叶柄残基形状及横断面的维管束数目和排列。

3. 显微鉴定

镜检绵马贯众叶柄横切片，自外向内观察下列组织特征。

（1）表皮：为 1 列外壁稍厚的小形细胞。

（2）下皮：2～3 列薄壁细胞和数列多角形厚壁细胞。

（3）基本薄壁组织：细胞类圆形，细胞间隙明显，其中可见到单细胞间隙腺毛。维管束为周韧型，5～13 个环列，维管束中央为多角型导管和管胞组成的木质部，韧皮部细胞细小，壁薄。韧皮部向外为 1 列维管束鞘，最外有 1 列内皮层细胞。

4. 理化鉴定

取本品粉末 0.5g，加环己烷 20ml，超声处理 30min，取上清液，作为供试品溶液。另取绵马贯众对照药材 0.5g，同法制成对照药材溶液。吸取上述两种溶液各 2~4μl，分别点于同一硅胶 G 薄层板上（取硅胶 G 10g、pH7 的磷酸氢二钠 - 枸橼酸缓冲溶液 10ml、维生素 C 60mg、羧甲基纤维素钠溶液 20ml，调匀，铺板，室温避光晾干，50℃活化 2h 后备用），以正己烷 - 氯仿 - 甲醇（30：15：1）饱和 2h 后展开，取出，立即喷以 0.1% 坚牢蓝 BB 盐的稀乙醇溶液，在 40℃ 放置 1h。供试品色谱中，在与对照药材色谱相应的位置上，显相同颜色的斑点。

【作业】

1. 绘绵马贯众叶柄横切面简图。

2. 绘图表明绵马贯众叶柄横切面中的间隙腺毛。

【思考题】

1. 我国贯众类药材的混乱情况如何？你所在地区使用的贯众品种主要有哪些？

2. 蕨类生药的鉴定应注意哪些要点？

3. 什么叫间隙腺毛？形状如何？哪些"贯众"中有间隙腺毛？

大黄（Radix et Rhizoma Rhei）

【实验目的】

1. 掌握大黄的生药性状特征。

2. 掌握大黄根茎横切面组织特征和粉末显微特征。

3. 掌握大黄的理化鉴定试验。

【主要仪器与试剂】

1. 仪器

显微镜，临时装片用具，薄层层析用具，微量升华装置，紫外光灯（365nm）。

2. 试剂

水合氯醛试液，10% 氢氧化钠试液，10% 盐酸试液，70% 乙醇，大黄酸对照品，甲醇，盐酸，乙醚，氯仿，石油醚（30℃~60℃），甲酸乙酯，甲酸，氨蒸气。

【实验材料】

掌叶大黄（*Rheum palmatum* L.）原植物标本、生药、根茎（至少包括一个异型维管束）的横切片和粉末；大黄对照药材。

【实验内容】

1. 观察掌叶大黄的植物标本

多年生高大草本。根及根茎肥厚。茎直立。叶掌状 3 ~ 7 中裂，每一裂片有时再羽裂或具粗齿。圆锥花序大形；花小，红紫色；花被片 6，2 轮；雄蕊 9；花柱 3。瘦果具 3 棱，沿棱有翅。

2. 性状鉴定

呈类圆柱形、圆锥形、卵圆形或不规则块状。除尽外皮者表面黄棕色至红棕色，有的可见类白色网状纹理，残留的外皮棕褐色，多具绳孔及粗皱纹。质坚实，断面淡红棕色或黄棕色，颗粒性；根茎髓部宽广，有多数星点；根木部发达，具放射状纹理，形成层环明显，无星点。气清香，味苦而微涩，嚼之粘牙，有砂粒感，唾液染成黄色。

3. 显微鉴定

（1）取大黄根茎横切片，自外向内观察下列组织特征：

1）木栓层和皮层大多已除去，偶有残留。

2）维管束：外韧型；形成层细胞扁平，排列成环；外侧为韧皮部，韧皮射线细胞含深色物质；内侧为木质部，导管稀疏排列。

3）髓部：宽广，散有异型维管束，薄壁细胞内含草酸钙簇晶和众多淀粉粒。每个异型维管束自外向内有以下构造：①木质部，位于形成层外侧，导管径向排列，直径较大，稀疏。②形成层，环状，由数列扁平细胞组成。③韧皮部，位于形成层内侧，近形成层处具筛管群，常可见大形黏液腔。④射线，由一至数列薄壁细胞组成，自韧皮部向外呈星芒状射出，细胞内含深色物质。

（2）取大黄粉末，先以蒸馏水装片，再以水合氯醛试液透化后装片，镜检下列显微特征。

1）淀粉粒：甚多，单粒大多圆球形，直径 3 ~ 32μm，脐点常呈星状、三叉状、十字状、飞鸟状或裂缝状；复粒由 2 ~ 8 分粒组成。

2）草酸钙簇晶：众多，完整者直径 21 ~ 135μm，大者可达 190μm。

3）导管：主要为网纹导管，也有具缘纹孔、螺纹及环纹导管，直径约至 140μm，非木化或微木化。

4. 理化鉴定

（1）取少量大黄粉末置滤纸上，加氢氧化钠试液，滤纸染成红色。

（2）取大黄粉末进行 Bornträger 试验，观察结果。

（3）取大黄粉末少量，进行微量升华，在显微镜下可见黄色针晶或羽毛状结晶，加碱液显红色。

（4）取大黄粉末少量，置于滤纸上，在紫外灯下观察；另取大黄粉末少量，加70%乙醇1ml，振摇后放置，取上清液滴于滤纸上，也在紫外灯下观察；粉末及浸出液斑点均应显棕色至棕红色荧光而不得显蓝色荧光（为什么？）。

（5）取本品粉末0.1g，加甲醇20ml浸渍1h，滤过，取滤液5ml，蒸干，加水10ml使溶解，再加盐酸1ml，置水浴中加热30min，立即冷却，用乙醚分2次提取，每次20ml，合并乙醚液，蒸干，残渣加氯仿1ml使溶解，作为供试品溶液。另取大黄对照药材0.1g，同法制成对照药材溶液。再取大黄酸对照品，加甲醇制成每1ml含1mg的溶液，作为对照品溶液。吸取上述三种溶液各4µl，分别点于同一以羧甲基纤维素钠为黏合剂的硅胶H薄层板上，以石油醚（30℃～60℃）－甲酸乙酯－甲酸（15:5:1）的上层溶液为展开剂，展开，取出，晾干，置紫外光灯（365nm）下检视。供试品色谱中，在与对照药材色谱相应的位置上，显相同的五个橙黄色荧光主斑点；在与对照品色谱相应的位置上，显相同的橙黄色荧光斑点，置氨蒸气中熏后，日光下检视，斑点变为红色。

【作业】

1. 绘大黄根茎髓部异型维管束的横切面简图。

2. 绘大黄粉末显微特征图，示淀粉粒，草酸钙簇晶和网纹导管。

3. 记录大黄理化鉴定试验的结果。

【思考题】

1. 除大黄外，还有什么生药的组织具有异型维管束？在构造上有何不同？

2. 大黄根茎的异型维管束是如何生成的？在鉴别上有何意义？

3. 本实验中理化鉴定各试验的原理是什么？

黄连（Rhizoma Coptidis）

【实验目的】

1. 掌握黄连的生药性状特征。

2. 掌握黄连根茎横切面组织特征与粉末显微特征。

3. 掌握黄连的理化鉴定方法。

【主要仪器与试剂】

1. 仪器

显微镜，临时装片用具，薄层层析用具，紫外光灯（365nm）。

2. 试剂

水合氯醛试液，稀盐酸试液，30%硝酸试液，乙醇，5%没食子酸的乙醇溶液，硫酸，漂白粉，甲醇，盐酸小檗碱对照品，苯，乙酸乙酯，异丙醇。

【实验材料】

黄连（*Coptis chinensis* Franch.）原植物标本、生药（味连、川连、鸡爪黄连）、组织横切片及粉末；黄连对照药材；三角叶黄连（*C. deltoidea* C. Y. Cheng et Hsiao）原植物标本、生药（雅连）、组织横切片及粉末；云南黄连（*C. teetoides* C. Y. Cheng）原植物标本、生药（云连）、组织横切片及粉末。

【实验内容】

1. 观察三种黄连的植物标本

（1）黄连：草本。根茎黄色，有分枝。叶卵状三角形，3 全裂，中央裂片具细柄，羽状深裂，侧生裂片不等二深裂或有时全裂；聚伞花序顶生；花黄绿色；花瓣线形或线状披针形；雄蕊多数；心皮 8～12，离生。聚合蓇葖果。

（2）三角叶黄连：叶裂片均具明显小柄。

（3）云南黄连：根茎少分枝，叶裂片的羽状裂片间的距离常较为稀疏，花瓣匙形，先端钝圆，中部以下变成为细长的爪。

2. 性状鉴定

（1）味连：根茎多簇状分枝，弯曲互抱，形如鸡爪。表面黄棕色或灰黄色。节膨大，着生须根和鳞叶，顶端常有残留的茎和叶柄。根茎中段的节间有时较细，表面光滑，习称"过桥杆"，长 1～4cm。质硬，折断面不平坦。气微，味极苦。

（2）雅连：多为单枝，少簇生，过桥杆较长。

（3）云连：多为单枝，细小弯曲钩状，节膨大不明显，过桥杆不明显。

3. 显微鉴定

（1）镜检味连根茎横切面组织切片，自外向内观察其主要组织特征。

1）木栓层：为数列扁平细胞，外侧常见落皮层。

2）皮层：较宽。石细胞单个或成群散在。常可见根迹维管束和叶迹维管束。

3）维管束：外韧型，环列。韧皮部狭窄，外侧有纤维束，约由 10～20 个纤维组成；形成层细胞扁平，束间形成层不明显；木质部细胞壁均木化，射线宽窄不一。

4）髓部：由薄壁细胞组成，偶见石细胞。

（2）雅连根茎髓部有较多石细胞。

（3）云连根茎的皮部、髓部均无石细胞。

（4）取黄连粉末，先后以蒸馏水和水合氯醛试液透化后装片，镜检下列特征。

1）石细胞：鲜黄色，类圆形或类多角形，直径 25～64μm，层纹和孔沟明显。

2）韧皮纤维：鲜黄色，纺锤形或长梭形，壁较厚，具纹孔。

3）木纤维：鲜黄色，较韧皮纤维细长，壁稍薄，具纹孔。

4）导管：多为孔纹导管，也有具缘纹孔、网纹及螺纹导管。

5）鳞叶表皮细胞：类方形或类长方形，壁薄，垂周壁微波状。

6）淀粉粒：多单粒，多球形，直径 1～10μm；复粒少，由 2～4 分粒组成。

4. 理化鉴定

（1）取本品粉末少许置载玻片上，加 70% 乙醇 1～2 滴，片刻后加稀盐酸或 30% 硝酸 1 滴，加盖玻片，放置，镜检，可见黄色针晶簇，微微加热，针晶消失并显红色。

（2）取本品粗粉约 0.5g，加乙醇 5ml，置水浴加热数分钟，放冷，滤过，滤液进行下列试验：①取滤液 5 滴，加稀盐酸 1ml 与漂白粉少量，显樱红色。②取滤液 5 滴，加 5% 没食子酸的乙醇溶液 2～3 滴，置水浴蒸干，趁热加硫酸 2～3 滴，显深绿色。

（3）根茎横断面置紫外光灯下，显金黄色荧光，木质部尤为明显。

（4）取本品粉末 50mg，加甲醇 5ml，加热回流 15min，滤过，滤液补加甲醇使成 5ml，作为供试品溶液。另取黄连对照药材，同法制成对照药材溶液。再取盐酸小檗碱对照品，加甲醇制成每 1ml 含 0.5mg 的溶液，作为对照品溶液。照薄层色谱法试验，吸取上述三种溶液各 1μl，分别点于同一硅胶 G 薄层板上，以苯－乙酸乙酯－异丙醇－甲醇－水（6:3:1.5:1.5:0.3）为展开剂，置氨蒸气饱和的展开缸内，展开，取出，晾干，置紫外光灯（365nm）下检视。供试品色谱中，在与对照药材色谱相应的位置上，显相同的黄色荧光斑点；在与对照品色谱相应的位置上，显相同的一个黄色荧光斑点。

【作业】

1. 绘味连根茎横切面组织简图。

2. 绘黄连粉末显微特征图，示石细胞、韧皮纤维、木纤维、导管、鳞叶表皮细胞及淀粉粒。

3. 记录黄连理化试验结果。

【思考题】

1. 如何从性状与组织上鉴别"味连"、"雅连"和"云连"？
2. 怎样检查生药中是否存在小檗碱？

浙贝母（Bulbus Fritillariae Thunbergii）

【实验目的】

1. 掌握浙贝母的生药性状。
2. 掌握浙贝母的粉末特征。

【主要仪器与试剂】

1. 仪器

显微镜，临时装片工具，微量升华用具，薄层层析用具。

2. 试剂

水合氯醛试液，碘化铋钾显色试液，浓氨溶液，氯仿，贝母素甲对照品，贝母素乙对照品，乙酸乙酯，甲醇。

【实验材料】

浙贝母（*Fritillaria thunbergii* Miq.）生药和粉末。

【实验内容】

1. 性状鉴定

（1）大贝：多数系鳞茎的单瓣鳞叶。一面凸出，一面凹入，呈元宝状。外表面类白色至淡黄白色，有淡棕色斑痕，被有白色粉末。质坚实而脆，易折断，断面白色至黄白色，富粉性。气微，味微苦。

（2）珠贝：为完整的鳞茎。呈扁球形。表面类白色，外层鳞叶 2 瓣，肥厚，互相抱合，中央有皱缩的小鳞叶 2~3 枚及干缩的残茎。质地、气味同大贝。

2. 显微鉴定

取浙贝药粉末，分别以蒸馏水装片和水合氯醛试液透化后装片，镜检其特征。

（1）淀粉粒：极多。单粒多为卵圆形、三角状卵形或贝壳状卵形，长约至 60μm，直径 5~50μm；脐点隐约可见，点状、人字状或马蹄状，位于较小端，偶可见多脐点者；层纹细密，明显。复粒稀少，由 2（~3）分粒组成。偶见半复粒。

（2）表皮细胞及气孔：表皮细胞表面观呈类多角形或长方形，垂周壁平直或略弯曲，连珠状增厚；气孔大形；副卫细胞 4~6 个。

（3）草酸钙方晶：较小，直径约至 20μm，存在于表皮细胞及导管旁的薄壁细胞中。

（4）导管：主要为螺纹导管，稀有环纹导管。

3. 理化鉴定

（1）取本品粉末少量，进行微量升华，可见菱状针晶或羽状结晶。

（2）取浙贝母粉末 5g，加浓氨溶液 2ml 与苯 20ml，放置过夜，滤过，取滤液 8ml，蒸干，残渣加氯仿 1ml 使溶解，作为供试品溶液。另取贝母素甲与贝母素乙对照品，加氯仿制成每 1ml 各含 2mg 的混合液，作为对照品溶液。吸取上述供试品溶液 10~20μl，对照品溶液 10μl，点于同一以羧甲基纤维素钠为黏合剂的硅胶 G 薄层板上，以乙酸乙酯 – 甲醇 – 浓氨溶液（17:2:1）为展开剂，展开，取出，晾干，喷以稀碘化铋钾试液。供试品色谱中，在与对照品色谱相应的位置上，显相同颜色的斑点。

【作业】

绘浙贝母粉末特征图，示淀粉粒、草酸钙方晶及表皮细胞和气孔。

【思考题】

鳞茎的组织构造有何特点？

天麻 （Rhizoma Gastrodiae）

【实验目的】

1. 掌握天麻的生药性状特征及其与常见伪品的鉴别。

2. 掌握天麻块茎横切面组织特征。

3. 熟悉天麻的理化鉴别试验。

【主要仪器与试剂】

1. 仪器

显微镜，临时装片用具，薄层层析用具，分光光度计。

2. 试剂

水合氯醛试液，碘试液，硝酸汞试液，甲醇，天麻素对照品，乙酸乙酯，10% 磷钼酸乙醇溶液。

【实验材料】

天麻（*Gastrodia elata* Bl.）生药、横切面组织切片和粉末；天麻对照药材；

紫茉莉（Mirabilis jalapa L.）的根、横切面组织切片和粉末；大丽菊（*Dahlia pinnata Cav*）的根、横切面组织切片和粉末；马铃薯（*Solanum tuberosum* L.）块茎制成的"天麻"、块茎横切面组织切片和粉末。

【实验内容】

1. 性状鉴定

天麻呈长椭圆形，略扁，稍弯曲。顶端有残留茎基，有时可见红棕色至深棕色鹦哥嘴状的芽，末端有圆脐形疤痕。表面淡黄白色至浅棕黄色，略透明，有细纵皱纹，潜伏芽断续排列成环状。质坚硬，不易折断，折断面较平坦，黄白色至淡棕色，角质样。气微，味甘。

2. 显微鉴定

（1）镜检天麻块茎横切面组织切片，自外向内观察下列组织。

1）表皮：有时具1列残留的表皮细胞。

2）下皮层：由2～3列下皮细胞组成，切向延长，木栓化。有时可见细胞内有入侵真菌的菌丝。

3）皮层：由10余列多角形细胞组成，有的含草酸钙针晶束。较老块茎的皮层与下皮相接处有2～3列厚壁细胞，木化，具稀疏纹孔。

4）中柱：由薄壁细胞组成，占块茎的大部分。散列小型周韧型和外韧型维管束。

（2）取天麻粉末，分别用蒸馏水和水合氯醛试液透化后装片，镜检下列特征。

1）草酸钙针晶：成束或散在，较细小，长 $25 \sim 93 \mu m$。

2）厚壁细胞：类多角形或椭圆形，木化，纹孔明显。

3）螺纹、环纹及网纹导管。

4）用蒸馏水装片，可见含多糖团块的薄壁细胞。

3. 理化鉴定

（1）取本品粉末0.5g，加水5ml，浸渍4h，时时振摇，滤过。取滤液1ml，加碘试液2～4滴，显紫红色或酒红色。

（2）取70%乙醇提取液1～2ml，加硝酸汞试液0.5ml，加热，溶液显红色，并有黄色沉淀生成。

（3）取本品粉末0.2g，加乙醇10ml，加热回流1h，滤过。取滤液0.1ml，置100ml量瓶中，加乙醇至刻度，摇匀，用分光光度计测定，在270nm的波长处有最大吸收。

（4）称取经 80℃ 干燥后的本品粉末 0.5g，置 10ml 量瓶中，加甲醇 5ml，称定重量，超声处理 30min，静置 24h，振摇后再超声处理 15min，再称定重量，用甲醇补足减失的重量，摇匀，静置，取上清液离心，即得供试品溶液。取天麻对照药材 0.5g，同法制成对照药材溶液。另取天麻素对照品（80℃ 干燥 1h）25mg，置 25ml 量瓶中，用甲醇溶解并稀释至刻度，摇匀，即得对照品溶液（每 1ml 中含天麻素 1mg）。吸取上述供试品溶液、对照药材溶液和对照品溶液各 5μl，分别点于同一硅胶 G 薄层板上，以乙酸乙酯 – 甲醇 – 水（9∶1∶0.2）为展开剂，展开，取出，晾干，喷以 10% 磷钼酸乙醇溶液，在 105℃ 加热至斑点显色清晰。供试品色谱中，在与对照品及对照药材色谱相应的位置上，显相同颜色的斑点。

4. 观察天麻伪品

观察天麻伪品的形状、横切片和粉末特征，注意与天麻的区别。

（1）紫茉莉根：呈圆锥形，无鹦哥嘴、环节和脐，须根痕下陷呈小洞状；断面无光泽；气微，味微苦而后甜；外皮为木栓层；断面三生维管束列；薄壁细胞含淀粉粒和草酸钙针晶；粉末醇浸液加硝酸汞试剂，有淡黄色沉淀生成；水浸液加碘试液显黄棕色。

（2）大丽菊根：呈纺锤形，无鹦哥嘴、环节和脐，具纤维断头，干后常有细裂缝；断面粉质，无光泽；具木栓层；外韧维管束环列；有菊糖结晶、石细胞和树脂道；粉末醇浸液加硝酸汞试剂加热有淡黄色沉淀生成；水浸液加碘试液变成黄棕色或棕红色。

（3）马铃薯块茎：表面较光滑，无鹦哥嘴、环节和脐，有针孔，干后有细裂缝；具木栓层；双韧维管束环列；薄壁细胞内含大量淀粉粒和草酸钙砂晶；粉末醇浸液加硝酸汞试剂加热有白色絮状沉淀生成；水浸液加碘试液产生蓝紫色。

【作业】

1. 列表比较天麻和其他几种伪品的区别。

2. 绘天麻块茎横切面组织简图。

3. 记录天麻理化试验结果。

【思考题】

天麻除上述几种伪品外，还有哪些伪品？如何鉴别？

实验十六

皮类生药

一、性状特征

（1）来源：属于茎皮还是根皮。

（2）形状：扁平、弯曲、沟状或卷曲（单卷、双卷或复卷）。

（3）大小：长、宽、厚度等。

（4）色泽：外表面和内表面的色泽各如何？如外皮有脱落，要注意脱落处的颜色。

（5）表面特征：外表面粗糙或光滑，有无皮孔、凹凸沟纹和地衣及其他附着物等，皮孔的分布和形状如何；内表面的特征如平滑或粗糙，具纹理等。

（6）质地及折断面：如质坚硬、软韧、松脆等，折断面平坦、纤维状、颗粒状等，或是否有其他特征，如粉质、有丝状牵连或粘性等。

（7）横断面：各部组织的界限能否区分，各部排列、所占比例以及色泽等。

（8）气味：有无特异气或味等。

二、组织特征

（1）周皮：木栓层的厚度，木栓细胞的列数、大小、细胞壁的色泽与增厚情况；木栓形成层和栓内层是否明显。

（2）皮层：宽广或狭窄，细胞的形状，有何内含物，厚壁组织（纤维、石细胞）、油细胞、黏液细胞、树脂道、乳汁管的有无及分布、形状等。

（3）韧皮部：注意射线的宽度（细胞列数）、平直或弯曲、筛管是否颓废等，其他观察注意点与皮层相同。

三、粉末特征

皮类生药的粉末中，不应含有木质部的组织如导管、管胞、木纤维等。

（1）木栓细胞：注意表面观和断面观的形状，壁的厚薄等。

（2）厚薄组织：石细胞或纤维的有无及形状、长度、直径等。

（3）筛管分子：在有些皮类生药粉末中可见筛域，注意排列情况、存在部位。

（4）分泌组织：油细胞、油室、树脂道和乳汁管的有无、形状和大小。

（5）细胞内含物：如淀粉粒、草酸钙结晶的有无及形状。

四、实验

肉桂（Cortex Cinnamomi）

【实验目的】

1. 掌握肉桂生药性状与组织鉴别特征。

2. 熟悉肉桂的理化鉴定试验。

【主要仪器与试剂】

1. 仪器

显微镜，临时装片用具，薄层层析用具，微量升华用具。

2. 试剂

水合氯醛试液，氯仿，10%盐酸苯肼试液，桂皮醛对照品，乙醇，石油醚（60℃~90℃）、乙酸乙酯，二硝基苯肼乙醇试液。

【实验材料】

肉桂（*Cinnamomum cassia* Presl）生药、组织横切片及粉末。

【实验内容】

1. 性状鉴定

单卷状、浅槽状或板片状。外表面灰棕色，粗糙，有不规则的细皱纹及皮孔；内表面红棕色，有细纵纹，划之显油痕。质硬而脆，断面不平坦，有黄棕色线纹。具特异香气，味甜、辣。

2. 显微鉴定

（1）镜检肉桂横切片，自外向内注意观察下列组织特征。

1）木栓层：为数列扁平细胞，最内层细胞外壁增厚并木化。

2）皮层：较宽，散有石细胞、油细胞和黏液细胞，油细胞和黏液细胞大而胞腔空。

3）中柱鞘：石细胞群断续排列成环，外侧伴有纤维束，石细胞的外壁常较薄。

4）韧皮部：射线宽 1～2 列细胞，含细小草酸钙针晶，纤维常单个散在，或 2～3 个成束。

5）油细胞和黏液细胞随处可见。

（2）取肉桂粉末分别用蒸馏水及水合氯醛试液装片后进行镜检，注意下列显微特征：

1）纤维：大多单个散在，长梭形，壁极厚，木化，纹孔及孔沟不明显。

2）石细胞：较多，类方形或类圆形，壁厚，有的一面菲薄。

3）油细胞：类圆形或长圆形，有时尚含黄色挥发油滴。

4）草酸钙针晶：众多，细小，散在或成束，常存在于射线细胞中。

5）木栓细胞：多角形，含红棕色物。

6）淀粉粒：单粒或 2～4 分粒组成复粒。

3. 理化鉴定

（1）取肉桂粉末约 0.1g 置小试管中，加氯仿 1～2ml 浸渍数分钟。吸取氯仿浸出液 2 滴置载玻片上，再加 10% 盐酸苯肼试液 1 滴，加盖玻片后镜检，可见桂皮醛苯腙杆状结晶。

（2）取肉桂粉末少许，进行微量升华，于升华物上加 10% 盐酸苯肼液 1 滴，同上镜检，可见桂皮醛苯肼杆状结晶。

（3）取肉桂粉末 0.5g，加乙醇 10ml，密塞，冷浸 20min，时时振摇，滤过，滤液作为供试品溶液。另取桂皮醛对照品，加乙醇制成每 1ml 含 1μl 的溶液，作为对照品溶液。吸取二种溶液各 2μl，分别点于同一硅胶 G 薄层板上，以石油醚（60℃～90℃）–乙酸乙酯（17∶3）为展开剂，展开，取出，晾干，喷以二硝基苯肼乙醇试液。供试品色谱中，在与对照品色谱相应的位置上，显相同颜色的斑点。

【作业】

1. 绘肉桂横切面组织简图。

2. 绘肉桂粉末特征图，示纤维、石细胞、木栓细胞及草酸钙针晶。

3. 记录肉桂理化鉴定试验结果。

【思考题】

1. 写出肉桂显微化学试验反应式。

2. 肉桂的品质可以从哪些方面加以评价？

厚朴（Cortex Magnoliae Officinalis）

【实验目的】

1. 掌握厚朴生药性状与组织鉴别特征。
2. 熟悉厚朴的化学定性试验。

【主要仪器与试剂】

1. 仪器

显微镜，临时装片用具，薄层层析用具，水浴锅，回流装置。

2. 试剂

三氯化铁甲醇试液，硝酸汞试液，间苯三酚盐酸试液，氯仿，苯，甲醇，1%香草醛硫酸试液，厚朴酚和和厚朴酚对照品。

【实验材料】

厚朴（*Magnolia officinalis* Rehd. et Wils.）生药、组织横切片及粉末。

【实验内容】

1. 性状鉴定

（1）干皮：呈卷筒状或双卷筒状，习称"筒朴"；近根部的干皮一端展开如喇叭口，习称"靴筒朴"；外表面灰棕色或灰褐色，粗糙，有时呈鳞片状，较易剥落，有明显椭圆状皮孔和纵皱纹，刮去粗皮者显黄棕色；内表面紫棕色或深紫褐色，较平滑，具细密纵纹，划之显油痕。质坚硬，不易折断，断面颗粒性，外层灰棕色，内层紫褐色或棕色，有油性，有时可见小亮星（厚朴酚及和厚朴酚结晶）。气香，味辛辣、微苦。

（2）根皮（根朴）：呈单筒状或不规则块片状，有的弯曲似鸡肠，习称"鸡肠朴"。质硬，较易折断，断面纤维性。

（3）枝皮（枝朴）：呈单筒状。质脆，易折断，断面纤维性。

2. 显微鉴定

（1）镜检厚朴干皮组织横切片，自外向内注意观察下列组织特征。

1）木栓层：10余列木栓细胞，有的可见落皮层。

2）皮层：外侧有石细胞环带，内侧散有众多油细胞及石细胞群，有的石细胞呈分枝状。

3）韧皮部：射线宽1~3列细胞；纤维多切向排列成群，各群再排列成层；

有油细胞散在

（2）取厚朴粉末以水合氯醛试液透化后装片镜检，注意下列显微特征。

1）纤维：较多，大多碎断，壁甚厚，木化，孔沟不明显。

2）石细胞：较多，类方形、椭圆形、卵圆形或不规则分枝状，有时可见层纹。

3）油细胞：椭圆形或类圆形，含黄棕色油状物。

4）木栓细胞：多角形，壁稍呈波状，微木化。

3. 理化鉴定

（1）取本品粗粉 3g，加氯仿 30ml，置水浴加热回流 30min，滤过，取滤液 15ml，蒸去氯仿，残渣加乙醇 10ml 使溶解，滤过。取滤液 3ml，分置 3 支试管中，一管加 5% 三氯化铁甲醇（50%）试液 1 滴，显棕黄色或蓝黑色（厚朴酚的酚羟基反应）；一管加硝酸汞试液 1 滴，产生棕色沉淀（同上）；第三管加间苯三酚盐酸试液 5 滴，显红色（厚朴酚烯丙基反应）。

（2）取粉末 0.5g，加甲醇 5ml，密塞，振摇 30min，滤过，滤液作为供试品溶液。另取厚朴酚及和厚朴酚对照品，加甲醇溶解，制成每 1ml 各含 1mg 的混合液作为对照品溶液。取上述两种溶液各 5μl 分别点于同一硅胶 G 板上，以苯－甲醇（27:1）为展开剂，展开，取出，晾干，喷以 1% 香草醛硫酸试液，在 100℃ 加热至斑点显色清晰。供试品色谱中，在与对照品色谱相应的位置上，显相同颜色的斑点。

【作业】

1. 绘厚朴横切面组织简图。

2. 绘厚朴粉末特征图，示纤维、石细胞和木栓细胞。

3. 记录厚朴化学定性试验结果。

【思考题】

1. 试比较厚朴与肉桂生药性状特征。

2. 现有一芳香粉末，如何鉴定它为厚朴粉末或厚朴粉末中掺有肉桂粉末？

黄柏（Cortex Phellodendri）

【实验目的】

1. 掌握黄柏生药的性状与组织鉴别特征。

2. 熟悉黄柏的化学定性试验。

【主要仪器与试剂】

1. 仪器

显微镜，临时装片用具，薄层层析用具，紫外光灯（365nm），水浴锅。

2. 试剂

3%过氧化氢试液，饱和氯水或溴水，乙醚，冰醋酸，浓流酸，乙醇，盐酸，30%硝酸，甲醇，盐酸小檗碱对照品，苯，乙酸乙酯，异丙醇，浓氨。

【实验材料】

川黄柏（*Phellodendron chinense* Schneid.）及关黄柏（*P. amurense* Rupr.）原植物标本、生药、饮片、组织横切片及粉末；黄柏对照药材。

【实验内容】

1. 观察标本

观察关黄柏及川黄柏的植物标本，注意其形态特征。

2. 性状鉴定

川黄柏和关黄柏都为板状或浅槽状；木栓残留少；体轻，质硬，断面纤维性，呈裂片分层；气微，味极苦，嚼之有黏性，可使唾液染成黄色。主要区别是关黄柏外表面黄绿色或棕黄色，内表面黄色；而川黄柏外表面黄棕色或黄褐色，内表面暗黄色。

3. 显微鉴定

两者的显微特征相似，不易区分。

（1）镜检黄柏横切片，自外向内注意观察下列组织特征。

1）木栓层：数列方形或长方形木栓细胞。

2）皮层：狭窄，石细胞与纤维成群或散在。石细胞形状多样，常呈分枝状或不规则状，层纹明显。

3）韧皮部：射线细胞一至数列，细胞径向延长；纤维束略呈带状，断续排列成环，各环再排列成层。

4）皮层与韧皮部内均有黏液细胞，并有众多草酸钙方晶。

（2）取黄柏粉末，分别以蒸馏水和水合氯醛试液装片后镜检，注意下列显微特征。

1）纤维：鲜黄色，常成束，周围细胞含草酸钙方晶，形成晶纤维。

2）石细胞：鲜黄色，多分枝状，壁厚，层纹明显。

3）草酸钙方晶和黏液细胞。

4）淀粉粒：细小，多单粒，球形。

4. 理化鉴定

（1）取黄柏粉末 1g，加乙醚 10ml，振摇冷浸数分钟，滤过，滤液挥干，残渣加冰醋酸 1ml 使溶解，再加浓硫酸 1 滴，放置，溶液呈棕紫色（黄柏酮反应）。

（2）取上述用乙醚浸过的黄柏粉末，挥散乙醚后加乙醇 10ml，振摇冷浸后滤过，取滤液 2ml 置小试管中，加盐酸 1ml 和 3% 过氧化氢试液 1~2 滴，振摇，可见溶液渐呈红紫色（小檗碱反应）。

（3）取黄柏粉末水浸液 1ml，加浓硫酸 4 滴，搅匀，沿壁加饱和氯水或溴水 1ml，两液接触面呈红色（小檗碱反应）。

（4）取黄柏粉末少量置载玻片上，按黄连理化鉴定项下（1）进行显微化学反应，观察生成的盐酸小檗碱与硝酸小檗碱结晶。

（5）取黄柏皮饮片，置紫外灯下观察，显亮黄色荧光。

（6）取本品粉末 0.1g，加甲醇 5ml，置水浴上加热回流 15min，滤过，滤液补至 5ml，作为供试品溶液。另取 0.1g 黄柏对照药材，同法制成对照药材溶液。再取盐酸小檗碱对照品，加甲醇制成每 1ml 含 0.5mg 的溶液，作为对照品溶液。照薄层色谱法试验，吸取上述三种溶液各 1μl，分别点于同一硅胶 G 薄层板上，以苯 - 乙酸乙酯 - 甲醇 - 异丙醇 - 浓氨试液（6:3:1.5:1.5:0.5）为展开剂，置氨气饱和的层析缸内，展开，取出，晾干，置紫外光灯（365nm）下验视。供试品色谱中，在与对照药材色谱相应的位置上，显相同颜色的荧光斑点；在与对照品色谱相应的位置上，显相同的一个黄色荧光斑点。

【作业】

1. 绘黄柏横切面组织简图。

2. 绘黄柏粉末特征图，示晶纤维及石细胞。

3. 记录黄柏化学定性试验结果。

【思考题】

1. 关黄柏与川黄柏有何异同？

2. 如何鉴别黄连与黄柏的粉末？

实验十七

茎木类生药

茎木类生药包括茎（Caulis）和木（Lignum）两类。茎类生药通常包括木质藤茎、木本植物的枝条、茎髓、茎的钩刺或其他附属物等。木类生药是木本植物形成层以内的木质部部分，通常以心材入药。

一、性状特征

（1）形状：多为圆柱形，也有扁圆形（如鸡血藤）、方形（钩藤茎）等。

（2）大小：长度和直径。

（3）色泽：草质藤本多为黄绿色，木质茎多黄棕色至灰棕色，但也有其他颜色的。

（4）表面特征：茎通常有节，节上常有枝痕、叶痕或芽痕，有时还有残留的叶片，节间可能有皮孔、纵纹或沟槽等。

（5）质地：坚硬、柔韧、能否折断等。

（6）断面：折断面平坦或粗糙，颗粒性或纤维性，要注意断面各部颜色、比例、形状等。

（7）气味：有的生药气味特异，如桂枝气清香、味辛辣，有助于鉴别。

木类生药常截成段或条块状或刨成薄片，故在性状鉴定时应注意其形状、大小（长短、宽窄、薄厚）、色泽、表面特征、年轮、射线，以及质地、气味等。

二、组织特征

1. 茎类生药

首先要区分茎的类型。

（1）双子叶植物草质茎的构造

1）表皮：注意细胞的形状和大小、毛茸与角质层的有无和形态等。

2）皮层：注意细胞内含物、内皮层是否明显等。

3）维管束：一般为外韧型。注意形成层是否明显，木质部与韧皮部的比例等。

4）髓：明显，是否存在纤维、石细胞、分泌组织和结晶等。

（2）双子叶植物木质茎的构造

1）周皮：木栓细胞的列数、形状、栓内层细胞形状等。

2）皮层：细胞的层数，注意有无厚壁组织及分泌组织存在，有无内含物。

3）中柱鞘：是否明显，有无纤维或石细胞伴生。

4）维管束：一般为无限外韧型。注意形成层是否明显，木质部与韧皮部的比例。

5）髓：一般较小。

（3）单子叶植物草质茎的构造

1）表皮：细胞的层数，有无增厚等。

2）基本组织：表皮以内，皮层与中柱无明显的界限。

3）维管束：数目较多，散生于基本组织中。

2. 木类生药

主要从三个切面进行观察。

（1）横切面：注意导管、木纤维和木薄壁细胞的横切面形状、直径和木射线细胞的长度、宽度及有无内含物等。

（2）径向纵切面：木射线的高度和长度，导管的纹孔，导管分子长度、直径和有无侵填体，木纤维长度、直径、细胞壁厚度、孔沟形状等。

（3）切向纵切面：主要观察木射线的宽度和高度。

三、粉末特征

1. 茎类生药

和根茎类、根类生药粉末基本相似，但草质茎的粉末可能有表皮细胞、气孔和毛茸等。

2. 木类生药

主要为导管、管胞、木纤维、木薄壁细胞以及草酸钙结晶、淀粉粒和色素块等。有时可能有石细胞和分泌组织存在。

四、实验

青风藤（Caulis Sinomenii）

【实验目的】

1. 掌握青风藤的生药性状。

2. 掌握青风藤的组织特征及粉末显微特征。

3. 了解青风藤的理化鉴别方法。

【主要仪器与试剂】

1. 仪器

显微镜，临时装片用具，薄层层析用具。

2. 试剂

水合氯醛试液，70%乙醇，碘化铋钾试剂，碘化汞钾试剂，硅钨酸试剂，盐酸，甲苯，乙酸乙酯，甲醇，亚硝酸钠试液。

【实验材料】

青风藤［*Sinomenium acutum*（Thunb.）Rehd. et Wils.］生药、茎横切片和粉末。

【实验内容】

1. 性状鉴定

茎为长圆柱形；表面绿褐色或褐色，具有扭曲状纵沟纹和纵向皮孔；节部膨大，有分枝或突起的分枝痕；质硬而脆，易折断；断面不平坦，灰黄色至灰棕色，皮部狭窄，木部射线呈放射状排列，髓部淡黄白色或黄棕色。气弱，味微苦。

2. 显微鉴定

（1）镜检青风藤横切片，自外向内注意下列组织特征。

1）表皮：细胞1列，角质层厚，表皮下具木栓组织，细胞5～7列，最内1列木栓细胞外壁特厚，断续排列或成环带，在粗茎中，此环带可有数列。

2）皮层：由薄壁细胞组成，散有少数强木化的纤维及石细胞。纤维多角形，多单个散在，胞腔小。石细胞多角形、类圆形或不规则形，壁厚，孔沟明显。

3）中柱鞘：由纤维群组成，位于维管束外侧，新月形。纤维群内侧为3～

4 列石细胞，向两侧延伸，并与射线中的石细胞群相连接而成环状。

4）维管束：外韧型。韧皮部细胞大多颓废，近形成层处有数列完整的小型薄壁细胞，外侧常有 1~3 个纤维散在。形成层为数列扁平薄壁细胞，束间形成层不明显。木质部中导管单个散在或数个切向连接。髓射线由 11~17 列细胞组成，向外逐渐宽广，在形成层外侧形成漏斗状。射线细胞中含有淀粉粒和草酸钙小针晶。

5）髓：周围细胞壁厚，中央薄壁细胞排列紧密，可散有 1~2 个分枝状石细胞。

（2）取青风藤粉末少量，分别以蒸馏水和水合氯醛试液透化后装片，镜检下列特征。

1）淀粉粒：细小圆球形，直径 3~7μm。

2）草酸钙针晶：细小，有时呈梭状，长 4~10μm。

3）表皮细胞：多角形、黄色或淡黄色，外被角质层。

4）石细胞：类方形、梭形、或不规则分枝状，壁厚，孔沟明显。

5）皮层纤维：壁极厚，胞腔狭窄。

6）导管：多为具缘纹孔导管。

3. 理化鉴定

（1）取本品粉末 2g，加 70% 乙醇回流 30min，放冷，滤过，滤液蒸干，残渣加盐酸 5ml 溶解，滤过，将滤液分置于 3 支试管中，分别加碘化铋钾试剂、碘化汞钾试剂和硅钨酸试剂各 1~2 滴，分别产生橙红色、淡黄色和灰白色沉淀。

（2）取本品粉末 2g，加乙醇 25ml，置水浴上加热回流 1h，滤过，滤液蒸干，残渣加乙醇 1ml 溶解，作为供试品溶液。另取青藤碱对照品，加乙醇制成每 1ml 含 1mg 的溶液，作为对照品溶液。吸取上述两种溶液各 5μl，分别点于同一用 2% 氢氧化钠溶液制备的硅胶 G 薄层板上，以甲苯 - 乙酸乙酯 - 甲醇 - 水（2:4:2:1）10℃ 以下放置后的上层溶液为展开剂，展开，取出，晾干，依次喷碘化铋钾和亚硝酸钠试液。供试品色谱中，在与对照品色谱相应的位置上，显相同的棕色斑点。

【作业】

1. 绘青风藤茎横切面简图。

2. 绘青风藤粉末特征图。

3. 记录青风藤理化试验的结果。

【思考题】

1. 从青风藤茎的横切面组织构造考虑，一般茎藤类生药的横切面组织特征有哪些？

2. 青风藤的理化试验结果说明它含有哪一类化学成分？

沉香（Lignum Aquilariae Resinatum）

【实验目的】

1. 掌握国产沉香的性状特征和显微特征。

2. 了解沉香的显微化学试验。

【主要仪器与试剂】

1. 仪器

显微镜，微量升华装置。

2. 试剂

盐酸，香草醛，乙醇。

【实验材料】

国产沉香——白木香［*Aquilaria sinensis*（Lour.）Gilg］生药、组织横切片、径向纵切片和切向纵切片。

【实验内容】

1. 性状鉴定

呈不规则块状或小片状，表面有刀削痕及不规则凹凸，并有黑褐色及黄白色相间的斑纹。质坚硬，折断面刺状。具特异香气，味苦。入水半沉浮。燃烧时可产生浓烟，伴有浓烈香气和黑色油状渗出物。

2. 显微鉴定

（1）镜检国产沉香横切片，观察下列组织特征。

1）木射线宽 1~2 列，细胞径向延长，木化或微木化，内含棕色树脂。

2）导管多角形，略圆，有的含棕色树脂。

3）木纤维多角形，形小，壁稍厚，木化。

4）木间韧皮部扁长椭圆状或条带状，常与射线相交，壁薄，非木化，内含棕色树脂，其间散有少数纤维，有些薄壁细胞中含有草酸钙柱晶。

（2）镜检国产沉香切向纵切片，观察下列组织特征。

1）射线呈梭形，细胞同型性，宽 1~2 列，高 4~20 个细胞。

2）导管节长短不一，具缘纹孔排列紧密。

3）木纤维细长，壁较薄，有纹孔。

（3）镜检国产沉香径向纵切片，观察下列特征。

1）射线细胞方形或长方形，排列成横带状，高 4~20 个细胞。

2）其他同切向纵切面。

3. 理化鉴定

取本品粉末约 1g，以乙醇冷浸 0.5~1h，滤过，将滤液蒸干，进行微量升华，得黄褐色油状物，香气浓郁；于油状物上加盐酸 1 滴与香草醛少量，再加乙醇 1~2 滴，渐显樱红色，放置后颜色加深。

【作业】

1. 绘沉香三个切面组织简图。

2. 记录沉香微量升华的结果。

【思考题】

1. 鉴别木类生药，为什么要观察三个切面的组织特征？

2. 木类生药的粉末特征主要有哪些？哪些组织细胞不应在木类生药粉末中出现？

3. 进口沉香和国产沉香有何不同？

4. 国产沉香的粉末中，有时可看到菌丝，是什么原因？

实验十八

叶类生药

　　凡是以植物的叶、复叶的小叶、带嫩枝的叶等作为入药部位的生药称叶类生药。鉴别叶类生药，首先要观察生药的宏观状态，如新鲜或干燥，完整或破碎，平坦或皱缩成团，是单叶还是复叶，有无叶柄、枝梢等，气味色泽如何。然后选择具有代表性的叶片，必要时用温水湿润后摊平，注意观察以下几个方面情况。

一、性状特征

　　（1）形状：观察完整叶片的形状，如有破碎，其破碎情况如何？

　　（2）大小：指叶片的宽度和长度。通常选择最大，最小和中等大小的叶片进行测量。

　　（3）表面特征：上、下表面的色泽、光滑或粗糙，有无毛茸或腺点，对光观察有无透明点（油点）或灰色斑点（草酸钙结晶）。

　　（4）叶缘：全缘、分裂、或有锯齿等。

　　（5）叶基：对称或不对称，心形、圆形或楔形等。

　　（6）叶端：尖、钝、凹、凸等。

　　（7）叶脉：网状脉、二叉脉或平行脉等。

　　（8）质地：革质、纸质、膜质或肉质。

　　（9）叶柄：是否存在，形状和长短如何，有无毛茸等。

二、组织特征

1. 横切片

　　通常在距叶柄 $1/3 \sim 1/2$ 处，通过主脉，横切制成横切片，进行镜检，自外向内注意下列特征。

　　（1）表皮组织：通常上、下表皮细胞各 1 列，长方形至方形，外被角质层，有时细胞含有色物质、草酸钙结晶或钟乳体，或在其间散有少量黏液细胞，下表皮细胞间常有气孔，上、下表皮外可有毛茸。

（2）叶肉组织

1）栅栏组织：细胞圆柱形，多在上表皮下方，1列、2列或数列，称为异面叶；有些叶片在下表皮内方也有栅栏组织，称为等面叶。栅栏细胞含叶绿体，有时含有草酸钙结晶。

2）海绵组织：为 3~5 列排列疏松的薄壁细胞，类圆形或不规则圆形，细胞中叶绿体较少，可含草酸钙结晶，有时也有分泌组织、厚壁细胞等分布。

（3）主脉：上、下表皮组织内方常有数列厚角组织。维管束多为外韧型，也有双韧型（如颠茄叶）；通常木质部位于上方，排列成新月型，韧皮部位于木质部下方，较狭窄；在维管束鞘处常可察见厚角组织或纤维束。薄壁组织中有时有分泌组织、石细胞或含草酸钙结晶的细胞。

2. 粉末片或表面片

注意观察以下几个方面。

（1）表皮细胞：形状，垂周壁弯曲或平直，有无增厚，角质层有无及纹理，气孔的分布、多少和类型等。

（2）毛茸：种类和形态。

（3）栅表比、气孔指数和脉岛数等显微常数的测定。

三、实验

大青叶（Folium Isatidis）

【实验目的】

1. 掌握大青叶的生药性状、组织和粉末显微特征。

2. 掌握大青叶类似品的显微特征。

3. 熟悉大青叶的理化鉴别。

【主要仪器与试剂】

1. 仪器

显微镜，临时制片用具，微量升华装置，薄层层析用具，紫外灯。

2. 试剂

靛蓝和靛玉红对照品，氯仿，苯，丙酮。

【实验材料】

菘蓝（*Isatis indigotica* Fort.）（十字花科）、蓼蓝（*Polygonum tinctorium* Ait.）

（蓼科）、马蓝［*Strobilanthes cusia*（Nees）Bremek］（爵床科）及路边青（*Clerodendrum cyrtophyllum* Turcz.）（马鞭草科）四种植物的干燥叶、叶的横切片及粉末。

【实验内容】

1. 性状鉴定

菘蓝叶为极不规则的皱缩状团块，有时破碎。叶柄长，略呈槽状。色暗灰绿色。气微，味微酸、苦、涩。挑选较完整的叶片于温水中湿润摊平后，观察，可见叶片呈长圆形至倒卵圆形，表面可见稍突起的小点，先端钝，基部下延成翼状，全缘或微波状。

2. 显微鉴定

（1）镜检菘蓝叶横切片，从外向内注意下列特征。

1）表皮组织：上、下表皮外具角质层，上表皮较明显。

2）叶肉组织：栅栏细胞短柱状，与海绵细胞区别不明显。

3）主脉：外韧型维管束 3 ~ 9 个，上、下两侧可见厚壁组织。

4）主脉和叶肉薄壁细胞中可察见较小的分泌细胞，类圆形，内含蓝黑色至棕黑色颗粒状物质。

（2）取菘蓝叶作表面制片，观测下列特征。

1）上表皮细胞垂周壁较平直；下表皮细胞垂周壁稍弯曲，连珠状增厚。

2）上、下表皮均有气孔，不等式，副卫细胞 3 ~ 4 个。

3）测下表皮气孔指数。

4）测栅表比。

3. 理化鉴定

（1）取菘蓝叶粉末约 0.1g，加蒸馏水 1 ~ 2ml，浸渍数十分钟，滤过，水浸液有蓝色荧光。

（2）取菘蓝叶粉末进行微量升华，得蓝色或紫红色细小针晶、片晶或簇状结晶。

（3）取菘蓝叶粉末 0.5g，加氯仿 20ml，加热回流 1h，滤过，滤液浓缩至 1ml，作为供试品溶液。另取靛蓝、靛玉红对照品，加氯仿制成每 1ml 各含 1mg 的混合溶液，作为对照品溶液。照薄层色谱法试验，吸取上述两种溶液各 5μl，分别点样于同一硅胶 G 薄层板上，以苯 - 氯仿 - 丙酮（5:4:1）为展开剂，展开，取出，晾干。供试品色谱中，在与对照品色谱相应的位置上，分别显相同的蓝色斑点和浅紫红色斑点。

4. 其他几种大青叶鉴定

取其他几种大青叶，如上进行性状和显微鉴定，并列出主要区别点。

【作业】

1. 绘菘蓝叶横切面组织简图。

2. 绘菘蓝叶的表面显微特征图，示上、下表皮细胞和气孔。

3. 测定菘蓝叶的气孔指数和栅表比。

【思考题】

1. 叶类生药性状鉴定时要注意哪些主要特征？

2. 双子叶植物叶的横切面构造有哪些主要特征？

3. 大青叶可来源于哪些植物？上述几个品种，是否可作为大青叶入药？为什么？

番泻叶 （Folium Sennae）

【实验目的】

1. 掌握番泻叶生药性状特征。

2. 熟悉番泻叶横切片组织特征和粉末显微特征。

【主要仪器与试剂】

1. 仪器

显微镜，临时装片用具，薄层层析用具，紫外光灯（365nm）。

2. 试剂

水合氯醛试液，1%氢氧化钠试液，盐酸，乙醚，无水硫酸钠，氨试液，乙酸乙酯，正丙醇，20%硝酸溶液，5%氢氧化钾溶液，0.5%醋酸镁甲醇溶液。

【实验材料】

狭叶番泻（*Cassia angustifolia* Vahl）和尖叶番泻（*C. acutifolia* Delile）的干燥叶；番泻叶横切片及粉末；番泻叶对照药材。

【实验内容】

1. 性状鉴别

狭叶番泻叶多为平坦的完整小叶，卵状披针形至狭披针形，叶端宽而尖，叶基稍不对称，全缘，革质，两面均有稀疏毛茸，表面有压迭线纹。气微，味微苦。

尖叶番泻叶和狭叶番泻叶近似，但叶片广披针形或长卵形，略反卷，质较薄，半革质。

2. 显微鉴定

(1) 两种番泻叶的横切面组织特征基本相同，镜检时注意以下问题。

1) 表皮：细胞1列，外被角质层，细胞中常含有大量黏液质，上、下表皮均有气孔及非腺毛。

2) 叶肉组织：等面型，上下均有1列栅栏细胞，上面较下面者长；海绵组织位于栅状组织之间，薄壁细胞中含有草酸钙簇晶及方晶。

3) 主脉：维管束外韧型，上下均有微木化的维管束鞘纤维，周围薄壁细胞可察见草酸钙簇晶，主脉维管束上方的表皮细胞内有栅栏细胞通过。下表皮细胞内有厚角细胞。

(2) 取番泻叶粉末少量，以水合氯醛试液透化后装片，镜检下列特征。

1) 晶纤维：众多，草酸钙方晶 $12 \sim 15 \mu m$。

2) 非腺毛：单细胞，基部稍弯曲，壁厚，具疣状突起。

3) 草酸钙簇晶：散在或存在于薄壁细胞中，直径 $8 \sim 15 \mu m$。

4) 表皮细胞：多角形，气孔平轴式，副卫细胞2个（狭叶番泻叶副卫细胞多为3个）。

3. 理化鉴定

(1) 取本品粉末少许，加1%氢氧化钠试液，显红色。

(2) 取本品粉末约25mg，加水50ml及盐酸2ml，置水浴加热15min，放冷，加乙醚40ml，振摇提取，分取醚层，通过无水硫酸钠层脱水，滤过，取滤液5ml，蒸干，放冷，加氨试液5ml，溶液显黄色或橙色，置水浴中加热2min后，变为紫红色。

(3) 取本品粉末1.0g，加稀乙醇10ml，超声处理30min，离心，吸取上清液，作为供试品溶液。另取番泻叶对照药材1.0g，同法制成对照药材溶液。吸取上述两种溶液各3μl，分别点于同一硅胶G薄层板上，使成条状，以乙酸乙酯-正丙醇-水（4：4：3）为展开剂，展开，取出，晾干，置紫外光灯（365nm）下检视。供试品色谱中，在与对照药材色谱相应的位置上，显相同颜色的荧光斑点；喷以20%硝酸溶液，在120℃加热约10min，放冷，再喷以5%氢氧化钾的稀乙醇溶液，在日光下检视。供试品色谱中，在与对照药材色谱相应的位置上显相同颜色的斑点。

4. 含量测定

照高效液相色谱法测定。

（1）色谱条件与系统适用性试验：以十八烷基硅烷键合硅胶为填充剂；以乙腈 - 5mmol/L 四庚基溴化铵的醋酸 - 醋酸钠缓冲液（pH5.0）（1→10）（35∶65）混合溶液 1000ml 中，加入四庚基溴化铵 2.45g 为流动相；检测波长为 340nm；柱温为 40℃。理论板数按番泻苷 B 峰计算应不低于 6500。

（2）对照品溶液的制备：取番泻苷 A 对照品、番泻苷 B 对照品适量，减压干燥 12h，置棕色量瓶中，加 0.1% 碳酸氢钠溶液制成每 1ml 含番泻苷 A 50μg、番泻苷 B 0.1mg 的混合溶液，摇匀，即得。

（3）供试品溶液的制备：取本品细粉约 0.5g，精密称定，置具塞锥形瓶中，精密加入 0.1% 碳酸氢钠溶液 50ml，称定重量，超声处理 15min（30℃ ~ 40℃），放冷，再称定重量，用 0.1% 碳酸氢钠溶液补足减失的重量，摇匀，滤过，取续滤液，即得。

（4）测定法：分别精密吸取对照品溶液与供试品溶液各 10μl，注入液相色谱仪，测定，即得。

本品按干燥品计算，含番泻苷 A（$C_{42}H_{38}O_{20}$）和番泻苷 B（$C_{42}H_{38}O_{20}$）的总量，不得少于 1.1%。

【作业】

1. 绘番泻叶横切面组织简图。

2. 绘番泻叶粉末特征图，示表皮细胞及晶纤维。

3. 记录理化试验的结果。

【思考题】

1. 何为等面叶与异面叶？番泻叶属于哪一类型？

2. 番泻叶的理化鉴定检测的是哪一类成分？

洋地黄叶（Folium Digitalis）

【实验目的】

1. 掌握紫花洋地黄叶和毛花洋地黄叶的性状特征和区别。

2. 熟悉紫花洋地黄叶横切面组织特征。

3. 掌握紫花洋地黄叶和毛花洋地黄叶的粉末显微特征及其区别。

【主要仪器与试剂】

显微镜、临时装片用具和水合氯醛试液。

【实验材料】

紫花洋地黄（*Digitalis purpurea* L.）和毛花洋地黄（*D. lanata* Ehrh.）腊叶标本、生药；紫花洋地黄叶横切面组织切片；紫花洋地黄叶和毛花洋地黄叶粉末。

【实验内容】

1. 原植物鉴定

两种洋地黄均为草本，叶互生。紫花洋地黄叶似匙形，叶缘具钝锯齿；毛花洋地黄叶长披针形，全缘，叶脉近平行。

2. 性状鉴定

通常叶片大多已破碎，较完整者皱缩成团；叶柄残基多见。紫花洋地黄叶柄长，多为2~6cm，长者可达10cm以上；毛花洋地黄叶柄长多在4cm以下。

3. 显微鉴定

(1) 镜检紫花洋地黄叶横切片，观察下列组织。

1) 表皮：上、下表皮均为1列扁平方形细胞，上表皮的较大。上、下表皮均可见到毛茸。

2) 叶肉：栅栏细胞1列，呈短柱状；海绵细胞5~6列，与栅栏细胞区别不大，在海绵组织中可见支脉维管束。

3) 主脉：上面微下凹，下面明显凸出。维管束外韧型；木质部导管径向排列成行，韧皮部狭小；中柱鞘为数列厚角细胞。主脉上、下表皮细胞内方均有厚角细胞2~5列。

(2) 取紫花洋地黄粉末，以水合氯醛试液透化后装片，镜检以下特征。

1) 非腺毛：2~8个细胞组成，表面有细小疣状突起，顶端细胞钝圆，中部常有1~2个细胞缢缩。

2) 腺毛：头部由2个细胞组成，柄部1~2个细胞；另有头部为1个细胞，柄部为1~4个细胞者。

3) 表皮细胞：上表皮细胞垂周壁略弯曲，下表皮细胞垂周壁波状弯曲。气孔不定式，副卫细胞3~5个。

(3) 取毛花洋地黄粉末，透化后装片，镜检，其主要特征如下。

1) 非腺毛：由2~14个细胞组成。

2）腺毛：头部单细胞，柄部 1~6 个细胞。另有头部为 2 个细胞，柄部为单细胞者。

3）表皮细胞：上表皮细胞为多角形，垂周壁稍有弯曲，有时略作连珠状增厚；下表皮细胞垂周壁波状弯曲，连珠状增厚明显。气孔不定式，副卫细胞 3~4 个。

【作业】

1. 绘紫花洋地黄叶横切面组织简图。

2. 绘紫花洋地黄叶粉末显微特征图，示表皮细胞、气孔、腺毛及非腺毛。

3. 绘毛花洋地黄叶粉末显微特征图，示表皮细胞、非腺毛及腺毛。

【思考题】

1. 如何鉴别紫花洋地黄叶和毛花洋地黄叶？

2. 除洋地黄外，还有哪些生药具强心作用？

实验十九

花类生药

一、性状特征

（1）首先要辨明入药部分是未开放的花蕾或是已开放的花或是花的一部分，如花瓣、柱头、花粉等。

（2）若以花入药，要注意观察萼片、花瓣、雄蕊和雌蕊的数目及其着生位置、形状、颜色、被毛与否、气味等。若以花序入药，要注意花序类型、总苞片和苞片的形状。当花序或花很小时，需将干燥生药湿润后借助放大镜或解剖镜观察。

二、显微特征

花类生药的显微特征，可根据不同的鉴别对象和目的，将苞片、花萼、花冠、雄蕊或雌蕊等分别作表面制片或粉末制片，进行镜检。观察时注意以下几点。

1. 苞片和花萼

结构与叶类似，应注意上、下表皮细胞的形态，气孔和毛茸的分布、类型及形状，还要注意有无分泌组织和草酸钙结晶，以及它们的类型和分布。

2. 花冠

花瓣构造变异较大，上表皮细胞常呈乳头状或毛茸状突起，无气孔；下表皮细胞的垂周壁常波状弯曲，有时有毛茸和气孔。

3. 雄蕊

雄蕊中花丝构造简单，主要由薄壁细胞组成，但应注意有无附着物，如毛茸等。花药中主要注意花粉囊内壁细胞的壁，常不均匀地增厚，呈网状、螺旋状、环状或点状等。尤其要注意花粉粒的形状、大小、表面纹饰、萌发孔的类型等。

4. 雌蕊

应注意柱头的表皮细胞，特别是顶端的表皮细胞，常形成多种形状的突起，如乳头状、绒毛状等。

三、实验

洋金花（Flos Daturae）

【实验目的】

1. 掌握南洋金花和北洋金花的生药性状和粉末显微特征。

2. 了解洋金花的理化鉴别方法。

【主要仪器与试剂】

1. 仪器

显微镜，临时制片用具，薄层层析用具。

2. 试剂

1% 硫酸溶液，发烟硝酸，醇制氢氧化钾试液，氢氧化钾固体，氨水，氯仿，硫酸阿托品对照品，氢溴酸东莨菪碱对照品，乙酸乙酯，甲醇，碘化铋钾试液。

【实验材料】

南洋金花——白曼陀罗（*Datura metel* L.）和北洋金花——毛曼陀罗（*D. innoxia* Mill.）原植物标本、生药和粉末。

【实验内容】

1. 性状鉴定

北洋金花多皱缩成条状。花萼筒状，外表灰黄色，有短柔毛。花冠喇叭状，先端 5 浅裂，裂片间有三角形突起。雄蕊 5，花丝贴生于花冠筒内。雌蕊 1，柱头棒状。烘干品质柔韧，气特异；晒干品质脆，气微；味微苦。

南洋金花多除去花萼；花冠裂片有短尖，短尖下有 3 条明显的纵脉纹。气味同北洋金花。

2. 显微鉴定

（1）取北洋金花粉末，用水合氯醛试液透化后装片镜检，可见下列特征。

1）花粉粒：类球形或长圆形，外壁有条纹状雕纹，两极为网纹。具 3 孔沟。

2）非腺毛：花萼上的非腺毛 1～3 个细胞，壁具疣状突起；花冠裂片边缘非腺毛 1～10 个细胞，壁微具疣状突起或光滑；花丝基部非腺毛粗大，1～4 个细胞，基部直径可达 200μm。

3）腺毛：有两种，一种头部为 2 ~ 5 个细胞，柄部为 1 ~ 2 个细胞；另一种头部为单细胞，柄部 2 ~ 5 个细胞。

4）花冠表皮具不定式气孔。

5）薄壁细胞中有草酸钙簇晶、方晶和砂晶。

（2）取南洋金花粉末，用水合氯醛试液透化后装片镜检。与北洋金花相似，区别点为：花丝基部非腺毛 1 ~ 5 个细胞，基部直径约至 128μm；花粉粒外壁有条纹状雕纹，自两极向四周放射状排列。

3. 理化鉴定

（1）取本品粉末 4g，加乙醇 15ml，振摇约 15min，滤过，滤液蒸干，加 1% 硫酸溶液 2ml，搅拌后过滤。滤液加氨试液使呈碱性，再用氯仿 2ml 振摇提取，分取氯仿层，蒸干。残渣加发烟硝酸约 5 滴，蒸干得黄色残渣，冷后加新配的醇制氢氧化钾试液 2 ~ 3 滴，即显紫色，渐变暗红色，再加氢氧化钾一小块，紫色复显。

（2）取本品粉末 1g，加浓氨试液 1ml，混匀，再加氯仿 25ml，摇匀，放置过夜，滤过，滤液蒸干，残渣加氯仿 1ml 使溶解，作为供试品溶液。另取硫酸阿托品与氢溴酸东莨菪碱对照品，加甲醇制成每 1ml 各含 4mg 的混合溶液，作为对照品溶液。吸取上述两种溶液各 10μl，分别点于同一硅胶 G 薄层板上，以乙酸乙酯 - 甲醇 - 浓氨试液（17:2:1）为展开剂，展开，取出，晾干，喷以稀碘化铋钾试液。供试品色谱中，在与对照品色谱相应的位置上，显相同颜色的斑点。

【作业】

1. 绘北洋金花粉末图，示花粉粒、腺毛和非腺毛。

2. 列表比较南洋金花与北洋金花的区别。

【思考题】

洋金花理化试验反应原理是什么？

金银花（Flos Lonicerae）

【实验目的】

掌握金银花的生药性状和粉末显微特征。

【主要仪器与试剂】

1. 仪器

显微镜，临时制片用具，薄层层析用具，紫外光灯（365nm）。

2. 试剂

甲醇，氯原酸，醋酸丁酯，甲酸。

【实验材料】

忍冬（*Lonicera japonica* Thunb.）花蕾生药、粉末、雌蕊和雄蕊表面片。

【实验内容】

1. 性状鉴定

干燥花蕾呈棒状，上粗下细，略弯曲，长 1.5～3cm。表面淡黄色，密被毛茸。花冠筒上部稍开裂成二唇状，内有 5 枚雄蕊及 1 枚雌蕊。气清香，味淡、微苦。

2. 显微鉴定

（1）取金银花粉末，以水合氯醛试液装片后镜检，可见下列特征。

1）腺毛：多见，有两种：一种头部倒圆锥形，顶部平坦，约 10～33 个细胞，排成 2～4 层，柄部 2～5 个细胞；另一种头部类圆形或扁圆形，约 6～20 个细胞，柄部 2～4 个细胞。

2）非腺毛：有两种：一种为厚壁型，多为单细胞，表面微具疣状突起，有的具角质螺纹；另一种为薄壁型，单细胞，甚长，弯曲，具疣状突起。

3）花粉粒：类球形，表面有细密短刺及颗粒状雕纹，具 3 孔沟。

4）草酸钙簇晶：多见。

（2）雌蕊、雄蕊片：可见柱头顶端表皮细胞呈乳头状，上面附有花粉粒。花粉粒类球形，具 3 孔沟。

3. 理化鉴定

取金银花粉末 0.2g，用甲醇 5ml 冷浸 12h，滤过，滤液作为供试品溶液。另取氯原酸加甲醇制成每 1ml 含 1mg 的溶液，作为对照品溶液。吸取供试品溶液 10～20μl，对照品溶液 10μl，分别点于同一以羧甲基纤维素钠为黏合剂的硅胶 H 薄层板上，以醋酸丁酯－甲酸－水（7:2.5:2.5）的上层溶液为展开剂，展开，取出，晾干，在紫外光灯（365nm）下检视。供试品色谱中，在与对照品色谱相应的位置上，显相同颜色的荧光斑点。

【作业】

绘金银花粉末图，示腺毛、非腺毛和花粉粒。

【思考题】

洋金花与金银花的粉末特征有哪些异同点？

红花 (Flos Carthami)

【实验目的】

1. 掌握红花的生药性状和粉末显微特征。

2. 了解红花的理化鉴别反应。

【主要仪器与试剂】

1. 仪器

显微镜，临时制片用具，薄层层析用具。

2. 试剂

乙醇，10%碳酸钠试液，醋酸，丙酮，乙酸乙酯，甲酸，蒸馏水，甲醇。

【实验材料】

红花（*Carthamus tinctorius* L.）生药和粉末，红花对照药材。

【实验内容】

1. 性状鉴定

为不带子房的管状花，长约1.5cm，黄红色或红色。花冠筒细长，先端5裂，裂片狭线形；雄蕊5枚，花药聚合成筒状；柱头长圆柱形，露出于花药筒外，顶端微分叉。柔软。气微香，味微苦。

2. 显微鉴定

取红花粉末，以水合氯醛试液装片镜检，可见下列特征。

（1）花粉粒：深黄色，圆球形或长球形，外壁有短刺及疣状雕纹。具3个萌发孔。

（2）分泌管：由分泌细胞单列纵向连接而成，细胞内充满黄色至红棕色分泌物。

（3）花冠顶端表皮细胞呈短柔毛状。

（4）柱头表皮细胞分化成圆锥形单细胞毛，先端较尖。

（5）花粉囊内壁细胞的细胞壁条状增厚。

（6）草酸钙结晶：方形或长方柱形。

3. 理化鉴定

（1）取红花粉末1g，加稀乙醇10ml，振摇浸渍1h，倾取上清液，于浸出液中悬挂一滤纸条，5min后把滤纸条放入水中，稍待片刻取出，滤纸条上部显淡黄色，下部显淡红色。

（2）取本品 1g，加水 10ml，浸渍过夜，溶液显金黄色，滤过，残渣加 10% 碳酸钠溶液 8ml 浸渍，滤过，取滤液加醋酸成酸性，应产生红色沉淀。

（3）取红花粉末 0.5g，加 80% 丙酮溶液 5ml，密塞，振摇 15min，静置，吸取上清液，作为供试品溶液。另取红花对照药材 0.5g，同法制成对照药材溶液。吸取上述两种溶液各 5μl，分别点于同一以羧甲基纤维素钠为黏合剂的硅胶 H 薄层板上，以乙酸乙酯 - 甲酸 - 水 - 甲醇（7:2:3:0.4）为展开剂，展开，取出晾干。供试品色谱中，在与对照品色谱相应的位置上，显相同颜色的斑点。

【作业】

绘红花粉末图，示花粉粒、分泌细胞和花柱表皮细胞。

【思考题】

红花与番红花的主要区别是什么？在镜检番红花粉末时，发现哪些显微特征即可确定其中有红花掺入？

蒲黄 （Pollen Typhae）

【实验目的】

掌握蒲黄的性状特征和显微特征。

【主要仪器与试剂】

1. 仪器

显微镜，临时制片用具，薄层层析用具，紫外光灯（254nm），水浴锅，试管，漏斗，滤纸。

2. 试剂

80% 乙醇，盐酸，三氯化铁试剂，镁粉，乙酸乙酯，异鼠李素对照品，甲苯，甲酸，正丁醇，异鼠李素 - 3 - 新橙皮糖苷对照品，香蒲新苷对照品，丁酮。

【实验材料】

水烛香蒲（*Typha angustifolia* L.）原植物标本，蒲黄生药。

【实验内容】

1. 观察水烛香蒲植物标本

观察水烛香蒲植物标本，注意其叶形、花序等形态特征。

2. 性状鉴定

蒲黄为黄色粉末，体轻，放入水中则飘浮于水面，手捻有滑腻感，易黏附于手指上。气微，味淡。

3. 显微鉴定

蒲黄花粉粒类圆形或椭圆形，直径 17～29μm，表面有网状雕纹，单孔不甚明显。

4. 理化鉴定

（1）取本品粉末 2g，加 80% 乙醇 30ml，加热回流 1h，滤过，滤液蒸干，残渣加乙酸乙酯 10ml，加热使溶解，滤过，滤液浓缩至约 2ml，作为供试品溶液。另取异鼠李素对照品，加乙酸乙酯制成每 1ml 含 1mg 的溶液，作为对照品溶液。照薄层色谱法试验，吸取供试品溶液 10～15μl、对照品溶液 5μl，分别点于同一硅胶 GF₂₅₄ 薄层板上，以甲苯 - 乙酸乙酯 - 甲酸（5:2:1）为展开剂，展开，取出，晾干，置紫外光灯（254nm）下检视。供试品色谱中，在与对照品色谱相应的位置上，显相同颜色的斑点。

（2）取本品粉末 2g，加 80% 乙醇 50ml，冷浸 24h，滤过，滤液蒸干，残渣加水 5ml 使溶解，滤过，滤液加水饱和的正丁醇提取 2 次（每次 5ml），合并提取液，浓缩至干，残渣加乙醇 2ml 使溶解，作为供试品溶液。另取异鼠李素 - 3 - O - 新橙皮糖苷和香蒲新苷对照品，加乙醇分别制成每 1ml 各含 1mg 的溶液，作为对照品溶液。照薄层色谱法试验，吸取上述三种溶液各 2μl，分别点于同一聚酰胺薄膜上，以丙酮 - 水（1:2）为展开剂，展开，取出，晾干，喷以三氯化铝试液，置紫外光灯（365nm）下检视。供试品色谱中，在与对照品色谱相应的位置上，显相同颜色的荧光斑点。

【作业】

绘蒲黄花粉粒图。

【思考题】

蒲黄的来源是什么？如何用简单的方法区别蒲黄、松花粉和海金沙？

实验二十

果实与种子类生药

一、果实类生药

果实类生药指药用部分采用植物果实的全部或部分。

1. 性状特征

（1）类型：观察并确定果实属于何种类型。

（2）形状：如球形、卵形、扁球形、椭圆形等。

（3）大小：包括长度、直径，较小的果实，可用毫米刻度尺测量。

（4）色泽：果实表面常稍有光泽，但也有无明显光泽者。果实成熟与加工后其颜色多加深，变暗。注意外表面和内表面色泽有无不同。

（5）表面特征：干缩后的皱纹、表面毛茸、棱角、凹凸情况等。有无柱基、宿萼或宿存的花被及苞片等。有无果柄或其脱落的痕迹。有些生药，对其果皮内表面的特征也应仔细观察。

（6）质地：肉质、浆质、脆、坚等。

（7）横断面：子房室数，胎座类型。

（8）种子：见种子类生药。

2. 组织特征

（1）外果皮：与叶的下表皮相当，通常为1列细胞。应注意细胞的形状、壁的增厚情况、角质层的厚度及细胞内含物等。有的还可见气孔、毛茸、油细胞与石细胞等。

（2）中果皮：与叶肉组织相当，为多列薄壁细胞。有时含淀粉粒或草酸钙结晶；常有分泌组织分布，如油细胞、油室、油管等；维管束散在，多为外韧型，也有双韧型或两个外韧型合成的维管束柱；注意是否有石细胞或木化网纹细胞及其形状、数量等。

（3）内果皮：与叶的上表皮相当，多为1列薄壁细胞。应注意细胞形状、排列状态、壁的厚薄。有的果实的内果皮为石细胞层、纤维层或镶嵌细胞层等。

（4）种子：见种子类生药。

二、种子类生药

种子类生药指以完整的种子或种子的某一部分或种子的简单加工品入药的一类生药。完整种子包括种皮、胚乳及胚三部分。有些种子的胚乳在胚发育过程中被全部消化、吸收。此外，还有用肉质的假种皮入药的。

鉴定种子类生药时，重点是观察性状特征和种皮的构造。

1. 性状特征

（1）形状：大多呈圆球形、类球形或扁圆形，少数呈线形或纺锤形、肾形、心脏形等。

（2）大小：测定其长度、直径，测量时可用毫米刻度尺。对于细小的种子，可放在毫米方格纸上测量。

（3）表面特征：注意种子表面有无纹理、突起、毛茸以及脐点、合点、种脊等的位置。

（4）种皮：内、外种皮的有无、色泽、纹理和质地。

（5）胚乳：内、外胚乳的有无、色泽、质地等。

（6）胚：位置、形状、大小、胚根、子叶等情况。

（7）重量：每一单位重量的粒数或每100（或1000）粒重量。

2. 组织特征

（1）表皮：注意其细胞形状、层数、内含物、细胞壁的厚度和纹理、毛茸等。

（2）石细胞：注意其分布、形状、大小、色泽、壁的增厚状况及纹孔等特点。

（3）栅状细胞层：注意形状、排列、层数、壁的增厚情况及纹孔等特点。

（4）分泌组织：注意为何种类型，以及其形状、大小及内含物等。

（5）胚乳：注意细胞形状、大小、壁的厚度及内含物等。

种子类生药常含有淀粉粒、脂肪油和糊粉粒，有时糊粉粒中还含有小形的草酸钙结晶。这些都应注意观察。

五味子 （Fructus Schisandrae）

【实验目的】

掌握五味子的生药性状特征及显微特征。

【主要仪器与试剂】

1. 仪器

显微镜，临时装片用具，薄层层析用具，紫外光灯（254nm）。

2. 试剂

水合氯醛试液，氯仿，五味子甲素对照品，石油醚（30℃～60℃），甲酸乙酯，甲酸，五味子对照药材。

【实验材料】

五味子 [*Schisandra chinensis* (Turcz.) Baill.] 生药、果实（北五味子）横切片及粉末，华中五味子（*S. sphenanthera* Rehd. et Wils.）生药（南五味子）。

【实验内容】

1. 性状鉴定

（1）取北五味子生药进行观察，可见果实呈不规则的球形或扁球形，直径5～8mm；表面红色、紫红色或暗紫红色，皱缩，油润状，果肉柔软，内含种子1～2粒；种子肾形，表面棕黄色，有光泽，种脐黑色，种皮薄而脆，种仁淡棕色。

（2）取南五味子生药与北五味子性状进行比较，可见果实较小，直径2～5mm；表面暗红色或棕褐色，果皮肉质，较薄，无光泽；种子肾形，较北五味子稍小，表面黄棕色，略呈颗粒状。

2. 显微鉴定

（1）镜检北五味子果实横切片，自外向内观察下列特征。

1）外果皮：为1列方形或长方形表皮细胞，外被角质层；散有油细胞。

2）中果皮：细胞10余列，壁薄；维管束小，外韧型。

3）内果皮：细胞1列，方形，较小，排列整齐。

4）种皮：外表皮细胞为1列石细胞，径向延长，胞腔内含棕色物质，壁厚，孔沟细密；其下为数列石细胞，呈类圆形或多角形，壁较厚，纹孔明显；石细胞层下为数列薄壁细胞，种脊部位有小型维管束；向内为油细胞层，细胞方形或类方形，排列整齐，内含油滴；再下为种皮内表皮，为1列小形、壁稍厚的细胞。

5）胚乳：细胞含脂肪油滴及糊粉粒。

（2）取北五味子粉末少量，分别以蒸馏水和水合氯醛试液透化后装片，镜检下列特征。

1）种皮表皮石细胞：成片，淡黄色或淡黄棕色。表面观呈多角形或长多角形，壁厚，纹孔点状或不明显，孔沟极细密，胞腔明显，内含深棕色或棕黑色物。

2）种皮内层石细胞：多角形、类圆形或不规则形。少数似短纤维状，长可至 160μm，纹孔密而较大，孔沟稍粗，或呈分枝状，胞腔明显。

3）果皮表皮细胞：表面观呈类多角形，垂周壁略呈连珠状增厚，平周壁有角质线状纹理。表皮中散有油细胞。

4）中果皮薄壁细胞：暗棕色，细胞皱缩，界限不明显，含暗棕色物，并含淀粉粒。

5）淀粉粒：单粒，圆球形、圆三角形或圆多角形，脐点不甚明显，点状、短缝状或人字形，层纹不明显；复粒由 2~6 分粒组成。

6）胚乳细胞；类多角形，壁稍厚，含脂肪油滴。

7）纤维：少数，壁较薄，纹孔十字形（花托部分），也有壁较厚而纹孔不显著的（种脊部分）。

3．理化鉴定

取本品粉末 1g，加氯仿 20ml，加热回流 30min，滤过，滤液蒸干，残渣加氯仿 1ml 使溶解，作为供试品溶液。另取五味子对照药材 1g，同法制成对照药材溶液。再取五味子甲素对照品，加氯仿制成每 1ml 含 1mg 的溶液，作为对照品溶液。照薄层色谱法试验，吸取上述三种溶液各 2μl，分别点于同一硅胶 GF_{254} 薄层板上，以石油醚（30℃~60℃）－甲酸乙酯－甲酸（15:5:1）的上层溶液为展开剂，展开，取出，晾干，置紫外光灯（254nm）下检视。供试品色谱中，在与对照药材和对照品色谱相应的位置上，显相同颜色的斑点。

【作业】

1．绘北五味子果实横切面详图。

2．绘北五味子粉末特征图。

【思考题】

比较北五味子与南五味子在来源、产地及生药性状、组织结构等方面的异同。

陈皮（Pericarpium Citri Reticulatae）

【实验目的】

掌握陈皮生药性状及组织特征。

【主要仪器与试剂】

1. 仪器

显微镜，薄层色谱用具，高效液相色谱仪，临时装片用具，紫外光灯（365nm）。

2. 试剂

水合氯醛试液，甲醇，石油醚（60℃~90℃），橙皮苷对照品，0.5%氢氧化钠溶液，甲苯，乙酸乙酯，甲酸，三氯化铝试液，十八烷基硅烷键合硅胶，醋酸。

【实验材料】

橘（*Citrus reticulata* Blanco）及其栽培变种的干燥成熟外层果皮、陈皮和广陈皮生药标本、陈皮组织横切片及粉末。

【实验内容】

1. 性状鉴定

（1）陈皮：常剥成数瓣，基部相连，有的呈不规则的片状，厚1~4mm。外表面橙红色或红棕色，有细皱纹及凹下的点状油室；内表面浅黄白色，粗糙，附黄白色或黄棕色筋络状维管束。质稍硬而脆。气香，味辛、苦。

（2）广陈皮：常3瓣相连，形状整齐，厚度均匀，约1mm。点状油室较大，对光照视，透明清晰。质较柔软。

2. 显微鉴定

（1）镜检陈皮横切片，自外向内观察以下组织特征。

1）外果皮：为1列细小类方形表皮细胞，外被角质层，有气孔。

2）中果皮：由薄壁细胞组成，近外果皮的3~5列细胞切向延长，内侧细胞渐次增大，类圆形，排列紧密，细胞不均匀增厚，外侧散生1~2列大型溶生性油室；维管束细小，纵横散生，薄壁细胞含草酸钙方晶及浅黄色针簇状橙皮苷结晶。

（2）取陈皮粉末少量，以水合氯醛试液装片，镜检，观察下列特征。

1）中果皮薄壁细胞：无色，细胞形状不一，壁大多略呈不均匀增厚状，有的呈连珠状。细胞中含草酸钙方晶，呈多面形、菱形或双锥形，另有少数由两个多面体构成的平行双晶。

2）外果皮表皮细胞：表面观呈多角形或类方形，壁稍厚。气孔长圆形，副卫细胞 7~9 个。

3）导管：主要为孔纹及网纹导管，少数为螺纹导管。导管旁伴有纤维，壁稍厚，有纹孔。

4）橙皮苷结晶：薄壁细胞中常含有黄色，类圆形或不规则形针簇状橙皮苷结晶。

5）油室：多已破碎，挥发油滴随处散在。

3. 理化鉴定

取本品粉末 0.3g，加甲醇 10ml，加热回流 20min，滤过，取滤液 5ml，浓缩至约 1ml，作为供试品溶液。另取橙皮苷对照品，加甲醇制成饱和溶液，作为对照品溶液。照薄层色谱法试验，吸取上述两种溶液各 2μl，分别点于同一用 0.5% 氢氧化钠溶液制备的硅胶 G 薄层板上，以乙酸乙酯 - 甲醇 - 水（100:17:13）为展开剂，展至约 3cm，取出晾干，再以甲苯 - 乙酸乙酯 - 甲酸 - 水（20:10:1:1）的上层溶液为展开剂，展至约 8cm，取出，晾干，喷以三氯化铝试液，置紫外光灯（365nm）下检视。供试品色谱中，在与对照品色谱相应的位置上，显相同颜色的荧光斑点。

4. 含量测定

照高效液相色谱法测定。

色谱条件与系统适用性试验　用十八烷基硅烷键合硅胶为填充剂；甲醇 - 醋酸 - 水（35:4:61）为流动相；检测波长为 283nm。理论板数按橙皮苷峰计算应不低于 2000。

（1）对照品溶液的制备：精密称取橙皮苷对照品适量，加甲醇制成每 1ml 含 0.4mg 的溶液，即得。

（2）供试品溶液的制备：取本品粗粉约 1g，精密称定，置索氏提取器中，加石油醚（60℃~90℃）80ml，加热回流 2~3h，弃去石油醚，药渣挥干，加甲醇 80ml，再加热回流至提取液无色，放冷，滤过，滤液置 100ml 量瓶中，用少量甲醇分数次洗涤容器，洗液滤入同一量瓶中，加甲醇至刻度，摇匀即得。

（3）测定法：分别精密吸取对照品溶液与供试品溶液各 5μl，注入液相色谱仪，测定，即得。

本品按干燥品计算，含橙皮苷（$C_{28}H_{34}O_{15}$）不得少于 3.5%。

【作业】

绘陈皮横切面组织详图一角。

【思考题】

1. 果皮类生药的基本组织特征是什么？

2. 如何判断陈皮的油室是溶生性的？

3. 如何鉴定橙皮苷的存在？

小茴香（Fructus Foeniculi）

【实验目的】

掌握小茴香的生药性状特征及组织特征，从而了解伞形科植物双悬果的一般性状及组织特征。

【主要仪器与试剂】

1. 仪器

显微镜，薄层色谱用具。

2. 试剂

水合氯醛，乙醚，氯仿，茴香醛对照品，乙醇，石油醚（60℃~90℃），乙酸乙酯，二硝基苯肼试液。

【实验材料】

茴香（*Foeniculum vulgare* Mill.）干燥果实、小茴香双悬果横切片和粉末。

【实验内容】

1. 性状鉴定

双悬果呈圆柱形，有的稍弯曲；表面黄绿色或淡黄色，两端略尖，顶端残留黄棕色突起的柱基，基部有时有细小的果梗。分果呈长椭圆形，背面有纵棱5条，接合面平坦而较宽；横切面略呈五边形。有特异香气，味微甜、辛。

2. 显微鉴定

（1）镜检小茴香双悬果横切片，观察一个分果的组织特征。

1）外果皮：为1列切向延长的扁平细胞，外被角质层。

2）中果皮：由数列薄壁细胞组成。分布有6个油管，背面棱脊间各1个，接合面2个，油管呈椭圆形或半圆形。维管束柱位于分果棱脊部位，由2个外韧型维管束及纤维束连接而成。维管束柱内外有大形木化网纹细胞。

3）内果皮：为1列扁平细胞，长短不一，呈镶嵌状排列。

4）种皮：细胞扁平，含棕色物质。合生面的内果皮与种皮间有种脊维管束。

5）胚乳和胚：胚乳细胞呈多角形，含糊粉粒和少数脂肪油，糊粉粒中含有细小的草酸钙簇晶。胚小形，位于胚乳的中央。

（2）取小茴香粉末少量，用水合氯醛试液透化后装片，镜检，观察下列特征。

1）外果皮：细胞多角形，壁稍厚。气孔类圆形，副卫细胞4个，不定式。

2）网纹细胞：类长方形或类圆形，壁稍厚，微木化，有大形网状纹孔。

3）油管碎片：分泌细胞多角形，含深色分泌物。

4）内果皮细胞：狭长形，5~8个细胞为一组，以其长轴相互作不规则方向镶列。

5）胚乳细胞：多角形，壁厚，含糊粉粒，糊粉粒中存在草酸钙簇晶。

6）还有具纹孔的木薄壁细胞、种皮细胞等。

3. 理化鉴定

取本品粉末2g，加乙醚20ml，超声处理10min，滤过，滤液挥干，残渣加氯仿1ml使溶解，作为供试品溶液。另取茴香醛对照品，加乙醇制成每1ml含1μl的溶液，作为对照品溶液。照薄层色谱法实验，吸取供试品溶液5μl，对照品溶液1μl，分别点样于同一以羧甲基纤维素钠为黏合剂的硅胶G薄层板上，以石油醚（60℃~90℃）–乙酸乙酯（17:2.5）为展开剂，展至8cm，取出，晾干，喷以二硝基苯肼试液。供试品色谱中，在与对照品色谱相应的位置上，显相同的橙红色斑点。

【作业】

绘小茴香分果横切面简图。

【思考题】

1. 伞形科植物果实的共同特征是什么？

2. 什么是镶嵌细胞层？

苦杏仁（Semen Armeniacae Amarum）

【实验目的】

1. 掌握苦杏仁的生药性状及组织特征。

2. 熟悉苦杏仁理化鉴别方法。

【主要仪器与试剂】

1. 仪器

显微镜，薄层色谱用具，苦味酸钠试纸，临时装片用具，具塞试管，水浴锅。

2. 试剂

水合氯醛试液，乙醚，甲醇，苦杏仁苷对照品，氯仿，乙酸乙酯，磷钼酸硫酸溶液。

【实验材料】

杏（*Prunus armeniaca* L.）或山杏（*P. armeniaca* L. var. *ansu* Maxim.）味苦的干燥成熟种子，苦杏仁种子横切片和粉末。

【实验内容】

1. 性状鉴定

呈扁心形。表面黄棕色至深棕色，顶端尖，基部钝圆而肥厚，左右不对称；顶端一侧有短线形种脐，基部合点处向上散发出数条深棕色的维管束脉纹。子叶2枚，乳白色，富油性。无臭，味苦。

2. 显微鉴定

（1）镜检苦杏仁种子的横切片，自外向内观察下列特征。

1）表皮：细胞1列，间有石细胞。石细胞长圆形、卵圆形或贝壳形等，黄色，上半部凸出于表面，层纹明显，纹孔少或无；下半部纹孔及孔沟较多。

2）薄壁细胞：位于表皮下方，多列细胞皱缩，散有细小维管束。

3）胚乳：外胚乳为颓废细胞；内胚乳为1列长方形细胞，内含糊粉粒及脂肪油。

4）子叶：由多腺薄壁细胞组成，含糊粉粒及脂肪油。

（2）取苦杏仁粉末少量，用水合氯醛试液透化后装片，镜检，观察下列特征。

1）石细胞：单个散在或数个成群，淡黄色或黄棕色；侧面观大多呈贝壳形、卵圆形或类圆形，底部较宽，层纹无或少见，孔沟甚密，上部壁厚，层纹明显，孔沟少；表面观呈类圆形或类多角形，纹孔大而密。

2）种皮外表皮细胞：黄棕色或棕色，多皱缩，细胞界线不清，常与石细胞相连。

3）子叶细胞和内胚乳细胞：多角形，含糊粉粒及油滴，较大的糊粉粒中有细小草酸钙簇晶。

4）螺纹导管等。

（3）撕取苦杏仁种皮小块，用水合氯醛试液加热透化后，制成表面片镜检。注意石细胞的分布、数量及细胞形状，同时观察种皮内纵横交错的小形螺纹导管。

3. 理化鉴定

（1）取苦杏仁数粒，加水共研，产生苯甲醛的特殊香气。

（2）取苦杏仁约 0.5g，切碎，置试管中，加水数滴湿润，试管口悬挂一条苦味酸钠试纸，塞紧，置 40℃ ~50℃ 水浴中，数分钟后，试纸由黄色变为砖红色。

（3）取本品粉末 1g，加乙醚 50ml，加热回流 1h，弃去乙醚液，药渣用乙醚 25ml 洗涤后挥干，加甲醇 30ml，加热回流 30min，放冷，滤过，滤液作为供试品溶液。另取苦杏仁苷对照品，加甲醇制成每 1ml 含 2mg 的溶液，作为对照品溶液。吸取上述两溶液各 5μl，分别点样于同一硅胶 G 薄层板上，以氯仿 - 乙酸乙酯 - 甲醇 - 水（15:40:22:10）5℃ ~10℃ 放 12h 的下层溶液为展开剂，展开后取出，立即喷以磷钼酸硫酸溶液，在 105℃ 加热约 10min。供试品色谱中，在与对照品色谱相应的位置上，显相同颜色的斑点。

【作业】

1. 绘苦杏仁粉末特征图。

2. 记录苦杏仁理化试验结果，并简述其反应原理。

砂仁（Fructus Amomi）

【实验目的】

1. 掌握砂仁的性状特征及显微特征。

2. 了解砂仁的理化鉴定和挥发油含量测定方法。

3. 了解种子类生药的主要显微特征。

【主要仪器与试剂】

1. 仪器

显微镜，薄层色谱用具，临时装片用具。

2. 试剂

水合氯醛试液，乙醇，醋酸龙脑酯对照品，环己烷，乙酸乙酯，5%香草醛硫酸溶液。

【实验材料】

阳春砂（*Amomum villosum* Lour.）的干燥成熟果实、种子组织横切片及粉末。

【实验内容】

1. 性状鉴定

果实呈椭圆形或卵圆形，有不明显的三棱，表面棕褐色，密生刺状突起。果皮薄而软。种子结集成团，具三钝棱，中间有白色隔膜，将种子团分成3瓣，每瓣有种子5~26粒。种子为不规则多面体，外被淡棕色膜质假种皮。气芳香而浓烈，味辛凉、微苦。

2. 显微鉴定

（1）镜检阳春砂仁种子横切片，自外向内观察下列特征。

1）假种皮：为长形薄壁细胞，易脱落。

2）表皮：细胞1列，径向延长，壁稍厚，排列整齐。

3）下皮：细胞1列，长方形，切向延长，含棕色物质。

4）油细胞层：细胞1列，切向延长，壁较薄，内含油滴。

5）色素细胞层：细胞多角形，2~4列，内含棕色物质，排列不规则。

6）内种皮：为1列栅状厚壁细胞，排列紧密，内壁极厚，胞腔小，内含硅质块。

7）外胚乳：细胞略呈方形，内含淀粉粒及糊粉粒。

8）内胚乳：细胞较小，多角形，内含糊粉粒。

（2）取阳春砂仁粉末少量，用水合氯醛试液透化后装片镜检，观察下列特征。

1）种皮表皮细胞：淡黄色或鲜黄色；表面观呈长条形，末端渐尖或钝圆，非木化；断面观少见，细胞略径向延长，排列成栅状。

2）下皮细胞：类长方形或类长圆形，壁薄，胞腔内含棕色或红棕色物质。

3）油细胞：无色或淡黄色，断面观呈类长方形，壁较薄，有的胞腔内可见油滴；表面观呈类方形、类多角形或类圆形。

4）色素细胞：细胞壁皱缩，界限不清楚，含红色或深棕色物。常破碎成色素块。

5）内种皮厚壁细胞：成片，黄棕色；表面观呈多角形，壁厚，非木化，胞腔内含硅质块；断面观细胞排成栅状，外壁薄，内壁极厚，内含硅质块。

6）外胚乳细胞：类长方形，充满由众多细小淀粉粒聚集成的淀粉团。

7）假种皮细胞：狭长，壁薄，皱缩，有的含草酸钙方晶及簇晶。

3. 理化鉴别

提取本品挥发油，加乙醇制成每 1ml 含 20μl 的溶液，作为供试品溶液。另取醋酸龙脑酯对照品，加乙醇制成每 1ml 含 10μl 的溶液，作为对照品溶液。照薄层色谱法试验，吸取上述两种溶液各 1μl，分别点于同一硅胶 G 薄层板上，以环己烷 – 乙酸乙酯（22∶1）为展开剂，展开，取出，晾干，喷以 5% 香草醛硫酸溶液，加热至斑点显色清晰。供试品色谱中，在与对照品色谱相应的位置上，显相同的紫红色斑点。

4. 含量测定

照挥发油测定法测定。阳春砂种子团含挥发油不得少于 3.0%（ml/g）。

【作业】

1. 简述阳春砂仁生药性状特征。

2. 绘阳春砂仁种子横切面简图。

【思考题】

种子类生药在性状鉴定及显微鉴定中应注意哪些特征？

实验二十一

全草类生药

全草类生药指可供药用的草本植物的地上部分或全植物体，主要是带叶的茎枝，有时带有花、果实、根或根茎。

全草类生药的药用部分可包括植物的各种器官。在进行性状鉴定与显微鉴定时，可参照各类生药的鉴别特征。

麻黄（Herba Ephedrae）

【实验目的】

1. 掌握麻黄生药性状特征。

2. 通过对麻黄茎组织的观察了解裸子植物茎的一般构造特征。

3. 了解麻黄的理化鉴定方法。

【主要仪器与试剂】

1. 仪器

显微镜，薄层色谱用具，微量升华用具，临时装片用具，索氏提取器，紫外光灯，锥形瓶，分液漏斗。

2. 试剂

水合氯醛试液，0.5%盐酸溶液，10%氢氧化钠溶液，乙醚，10%硫酸铜试液，碘化铋钾试液，碘化汞钾试液，氨试液，氯仿，氨制氯化铜试液，二硫化碳，盐酸麻黄碱对照品，甲醇，浓氨试液，茚三酮试液，乙醇，氯化钠饱和溶液，硫酸滴定液（0.01mol/L），甲基红指示液，氢氧化钠滴定液（0.02mol/L），0.5mol/L盐酸溶液。

【实验材料】

草麻黄（*Ephedra sinica* Stapf.）生药、草质茎横切片及粉末；中麻黄（*E. intermedia* Schrenk et C. A. Mey.）生药和草质茎横切片；木贼麻黄（*E. equiseti-na* Bge.）生药和草质茎横切片。

【实验内容】

1. 性状鉴定

(1) 草麻黄：细长圆柱形，直径 1～2mm。表面淡绿色至黄绿色，有细纵棱 18～20 条；节明显，节间长 2～6cm；节上有膜质鳞叶，长 3～4mm，基部约 1/2 合生，上部 2 裂（稀 3 裂），锐三角形，先端渐尖，反曲。体轻质脆，断面类圆形或扁圆形，略呈纤维性，中心暗红棕色。气微香，味涩、苦。

(2) 中麻黄：略呈三棱形，直径 1.5～3mm。节间长 2～6cm，细纵棱 18～28 条；膜质鳞叶长 2～3mm，基部 1/2～2/3 合生，上部 3 裂（稀 2 裂），先端稍反卷；断面略呈三角状圆形。

(3) 木贼麻黄：细圆柱形，直径 1～1.5mm。节间长 1.5～3cm，有细纵棱 13～14 条；膜质鳞叶长 1～2mm，基部约 1/2～2/3 合生，上部 2 裂，短三角形，先端钝，多不反卷；断面类圆形。

2. 显微鉴定

(1) 镜检草麻黄草质茎横切片，自外向内观察以下特征。

1）表皮：细胞类方形，外壁厚，布满草酸钙砂晶。外被厚的角质层。两脊线间有下陷气孔。

2）下皮纤维群：位于脊线处，细胞壁厚，非木化。

3）皮层：较宽，纤维群散在。

4）中柱鞘纤维束：新月形，位于韧皮部外侧。

5）维管束：外韧型，8～10 个。形成层环类圆形。木质部呈三角状，先端伸入髓部。

6）髓部：由薄壁细胞组成，内含棕红色块状物。偶有环髓纤维。

7）草酸钙结晶：表皮细胞外壁、皮层薄壁细胞中及纤维壁上，均有多数微小草酸钙砂晶或方晶。

中麻黄与草麻黄的主要区别是：形成层环类三角状圆形；维管束 12～15 个；髓部薄壁细胞微木化，环髓纤维较多。

木贼麻黄与草麻黄的主要区别是：维管束 8～10 个；髓部薄壁细胞壁木化，无环髓纤维。

(2) 取草麻黄粉末用水合氯醛试液透化后装片，观察下列显微特征。

1）表皮：多为碎片，众多，表皮细胞类方形，外壁布满微小草酸钙砂晶，角质层极厚。

2）气孔：为特异的下陷气孔，保卫细胞侧面观呈电话听筒状或哑铃形，表面观长圆形。

3）纤维：皮层纤维细长，众多，壁极厚，胞腔线形，壁上布满草酸钙砂晶。木纤维成束，壁稍厚，木化，可见明显的斜纹孔。

4）导管：主为螺纹和具缘纹孔导管。导管分子斜面相接，接触面具多数穿孔，形成麻黄式穿孔板。

5）还可见红棕色块状物和石细胞等。

中麻黄和木贼麻黄的粉末特征与草麻黄相似。

3. 理化鉴定

（1）取草麻黄粉末少许进行微量升华实验，得细小针状或颗粒状结晶。

（2）取草麻黄粉末 1.0g，置 50ml 锥形瓶中，加 0.5% 盐酸溶液 8ml，煮沸 2~3min，滤过，用 10% 氢氧化钠溶液调至强碱性，用乙醚 5ml 萃取，挥去乙醚，用 0.5% 盐酸溶液 2ml 溶解，加入 10% 硫酸铜试液 1 滴，加 10% 氢氧化钠溶液至呈现出麻黄碱的紫色铜络盐反应，再加乙醚数毫升振摇后放置，醚层显紫色，水层显蓝色（L-麻黄碱双缩脲反应）。

（3）取上述草麻黄 0.5% 盐酸溶液提取液各 1ml，分别置两个试管中。一管加碘化铋钾试液 1 滴，产生黄色沉淀；另一管加碘化汞钾试液 1 滴，不产生沉淀（检查生物碱）。

（4）药材纵剖面置紫外光灯下观察，边缘显白色荧光，中心显亮棕色荧光。

（5）取草麻黄粉末 0.2g，加水 5ml 与稀盐酸 1~2 滴，煮沸 2~3min，滤过。滤液置分液漏斗中，加氨试液数滴使呈碱性，再加氯仿 5ml，振摇提取。分取氯仿液，置二支试管中，一管加氨制氯化铜试液与二硫化碳各 5 滴，振摇，静置，氯仿层显深黄色；另一管为空白，以氯仿 5 滴代替二硫化碳 5 滴，振摇后氯仿层无色或显微黄色。

（6）取草麻黄粉末 1g，加浓氨试液数滴，再加氯仿 10ml，加热回流 1h，过滤，滤液蒸干，残渣加甲醇 2ml 充分振摇，过滤，滤液作为供试品溶液。另取盐酸麻黄碱对照品，加甲醇制成每 1ml 含 1mg 的溶液，作为对照品溶液。吸取上述两种溶液各 5μl，分别点于同一硅胶 G 薄层板上，以氯仿 - 甲醇 - 浓氨试液（20:5:0.5）为展开剂，展开，取出，晾干，喷以茚三酮试液，在 105℃ 加热至斑点显色清晰。供试品色谱中，在于对照品色谱相应的位置上，显相同的红色斑点。

4. 含量测定

照高效液相色谱法测定。

（1）色谱条件与系统适用性试验：以极性乙醚连接苯基键合硅胶为填充剂；

以甲醇－0.092%磷酸溶液（含0.04%三乙胺和0.02%二正丁胺）（1.5∶98.5）为流动相；检测波长为210nm。理论板数按盐酸麻黄碱峰计算应不低于3000。

（2）对照品溶液的制备：取盐酸麻黄碱对照品、盐酸伪麻黄碱对照品适量，精密称定，加甲醇分别制成每1ml各含40μg的混合溶液，即得。

（3）供试品溶液的制备：取本品细粉约0.5g，精密称定，置具塞锥形瓶中，精密加入1.44%磷酸溶液50ml，称定重量，超声处理（功率600W，频率50kHz）20min，放冷，再称定重量，用1.44%磷酸溶液补足减失的重量，摇匀，滤过，取续滤液，即得。

（4）测定法：分别精密吸取对照品溶液与供试品溶液各10μl，注入液相色谱仪，测定，即得。

本品按干燥品计算，含盐酸麻黄碱（$C_{10}H_{15}NO \cdot HCl$）和盐酸伪麻黄碱（$C_{10}H_{15}NO \cdot HCl$）的总量不得少于0.80%。

【作业】

1. 绘草麻黄草质茎横切面组织简图和粉末图。

2. 列表比较三种麻黄的区别。

【思考题】

1. 鉴别麻黄类生药时，主要的鉴别特征是什么？

2. 比较裸子植物草质茎和双子叶植物草质茎的组织构造。

薄荷（Herba Menthae）

【实验目的】

1. 掌握薄荷生药性状特征。

2. 掌握薄荷叶和茎横切面组织特征。

3. 掌握薄荷的粉末特征。

4. 了解薄荷的理化鉴定和薄荷中挥发油的含量测定方法。

【主要仪器与试剂】

1. 仪器

显微镜，微量升华装置，临时装片用具，挥发油含量测定装置。

2. 试剂

水合氯醛试液，浓硫酸，香草醛结晶，石油醚（60℃~90℃），薄荷脑对照品，苯，乙酸乙酯，香草醛硫酸试液，乙醇。

【实验材料】

薄荷（*Mentha haplocalyx* Briq.）原植物标本、生药、薄荷叶和茎横切片、全草粉末。

【实验内容】

1. 性状鉴定

（1）茎：方柱形，有的对生分枝；表面黄棕色或带紫色，节明显；棱角处有柔毛；质脆，断面白色，中空。

（2）叶：对生，多卷曲皱缩；叶片长圆形或卵形，叶边缘具细锯齿；被柔毛，有凹点状腺鳞。

（3）轮伞花序：腋生；花萼钟状，先端 5 齿裂；花冠淡紫色或黄棕色。

（4）叶搓揉时有特异清凉香气；味辛凉。

2. 显微鉴定

（1）取薄荷叶横切片进行镜检，观察其组织特征。

1）表皮：上、下表皮细胞各 1 列，凹陷处着生大型扁平状腺鳞，还可见非腺毛、小腺毛、气孔和橙皮苷结晶。

2）叶肉：异面型。栅栏细胞 1 列；海绵细胞 4~5 列；叶肉细胞中可见淡黄色针簇状橙皮苷结晶。

3）主脉：维管束外韧型。木质部导管 2~6 个径向排列成行，韧皮部细胞较小，多角形。韧皮部和木质部外侧及主脉的上、下表皮内侧均有厚角细胞。薄壁细胞中可见橙皮苷结晶。

（2）制备薄荷叶表面制片，镜检其组织特征：腺鳞头部多 8 个细胞，柄部单细胞；小腺毛头部及柄部均为单细胞；非腺毛 1~8 个细胞，常弯曲，壁具疣状突起；下表皮气孔众多，直轴式。

（3）取薄荷茎横切片进行镜检，观察其组织特征：

1）表皮：为 1 列长方形细胞，外被角质层，有腺鳞、小腺毛及非腺毛。

2）皮层：薄壁细胞数列，排列疏松，四棱角处由厚角细胞组成。内皮层明显。

3）维管束：韧皮部狭。形成层成环。木质部在四棱处发达，导管类多角形，木纤维多角形，射线宽窄不一。

4）髓：薄壁细胞大，中心常空洞。

（4）取薄荷粉末以水合氯醛试液透化后装片，镜检，注意下列显微特征：

1）腺鳞：头部多 8 个细胞，柄部单细胞，顶面观呈圆形，侧面观呈扁球形。基部周围表皮细胞 10 余个，放射状排列。

2）表皮细胞：叶片上表皮细胞表面观为不规则形，下表皮细胞垂周壁弯曲，可含淡黄色针簇状橙皮苷结晶及直轴式气孔。

3）小腺毛：头部单细胞，椭圆形，柄部多单细胞。

4）非腺毛：1～8 个细胞，壁具疣状突起。

5）还可见叶肉组织碎片、长方形的茎表皮细胞、导管和木纤维等。

3. 理化鉴定

（1）微量升华得油状物，放置后镜检有针簇状结晶析出；加浓硫酸 2 滴及香草醛结晶少许，显橙黄色，加 1 滴蒸馏水后，渐变紫红色。

（2）取本品粉末 0.5g，加石油醚（60℃～90℃）5ml，密塞，振摇数分钟，放置 30min，滤过，滤液作为供试品溶液。另取薄荷脑对照品，加石油醚制成每 1ml 含 2mg 的溶液，作为对照品溶液。照薄层色谱法试验，吸取上述供试品溶液 10～20μl，对照品溶液 10μl，分别点于同一硅胶 G 薄层板上，以苯－乙酸乙酯（19:1）为展开剂，展开，取出，晾干，喷以香草醛硫酸试液－乙醇（2:8）的混合溶液，在 100℃加热至斑点显色清晰。供试品色谱中，在与对照品色谱相应的位置上，显相同颜色的斑点。

4. 含量测定

取本品约 5mm 的短段适量，每 100g 供试品加水 600ml，照挥发油测定法保持微沸 3h 测定。

本品含挥发油不得少于 0.80%（ml/g）。

【作业】

1. 绘薄荷茎横切面组织简图。

2. 绘薄荷粉末特征图，示叶表皮细胞、气孔、腺鳞、小腺毛和非腺毛。

【思考题】

薄荷的显微鉴别方法有哪些？

穿心莲（Herba Andrographis）

【实验目的】

1. 掌握穿心莲生药性状特征。

2. 掌握穿心莲叶表面与横切面组织特征。

3. 熟悉穿心莲的粉末特征。

【主要仪器与试剂】

1. 仪器

显微镜，临时装片用具。

2. 试剂

水合氯醛试液，3，5－二硝基苯甲酸试液，碱性三硝基苯酚试液，乙醇，活性炭，乙醇制氢氧化钾试液。

【实验材料】

穿心莲［*Andrographis paniculata*（Burm. f.）Nees］原植物标本、生药、穿心莲叶横切片、穿心莲粉末。

【实验内容】

1. 性状鉴定

茎方形，多分枝，节稍膨大，断面有白色髓部。叶对生，多皱缩，叶片披针形至矩圆状披针形，全缘或微波状，先端渐尖，基部楔形，近无柄，叶上表面绿色，下表面灰绿色。圆锥花序。蒴果线状长圆形。气微，味极苦。

2. 显微鉴定

（1）取穿心莲叶横切片进行镜检，观察其组织特征。

1）表皮：上表皮细胞类方形或长方形，下表皮细胞较小，上、下表皮均有晶细胞，内含圆形、长椭圆形或棒状钟乳体；并有腺鳞，有时可见非腺毛。

2）叶肉：栅栏组织为 1～2 列细胞，穿过主脉；海绵组织为 4～5 列细胞，排列疏松。

3）主脉：维管束外韧型，呈凹槽状，木质部上方有晶细胞。

（2）制备穿心莲叶表面制片，镜检其组织特征：上、下表皮均有晶细胞，内含大形螺状钟乳体；下表皮密布气孔，直轴式或不定式，副卫细胞大小悬殊；腺鳞头部扁球形，4～6（～8）个细胞，柄极短；非腺毛 1～4 个细胞，表面具角质纹理。

（3）取穿心莲粉末，以水合氯醛试液透化后装片，进行镜检，注意下列显微特征：晶细胞、钟乳体、腺鳞、非腺毛及叶表皮细胞和气孔等，还可见茎表皮细胞和导管等。

3. 理化鉴定

（1）取本品粉末约 1g，加乙醇 20ml，加热至沸，滤过，将滤液加活性炭

0.3g，搅拌，过滤。取滤液 1ml，加 3，5 - 二硝基苯甲酸试液与乙醇制氢氧化钾试液的等容混合液 1~2 滴，即显紫红色；另取滤液 1ml，加碱性三硝基苯酚试液 1 滴，逐渐显棕色；再取滤液 1ml，加乙醇制氢氧化钾试液数滴，逐渐显红色，放置后变为黄色。

（2）取本品粉末 0.5g，加乙醇 30ml，超声处理 30min，滤过，滤液浓缩至 5ml，作为供试品溶液。另取穿心莲对照药材同法制成对照药材溶液。再取脱水穿心莲内酯对照品、穿心莲内酯对照品，加无水乙醇制成每 1ml 各含 1mg 的混合溶液，作为对照品溶液。照薄层色谱法实验，吸取供试品溶液、对照药材溶液各 6ml 和对照品溶液 4ml，分别点于同一硅胶 GF$_{254}$ 薄层板上，以三氯甲烷 - 乙酸乙酯 - 甲醇（4:3:0.4）为展开剂，展开，取出，晾干，置紫外灯（254nm）下检视。供试品色谱中，在与对照药材色谱和对照品色谱相应的位置上，分别显相同颜色的斑点；喷以 2% 3，5 - 二硝基苯甲酸乙醇溶液 - 2mol/L 氢氧化钾溶液（1:1）混合溶液（临时配制），立即在日光下检视。供试品色谱中，在与对照药材色谱和对照品色谱相应的位置上，分别显相同颜色的斑点。

【作业】

1. 绘穿心莲叶横切面组织简图。
2. 绘穿心莲叶表面组织特征图，示表皮细胞、含钟乳体的晶细胞及腺鳞。

【思考题】

1. 穿心莲叶有何可供鉴别的组织特征？
2. 从薄荷及穿心莲的性状和组织特征比较唇形科植物和爵床科植物在形态、组织构造上的异同点。

实验二十二

藻类与菌类生药

藻类和菌类植物均为低等植物，无根、茎、叶的分化。菌类供药用的主要是菌丝较发达的高等真菌，药用部分主要为菌核和子实体。在性状鉴定时，首先要确定其药用部分，然后注意观察菌核或子实体的形状、大小、色泽、表面特征、质地等。显微鉴定时，要注意菌丝的种类、形状、色泽、长度、直径等，并注意有无结晶或多糖等。

茯苓（Poria）

【实验目的】

掌握菌类生药茯苓的性状鉴别、显微鉴定特征及理化鉴别方法。

【主要仪器与试剂】

1. 仪器

显微镜，临时装片用具。

2. 试剂

斯氏液，水合氯醛试液，丙酮，冰醋酸，硫酸，碘－碘化钾试液。

【实验材料】

茯苓［*Poria cocos*（Schw.）Wolf］的菌核生药（包括茯苓个、茯苓皮、茯苓块、茯苓片和茯神）及粉末。

【实验内容】

1. 性状鉴定

（1）茯苓个：呈类球形、椭圆形或不规则团块，大小不一。外皮薄而粗糙，棕褐色至黑褐色，有明显的皱缩纹理。体重，质坚实；断面颗粒性，有的具裂隙，外层淡棕色，内部白色，少数粉红色，有的中间抱有松根（茯神）。无臭，味淡，嚼之粘牙。

（2）茯苓皮：外面棕褐色至黑褐色，内面白色或淡棕色。质较松软，略有弹性。

（3）茯苓块和茯苓片：呈方形或长方形块片，白色，淡红色或淡棕色，平滑细腻。

2. 显微鉴定

（1）取茯苓粉末少许置载玻片上，用斯氏液或蒸馏水装片，可见无色不规则颗粒状团块、末端钝圆的分枝状团块及细长菌丝。

（2）遇水合氯醛试液，糊化成胶冻状；加热团块溶化，可见菌丝细长，稍弯曲，有的具有分枝，无色或淡棕色，偶见横隔。

3. 理化鉴定

（1）取茯苓粉末 1g，加丙酮 10ml，加热回流 10min，滤过，滤液蒸干，残渣加冰醋酸 1ml 使溶解，再加硫酸 1 滴，显淡红色，后变淡褐色（检查甾醇类化合物）。

（2）取粉末少许，加碘 - 碘化钾试液数滴，显深红色（检查多糖）。

（3）取本品粉末 1g，加乙醚 50ml，超声处理 10min，滤过，滤液蒸干，残渣加甲醇 1ml 使溶解，作为供试品溶液。另取茯苓对照药材 1g，同法制成对照药材溶液。照薄层色谱法试验，吸取上述两种溶液各 2ml，分别点于同一硅胶 G 薄层板上，以甲苯 - 乙酸乙酯 - 甲酸（20:5:0.5）为展开剂，展开，取出，晾干，喷以 2% 香草醛硫酸溶液 - 乙醇（4:1）混合溶液，在 105℃ 加热至斑点显色清晰。供试品色谱中，在与对照药材色谱相应的位置上，显相同颜色的主斑点。

【作业】

绘茯苓粉末特征图，示菌丝体及团块状物。

猪苓（Polyporus）

【实验目的】

1. 掌握猪苓的药材性状和显微特征。

2. 熟悉猪苓药材的理化鉴别方法。

【主要仪器与试剂】

1. 仪器

显微镜，临时装片用具，试管，水浴锅。

2. 试剂

水合氯醛试液，盐酸，20%氢氧化钠试液。

【实验材料】

猪苓［*Polyporus umbellatus*（Pers.）Fr.］的菌核生药和粉末。

【实验内容】

1. 性状鉴定

菌核呈不规则条状、圆块状或扁块状；表面灰黑色、棕黑色或黑色，皱缩或有瘤状突起；质硬，体轻，入水能浮于水面；断面白色或黄白色，略呈颗粒状。气微，味淡。

2. 显微鉴定

（1）取猪苓粉末少许置载玻片上，用斯氏液装片，可见散在的菌丝和粘结的菌丝团块，大多无色。

（2）遇水合氯醛试液粘化成胶冻状；加热后菌丝团块部分溶化，露出菌丝；菌丝细长而弯曲，有分枝，横隔不明显；草酸钙结晶极多，多呈八面体形。

3. 理化鉴别

（1）取猪苓粉末0.5g，加盐酸5ml，置水浴上煮沸15min，搅拌，呈黏胶状。

（2）取猪苓粉末少量，加20%氢氧化钠溶液适量，搅拌，呈悬浮状。

（3）取本品粉末1g，加甲醇20ml，超声处理30min，滤过，取滤液作为供试品溶液。取麦角甾醇对照品，加甲醇制成每1ml含1mg的溶液，作为对照品溶液。照薄层色谱法实验，吸取供试品溶液20ml、对照品溶液4ml，分别点于同一硅胶G薄层板上，以石油醚（60℃～90℃）－乙酸乙酯（3∶1）为展开剂，展开，取出，晾干，喷以2%香草醛硫酸溶液，在105℃加热至斑点显清晰。供试品色谱中，在与对照品色谱相应的位置上，显相同颜色的斑点。

【作业】

绘猪苓粉末的特征图，示菌丝体及草酸钙结晶。

【思考题】

茯苓与猪苓的主要区别有哪些？

灵芝（Ganoderma）

【实验目的】

掌握灵芝的药材性状和显微特征。

【主要仪器与试剂】

显微镜、临时装片用具和试剂。

【实验材料】

灵芝［*Ganoderma lucidum*（Leyss. ex Fr.）Karst.］或紫芝（*G. sinense* Zhao，Xu ed Zhang）的子实体生药和粉末。

【实验内容】

1. 性状鉴定

（1）灵芝：子实体由菌盖和菌柄组成，木栓质；菌盖半圆形或肾形，初生为黄色，后渐变为红褐色，有光泽，具环状棱纹和辐射状皱纹，下面的管孔面近白色至淡褐色；菌柄生于菌盖的侧方。

（2）紫芝：与灵芝不同之处有菌盖紫黑色或黑褐色；管孔面锈褐色。

2. 显微鉴定

（1）取灵芝粉末，临时制片，观察：菌丝散在或粘结成团，无色或淡棕色，细长，稍弯曲，有分枝；孢子褐色，卵形，小的一端略呈"U"形，长 8 ~ 12μm，外壁光，内壁粗糙，中央有一个椭圆形的大油滴。

（2）取紫芝粉末，临时制片，观察孢子：与灵芝的孢子相似，但一端略呈钝尖形，内壁具显著疣状突起。

（3）取本品粉末 2g，加乙醇 20ml，加热回流 30min，滤过，滤液蒸干，残渣加甲醇 2ml 使溶解，作为供试品溶液。另取灵芝对照药材 2g，同法制成对照药材溶液。照薄层色谱法实验，吸取上述两种溶液各 4ml，分别点于同一硅胶 G 薄层板上，以石油醚（60℃ ~ 90℃）－甲酸乙酯－甲酸（15:5:1）的上层溶液为展开剂，展开，取出，晾干，置紫外灯（365nm）下检视。供试品色谱中，在与对照药材色谱相应的位置上，显相同颜色的荧光斑点。

【作业】

绘灵芝粉末特征图。

【思考题】

灵芝与紫芝的主要区别有哪些？

实验二十三

动物类生药

在鉴别动物类生药时，一般应注意以下几点。

（1）明确生药来源，搞清楚是动物全体入药，还是动物的某一器官或某一部分入药；是以动物的生理分泌物入药，还是以动物的病理产物、排泄物或加工品入药。特别要注意是否有同一动物的非药用部分或来源于不同动物的同一药用部分混入。

（2）注意动物类生药的形状、大小、颜色、质地、断面和气味等性状特点。对完整的动物类生药，可根据其形态特征查阅动物检索表，以鉴别不同的种属。对蛇类生药如乌梢蛇、金钱白花蛇等，主要根据其鳞片的数目、大小等形态特征来进行鉴别。对角类及骨类生药，如犀角、羚羊角、虎骨等，主要根据其外观、横切面磨片的显微特征加以鉴别。对动物分泌物和病理产物，如麝香、牛黄等，主要用显微鉴定和理化鉴定的方法，以判断其品质；对动物某部分的加工品，主要用理化鉴定的方法，如用电泳方法鉴别阿胶等。

蟾酥（Venenum Bufonis）

【实验目的】

熟悉蟾酥的性状鉴别、显微鉴别和理化鉴别。

【主要仪器与试剂】

1. 仪器

显微镜，临时制片用具，紫外分析灯，薄层层析用具。

2. 试剂

稀甘油，水合氯醛试液，浓硫酸，甲醇，对二甲氨基苯甲醛固体，氯仿，醋酐，乙醇、脂蟾毒配基及华蟾酥毒基对照品，环己烷，丙酮，10%硫酸乙醇溶液。

【实验材料】

团蟾酥、片蟾酥生药和粉末，蟾酥对照药材。

【实验内容】

1. 性状鉴定

（1）团蟾酥：多呈扁圆形，棕褐色；质坚，断面角质状。气微腥，味初甜而后有持久的麻辣感。

（2）片蟾酥：呈不规则的薄片状，红棕色，半透明；质脆，易断。其他同团蟾酥。

上述两种蟾酥的断面沾水，可呈乳白色泡沫状隆起。

2. 显微鉴定

取蟾酥粉末，以稀甘油装片，镜检，可见呈半透明、淡黄色的不规则形碎块，并含有砂粒状固体。以水合氯醛试液装片，并稍加热，碎块逐渐呈溶解状。如加浓硫酸装片，立即呈橙黄色或橙红色，碎块周围逐渐溶解缩小而成类圆形的透明小块，表面出现龟裂状纹理，放置稍久，即全部溶解消失。

3. 理化鉴定

（1）取蟾酥粉末约 0.1g，加甲醇 5ml，浸泡 1h，滤过，滤液加对二甲氨基苯甲醛固体，再加浓硫酸数滴，显蓝紫色（吲哚类化合物的反应）。

（2）取蟾酥粉末 0.1g，加氯仿 5ml，浸泡 1h，过滤，滤液蒸干，残渣加少量醋酐溶解，再缓缓滴加浓硫酸，初显蓝紫色，渐变蓝绿色（甾类化合物的反应）。

（3）取 1% 蟾酥的氯仿提取液，蒸干后用甲醇溶解，测定其紫外吸收光谱，在波长 300nm 附近有最大吸收光谱（检脂蟾毒配基）。

（4）取本品粉末 0.2g，加乙醇 10ml，加热回流 30min，滤过，滤液置 10ml 量瓶中，加乙醇至刻度，作为供试品溶液。另取蟾酥对照药材 0.2g，同法制成对照药材溶液。再取脂蟾毒配基及华蟾酥毒基对照品，加乙醇分别制成每 1ml 含 1mg 的溶液，作为对照品溶液。照薄层色谱法试验，吸取上述四种溶液各 10μl，分别点于同一硅胶 G 薄层板上，以环己烷 - 氯仿 - 丙酮（4:3:3）为展开剂，展开，取出，晾干，喷以 10% 硫酸乙醇溶液，加热至斑点显色清晰。供试品色谱中，在与对照药材色谱相应的位置上，显相同颜色的斑点；在与对照品色谱相应的位置上，显相同的一个绿色及一个红色斑点。

【作业】

1. 绘蟾酥粉末显微特征图和加水合氯醛试液或浓硫酸后的变化图。

2. 记录蟾酥理化鉴定结果。

斑蝥（Mylabris）

【实验目的】

熟悉斑蝥的来源、性状鉴别特征和理化鉴别方法。

【主要仪器与试剂】

1. 仪器

显微镜，微量升华装置，薄层色谱用具，紫外分析灯。

2. 试剂

石油醚，硫酸，二甲氨基苯甲醛硫酸溶液，间苯二酚粉末，氢氧化钡试液，氯仿，斑蝥素对照品，丙酮，0.1%溴甲酚绿乙醇溶液。

【实验材料】

南方大斑蝥（大斑芫菁）（*Mylabris phalerata* Pallas）或黄黑小斑蝥（眼斑芫菁）（*M. cichorii* L.）的干燥体生药和粉末。

【实验内容】

1. 性状鉴定

（1）观察南方大斑蝥（大斑芫菁）的主要特征：体长1.5～3.2cm，具有3对足，2对翅。内翅膜质，外翅鞘质，上有3条黄色或黄棕色斑纹。头部有复眼和触角各1对，触角11节，末节基部明显窄于第10节。

（2）黄黑小斑蝥（眼斑芫青）与南方大斑蝥的主要区别为：体型较小，长0.9～1.9cm；触角末节基部与第10节等宽。

2. 理化鉴定

（1）取斑蝥粉末约0.1g，微量升华得白色升华物，在显微镜下观察为柱形及棱形结晶。

（2）取升华物，用石油醚洗2～3次，加硫酸2～3滴，微热溶解后，转入试管内，再用小火加热至发生气泡，立即离火，待稍冷后，加入二甲氨基苯甲醛硫酸溶液1滴，溶液即显樱红色或紫红色。

（3）取升华物，加硫酸2～3滴，微热溶解后，转入试管内，加入间苯二酚粉末少许，小火加热至沸，溶液变红色，在紫外分析灯下显绿色荧光。

（4）将升华物加氢氧化钡试液，装片，镜检，可见斑蝥酸钡盐的针晶束。

（5）取本品粉末2g，加氯仿20ml，超声处理15min，滤过，滤液蒸干，残渣用石油醚（30℃～60℃）洗 2 次，每次 5ml，小心倾去上清液，残渣加氯仿 1ml 使溶解，作为供试品溶液。另取斑蝥素对照品，加氯仿制成每 1ml 含 5mg 的溶液，作为对照品溶液。照薄层色谱法试验，吸取上述两种溶液各 5μl，分别点于同一硅胶 G 薄层板上，以氯仿 - 丙酮（49:1）为展开剂，展开，取出，晾干，喷以 0.1% 溴甲酚绿乙醇溶液，加热至斑点显色清晰。供试品色谱中，在与对照品色谱相应的位置上，显相同颜色的斑点。

【作业】

1. 比较两种斑蝥的性状特征。

2. 记录斑蝥理化试验结果。

【思考题】

斑蝥的主要成分是什么？过去和目前有何主要用途？为什么常用其半合成品？

麝香 （Moschus）

【实验目的】

了解麝香的主要鉴定方法以及与伪品的鉴别。

【主要仪器与试剂】

1. 仪器

显微镜，紫外光灯（365nm）。

2. 试剂

五氯化锑，氨水，乙醇。

【实验材料】

毛壳麝香（麝香囊）标本、麝香仁生药、伪品标本或彩色照片。

【实验内容】

1. 性状鉴定

（1）毛壳麝香：多呈扁圆形或类球形，一面（原腹部外面）密生灰白色或深棕色毛，中央有一个囊口，另一面（原腹内部一侧）呈暗棕色，为无毛皮膜。整个香囊无缝线。

（2）麝香仁：为大小不等的颗粒（当门子）和粉末（散香），多呈棕黑色或紫黑色；当门子断面深棕色或黄棕色，油润；香气浓烈而特异，味微苦而带咸。

2. 显微鉴定

取麝香粉末装片，观察下列特征。

（1）可见众多形状不一的分泌物团块，多呈黄色至淡黄棕色或暗棕色。

（2）团块中常埋有结晶体，多呈方形、柱状、八面体形或颗粒状，透明或半透明。

（3）偶见有类圆形的油滴，脱落的表皮组织碎片，毛茸或污染菌丝。

取伪品麝香或掺杂极多的麝香装片，镜检，注意有无麝香中不应存在的组织。

3. 理化鉴定

（1）取麝香仁粉末加五氯化锑共研，则香气消失，如再加氨水少许共研，香气恢复。

（2）取滤纸条，悬入麝香仁乙醇提取液中，溶液上升约10cm时，取出晾干，在紫外光灯（365nm）下观察，可见滤纸上部显亮黄色荧光，中部显青紫色荧光。

4. 经验鉴别

（1）探针法：取毛壳麝香用特制槽针从囊孔插入，转动槽针，撮取麝香仁，立即检视，槽内的麝香仁应有逐渐膨胀高出槽面的现象，习称"冒槽"；麝香仁油润，颗粒酥松，无锐角，香气浓烈。不应有纤维等异物或异常气味。

（2）手搓法：取麝香粉末少许，放入手中，加水润湿，用手搓之成团，再用手指轻揉即散，不应沾手、染手、顶指或结团。

（3）火烧法：取麝香仁少量，撒入炽热的坩埚中或金属片上，下部灼烧，开始崩裂，随即融化膨胀起泡似珠，香气浓烈四溢，应无毛、肉焦臭，无火焰或火星出现。灰化后，残渣呈白色或灰白色。

【作业】

绘麝香仁的粉末显微特征图，示分泌物团块及结晶。

【思考题】

麝香是麝的什么产物？在镜检时发现含有哪些显微特征，即可鉴定为伪品麝香？

牛黄 （Calculus Bovis）

【实验目的】

掌握牛黄真伪的鉴别方法。

【主要仪器与试剂】

1. 仪器

显微镜，临时制片用具，小试管，吸管，薄层层析用具，紫外光灯（365nm）。

2. 试剂

水合氯醛试液，冰醋酸，醋酐，硫酸，硝酸，氨水，盐酸，氯仿，乙醚，乙醇，氢氧化钡饱和溶液，去氧胆酸对照品，胆酸对照品，异辛烷，乙酸乙酯，10%硫酸乙醇溶液。

【实验材料】

天然牛黄的生药及粉末；人工牛黄的生药及粉末；天然牛黄或人工牛黄的伪品标本。

【实验内容】

1. 性状鉴定

（1）天然牛黄：多呈卵圆形、类球形、三角形或类方形，少数呈管状或碎片；表面黄红色至棕黄色，有的牛黄表面挂有一层黑色光亮的薄膜，习称"乌金衣"；体轻，质酥脆，易分层剥离；断面金黄色，有细密的同心层纹；气清香，味苦而后甘，入口有直达咽喉的清凉感，嚼之不粘牙。水溶液能将指甲染成黄色，习称"挂甲"。

（2）人工牛黄：多为土黄色粉末；气微清香，略有腥气，入口无清凉感。

（3）取伪品标本，对照正品，加以比较鉴别。

2. 显微鉴定

（1）取天然牛黄粉末少许，用水合氯醛试液装片，不加热，置显微镜下观察：不规则团块由多数黄棕色或棕红色小颗粒集成，并埋有类方形的结晶；遇水合氯醛试液，色素迅速溶解，并显鲜明金黄色，久置后变绿色。

（2）取人工牛黄粉末装片，镜捡，可见有大量的白色淀粉粒（多为玉米淀粉粒）和极少量的黄色或黄棕色碎片。

（3）取伪品粉末装片，镜检，常见有染成黄色的淀粉粒或黄连、黄芩、大黄、卵黄等掺假物。

3. 理化鉴定

（1）取牛黄粉末少量置小试管内，加冰醋酸 2~3ml，显绿色，沿壁滴加 2~3ml 硫酸，下层无色，上层显绿色，两层相接处显红色环（甾醇类反应）。

（2）取牛黄粉末少许置小试管内，加硫酸显绿色；加硝酸显红色；加氨水显黄褐色（胆红素反应）。

（3）取牛黄粉末约 0.1g，加盐酸 1ml 及乙醚 20ml，振摇混合，取乙醚层，加入氢氧化钡饱和液 20ml，振摇，生成黄绿色的沉淀。分取醚层，滤过，滤液蒸干，残渣用氯仿 1ml 溶解，加醋酐 1ml 与硫酸 2 滴，放置后显绿色（结合型胆红素）。

（4）取牛黄粉末 10mg，加氯仿 - 冰醋酸（4:1）混合溶液 5ml，超声处理 5min，滤过，取续滤液作为供试品溶液。另取胆红素对照品，加氯仿 - 冰醋酸（4:1）混合溶液制成每 1ml 含 0.5mg 的溶液，作为对照品溶液。吸取上述两种溶液各 5μl，分别点于同一硅胶 G 薄层板上，以环己烷 - 乙酸乙酯 - 甲醇 - 冰醋酸（10:3:0.1:0.1）为展开剂，展开，取出，晾干。供试品色谱中，在与对照品色谱相应的位置上，显相同颜色的斑点。

人工牛黄因胆酸等含量较少，反应不明显。伪品无此反应。

【作业】

1. 绘天然牛黄、人工牛黄及伪品的粉末显微特征图。

2. 记录牛黄的理化试验结果。

3. 列表比较天然牛黄、人工牛黄及伪品的主要鉴别特征。

【思考题】

1. 天然牛黄是怎么形成的？在健牛体内如何才能获得人工培植牛黄？

2. 如何鉴别在目前市场上出现的由猪、羊等提取的牛黄伪品？

实验二十四

矿物类生药

矿物类生药包括可供药用的天然矿物、矿物加工品及动物化石等，是以无机化合物为主要成分的一类重要生药。矿物类生药的鉴定，一般采用以下方法。

一、性状鉴定

根据矿物的一般性质进行鉴定，除用外形、颜色、质地、气味等检查外，还应注意其硬度、条痕、透明度、解理、断口、有无磁性及比重等。

二、显微鉴定

粉末状的矿物类生药可用显微镜观察其形状、透明度和颜色等。

用偏光显微镜研究透明的非金属矿物的晶形、解理和化学性质，如折射率、双折射率等；用反光显微镜对不透明与半透明的矿物进行物理、化学性质的测定。

三、理化鉴定

指利用物理和化学分析方法，对矿物药所含的主要化学成分进行定性和定量分析，鉴定生药品质的优良度。对外形和粉末无明显特征的生药或剧毒的生药，如玄明粉、信石等，进行物理和化学分析尤为重要。

四、实验

【实验目的】

1. 熟悉矿物类生药的性状鉴定方法及常见矿物类生药的性状。

2. 了解常用矿物类生药的理化鉴定方法。

【主要仪器与试剂】

1. 仪器

试管，小刀，坩埚，玻片，具小孔的软木塞，铜片。

2. 试剂

盐酸 – 硝酸（3:1）溶液，氢氧化钠试液，氯化钡试液，硫氰酸铵试液，盐酸，氯酸钾饱和的硝酸溶液，硫化氢试液，碳酸铵试液，氢氧化钙试液，亚铁氰化钾试液。

【实验材料】

朱砂（Cinnabaris）、雄黄（Realgar）、石膏（Gypsum Fibrosum）、炉甘石（Galamina）等生药。

【实验内容】

1. 性状鉴定

（1）朱砂：为粒状或块状集合体，呈颗粒状或块片状。鲜红色或暗红色，条痕红色至褐红色，具光泽。体重，质脆，片状者易破碎，粉末状者有闪烁的光泽。无臭，无味。

（2）雄黄：为块状或粒状集合体，呈不规则块状。深红色或橙红色，条痕淡橘红色，晶面有金刚石光泽。质脆，易碎，断面具树脂样光泽。微有特异的臭气，味淡。精矿粉为粉末状或粉末集合体，质松，手捏即成粉，橙黄色，无光泽。

（3）石膏：为纤维状的集合体，呈长块状、板块状或不规则块状。白色、灰白色或淡黄色，有的透明。体重，质软，纵断面具绢丝样光泽。无臭，味淡。

（4）炉甘石：为块状集合体，呈不规则的块状。灰白色或淡红色，表面粉性，无光泽，凹凸不平，多孔，似蜂窝状。体轻，易碎。无臭，味微涩。

2. 理化鉴定

（1）取朱砂粉末，用盐酸湿润后，在光洁的铜片上摩擦，铜片表面显银白色光泽，加热烘烤银白色即消失。另取本品粉末2g，加盐酸与硝酸（3:1）的混合液2ml使其溶解，蒸干，加水2ml溶解，滤过，滤液分置两个试管中，一管中加氢氧化钠试液1~2滴，产生黄色沉淀（检查汞盐）；另一管中加氯化钡试液，生成白色沉淀（检查硫酸盐）。

（2）取雄黄粉末10mg，加水润湿后，加氯酸钾饱和的硝酸溶液2ml，溶解后，加氯化钡试液，生成大量白色沉淀，放置后，倾出上层酸液，再加水2ml，振摇，沉淀不溶解。另取本品粉末0.2g，置坩埚内，加热熔融，产生白色或黄白色火焰，伴有白色浓烟，取玻片覆盖后，有白色冷凝物，刮取少量，置试管内加水煮沸使溶解（必要时过滤），溶液加硫化氢试液数滴，即显黄色，加盐酸后生成黄色絮状沉淀，再加碳酸铵试液，沉淀复溶解。

（3）取小块石膏约 2g，置试管中，上塞具小孔的软木塞，灼烧，可见石膏变成不透明体，管壁有水生成，示含水硫酸钙变为无水硫酸钙，结晶水逸出。从管中取出少量粉末，加稀盐酸约 5ml 加热使溶解，加氯化钡试液生成白色沉淀。

（4）取炉甘石粗粉 1g，加稀盐酸 10ml，即泡沸，将此气体通入氢氧化钙试液中，生成白色沉淀。另取本品粗粉 1g，加稀盐酸 10ml 使溶解，滤过，滤液加亚铁氰化钾试液，即生成白色沉淀，或杂有微量的蓝色沉淀。

【作业】

记录药材性状和理化试验结果。

【思考题】

条痕、硬度、脆性、解理、断口的含义是什么？在矿物类生药的鉴定上有何意义？

实验二十五

中成药的显微鉴定

传统的中成药制剂，如丹、丸、散、锭等，多直接用组成处方的各生药粉末或加一定比例的赋型剂配制加工而成。在这种情况下，利用组成处方各生药的粉末特征进行显微鉴定，对保证中成药的质量是科学而可行的。

中成药显微鉴定应根据处方组成，对各单位生药的粉末特征进行分析、比较，排除生药间的类似细胞、组织与后含物，找出各单位生药专属性较强的显微特征，记录并绘图，以此作为鉴别依据。

在鉴定时，取样方法因剂型而异。

（1）散剂：挑取少量粉末装片。

（2）水丸或片、锭：切开后在剖面中部刮取粉末或用研钵将丸、片等研碎，挑取少量装片，如有包衣，也可将丸衣及丸心分别制片。

（3）蜜丸：可将药丸切开，从切面中央挑取少量装片。

装片的方法同生药粉末，以蒸馏水或斯氏液装片观察淀粉粒，以水合氯醛试液不加热装片观察菊糖，透化装片观察其他组织。

【实验目的】

掌握中成药显微鉴定的方法。

【主要仪器与试剂】

1. 仪器

显微镜，临时装片用具。

2. 试剂

斯氏液，水合氯醛试液。

【实验材料】

牛黄上清丸和逍遥丸。

【实验内容】

1. 牛黄上清丸

处方组成：牛黄2g，薄荷30g，菊花40g，荆芥穗16g，白芷16g，川芎16g，栀子50g，黄连16g，黄柏10g，黄芩50g，大黄80g，连翘50g，赤芍16g，当归50g，地黄64g，桔梗16g，甘草10g，石膏80g，冰片10g。

（1）观察组成处方的各单位生药粉末，综合各单位生药粉末的显微特征，分析牛黄上清丸中各生药专属性较强的粉末鉴别特征。

（2）取牛黄上清丸一粒置表面皿中，加水使其自然崩解，取丸中心的粉末少量装片，置显微镜下观察。

1）纤维淡黄色，梭形，壁厚，孔沟细（黄芩）。

2）纤维束周围细胞含草酸钙方晶，形成晶纤维（甘草、黄柏）。

3）内果皮纤维上下层纵横交错，纤维短梭形（连翘）。

4）石细胞鲜黄色，分枝状，壁厚，层纹明显（黄柏）。

5）种皮石细胞黄色或淡棕色，多破碎，完整者长多角形、长方形或不规则，壁厚，有大的圆形纹孔，胞腔棕红色（栀子）。

6）薄壁组织灰棕色至黑棕色，细胞多皱缩，内含棕色核状物（地黄）。

7）薄壁细胞纺锤形，壁略厚，有极微细的斜向交错纹理（当归）。

8）草酸钙簇晶大，直径60～140μm（大黄）。

9）花粉粒类圆形，直径24～34μm，外壁有刺，长3～5μm，具3个萌发孔（菊花）。

10）腺鳞头部8细胞，扁球形，直径约至90μm，柄短，单细胞（薄荷）。

11）规则片状结晶无色，有平直纹理（冰片）。

2. 逍遥丸

处方组成：柴胡100g，当归100g，白芍100g，白术（炒）100g，茯苓100g，炙甘草80g，薄荷20g。

（1）分析逍遥丸中各生药专属性较强的粉末鉴别特征。

（2）取逍遥丸一粒，置表面皿中，加水使其自然崩解，取丸中心的粉末少量装片，置显微镜下观察。

1）不规则分枝状团块无色，遇水合氯醛试液溶化；菌丝无色或淡棕色，直径4～6μm（茯苓）。

2）薄壁细胞纺锤形，壁略厚，有极微细的斜向交错纹理（当归）。

3）草酸钙簇晶存在于薄壁细胞中，排列成行，或一个细胞中含数个簇晶

（白芍）。

4）草酸钙针晶细小，不规则地聚集于薄壁细胞中（白术）。

5）纤维束周围薄壁细胞含草酸钙方晶，形成晶纤维（甘草）。

6）油管含黄色或棕黄色分泌物（柴胡、当归）。

7）腺鳞头部 8 细胞，扁球形，直径约至 90μm，柄短，单细胞（薄荷）。

【作业】

绘图记录已知中成药的主要显微鉴别特征。

【思考题】

1. 显微鉴定在中成药鉴定中有何意义？

2. 四君子丸由党参、白术（炒）、茯苓、甘草（2∶2∶2∶1）组成，试设计实验对它进行显微鉴定。

第三篇

药理学实验

YAOLIXUESHIYAN

实验一

药物血浆半衰期的测定

【实验目的】

掌握药物血浆半衰期（$t_{1/2}$）的测定方法；计算血浆半衰期。

【实验原理】

磺胺类药物在酸性溶液中可与亚硝酸钠起重氮反应而产生重氮盐，此盐在碱性溶液中与酚类化合物（麝香草酚）起偶联反应形成橙色的偶氮化合物。利用光电比色法测定给药前后不同时间血浆药物浓度的变化。

当测定药物半衰期时，药物单次静脉注射给药后可在不同时间取血检测药物浓度，至少取 6~7 个点，以判断曲线类型。若以药物浓度的对数对时间作图，可得一直线，由直线上任意两点算出斜率。

$$斜率（b）= \frac{\lg C_1 - \lg C_2}{t_1 - t_2}$$

式中 C_1 和 C_2 为直线上任意两点浓度，t_1 和 t_2 分别为该浓度相应的时间。

当符合一室模型药物静脉注射后，可准确地测知两个不同时间（t_1、t_2）的血药浓度后，即可代入 $b = -k/2.303$ 求出消除率常数 k。

$$k = -2.303 \frac{\lg C_1 - \lg C_2}{t_1 - t_2}$$

而 $t_{1/2}$ 与 k 的关系如下：

$$t_{1/2} = \frac{0.693}{k}$$

另一描述药物消除规律的有用参数是药物体内留存率（Rt），即每隔 t 小时体内留存药量占原药量的比率。$t_{1/2}$ 与 Rt 的关系如下：

$$t_{1/2} = -0.301 \frac{t}{\lg Rt} = \frac{-0.301 (t_2 - t_1)}{\lg C_2 - \lg C_1}$$

式中 C_1、C_2 为不同时间的血药浓度。$t_2 - t_1$ 为两次取血的时间间隔。

本实验以磺胺嘧啶钠盐为例介绍药物半衰期 $t_{1/2}$ 的测定方法，并求出该药物的血浆半衰期 $t_{1/2}$。

【实验材料】

1. 动物

家兔，体重 1.5~2.5kg。

2. 器材

分光光度计，离心机，离心试管，小试管，吸管，滴管，注射器（2ml、5ml），塑料动脉插管，动脉夹，手术器械，兔手术台，纱布，药碗，丝线等。

3. 药品

1% 普鲁卡因，0.5% 肝素，7.5% 三氯醋酸，0.5% 亚硝酸钠，0.5% 麝香草酚，20% 磺胺嘧啶钠盐。

【实验方法】

1. 取体重 2kg 左右家兔 1 只，耳缘静脉缓慢注射 3% 戊巴比妥钠 1ml/kg 进行麻醉。仰位固定（前肢交叉）在手术台上。剪去颈部的毛，在颈部正中纵向切开皮肤，分离气管，做气管插管。钝性分离颈总动脉和迷走神经，将颈总动脉远心端结扎，近心端用动脉夹夹住，用眼科剪剪一"V"形切口，插入细塑料管，以备从颈动脉取血。

2. 取离心试管 4 支，分别标记 A、B、C、D，各加入 7.5% 三氯醋酸 5.8ml，备用。

3. 给药前，从上述准备好的兔颈动脉插管中取血 2ml 并置于 A 管中（事先用 0.5% 肝素浸润试管）。

4. 由兔耳缘静脉缓慢注射 20% 磺胺嘧啶 100mg/kg，并记录注射完毕时间。

5. 给药后 15min 及 65min 左右，分别由颈总动脉插管取血 2ml，置入离心管 B 及 C 中。

6. 将配制好的磺胺标准液 2ml 加入离心管 D 中。

7. 将 A、B、C、D 离心管摇匀，以 2000r/min 离心 5min，取上清液 1.5ml，各置于编号 A、B、C、D 的试管中，每管加 0.5% 亚硝酸钠 0.5ml，摇匀，再加 0.5% 麝香草酚 1.0ml，可见呈红色反应。随后，置于分光光度计内，以给药前 A 管为对照，在 525nm 波长处测定 B、C、D 管溶液吸光度。读出吸光度 A 值，代入以下公式进行计算。

$$血浆中磺胺的浓度（mg\%）= \frac{标准管浓度}{标准管 A 值} \times 测定管 A 值$$

8. 根据上式分别求出给药后 15min 及 65min 磺胺嘧啶钠浓度 C_1、C_2，代入

下式计算出 $t_{1/2}$。

$$t_{1/2} = \frac{-0.301\ (t_2 - t_1)}{\lg C_2 - \lg C_1}$$

【注意事项】

1. 每次取血前要先将插管中的残血放掉。

2. 每吸取一个血样时，必须更换吸量管。若只用一支吸量管时，必须将其中的残液用生理盐水冲净。

3. 将血样加到三氯醋酸试管中应立即摇匀，否则易出现血凝块。

【思考题】

根据实验深入理解一级动力学和零级动力学的基本概念。

实验二

药物半数致死量的测定

【实验目的】

了解半数致死量（LD_{50}）的概念和意义；学习 LD_{50} 的测定方法及其计算方法。

【实验原理】

药物毒性实验的目的在于暴露药物固有的毒性，了解毒性的性质及程度，其损伤是否可逆，能否防治等，为临床安全用药提供科学依据，也是研制新药的基本要求。依据给药时间的长短和观察目的的不同，可分为急性毒性试验、长期毒性试验和特殊毒性试验。

急性毒性试验是指受试动物在一次大剂量给药后所产生的毒性反应和死亡情况。药物毒性的大小常用动物的致死量来表示，因为动物生与死的生理指标较其他指标明显、客观、容易掌握。致死量的测定也较准确。致死量的测定常以半数致死量（50% lethal dose，LD_{50}）为标准。LD_{50} 是指能够导致 50% 实验对象死亡的药物剂量。LD_{50} 越大，药物毒性越小。

将动物均匀分组，各组动物给予不同的剂量，观察各组动物死亡的百分率。在一定的剂量范围内，各组的死亡率随剂量的增加而递增。将结果绘图，可见剂量与反应间的关系为一不对称的长尾"S"形曲线。如把剂量转换成对数剂量，则又成对称的"S"形曲线。从对称的"S"形曲线上可以看到它的中段斜率较大，在 50% 死亡率的部分斜率最大，愈靠近曲线的两端斜率愈小。这表示在曲线中段处，剂量稍有变动，死亡率就有明显的差别；相反，在曲线的两端处，剂量变动对死亡率的影响不明显。因此在 50% 处，代表的动物数最多，最能代表大多数动物的状况，即最具有代表性，反应比较灵敏，测定也最准确。求出 50% 死亡率的对数剂量，再从反对数求得的剂量就是 LD_{50}。

LD_{50} 的计算方法很多，有 Bliss 机率单位法、简化机率单位法、目测图表法、寇氏法、综合计算法、改良寇氏法、序贯法等。在上述方法中，Bliss 机率单位法计算比较繁琐，但结果最准确，近年有很多计算机软件均采用 Bliss 法计算 LD_{50}

或检验其他方法的计算结果。

【实验材料】

1. 实验动物

小白鼠 50 只，体重 18～22g，雌雄各半。

2. 实验药品与试剂

氯化钙（也可用戊巴比妥钠、普鲁卡因等其他药物）和苦味酸溶液。

3. 实验器材

小鼠笼，天平，注射器（1ml），成都泰盟 BL-420 软件处理系统。

【实验方法】

1. 探测剂量范围：取小白鼠 8～10 只，以 2 只为一组分成 4～5 组，包括组距较大的一系列剂量，分别按组腹腔注射氯化钙溶液，观察出现的中毒症状并记录死亡数，找出引起 0 和 100% 死亡率剂量的范围，此时即可进行正式试验。

$$r = \sqrt[(N-1)]{\frac{D_n}{D_m}}$$

式中，D_m 是估计 100% 死亡的致死量，D_n 是估计 0 死亡的剂量（参考剂量 D_m 为 2000mg/kg，D_n 为 800mg/kg），r 为各组间剂量之比，N 为分组数，等于 5。等比数列由大向小依次为 1：0.8，因此依次递乘 r，故 5 个剂量为 2000mg/kg、1600mg/kg、1280mg/kg、1024mg/kg、819mg/kg。

2. 正式试验：取 18～22g 小白鼠 50 只，按体重性别分层随机分为 5 组，每组 10 只，用苦味酸溶液标记，按上述各剂量分别进行腹腔注射给药（0.2ml/10g），给药后观察并记录死亡的动物数。

3. 汇总实验结果，应用 BL-420 软件采用 Bliss 法计算氯化钙的 LD_{50}（包括可信限和可信限率）。

【实验结果】

将实验结果填入表 3-1。

表 3-1　LD_{50} 计算统计表

组别	剂量（mg/kg）	实验动物数（n_i）	死亡动物数（r_i）
1			
2			

组别	剂量（mg/kg）	实验动物数（n_i）	死亡动物数（r_i）
3			
4			
5			

【注意事项】

1. 动物：以小白鼠为多用，雌雄兼用，体重以 18～22g 为宜，患病及怀孕者应剔除。

2. 实验条件：室温、季节、实验时间、动物的饥饱、避光或曝光、单养或群养等均会影响实验结果，应维持一致。

3. 药物及给药途径：剂量成等比级数，组间剂量比值一般为 0.65～0.85。以静注、腹腔注射及灌胃为主，用药量以 0.2ml/10g 为宜。

4. 正式的 LD_{50} 研究观察时间要求在 1～2 周，观察期间应逐日记录中毒症状及致死原因。随时取出已死动物进行尸检并记录病变情况。若有肉眼可见病变组织时，需进行该组织的病理形态学检查。观察动物中毒后的行为表现、一般状态、中毒和死亡前的症状和体征比计算 LD_{50} 更为重要。本实验氯化钙药效和毒性出现较快，观察时间较短。

5. 报告 LD_{50} 时注明实验动物的种属及品系、性别、体重范围、给药途径及每个剂量组动物数等。还需注明受试药物的配制方法、给药剂量、各组剂量间的比值、给药容积、观察时间及计算方法。除写出 LD_{50} 外，还需标出 LD_{50} 的 95% 可信限等。

6. 本实验亦可用硝酸士的宁溶液（预试结果 D_n 为 0.67mg/kg，D_m 为 2.8mg/kg）。

【思考题】

1. LD_{50} 测定的原理是什么？测定 LD_{50} 有何意义？LD_{50} 的 95% 可信限有何含义？

2. 如何根据给药剂量和给药容积配制成相应浓度的药液？

实验三

药物的剂量和效应的关系——蟾蜍腹直肌法

【实验目的】

1. 理解药物量效关系的理论与 pD_2 值的实际意义。
2. 学习冷血动物离体器官的实验方法。

【实验原理】

激动剂（药物或递质）与相应的受体结合可引起一系列的生理或药理效应（如收缩）。剂量越大，效应越强。剂量和效应之间存在着一定的数学关系，这种关系可用 pD_2 值衡量。pD_2 是衡量激动药的亲和力的参数，用产生 50% 的最大效应或 50% 受体被结合时游离激动药克分子浓度的负对数来表示。pD_2 值可用于比较不同激动剂对同一受体的作用大小。pD_2 值越大，激动剂和受体的亲和力越大。

乙酰胆碱激动蟾蜍腹直肌上的 N_M 受体，引起骨骼肌收缩并表现出一定的量－效关系。乙酰胆碱用克分子浓度表示，按质量作用定律，量－效关系呈直方双曲线，符合 Clark 方程式线形关系。用 Scoltt 比值法可将 Clark 方程式推导为直线公式，通过直线回归运算可得到 K_D 和 E_{max}，$pD_2 = -\log K_D$。受体阻断药与激动药竞争结合受体，使激动药的量－效曲线右移，这种竞争性拮抗现象仍然符合 Clark 受体占领学说，可以用 Scott 比值法的直线回归运算。

【实验材料】

1. 动物

蟾蜍。

2. 器材

麦氏浴管，L 型管，多道生理记录仪 1 套，张力换能器 1 个，双凹夹，试管夹若干，量筒（50ml）1 个，烧杯（150ml）1 个，注射器（1ml）1 个，探针、蛙板、剪刀、镊子各 1 个。

3. 药品

乙酰胆碱溶液 $3 \times 10^{-7} \sim 3 \times 10^{-2} mol/L$（分子量 181.66，用 pH 值为 5.5 左右的磷酸缓冲液或 5% 磷酸二氢钠溶液配制），任氏液。

【实验方法】

取蟾蜍 1 只，用探针破坏其脑和脊髓后背位固定于蛙板上，剪开腹部皮肤，暴露腹直肌。在耻骨端及胸骨端各以细线结扎并自腹白线将两片腹直肌分离。将剪下的肌条标本一端固定于 L 型管的通气钩上，浸入含 60ml 任氏液的麦氏浴管内并向任氏液中通入空气，另一端连接于张力换能器上，用记录仪记录收缩曲线，标本在浴槽内放置 10~20min 稳定，按累积浓度给药（表 3-3）。从小剂量开始，待出现最明显反应时立即加入下一浓度药物，直到出现最大反应（即浓度增加，反应不再增加），最后测量收缩幅度。

计算方法：根据受体占领学说，当全部受体被占领时，药物效应达到最大值（E_{max}）。

$$[R] + [D] \underset{K_2}{\overset{K_1}{\rightleftharpoons}} [RD] \longrightarrow E \qquad (1)$$

式中[D]为自由受体浓度,[RD]为复合物浓度,在平衡时两速率相等,复合物的解离常数 K_D 为:

$$K_1[D][R] = K_2[RD]$$

$$K_D = \frac{K_2}{K_1} = \frac{[D][R]}{[RD]} \qquad (2)$$

设[RT]为总受体数,则

$$[RD] = \frac{[RT]}{\frac{K_D}{D} + 1} \qquad (3)$$

$$\frac{[RD]}{[RT]} = \frac{E}{E_{max}} = \frac{[D]}{K_D[D]} \qquad (4)$$

取倒数:

$$\frac{E_{max}}{E} = \frac{K_D + [D]}{[D]} \qquad (5)$$

除以 E_{max}:

$$\frac{1}{E} = \frac{K_D}{E_{max}[D]} + \frac{1}{E_{max}} \qquad (6)$$

乘以[D]:

$$\frac{[D]}{E} = \frac{K_D}{E_{max}} + \frac{1}{E_{max}}[D] \qquad (7)$$

以[D]为 X,$\frac{[D]}{E}$ 为 Y,式(7)可视为直线方程 $Y = a + bX$ 的形式,在计算机或

计算器上进行直线回归,求出回归线的截距 a 和斜率 b,进而求出 K_D、E_{max} 和 pD_2。

$$a = \frac{K_D}{E_{max}} \qquad b = \frac{1}{E_{max}} \qquad E_{max} = \frac{1}{b} \qquad K_D = \frac{a}{b} \qquad pD_2 = -LogK_D$$

【实验结果】

将实验结果填入表 3 – 2。

表 3 – 2　乙酰胆碱(ACh)收缩蟾蜍腹直肌实验记录

ACh(mol/L)	3×10^{-7}	3×10^{-6}	3×10^{-5}	3×10^{-4}	3×10^{-3}	3×10^{-2}
用量(ml)	0.2　0.4	0.14　0.4	0.14　0.4	0.14　0.4	0.14　0.4	0.14　0.4
累加浓度 (mol/L)	10^{-9} 3×10^{-9}	10^{-8} 3×10^{-8}	10^{-7} 3×10^{-7}	10^{-6} 3×10^{-6}	10^{-5} 3×10^{-5}	10^{-4} 3×10^{-4}
收缩强度(g)						
效应百分率						
(mol/L)/E						
回归参数	r =	a =	b =	$K_D = a/b$		

$$各剂量效应百分率 = \frac{各剂量效应}{最大效应} \times 100\%$$

【注意事项】

1. 绘制量效曲线:以效应百分率为纵坐标,以 ACh 浓度的负对数为横坐标绘图。

2. 乙酰胆碱剂量由小到大,直到出现最大反应为止。

3. 累加浓度加药,每次给药后不冲洗标本,应在反应接近最明显时加入下一浓度药物。

4. 组织标本制备应轻巧,避免牵拉、压迫,组织收缩反应平衡后再开始实验。

5. 严格控制实验条件:保持相对恒定的室温;拉线不能贴在浴槽管壁上;注意不断供气。

【思考题】

1. 什么是量效曲线?绘制药物的量效曲线有何意义?

2. pD_2 的概念和意义是什么?

3. 离体器官实验条件有哪些?

实验四

阿托品的 pA_2 值测定

【实验目的】

学习离体平滑肌实验方法，初步掌握药物受体动力学参数的测定方法。

【实验原理】

阿托品竞争性拮抗乙酰胆碱（ACh）对肠管 M 受体的作用，使乙酰胆碱的剂量－反应曲线平行右移。pA_2 值的实际意义是能使激动剂（ACh）的浓度提高到两倍时产生原来作用强度的阻断剂（阿托品）的克分子浓度的负对数。用 pA_2 值可定量比较不同阻断剂对同一受体拮抗作用的大小。pA_2 值越大，其对受体的亲和力越大，阻断受体的作用越强。

【实验材料】

1. 动物

家兔 1 只，体重 $2 \sim 3kg$。

2. 器材

麦氏（Magnus）浴槽，L 型通气管，恒温水浴，多道生理记录仪 1 套，张力换能器 1 个，手术器械，玻璃仪器等。

3. 药品

ACh 溶液 $3 \times 10^{-6} \sim 3 \times 10^{-1} mol/L$；阿托品溶液 $10^{-5} mol/L$、$10^{-6} mol/L$；台氏液。

【实验方法】

1. 标本制备

取家兔 1 只，击头处死后立即剖腹，自幽门下 5cm 剪取空场及回肠上段置于台氏液中；剪除肠系膜，将肠管剪成 $2 \sim 2.5cm$ 长的小段，用台氏液把内容冲净，两端各穿一线备用。

2. 装置

使恒温装置的水浴温度保持在 $38℃ \pm 0.5℃$。麦氏管内盛入台氏液 60ml，经 L 型管通空气，每秒 $1 \sim 2$ 个气泡。取肠管一段，一端固定于 L 型管小钩上，放入麦氏管内；另一端固定于张力换能器上，使肌张力适当，稳定 10min 后开始记录，描记一段正常曲线。

3. 给药方案

按表 3 - 4 顺序，给麦氏管中加入不同累加浓度的 ACh。在每个浓度反应最大时立即加入下一个浓度的 ACh，直至出现最大反应，然后用台氏液冲洗三次，加入 10^{-6} mol/L 的阿托品 0.6ml，2min 后重新描记 ACh 的量效曲线，出现最大反应后冲洗三次，再加入 10^{-5} mol/L 的阿托品 0.6ml，重复上述实验。

4. 计算方法

$$[D] + [R] \longleftrightarrow [RD] \to E$$
$$\uparrow \quad \downarrow$$
$$[A] + [R] \longleftrightarrow [RA] \to E$$
$$[RT] = [R] + [RA] + [RD] \tag{1}$$

式中 D 为激动剂，A 为拮抗剂，RD、RA 药物受体复合物，RT 为总受体，T 为游离受体。

$$\frac{[RT]}{[RD]} = \frac{[R]}{[RD]} + \frac{[RA]}{[RD]} + 1 \tag{2}$$

$$\because K_D = \frac{[D][R]}{[RD]} \qquad \therefore \frac{[R]}{[RD]} = \frac{K_D}{[D]} \tag{3}$$

$$\because K_A = \frac{[A][R]}{[RA]} \qquad \therefore [RA] = \frac{[A][R]}{K_A} \tag{4}$$

将 (3)、(4) 分别代入 (2)：

$$\frac{[RT]}{[RD]} = \frac{K_D}{[D]} + \frac{[A][R]/K_A}{[RD]} + 1 \tag{5}$$

$$\frac{[RD]}{[RT]} = \frac{E}{E_{max}} = \frac{[D]}{[D] + K_D = \frac{K_D}{K_A}[A]} \tag{6}$$

当 $[A]$ 越大，$\frac{E}{E_{max}}$ 越小；如果拮抗剂浓度为 $[A]$ 时，需要产生不加 $[A]$ 时的药效，势必增加 $[D]$。设 $[D_0]$、$[D_A]$ 分别为无、有拮抗剂存在时 D 药浓度，则：

$$\frac{[D_0]}{K_D + [D_0]} = \frac{[D_A]}{[D_A] + K_D + \dfrac{K_D}{K_A}[A]} \tag{7}$$

$$\frac{[D_A]}{[D_0]} = 1 + \frac{[A]}{K_A} \tag{8}$$

令 $\dfrac{[D_A]}{[D_0]} = R$，R 为加拮抗剂后、前激动剂等效浓度（K_D）之比

$$R - 1 = \frac{[A]}{K_A} \tag{9}$$

$$Log\ (R-1) = -\{-Log\ [A]\} + (-LogK_A) \tag{10}$$

以 Log（R−1）为 Y，以 −Log［A］为 X，式（10）可视为直线方程 Y = bX + a 的形式，其斜率为 −1。

当 R = 2 时，Log（R−1）= 0，即 Y = 0，故该直线与 X 轴的交点即 pA_2 值。

【实验结果】

将实验结果填入表 3 − 3。

表 3 − 3　阿托品阻断 M 受体对 ACh 的肠管收缩量 − 效关系的影响

ACh（mol/L）	3×10^{-6}	3×10^{-5}	3×10^{-4}	3×10^{-3}	3×10^{-2}	3×10^{-1}
用量（ml）	0.2　0.4	0.14　0.4	0.14　0.4	0.14　0.4	0.14　0.4	0.14　0.4
累加浓度（mol/L）	10^{-8} 3×10^{-8}	10^{-7} 3×10^{-7}	10^{-6} 3×10^{-6}	10^{-5} 3×10^{-5}	10^{-4} 3×10^{-4}	10^{-3} 3×10^{-3}
肠肌收缩力（g）　对照						
肠肌收缩力（g）　阿托品（10^{-8}mol/L）						
肠肌收缩力（g）　阿托品（10^{-7}mol/L）						

【注意事项】

1. 组织标本制备应轻巧，避免牵拉、压迫。

2. 生理溶液的配制应十分准确；实验中注意浴槽内温度恒定；注意浴槽内不断给予气体，以免组织缺氧；有条件者可给予 95% 的 O_2 和 5% 的 CO_2。

3. 待组织收缩反应平衡后再开始实验。实验中以累加方式给药，每次给药后不冲洗标本。

实验五

给药途径对药物作用的影响

【实验目的】

观察不同给药途径对药物作用的影响。

【实验原理】

不同的给药途径一般可引起药物作用程度的差别，有时也会有药物作用性质的差异。硫酸镁口服不易吸收，可至肠内高渗，减少水分吸收，刺激肠蠕动而产生致泻作用；而注射给药可使血液中 Mg^{2+} 浓度升高，可使骨骼肌松弛，同时对中枢神经和心血管系统产生抑制作用，因此产生抗惊厥及降压效果。

【实验材料】

1. 动物

小白鼠 3 只，体重 18 ~ 22g，雌雄兼用。

2. 器材

注射器（1ml）2 只，灌胃针 1 个，大烧杯 3 个，棉花少许。

3. 药品

10% 硫酸镁溶液。

【实验方法】

1. 取体重接近、性别相同的小白鼠 3 只，分别称重、编号。

2. 1 号小白鼠腹腔注射 10% 硫酸镁溶液 0.2ml/10g；2 号小白鼠皮下注射 10% 硫酸镁溶液 0.2ml/10g；3 号小白鼠经口灌胃 10% 硫酸镁溶液 0.2ml/10g。

3. 将 3 只小白鼠分别放入大烧杯内，观察并比较 3 只小白鼠呼吸频率、肌张力、排便情况有何不同，并分析原因。

【实验结果】

将实验结果填入表 3 – 4。

表 3-4 不同给药途径对药物作用的影响

鼠 号	体重（g）	药物剂量	给药途径	给药后反应
1				
2				
3				

【注意事项】

灌胃方法要正确，如果刺破食道或胃壁，药物可能进入胸腹腔，则效果同腹腔注射，会导致实验失败。

【思考题】

1. 不同给药途径对硫酸镁的药理作用有何影响？

2. 药物的拮抗作用有何利弊？如何指导临床实践？

实验六

肝、肾损伤对药物作用的影响

一、肝损伤对药物作用的影响

【实验目的】

观察肝损伤后对戊巴比妥钠作用的影响。

【实验原理】

肝脏是药物代谢的主要器官，肝功能不全时以肝代谢为主的药物易发生蓄积中毒。戊巴比妥钠主要在肝内代谢失活，肝功能状态直接影响其药理作用的强弱和维持时间的长短，即入睡时间和睡眠持续时间。四氯化碳（CCl_4）是一种对肝细胞有严重毒性作用的化学物质，中毒动物常被作为中毒性肝炎的动物模型。本实验采用四氯化碳灌胃，造成肝功能不全的病理模型，观察肝功能对戊巴比妥钠催眠作用的影响。

【实验材料】

1. 动物

小白鼠4只，体重 18～22g，雌雄兼用。

2. 器材

电子秤，注射器（1ml）2只，灌胃针1个，鼠笼。

3. 药品

25% CCl_4 油溶液，0.15% 戊巴比妥钠。

【实验方法】

在实验前24h先取小白鼠2只，25% CCl_4 油溶液灌胃 0.1ml/10g 造成肝损伤。实验时取给予四氯化碳的小白鼠和正常小白鼠各2只，均腹腔注射 0.15% 戊巴比妥钠 0.2ml/10g，观察动物反应。记录各鼠翻正反射消失时间和恢复时间，并计算入睡时间和睡眠时间。解剖小白鼠，观察动物肝脏外观有何不同。

【实验结果】

将实验结果填入表3-5。

表3-5　肝功能损伤对戊巴比妥钠作用的影响

鼠号	入睡时间（min）	睡眠时间（min）	肝脏外观
1			
2			
3			
4			

【注意事项】

1. 如果室温低于20℃，应给麻醉小鼠保暖，否则不易苏醒。

2. 实验结束后将小鼠颈椎脱臼处死，摘取肝脏，比较两组动物肝脏外观的差异。四氯化碳中毒小鼠的肝脏较肿大，有的充血，有的呈灰黄色，触之有油腻感，其小叶比正常肝脏更清楚。

【思考题】

1. 肝脏功能状态如何影响药物作用？其机制是什么？

2. 肝脏功能状态对临床用药有何指导意义？

二、肾损伤对药物作用的影响

【实验目的】

采用氯化高汞制成中毒性肾病的病理模型，观察肾脏功能状态对卡那霉素毒性作用的影响。

【实验原理】

肾脏是重要的药物排泄器官，药物自肾脏排泄的速度各不相同，肾功能不全减慢药物排泄，导致蓄积中毒。氯化高汞是一种被淘汰的、具有细胞毒性作用的消毒药，一旦被机体吸收，可损伤肾小管上皮细胞，使肾排泄功能降低，严重者可导致肾小管细胞坏死，肾功能不全。卡那霉素属氨基糖苷类抗生素，主要从肾脏排泄，肾脏功能状态不同时，其消除速率也不同。

【实验材料】

1. 动物

小白鼠 4 只，体重 18～22g，雌雄兼用。

2. 器材

电子秤，注射器（1ml）2 只，鼠笼。

3. 药品

0.04%氯化高汞，2.4%卡那霉素溶液，生理盐水。

【实验方法】

取小白鼠 4 只，称重，编号。在实验前 24h，1、2 号小白鼠腹腔注射 0.04%氯化高汞溶液 0.2ml/10g，制作中毒性肾病模型，3、4 号小白鼠腹腔注射生理盐水作为肾功能正常对照。实验时先观察小白鼠活动及反应，然后 4 只小白鼠均皮下注射 2.4%卡那霉素溶液 0.25ml/10g，继续观察动物反应。实验结束后解剖小白鼠，比较两组动物肾脏外观差别。

【实验结果】

将实验结果填入表 3-6。

表 3-6 肾功能下降对卡那霉素毒性作用的影响

组别	编号	动物反应	肾肉眼病理变化	
			给药前	给药后
盐水对照组	1			
	2			
氯化高汞组	3			
	4			

【注意事项】

如果室温低于 20℃，应给小鼠保暖。

【思考题】

1. 肾脏功能状态如何影响药物作用？其机制是什么？

2. 肾脏功能状态对临床用药有何指导意义？

实验七

传出神经系统药物对麻醉犬血压的影响

【实验目的】

观察拟肾上腺素药对犬血压的作用，以及 α、β 受体阻断剂对其作用的影响，并分析作用部位；掌握麻醉动物急性血压的记录方法。

【实验原理】

传出神经系统药物通过作用于心脏和血管平滑肌上相应的受体而产生心血管效应，使血压发生相应变化。本实验通过观察其变化，分析肾上腺素受体激动剂与拮抗剂之间的相互作用。

利用直接测定血压的方法，插入颈总动脉的动脉插管与压力换能器构成抗凝密闭系统，从与压力换能器相连的 BL - 420 系统可读出血压值。

【实验材料】

1. 动物

犬（体重 10～15kg）1 只。

2. 器材

手术台，BL - 420 生物采集系统，粗剪，手术剪，虹膜剪，虹膜镊，手术镊，手术刀，血管钳，犬用动脉套管，静脉套管，气管套管，烧杯，注射器，手术线，纱布等。

3. 药品

3% 戊巴比妥钠，1% 肝素生理盐水，0.01% 盐酸肾上腺素，0.01% 重酒石酸去甲肾上腺素，0.005% 异丙肾上腺素，1% 心得安，酚妥拉明注射液。

【实验方法】

1. 动物麻醉

犬称重，3% 戊巴比妥钠 1ml/kg（30mg/kg）作后肢小隐静脉麻醉后，仰位固定于手术台上。

2. 气管插管

将麻醉犬背位固定于手术台上，剪去颈部毛发，正中切开皮肤，分离气管并作一倒"T"切口，插入气管插管并结扎固定。

3. 动脉插管

在气管旁找出一侧颈总动脉并分离其周围的神经、筋膜等组织，在动脉下穿两根线，先结扎远心端，再用动脉夹夹住近心端。在结扎线与动脉夹之间用眼科剪剪一"V"口，插入预先充满肝素生理盐水的动脉插管，结扎固定。

4. 股静脉插管

在腹股沟处触及股动脉搏动处，纵形切开皮肤3cm，分离出股静脉，在其下穿两根线，远心端结扎，于线结处向心方向剪一"Λ"切口，插入充有生理盐水的静脉插管，结扎固定，供输液、给药用。

上述操作完成后，放开动脉夹即可进行血压描计及给药观察。

5. 记录血压曲线

打开电脑及 BL-420 系统，选择"通道"记录"压力"信号。设置记录血压通道参数：时间常数为 DC，滤波为 30Hz，扫描速度为 25～50s/div，设置实验标记。然后打开与动脉插管相连的压力换能器上的三通开关，观察电脑屏幕上的血压信号波形及压力水平。

6. 药物对血压的影响

根据实验分组不同分别按顺序给予以下药物，观察给药后血压等的变化（每次给药后，要注入少量生理盐水冲洗管内残留药物，待血压等曲线平稳后再给下一药物）。

（1）观察拟肾上腺素药的作用：①盐酸肾上腺素 0.1mg/kg；②重酒石酸去甲肾上腺素 0.1mg/kg；③异丙肾上腺素 0.05mg/kg。

（2）观察应用 α 受体阻断剂酚妥拉明后对拟肾上腺素药作用的影响：①盐酸肾上腺素 0.1mg/kg；②酚妥拉明 0.1mg/kg，用药后 2～3min 再给盐酸肾上腺素 0.1mg/kg。

（3）观察应用 β 受体阻断剂心得安后对拟肾上腺素药作用的影响：①异丙肾上腺素 0.05mg/kg；②1% 心得安 0.1mg/kg，用药后 3～5min 再给异丙肾上腺素 0.05mg/kg。

【注意事项】

1. 动脉插管一定要胆大心细，远心端一定要结扎，待动脉插管固定好后再松开动脉夹，否则易致出血。压力换能器应与心脏处于同一水平。

2. 给拟肾上腺素药要快，给药后立即用生理盐水冲洗管内残留药物。

3. 根据动物体重算出麻药用量，静脉注射戊巴比妥钠一定要缓慢，否则易致动物窒息。实验中狗若渐苏醒，可再加 1/4 原麻醉药量。

【思考题】

1. 肾上腺素、去甲肾上腺素、异丙肾上腺素对血压和心率有何影响？试分析其作用机制。

2. 用 α 受体阻断剂酚妥拉明后再用肾上腺素，血压有何变化？试分析其机制。

3. 用 β 受体阻断剂心得安后再用异丙肾上腺素，血压有何变化？试分析其机制。

实验八

有机磷农药中毒及其解救

【实验目的】

观察有机磷农药中毒的症状及中毒时血液胆碱酯酶活力的抑制情况。根据阿托品、解磷定对有机磷中毒的解救效果及对血液胆碱酯酶活力的影响，初步分析两药的解毒原理。

【实验原理】

有机磷酸酯类可难逆性抑制胆碱酯酶，造成突触间隙 ACh 大量堆积，产生 M 样、N 样中毒症状和中枢神经系统症状。阿托品可对抗 M 样中毒症状，解磷定可使胆碱酯酶复活而解毒。

【实验材料】

1. 动物

家兔（体重 2～3kg）2 只。

2. 器材

兔固定箱，注射器，小鼠灌胃针头，预先加草酸钾的试管，试管架，刀片，干棉球，瞳孔尺，木夹。

3. 药品

47% E605（或 5% 精制敌百虫溶液），0.2% 硫酸阿托品溶液，2.5% 解磷定溶液，二甲苯，草酸钾。

【实验方法】

1. 取家兔 2 只，按甲、乙编号，称重。观察下列指标：活动情况、呼吸（频率、幅度、是否困难等）、瞳孔大小、唾液分泌、大小便、肌张力及有无肌震颤等，分别加以记录。

2. 将两兔分别固定于箱内，以蘸有二甲苯的棉球涂擦耳壳，使血管扩张。当充血明显时，用刀片切割耳静脉（切口不要过大、过深），让血液自然流出，滴入预先置有少量草酸钾结晶的试管内，立即摇匀，供测定血液胆碱酯酶活力之用。如取血后切口流血不止，可用干棉花按住，再夹上木夹止血。

3. 两兔同样给予有机磷农药。如用 E605，可按 150mg/kg（47% 的溶液 0.32ml/kg）的剂量，用带有小鼠灌胃针头的注射器吸取后从嘴角滴入家兔口腔。如用敌百虫，则按 100mg/kg（5% 溶液 2.0ml/kg）的剂量由另一侧的耳静脉注入。密切注意给药以后家兔各项生理指标的变化，加以记录。中毒症状明显后，再按上法取血，留待胆碱酯酶活力测定。

4. 立即给甲兔静脉注射硫酸阿托品 2.0mg/kg（0.2% 溶液 1.0ml/kg），给乙兔静脉注射解磷定 50mg/kg（2.5% 溶液 2.0ml/kg），然后每隔 5min 再检查各项生理指标一次，观察两只动物的情况有无好转，特别注意甲兔和乙兔的区别。至有关中毒症状明显消减以后，再由两兔的静脉取血，测定血液胆碱酯酶活力。

【实验结果】

将实验结果填入表 3 - 7。

表 3 - 7　有机磷农药中毒及解救情况

兔号	体重	观察阶段	活动情况	呼吸情况	瞳孔大小	唾液分泌	大小便次数及形状	肌紧张度及震颤	血液胆碱酯酶活力
甲		给药前							
		给 E605 或敌百虫后（剂量及途径）							
		给阿托品后（剂量及途径）							
乙		给药前							
		给 E605 或敌百虫后（剂量及途径）							
		给解磷定后（剂量及途径）							

【注意事项】

1. E605 为剧毒药，且可从皮肤吸收。如与手接触，应立即用肥皂清洗。

2. 给家兔口服 E605 或静注敌百虫后，如到 15min 还未出现中毒症状，可再给 1/3 量。

3. 兔耳缘静脉取血应从耳尖开始，取血后应注意及时止血。

4. 本实验为分析阿托品和解磷定的解毒机制而设。在临床实际应用中，须将阿托品与解磷定配合应用才能获得最好的解毒效果。为了节约动物，在实验结束时也应给甲、乙两兔分别补注解磷定与阿托品。

【思考题】

根据本次实验结果，试分析有机磷农药的中毒机制及阿托品和解磷定的解毒原理。

附：全血胆碱酯酶活力的比色测定法

【实验原理】

血液胆碱酯酶催化乙酰胆碱的水解。在一定条件下，水解的乙酰胆碱量与酶的活力有关。故加入一定量的乙酰胆碱，使之与血液作用后，测定剩余乙酰胆碱之量，从而测出胆碱酯酶的活力。

剩余乙酰胆碱量的测定是利用乙酰胆碱与羟胺生成异羟肟酸，后者在酸性条件下又与 Fe^{3+} 离子作用，生成红棕色的异羟肟酸铁络合物。

【实验器材】

试管，试管架，吸管，恒温水浴，分光光度计。

【实验试剂】

1. 2/15mol/L 磷酸氢二钠溶液：称取 $Na_2HPO_4 \cdot 12H_2O$ 23.87g，用蒸馏水溶解并稀释至 500ml。

2. 2/15mol/L 磷酸二氢钾溶液：称取 KH_2PO_4 9.08g，用蒸馏水溶解并稀释至 500ml。

3. pH7.2 磷酸盐缓冲液：取 2/15mol/L 磷酸氢二钠溶液 72ml，与 2/15mol/L 磷酸二氢钾溶液 28ml，混和即成。

4. 0.001mol/L pH4.5 醋酸盐缓冲液：先由每升含冰醋酸 5.78ml 之水溶液 28ml 和每升含醋酸钠（不含结晶水）8.20g 之水溶液 22ml 混和，成为 0.1mol/L pH4.5 醋酸盐缓冲液，再用蒸馏水稀释 100 倍。

5. 0.07mol/L 乙酰胆碱底物贮存液：快速称取氯化乙酰胆碱 0.127g（或溴化乙酰胆碱 0.158g），溶于 0.001mol/L pH4.5 醋酸盐缓冲液 10ml 中。在冰箱中可保存 4 周。

6. 0.007mol/L 乙酰胆碱底物应用液：临用前取 0.07mol/L 乙酰胆碱底物贮

存液，用 pH7.2 磷酸盐缓冲液稀释 10 倍。

7. 碱性羟胺溶液：临用前取等量 14% 氢氧化钠溶液和 14% 盐酸羟胺溶液，混和即成。

8. 33.3%（V/V）盐酸溶液。

9. 10% 三氯化铁溶液：称取 $FeCl_3 \cdot 6H_2O$ 10g，用 0.1mol/L 盐酸溶解，定容至 100ml。

【实验步骤】

1. 按下表进行操作。每加一种试剂后均须充分摇匀，保温时间须严格控制。

步骤	标准管 （ml）	测定管 （ml）	空白管 （ml）
1. pH7.2 磷酸盐缓冲液	1.0	1.0	1.0
2. 全血（混匀后）	0.1	0.1	0.1
3. 37℃水浴预热 3min			
4. 乙酰胆碱底物应用液		1.0	
5. 37℃水浴预热 20min			
6. 碱性羟胺溶液	4.0	4.0	4.0
7. 乙酰胆碱底物应用液	1.0		
8. 室温静置 2min			
9. 33.3% 盐酸溶液	2.0	2.0	2.0
10. 10% 三氯化铁溶液	2.0	2.0	2.0
11. 乙酰胆碱底物应用液			1.0
12. 过滤，15min 内在 525nm 处比色，读取各管吸收度（A 值）。			

2. 计算：

$$胆碱酯酶活力（U/ml）= \frac{（标准管\,A\,值 - 空白管\,A\,值）- （测定管\,A\,值 - 空白管\,A\,值）}{（标准管\,A\,值 - 空白管\,A\,值）}$$

注：以 1ml 血液在规定条件下能分解 1μmol 乙酰胆碱定为 1 个胆碱酯酶活力单位。计算式中"70"是由于每管中加有 7μmol 乙酰胆碱，0.1ml 血液。7×1.0÷0.1＝70

实验九

氯丙嗪的降温作用

【实验目的】

观察氯丙嗪的降体温作用及其作用特点。

【实验原理】

氯丙嗪具有镇静、抗精神病、镇吐、降低体温及基础代谢、α-肾上腺素能受体及 M 胆碱能受体阻断、抗组织胺、影响内分泌等作用。氯丙嗪对下丘脑体温调节中枢有很强的抑制作用，使体温调节中枢丧失调节体温的作用，机体的体温随环境温度而改变。氯丙嗪在物理降温的配合下，不仅降低发热的体温，还可使正常体温降至正常水平以下，在炎热天气可使体温升高。

【实验材料】

1. 动物

小白鼠 12 只，体重 18~22g，雌雄兼用。

2. 器材

肛温表，1ml 注射器，小铁丝笼，帆布手套，干燥箱，冰柜。

3. 药品

0.021% 氯丙嗪（Chlorpromazine），生理盐水，2% 2，4-二硝基苯酚，液体石蜡（或凡士林）。

【实验方法】

1. 体温测量方法

用右手固定小白鼠，翻转使之腹朝上。将肛温表的水银柱甩到 35℃ 以下，末端涂少许液体石蜡（或凡士林）后插入小白鼠肛门（水银头端完全进入即可），3min 后取出，记录体温读数。

2. 发热模型制备

选体温合格小白鼠 6 只，背部皮下注射 1% 2，4-二硝基苯酚 0.03ml/10g

（30mg/kg），分别在给药后 0.5h、1h 和 1.5h 测量体温，选择其中升温较显著的小白鼠作为实验对象。

3. 氯丙嗪对发热小白鼠体温的影响

取升温小白鼠 6 只，随机分成实验组和对照组各 3 只，分别腹腔注射 0.021% 氯丙嗪 0.1ml/10g（2.1mg/kg）和等容量生理盐水。各组再分成 3 组，每组 1 只，分别置于 40℃ 干燥箱、室温和 −5℃ 冰柜中，分别于 0.5h 和 1h 各测体温 1 次，比较给药前后小白鼠的体温变化及给药后不同时间体温的变化。

4. 观察氯丙嗪对正常小白鼠体温的影响

另取正常体温小白鼠 6 只，其中 3 只腹腔注射 0.021% 氯丙嗪 0.1ml/10g，另 3 只腹腔注射等容量生理盐水，分笼置于 40℃ 干燥箱、室温和 −5℃ 冰柜中。分别于 0.5h 和 1h 各测体温 1 次，比较给药前后小白鼠的体温变化及给药后不同时间体温的变化。

【实验结果】

将实验结果填入表 3−8 和表 3−9 中。

表 3−8　氯丙嗪对发热小白鼠体温的影响

环境	实验组						对照组					
	2，4−二硝基苯酚				氯丙嗪		2，4−二硝基苯酚				生理盐水	
	0h	0.5h	1h	1.5h	0.5h	1h	0h	0.5h	1h	1.5h	0.5h	1h
高温												
中温												
低温												

表 3−9　氯丙嗪对正常小白鼠体温的影响

环境	实验组			对照组		
	0h	0.5h	1h	0h	0.5h	1h
高温						
中温						
低温						

【注意事项】

1. 小白鼠正常体温一般为 36.6℃ ~ 38.3℃。

2. 测各小白鼠肛温时，温度计插入肛门的深度要一致。

3. 各组小白鼠放入 40℃ 干燥箱和 −5℃ 冰柜内的时间均须相同。

4. 室温影响实验结果，必须在 30℃ 以下进行实验。

【思考题】

试从本实验结果分析氯丙嗪的降体温特点及其临床意义。

实验十

药物的镇痛作用

【实验目的】

用热板法和扭体法观察杜冷丁和阿司匹林的镇痛作用，了解筛选镇痛药的方法。

【实验原理】

物理、化学刺激达到一定阈值能使动物产生痛反应。热刺激（物理）法主要用于筛选麻醉性镇痛药，扭体法（化学）适用于筛选解热镇痛药。热刺激（物理）法利用一定的温度刺激动物躯体的某一部位以产生疼痛反应。把小鼠放在事先加热到55℃的金属盘上，以舔后足为"疼痛"反应指标，以产生痛反应所需的时间为痛阈值。通过测定给药前后痛阈值的变化而反映药物的镇痛作用。许多刺激性化学物质（如醋酸、酒石酸锑钾、缓激肽、钾离子等）腹腔注射刺激腹膜均能使动物产生疼痛反应，可用作疼痛模型研究疼痛生理及筛选镇痛药物。腹膜有广泛的感觉神经分布，把醋酸等化学刺激物注入腹腔，可使小鼠很快产生疼痛反应，表现为腹部两侧内凹、躯体扭曲和后肢伸展，统称为扭体反应。其中小鼠扭体法最常用。

【实验材料】

1. 动物

小白鼠4只，体重18~22g，雌性。

2. 器材

恒温水浴，天平，大烧杯，秒表，灌胃针头，注射器。

3. 药品

0.1%盐酸杜冷丁，4%阿司匹林混悬液，0.6%醋酸，生理盐水，苦味酸溶液。

【实验方法】

1. 热板法

（1）将恒温水浴加水，使水面触及大烧杯底部，调节水浴温度，恒定于 55℃±0.5℃，预热 10min，取雌性小鼠 3~5 只，将 2 只测定痛阈值符合的称重，按甲乙标记。

（2）痛阈值测定：将小鼠放入烧杯内立即用秒表记录时间，自小鼠放入烧杯开始到由于热刺激出现小鼠舔后足为止，此段时间作为该鼠的痛阈值（痛阈时间，s）。凡小鼠在 30s 内不舔后足或跳跃、逃避者，应弃之。

（3）测定 2 只小鼠正常痛阈各 2 次，甲鼠腹腔注射杜冷丁 0.2ml/10g，乙鼠腹腔注射生理盐水 0.2ml/10g，于 30min 后分别测痛阈，若 60s 内无痛反应，立即取出，痛阈值按 60s 计算。综合全实验室各组结果，按配对资料 t 检验分析药物的镇痛效应（亦可按时间比较）。

2. 扭体法

另取小白鼠 2 只，称重后，先观察其活动及姿势后，甲鼠灌胃阿司匹林 6mg/10g，乙鼠灌胃生理盐水 0.2ml/10g，30min 后各鼠均腹腔注射 0.6% 醋酸，每只 0.5ml，观察 10min 内各鼠发生扭体反应（腹腔收缩、躯体扭曲、后肢伸展及蠕动）的次数。综合全实验室结果，以 t 检验评价药物的镇痛作用。

【实验结果】

将实验结果分别填入表 3-10 和表 3-11。

表 3-10　杜冷丁的镇痛作用（热板法）

组别	杜冷丁痛阈值（s）			生理盐水痛阈值（s）		
	药前	药后	差值	药前	药后	差值
甲						
乙						

表 3-11　阿司匹林的镇痛作用（扭体法）

组别	阿司匹林组	生理盐水组
	扭体反应次数	扭体反应次数
甲		
乙		

实验十一

强心苷对离体蛙心的作用

【实验目的】

观察药物对离体蛙心的影响；掌握离体蛙心制备方法。

【实验原理】

青蛙的心脏离体后，把含有任氏液的蛙心套管插入心室，用这种人工灌流的方法保持心脏新陈代谢的顺利进行，以维持蛙心有节律地收缩和舒张。通过生物信号处理系统记录心脏搏动情况。本实验采用离体蛙心观察强心苷的强心作用。

【实验材料】

1. 动物

青蛙。

2. 器材

BL－420 生物信息处理系统，张力传感器，蛙板，探针，手术器材，注射器，蛙心套管，蛙心夹，双凹夹，铁架，万能杠杆等。

3. 药品

1:250 和 1:500 洋地黄溶液，任氏液，无钙任氏液，1% 氯化钙溶液。

【实验方法】

1. 离体蛙心的制备

（1）破坏大脑、脊髓，将蛙仰卧位固定于蛙板上。

（2）用外科剪由剑突处向两锁骨肩峰端呈三角形剪开皮肤，用粗剪刀剪开胸壁，用镊子提起心包膜，用眼科剪将其剪开，暴露心脏。

（3）在右侧主动脉和主动脉弓下各穿一根丝线（一根用来结扎静脉，另一根用来结扎侧右主动脉），在左侧主动脉下穿两根细线（一根用来结扎远心端，另一根用来结扎固定近心端和蛙心插管）。

（4）将心脏上翻，辨认心房、静脉窦、静脉，然后在静脉窦远端结扎静脉（切勿伤及或结扎静脉窦）。结扎右侧主动脉和左侧主动脉远心端并将近心端丝线打一活结备用。

（5）用左手提起结扎线，右手用眼科剪在左侧主动脉距分叉部2～3mm处剪一"V"型小口。将盛有少量任氏液的蛙心套管（用拇指将套管堵住，以防任氏液流出）从"V"型小口处插入动脉球底部，然后稍后撤套管，再将蛙心管尖端转向蟾蜍的背侧及左下方，于心缩期插入心室内。插管如已进入心室，可见套管内液面随着心搏上下波动，此时即可将预置线的活结扎紧并固定于套管壁的小钩上。

（6）用滴管吸去套管内血液，换2～3次任氏液洗净余血，以防止血块堵塞套管。

（7）小心提起套管和心脏，剪断主动脉左右分支远端；将心脏连同静脉窦一起剪下，将心脏离体。再用任氏液连续换洗至无血色，使插管内保留1.5ml左右的任氏液。

2. 实验装置的准备

（1）将蛙心套管固定于铁架台，用连有细线的蛙心夹在心舒期夹住心尖部（心尖大，夹组织少，不易损伤心脏），将线连于张力换能器。

（2）打开电脑及BL－420系统→输入信号（通道、张力信号）或实验项目→循环实验（C）→蛙心灌流。

（3）开始实验→速度调节为4或8s/dir→记录正常曲线，张力调至0.5～1g。

3. 按下列顺序给药并比较每次加药后心脏收缩的振幅和频率

（1）描记一段正常曲线。

（2）用滴管吸出套管内任氏液，换成等容积无钙任氏液，观察曲线变化。

（3）当心脏收缩显著减弱时，向套管内加入1∶500洋地黄毒苷0.2ml，如作用不明显，再加入1∶250洋地黄毒苷0.2ml。

（4）当作用明显时，再向套管内加入1%氯化钙溶液2～3滴。

【注意事项】

1. 本实验以青蛙心脏为好，因蟾蜍皮下腺体有强心苷样物质，可降低对强心苷的敏感性。

2. 蛙心套管一定要插入心室，切勿用力过大、插入过深，以免损伤心肌。

3. 结扎静脉时要远离静脉窦（起博点）。

4. 换液时，任氏液的量要恒定，注意避免空气进入心脏。

5. 在整个实验过程中应保持套管内液面高度不变，以保证心脏固定的负荷。

【思考题】

强心苷对心脏有什么作用？根据实验结果分析其作用特点。

实验十二

药物对家兔血流动力学的影响

【实验目的】

观察药物对血流动力学的影响和这些药物之间的相互作用，掌握动物的心室插管技术。

【实验原理】

拟肾上腺素药物通过作用于心脏和血管平滑肌上相应的受体而产生心血管效应，使血流动力学发生相应变化。

【实验材料】

1. 动物

家兔，体重 2 ~ 3kg，雌雄不拘。

2. 器材

婴儿称，手术台，手术器械，气管插管，动脉夹，动脉插管，头皮针，压力换能器，BL - 420 生物机能实验系统，注射器，丝线，纱布等。

3. 药品

0.003% 盐酸肾上腺素，0.125% 重酒石酸去甲肾上腺素，0.005% 盐酸异丙肾上腺素，1% 酚妥拉明，0.1% 盐酸普萘洛尔，3% 戊巴比妥钠，50U/ml、1000U/ml 肝素生理盐水。

【实验方法】

1. 动物麻醉

家兔称重后，静脉注射 3% 戊巴比妥钠 0.8 ~ 1ml/kg（即 24 ~ 30mg/kg）麻醉。

2. 气管插管

将麻醉家兔背位固定于手术台上，剪去颈部毛，正中切开皮肤，分离气管并在上面作一倒 "T" 切口，插入气管插管并结扎固定。

3. 肝素化

选取一侧耳缘静脉，插入头皮针，注入 1000U/ml 肝素生理盐水 1ml/kg，然后固定头皮针以备给药。

4. 电脑设置

选择"实验项目"→"循环实验"→"血流动力学模块"，该模块已设置 1 通道为全导联心电、2 通道为左心室内压、3 通道为动脉血压。

5. 动脉插管

分离左侧颈总动脉，动脉插管后描记血压。

6. 心室插管

分离右侧颈总动脉，在动脉下穿两根线，先结扎远心端，再用动脉夹夹住近心端，在结扎线与动脉夹之间用眼科剪剪一"V"口，将已预先充满肝素生理盐水的心导管向心方向插入。以另一根线结扎插入的心导管（注意勿结扎过紧），将心导管与已校准好的压力换能器相连。一手捏住心导管插入端的血管，另一手将动脉夹松开并将心导管缓缓向心送入直至左心室。此时，可在电脑屏幕上看到原先的动脉血压波动变成了高而陡的左心室内压（LVP）波动，结扎固定心导管。

7. 血流动力学参数的测定

选择"数据处理"→"微分"，将 2 通道微分在 4 通道上，微分时间为 10s，放大倍数为 4。点击"信息"键，则血流动力学各参数将显示出来（表 3-12）。

表 3-12　血流动力学实验模块中各测量参数的意义

参数指标	意　义	单位
HR	心率	次/分
SP	动脉收缩压	mmHg
DP	动脉舒张压	mmHg
AP	动脉平均压	mmHg
LVSP	左心室收缩压	mmHg
LVDP	左心室舒张压	mmHg
LVEDP	左心室终末舒张压	mmHg
+ dp/dtm	左心室内压最大上升速率	mmHg/s
− dp/dtm	左心室内压最大下降速率	mmHg/s
t − dp/dtm	左心室开始收缩至 dp/dtmax 的间隔时间	ms

8. 给药并观察血流动力学指标变化

根据实验分组不同分别按顺序给予以下药物，观察给药后血压等血流动力学指标的变化。

(1) 观察拟肾上腺素药对血流动力学的影响：①肾上腺素 0.2ml/kg；②去甲肾上腺素 0.2ml/kg；③异丙肾上腺素 0.2ml/kg。

(2) 观察 α - 受体阻断剂对拟肾上腺素药物作用的影响：①酚妥拉明 0.5ml/kg；②5min 后重复 (1) 中的②、①、③。

(3) 观察拟肾上腺素药对血流动力学的影响及 β - 受体阻断剂对拟肾上腺素药物作用的影响：①普萘洛尔 0.5ml/kg；②5min 后重复 (1) 中的③、①、②。

9. 计算结果并讨论

读取并记录给药前后血流动力学各参数，计算其变化值；打印血流动力学实验曲线图，标明给药名称及剂量。对实验结果进行正确的分析讨论并得出简单的结论。

【注意事项】

1. 动脉插管时远心端一定要结扎紧，待动脉插管固定好后再松开动脉夹，否则易致出血。

2. 心室插管时要胆大心细，注意不要强行用力，以免捅破心脏。

3. 每次给药后要注入少量生理盐水冲洗管内残留药物，待血压等曲线平稳后再给下一药物。

【思考题】

1. 常用的血流动力学指标有哪些？各有何意义？

2. 经耳缘静脉分别注射肾上腺素、去甲肾上腺素、异丙肾上腺素后，各指标的有何改变？为什么？

实验十三

利多卡因对氯化钡诱发心律失常的治疗作用

【实验目的】

学习心电图记录方法和氯化钡联合水合氯醛麻醉致大鼠室性心律失常的模型制备，观察利多卡因对抗室性心律失常作用。

【实验原理】

氯化钡可增加浦氏纤维 Na^+ 内流，抑制 K^+ 外流，促进舒张期自动去极化，使心肌细胞自律性增高，诱发室性心律失常。水合氯醛与氯化钡产生协同作用，诱发大鼠双向性心律失常。抗心律失常药物奎尼丁、利多卡因及 β 受体阻滞剂有明显对抗作用，能延缓心律失常的发生或缩短心律失常持续时间。利多卡因有抗室性心律失常作用，可明显降低室颤的发生率。

【实验材料】

1. 动物

大鼠，体重 200~300g，雌雄不拘。

2. 器材

电脑，BL-420 生物信号采集系统，电子天平 1 台，动物用心电图导联线（末端带针），大白鼠手术台，注射器（1ml）3 个，量筒，烧杯（50ml），镊子，止血钳，棉球等。

3. 药品

10% 氯化钡溶液，10% 水合氯醛，0.5% 利多卡因注射液，生理盐水。

【实验方法】

1. 动物称重、麻醉

取大鼠一只，称重，腹腔注射水合氯醛 300mg/kg（10%，0.3ml/100g）麻醉。

2. 固定

将大鼠仰卧位固定于大鼠手术台上。

3. 记录正常心电图

四肢皮下插入心电图导联线（右前肢－白色线、左后肢－红色线、右后肢－黑色线），描记标准肢体Ⅱ导联心电图。

4. 心律失常模型制备

由大鼠舌下静脉注射氯化钡 4mg/kg（用时将 10% 氯化钡稀释成 0.4% 的溶液，0.1ml/100g）。观察心电图，记录心律失常出现时间。

5. 心律失常的治疗

（1）对照组：心律失常明显时，静脉注射生理盐水 0.1ml/100g，观察记录心律失常消失时间。

（2）治疗组：心律失常明显时，缓慢舌下静脉注射利多卡因 5mg/kg（0.5%，0.1ml/100g），观察并描记心律失常消失时间。

比较对照组和治疗组大鼠心电图的变化，看给药后心律失常持续时间有无缩短。

【注意事项】

1. 个别大鼠静脉注射氯化钡后出现呼吸高度抑制，最后导致心跳过缓而停搏，这种情况不是因心律失常致死，应剔除。

2. 根据经验，麻醉用水合氯醛有助于心律失常模型的建立。

3. 氯化钡诱发心律失常是双相性心动过速、室性早搏。若注射氯化钡不出现心律失常，可 5min 后再重复注射以观察其耐受量。

4. 给药途径可以是股静脉、颈静脉、舌下静脉或尾静脉，多采用舌下静脉。舌下静脉注射时速度要快，注射完后用棉球压迫片刻。

【思考题】

1. 观察氯化钡诱发的心律失常发展过程。试分析氯化钡致心律失常的离子机制。

2. 利多卡因属哪类抗心律失常药物？抗心律失常的离子机制如何？主要临床应用有哪些？

实验十四

呋塞米和高渗葡萄糖对家兔的利尿作用

【实验目的】

学习利尿药的实验方法，观察利尿药对水、电解质排泄的影响，掌握其作用机制。

【实验原理】

呋塞米（furosemide）为强效利尿剂，作用于肾脏肾小管髓袢升支粗段髓质及皮质部。呋塞米可与髓袢升支粗段 $Na^+ - K^+ - 2Cl^-$ 同向转运体可逆性结合，抑制其转运能力，减少 NaCl 重吸收，从而降低了肾髓质的高渗梯度，使肾脏浓缩尿液的能力下降，导致水重吸收减少，尿量增加，产生利尿效果。

近球小管对葡萄糖的重吸收有一定限度，称为肾糖阈。血糖超过肾糖阈时，小管液中就会有葡萄糖，进而小管液的溶质浓度增加，渗透压增加，妨碍了肾小管特别是近球小管对水的重吸收，小管液中的 Na^+ 浓度被稀释而降低，故 Na^+ 的重吸收也减少，氯化钠及水的排出均增加，尿量增加，也称为渗透性利尿。

【实验材料】

1. 动物

家兔，体重 2~3kg，雌雄不拘。

2. 器材

兔手术台和手术器械，膀胱插管，注射器及头皮针等。

3. 药品

20% 氨基甲酸乙酯，1% 呋塞米，1:10 000 去甲肾上腺素，20% 葡萄糖，生理盐水。

【实验方法】

1. 称重、麻醉：取家兔 1 只，称重，用 20% 氨基甲酸乙酯 1g/kg（5ml/kg）

经耳缘静脉注射麻醉，背位固定于兔台上。

2. 膀胱插管术：于耻骨联合前正中切开腹部皮肤 4～5cm，暴露膀胱。结扎尿道内口，在膀胱游离部作荷包缝合，然后剪开小口插入膀胱插管并固定。

3. 观察并记录各药给药后 10min 内尿液滴数

(1) 记录正常尿量

(2) 静脉快速注射 38℃ 生理盐水 10ml/kg，观察尿量的变化。

(3) 静脉注射呋塞米 5mg/kg（1%，0.5ml/kg），观察尿量的变化；收集尿液 2 滴进行尿糖定性实验作为对照。

(4) 静脉注射 1∶10 000 去甲肾上腺素 0.5ml/kg，观察尿量变化。

(5) 静脉注射 20% 葡萄糖溶液 5ml/kg，观察尿量的变化；再收集尿液 2 滴作尿糖定性实验。

4. 同时可按照本实验后所附的方法测定尿液中 Na^+ 含量。

【实验结果】

将实验结果填入表 3 - 13 中。

表 3 - 13 药物的利尿作用

药 物	尿液滴数（次/分）	尿液量（ml）	Na^+ 含量	尿糖定性
基础尿液				
生理盐水				
呋塞米				
去甲肾上腺素				
20% 葡萄糖				

【注意事项】

1. 在家兔麻醉后立即适量输液，或在实验前 30min 对家兔灌胃，给水 40～50ml，以增加其基础尿流量。

2. 实验中需多次静脉注射，应注意保护兔的耳缘静脉。注射时，先从耳梢端开始，逐渐向耳根端移近；或选用头皮针刺入耳缘静脉，用胶布固定，以便于多次注射使用。

3. 手术操作应轻柔，以防损伤性尿闭。实验中不能结扎输尿管。

【思考题】

根据实验结果，分析静脉注射生理盐水、呋塞米、去甲肾上腺素和葡萄糖后尿量变化的作用机制。

附：尿 Na$^+$ 含量测定方法

【原理】

用无水乙醇沉淀尿中蛋白得无蛋白尿滤液，其中钠与焦性锑酸钾作用生成焦性锑酸钠沉淀，与标准管比较求其 Na$^+$ 浓度。

化学反应式如下：

$$NaCl + K[Sb(OH)_6] \rightarrow Na[Sb(OH)_6] + KCl$$

【药品】

（1）钠标准液（1ml = 0.15mg）：取 0.38g 氯化钠加水 50ml 溶解，再以无水乙醇加至 100ml，充分混匀后备用。

（2）无水乙醇。

（3）2% 焦性锑酸钾：取焦性锑酸钾 10g，溶于 500ml 蒸馏水中，煮沸 3~5min，用冷水冷却，加 10% 氢氧化钾 15ml，过滤后保存于棕色玻璃瓶中备用。

【方法】

取尿 0.1ml 加无水乙醇 1.9ml，置于离心管中，用力振摇后放置 10min，2500rpm 离心 5min，取上清液按下表程序操作。

（单位：ml）

试剂	标准管	测定管	空白管
尿上清液	—	0.5	—
钠标准液	0.5	—	—
2% 焦性锑酸钾	5.0	5.0	5.0

操作完毕后，混匀，用分光光度计在波长 520nm 比色，以空白调零点，读吸收度（A）。

【计算】

钠浓度（mg/ml）= 测定管 A × 0.075/标准管 A/0.025

总钠量 = 钠（mg/ml）× 10min 内尿量

【注意事项】

1. 加无水乙醇后应用力振摇，使迅速沉淀，蛋白颗粒均匀。

2. 标准液须临用前现配。

3. 操作完毕后立即进行比色，久置颗粒变粗影响结果。

实验十五

药物对双香豆素抗凝血作用的影响

【实验目的】

掌握药物对双香豆素抗凝血的作用，学习凝血时间测定方法。

【实验原理】

根据凝血时间观察双香豆素抗凝血作用。

【实验材料】

1. 动物

小白鼠 18 只，体重 18～22g，雌雄不拘。

2. 器材

注射器，灌胃装置，玻璃毛细管（Φ1mm，长 100mm），烧杯（50ml、100ml），玻棒等。

3. 药品

0.02mol/L（1%）维生素 K_1，生理盐水，蒸馏水，7.43×10^{-3}mol/L（0.25%）双香豆素混悬液。

【实验内容】

1. 取 18～22g 健康小白鼠 18 只，随机分为 3 组，每组 6 只，作好标记。

2. 甲组各鼠灌服蒸馏水 0.2ml/10g；乙、丙组各鼠灌服 7.43×10^{-3}mol/L（0.25%）双香豆素混悬液 0.2ml/10g。

3. 10～16h 后，甲、乙组各鼠腹腔注射生理盐水 0.2ml/10g；丙组小鼠腹腔注射 0.02mol/L（1%）维生素 K_1 0.2ml/10g。

4. 从灌服双香豆素时算起，至 24h 采用毛细玻管法测血凝时间。

5. 收集全班的实验结果，计算甲、乙、丙三组小鼠血凝时间平均值并进行统计学分析。

【注意事项】

1. 灌胃前 1～2h 小鼠应禁食。

2. 吸取双香豆素混悬液时要充分摇匀，以免浓度不一致。

【思考题】

双香豆素抗凝血作用机制与肝素有何不同？

附：毛细玻管法测血凝时间

用玻璃毛细管（Φ1mm，长100mm）插入小鼠眼内眦球后静脉丛，从血液流入毛细管内开始计时，血液注满后取出毛细管平放于桌上，每隔20s折断毛细管0.5cm，并缓慢向左右拉开，观察折断面是否有血凝丝，至血凝丝出现为止，所历时间即为血凝时间。

实验十六

氯化铵对小鼠的祛痰作用

【实验目的】

学习用酚红呼吸道排泌试验筛选祛痰药的方法，观察氯化铵对小鼠的祛痰作用。

【实验原理】

指示剂酚红自小鼠腹腔注射后，可部分分泌入气道。有祛痰作用的药物在使支气管分泌液增加的同时，由呼吸道黏膜排出的酚红也随之增多，因而可从供试药品对器官内酚红排泌量的影响来观察药物的祛痰作用。酚红在碱性溶液中呈红色，用碳酸氢钠溶液将呼吸道内的酚红洗出后，可通过比色法定量，从而得出药物的祛痰作用。

【实验材料】

1. 动物

小白鼠 2 只，体重 18～22g，雌雄不拘。

2. 器材

灌胃器，注射器，手术剪，眼科镊，试管，试管架，紫外分光光度计，离心机等。

3. 药品

5%氯化铵溶液，0.5%酚红溶液，5%碳酸氢钠溶液，生理盐水。

【实验内容】

1. 取小鼠 2 只，称重、编号。实验前禁食 8～12h。一只用 5%氯化铵溶液（0.2ml/10g）灌胃，另一只给等量生理盐水。

2. 30min 后，每只小鼠腹腔注射 0.5%酚红溶液 0.25ml。再隔 30min，将小鼠颈椎脱臼处死。

3. 将小鼠仰卧位固定于蛙板上，切开颈正中皮肤，分离出气管，剪下自甲状软骨至气管分支处的一段气管，放进盛有 3ml 5% 碳酸氢钠溶液的试管中，振摇以将其中的酚红充分洗出，用离心机离心，得到透明上清液。

4. 用紫外分光光度计在波长 546nm 处测定气管洗出液的吸光度（A 值）。以吸光度对酚红进样量作标准曲线，根据标准曲线计算酚红含量。

5. 收集全班的实验结果，计算给药组和对照组酚红排泌量平均值及祛痰指数并进行统计学分析。

$$祛痰指数（\%）=（给药组 A 值/对照组 A 值）\times 100\%$$

【注意事项】

1. 给药至处死动物的时间必须准确。

2. 剥离气管时动作要轻柔，避免损伤甲状腺及周围血管，若黏附有血液应立即用滤纸吸净，以免血液影响比色结果。

【思考题】

祛痰药通过哪些方面的作用使痰液易于咳出？

实验十七

硫酸镁和液体石蜡导泄作用

【实验目的】

掌握硫酸镁和液体石蜡导泄作用原理。

【实验原理】

通过观察各段肠管膨胀与充血情况，分析硫酸镁和液体石蜡导泄作用。

【实验材料】

1. 动物

家兔，体重 2~3kg，雌雄不拘。

2. 器材

动物称，手术台，手术剪，血管钳，丝线，注射器。

3. 药品

2.25mol/L（20%）氨基甲酸乙酯（乌拉坦），1.67mol/L（20%）$MgSO_4$溶液，液体石蜡，生理盐水。

【实验内容】

1. 取健康家兔一只，称重后以 2.25mol/L 乌拉坦 5ml/kg 耳缘静脉麻醉，固定于手术台上。

2. 沿腹正中线切口，取出回肠，于回盲区将肠内容物挤向结肠，并用粗线结扎。将结扎的上端分成三段，每段3cm，分段结扎，使其互不相通（勿伤及肠系膜的血管）。然后分别给各结扎段注入下列药物 2ml：①1.67mol/L（20%）$MgSO_4$溶液；②液体石蜡；③生理盐水。

3. 注射毕将肠管放回腹腔并用血管钳关闭腹腔，用温盐水纱布覆盖伤口。

4. 2h 后打开腹腔观察各段肠管的变化情况，如膨胀与充血情况，然后用注射器抽取各段肠管内的液体，比较其容积，并剪开肠壁观察壁内的出血程度。

【注意事项】

1. 打开腹腔后应尽量少刺激内脏，并以少量生理盐水湿润之。

2. 抽取肠段内液体时应尽量吸净，否则将应影响结果的比较。

3. 本实验也可用其他动物，如用小鼠肠段长 2cm，药物容量为 0.1ml。

【思考题】

硫酸镁和液体石蜡导泄作用及其机制有何不同？

实验十八

缩宫素对离体子宫平滑肌的兴奋作用

【实验目的】

学习离体子宫实验方法，观察缩宫素对子宫的兴奋作用。

【实验原理】

缩宫素的主要作用为加强子宫收缩。一般小剂量缩官索能使子宫肌张力增加、收缩力增强、收缩频率增加，但仍保持节律性、对称性及极性。若缩宫素剂量加大，能引起肌张力持续增加，乃至舒张不全导致强直性子宫收缩。

【实验材料】

1. 动物

雌性成年大鼠，未孕，体重 150～250g。

2. 器材

BL-420 生物信息采集处理系统，张力换能器，恒温浴槽，通气钩，氧气袋，铁支架，双凹夹，手术剪，眼科剪，眼科镊，止血钳，培养皿，进样器，针头，丝线，烧杯等。

3. 药品

10U/ml、1U/ml、0.1U/ml、0.01U/ml 缩宫素（oxytocin），乐氏液（Locke solution），1mg/ml 雌二醇（estradiol）。

【实验内容】

1. 离体子宫标本制备

（1）颈椎脱臼法处死大白鼠，仰卧位固定。

（2）经腹正中线切开下腹部，用镊子轻轻将脂肪及大网膜拨向两侧，在膀胱和直肠之间可见到子宫（呈"V"字型），从宫颈处剪断，取出子宫，立即置于盛有 4℃乐氏液的玻璃平皿中。

（3）轻柔剥离附着于子宫壁上的结缔组织和脂肪组织。

2. 实验装置连接

剪下一侧子宫约 1.5cm 子宫平滑肌一小段，用线结扎两端并剪下，置于 4℃ 乐氏液中。一端连于通气钩上，悬挂于装有 60ml 38℃ 通有 95% O_2 + 5% CO_2 混合气体乐氏液的麦氏浴槽内，另一端挂在连接生物信息处理采集系统的张力换能器上，标本负荷为 1g。

3. 观察内容

稳定 15~30min 至出现规则的收缩峰和收缩频率（基线不再降低时），描记正常曲线。然后按表 3-14 顺序采用累积浓度给药法，给予不同浓度缩宫素，直至子宫出现强直性收缩。

表 3-14 缩宫素体外给药顺序

给药顺序	缩宫素初始浓度（U/ml）	给药体积（ml）	缩宫素终浓度（U/ml）
1	0.01	0.02	3×10^{-6}
2	0.01	0.04	1×10^{-5}
3	0.01	0.14	3×10^{-5}
4	0.01	0.4	1×10^{-4}
5	0.1	0.14	3×10^{-4}
6	0.1	0.4	1×10^{-3}
7	1.0	0.14	3×10^{-3}
8	1.0	0.4	1×10^{-2}
9	10	0.14	3×10^{-2}
10	10	0.4	1×10^{-1}

4. 制作量效曲线

记录每次给药后子宫的舒张强度（即每次舒张的最低点）、收缩强度（即每次收缩的最高点）和收缩频率（即每分钟收缩次数），计算收缩幅度（收缩强度 - 舒张强度）和子宫活力（收缩幅度 × 频率）（表 3-15）。分别以缩宫素终浓度为横坐标，子宫收缩幅度或活力为纵坐标，作出量效关系曲线。

表 3 −15   缩宫素对离体子宫平滑肌的兴奋作用

缩宫素终浓度 （U/ml）	收缩强度 （g）	舒张强度 （g）	收缩幅度 （g）	收缩频率 （次/分）	子宫活力 （g. 次/分）
0					
3×10^{-6}					
1×10^{-5}					
3×10^{-5}					
1×10^{-4}					
3×10^{-4}					
1×10^{-3}					
3×10^{-3}					
1×10^{-2}					
3×10^{-2}					
1×10^{-1}					

【注意事项】

1. 实验前一天给大鼠腹腔注射 1mg/ml 雌二醇 0.2ml，以增强子宫平滑肌对缩宫素的敏感性。

2. 水浴温度应严格控制在 38℃ ±0.5℃，注意通氧。

3. 手术操作过程中避免过度用力牵拉，禁止用手取子宫，以免损伤子宫组织。操作时间越短越好。

4. 禁止用力牵拉张力换能器。

【思考题】

根据缩宫素对子宫平滑肌的作用特点分析其临床用途和应用注意事项。

实验十九

糖皮质激素对小鼠毛细血管通透性的影响

【实验目的】

学习小鼠血管渗出性炎症的实验方法；观察糖皮质激素对小鼠腹腔毛细血管通透性的影响。

【实验原理】

药理剂量的糖皮质激素具有抗炎、抗休克及免疫抑制等作用。观察其抗炎作用，可选用合适的致炎因子在动物背部或腹部皮肤、耳廓或腹腔内造成局部炎症，然后静脉注射伊文思蓝（Even's blue），观察上述部位染料渗出情况。醋酸作为化学致炎的刺激物质，腹腔注射后可致动物腹腔毛细血管通透性增加。本实验通过测定静脉注射伊文思蓝染料在腹腔内的渗出量，观察药物对毛细血管通透性的影响。

【实验材料】

1. 动物

小鼠 10 只，体重 18～22g，雌雄不拘。

2. 器材

离心机，分光光度计。

3. 药品

0.5% 氢化可的松，0.6% 的冰醋酸溶液，0.5% 伊文思蓝生理盐水溶液，生理盐水。

【实验方法】

1. 取小鼠 10 只，称重后随机均分为两组。甲组小鼠每只背部皮下注射 0.5% 氢化可的松 0.1ml/10g，乙组小鼠每只背部皮下注射等量生理盐水。

2. 30min 后，两组小鼠均由尾静脉注射 0.5% 伊文思蓝生理盐水溶液

0.1ml/10g，继而于腹腔内注入 0.6% 的冰醋酸溶液，每只 0.2ml。

3. 再 30min 后，将小鼠颈椎脱臼处死，剪开腹腔，用 4ml 生理盐水冲洗腹腔 2 次。合并洗液，再加入生理盐水使总量为 10ml，于 3000r/min 离心 10min，取上清液用分光光度计于 590nm 波长处比色。

4. 在标准曲线上查出每只小鼠腹腔内渗出伊文思蓝的微克数。以对照组小鼠腹腔渗出的染料微克数为 100%，计算给药组小鼠腹腔抑制染料渗出的百分率。

$$渗出抑制百分率 = \frac{对照组伊文思蓝渗出量 - 受试药物组伊文思蓝渗出量}{对照组伊文思蓝渗出量} \times 100\%$$

【注意事项】

1. 腹腔注射醋酸溶液应注意注入腹腔内，且部位要力求一致。

2. 剪开腹腔时应注意勿损伤腹腔血管，以免出血，否则血中染料大量进入腹腔会影响结果准确性。

3. 如有出血及洗液混浊者，光密度明显增加，应进行离心沉淀。

【思考题】

糖皮质激素抗炎作用特点和其机制是什么？

实验二十

抗炎药物对大鼠足跖肿胀的影响

【实验目的】

熟悉致炎物质致大鼠后肢足跖炎症性肿胀模型制作方法。

【实验原理】

角叉菜胶或鲜蛋清等致炎物质被注入大鼠后肢足跖后，可在短时间内引起组织的急性炎症反应，引起局部血管扩张，通透性增强，组织水肿等炎症反应，最后致足跖体积变大。糖皮质激素可通过多种方式明显抑制各种致炎因素引起的炎症，从而改善红、肿、热、痛等症状。吲哚美辛通过抑制前列腺素合成酶减少致炎物质的释放而缓解或避免致炎物质的致炎作用。本实验通过测定大鼠踝关节肿胀程度，观察炎症的发生及地塞米松和吲哚美辛的抗炎作用。

【实验材料】

1. 动物

大鼠 3 只，雄性，体重 120～250g。

2. 器材

大鼠固定器，注射器，灌胃针，足趾容积测量仪，软尺或线，记号笔等。

3. 药品

1% 角叉菜胶溶液（或 10% 鲜蛋清），0.5% 地塞米松磷酸钠注射液，1% 吲哚美辛混悬液，生理盐水。

【实验内容】

1. 取禁食过夜、体重相近的雄性大鼠 3 只，称重并分别以不同记号标记甲鼠、乙鼠、丙鼠。每只大鼠生理盐水 5ml 灌胃，以保证大鼠体内水分相同。

2. 甲鼠腹腔注射生理盐水 1ml/kg，乙鼠灌胃给予 1% 吲哚美辛混悬液 1ml/kg，丙鼠腹腔腔注射 0.5% 地塞米松磷酸钠注射液 5mg/kg（0.5% 溶液 1ml/kg）。

3. 于左或右后肢的踝关节处用沾有油漆的丝线作一圆周形标记，以排水法测量大鼠左后足之正常容积（以 ml 表示）。将鼠足缓缓放入测量筒内，当水平面与鼠足上的测量标线重叠时，记录足趾容积。

4. 给药 15min 后，从右后足掌心向踝关节方向皮下注射 1% 角叉菜胶溶液 0.1ml（或 10% 鲜蛋清 0.1ml）。

5. 在注射致炎物后的 30min、60min、120min 和 180min 分别测量足趾容积。

【实验结果】

将实验结果填入表 3 - 16 中。

表 3 - 16   吲哚美辛对大鼠足跖肿胀的影响

鼠号	体重（g）	药量（ml）	正常右后足跖容积	致炎后足跖肿胀度（ml）			
				30min	60min	120min	180min
甲							
乙							
丙							

足跖肿胀度 = 致炎后的足趾容积 - 致炎前足趾容积。

【注意事项】

1. 1% 角叉菜胶溶液需在临用前一天配制，4℃ 冰箱保存。

2. 体重 120 ~ 150g 的大鼠对致炎剂最敏感，肿胀度高，差异性小。

3. 注射致炎剂时注意药液勿外漏。

4. 容积法在每一次测量之前都要调节零点，若因大鼠肢体带走部分水分，则必须把水补齐再进行下一次测量。

【思考题】

试分析地塞米松和吲哚美辛抗炎作用的异同点。

实验二十一

链霉素的毒性反应及氯化钙的对抗作用

【实验目的】

通过实验观察、分析和掌握链霉素的毒性反应；观察氯化钙的对抗作用。

【实验原理】

链霉素为氨基糖苷类抗生素，其急性毒性反应为神经－肌肉阻滞，出现四肢无力甚至呼吸抑制。氨基糖苷类抗生素能与神经－肌肉接头突触前膜上的钙结合部位结合，从而阻止乙酰胆碱释放。本实验注射过量的链霉素使小鼠产生急性毒性，观察氯化钙对抗链霉素中毒小鼠的保护作用。

【实验材料】

1. 动物

小鼠 2 只，体重 25～30g，雌雄不拘。

2. 器材

注射器，手术剪，棉球等。

3. 药品

5% 硫酸链霉素，5% 氯化钙溶液。

【实验方法】

1. 取健康小鼠 2 只，称重标号后观察小鼠正常状态（给药前）的呼吸、步态、四肢肌张力。

2. 然后将甲乙两鼠分别肌肉注射硫酸链霉素 500mg/kg（5% 硫酸链霉素 0.1ml/5mg/10g）。注射完毕，立即观察 2 只鼠的呼吸、步态、四肢肌张力状态有何变化，并记录结果于表 18 中。

3. 约 10min 后症状明显时，马上从尾静脉给甲鼠注射 5% 氯化钙溶液 0.1ml/10g，给乙鼠尾静脉注射生理盐水 0.1ml/10g。观察两鼠症状有何改变，同时记录结果于表 3 - 17 中。

表 3 - 17　链霉素的毒性反应及氯化钙的拮抗作用

组　别		呼吸（次／分）	四肢肌张力	翻正反射
甲鼠	用药前			
	用链霉素			
	用氯化钙后			
乙鼠	用药前			
	用链霉素			
	用生理盐水后			

【注意事项】

1. 链霉素肌注后，一般在给药后 10min 出现反应并逐渐加重。

2. 氯化钙溶液静脉注射对抗效果好，若腹腔或肌肉注射往往需反复注射。

【思考题】

链霉素急性中毒有哪些症状？氯化钙可以缓解链霉素的哪些毒性反应？

实验二十二

环磷酰胺对巨噬细胞吞噬功能的影响

【实验目的】

观察环磷酰胺对巨噬细胞吞噬作用的影响，掌握其药理作用。

【实验原理】

巨噬细胞对颗粒性抗原物质具有很强的吞噬功能，常用鸡红细胞、白色念珠菌、酵母细胞等作为吞噬颗粒，从腹腔渗出液获得鼠巨噬细胞。将巨噬细胞与鸡红细胞悬液在体外混合、温育、染色。油镜下观察、计数，通过计算吞噬率和吞噬指数来反映巨噬细胞的吞噬功能。

【实验材料】

1. 动物

小鼠，体重 18～22g，雌雄不拘。

2. 器材

显微镜，注射器，电子秤，试管，烧杯，量筒，玻片等。

3. 药品

牛肉培养液，0.1% 环磷酰胺，生理盐水，5% 鸡红细胞悬液，瑞氏－姬姆萨氏混合液。

【实验方法】

1. 取小鼠 10 只，随机分为实验组和对照组，称重、编号。

2. 每鼠腹腔注射牛肉培养液 1ml。

3. 22h 后，实验组每鼠腋窝皮下注射 0.1% 环磷酰胺 0.5ml；对照组注射等量生理盐水。

4. 给环磷酰胺或生理盐水 1h 后，每鼠腹腔再注射经生理盐水洗过的 5% 鸡红细胞悬液 0.5ml。

5. 40min 后，颈椎脱臼处死小鼠，剖腹并取腹腔炎性渗出物涂片，用瑞氏－

姬姆萨氏混合液染色，在油镜下观察巨噬细胞吞噬鸡红细胞的现象。

6. 计算每片 100 个巨噬细胞中已吞噬鸡红细胞者的个数与未吞噬鸡红细胞者的个数，求出吞噬百分率。设表记录结果，并汇总其他小组实验结果进行 t 检验。

【注意事项】

1. 鸡红细胞镜下观为椭圆形、有核。鸡红细胞可自鸡翼下静脉取血而得，置入有 Alsever 氏液小瓶内，血与 Alsever 液的比例为 1:5。在 4℃无菌条件下，保存一个月仍可使用。每次使用前用生理盐水洗三次，然后配成 5% 鸡红细胞悬液。

2. 腹腔注射部位、深浅力求一致。

【思考题】

1. 巨噬细胞吞噬功能测定方法有哪些？其意义是什么？

2. 环磷酰胺抑制细胞免疫的机制是什么？

附:

(1) Alsever 氏液成分：葡萄糖 2.05g，枸橼酸钠 0.8g，氯化钠 0.42g，蒸馏水加至 100ml，9 磅 10min 灭菌备用。

(2) 瑞姬氏染液的成分和配法：瑞特粉末 0.3g，姬姆萨粉末 0.03g，甲醇 100ml。先将两种粉末称好，放在乳钵中研成细末，慢慢加入甲醇混匀，放入棕色瓶中，塞紧瓶口充分振荡，置室温下待充分溶液后，即可使用。

(3) 缓冲液的配制：1% Na_2HPO_4 20ml，1% KH_2PO_4 30ml，蒸馏水加至 1000ml。

(4) 瑞姬氏染色法：瑞姬氏染液染 1min 后加等量缓冲液混匀 3~5min。

(5) 牛肉培养液成分：蛋白胨 1g，牛肉膏 0.3g，氯化钠 0.5g，蒸馏水 100ml。15 磅 20min 灭菌备用。

第 四 篇

药物化学实验

YAOWUHUAXUESHIYAN

实验一

亚硝酸异戊酯的合成

【实验目的】

1. 掌握亚硝酸异戊酯（Isoamyl Nitrite）的制备方法。
2. 熟悉液体药物的精制方法。

【实验原理】

$$2 \underset{H_3C}{\overset{H_3C}{>}} CHCH_2CH_2OH + 2NaO-NO + H_2SO_4 \longrightarrow 2 \underset{H_3C}{\overset{H_3C}{>}} CHCH_2CH_2ONO + Na_2SO_4$$
$$+ H_2O$$

【实验方法】

1. 原料规格及用量

原料名称	规格	用量	摩尔数	摩尔比
亚硝酸钠	cp	56.9g	0.82	1.1
异戊醇	cp	66.0g（81.3ml）	0.75	1.0
浓硫酸	cp	37.5g（20.4ml）	0.33	0.5
水	蒸馏水	225.0ml + 15ml		

2. 操作步骤

500ml 三颈瓶中投入 56.9g 亚硝酸钠和 225ml 水，将烧瓶置于冰盐浴中搅拌，直到温度在 0℃ 左右，再将 250ml 烧杯置于冰浴中，加 15.0ml 水，缓缓加入 20.4ml 浓硫酸，再加入异戊醇 81.3ml，冷至 0℃ 以下。然后用分液漏斗把冷至 0℃ 的混合液从亚硝酸钠溶液的液面下慢慢加入，同时不断搅拌，醇混合液要加得相当慢并使温度保持在 ±1℃，使得无气体放出，搅拌反应 1.5 ~ 2h。

将所得混合物置于冰盐浴中，静置稍许，使分成两层后再倾入分液漏斗中静置稍许，除去下层水溶液。亚硝酸异戊酯用 1.0g NaHCO₃ 和 13.0g 氯化钠配成的 100.0ml 溶液洗两次，每次 15.0ml 左右，酯层再用干燥无水氯化钙干燥过夜。合并两组反应产物，加入沸石进行精密分馏，收集 95℃~97℃ 馏分。

【思考题】

1. 操作中为何将异戊醇及硫酸的混合液用分液漏斗从亚硝酸钠溶液的液面下慢慢加入？

2. 反应完毕，静置分层，下层水溶液中含有何种化合物？

3. 用 NaHCO₃ 及 NaCl 水溶液洗的目的何在？

4. 为何有的产品可用直接蒸馏法精制，而有些产品要用减压蒸馏或水蒸气蒸馏精制？为什么亚硝酸异戊酯需要加分馏柱，用精密分馏法精制？

实验二

地巴唑的合成

【实验目的】

1. 熟悉含氮杂环类药物的制备。

2. 掌握磺化反应、硝化反应、还原反应、脱水反应的操作技术及其原理。

【实验原理】

地巴唑（Dibazole）为降压药，对血管平滑肌有直接松弛作用，使血压略有下降。可用于轻度的高血压和脑血管痉挛等。地巴唑化学名为 α – 苄基苯并咪唑盐酸盐，化学结构式为：

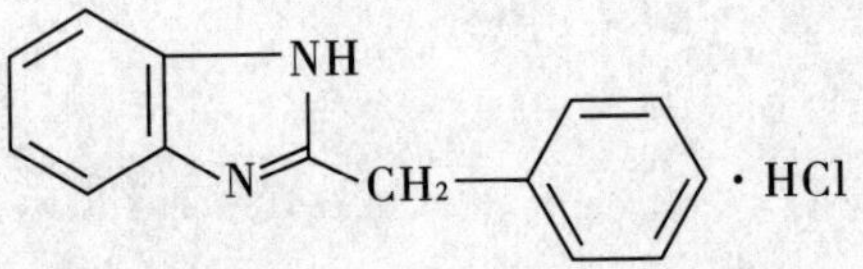

地巴唑为白色结晶性粉末，无臭。熔点为 182℃ ~ 186℃，几乎不溶于氯仿和苯，略溶于热水或乙醇。

1. 磺化

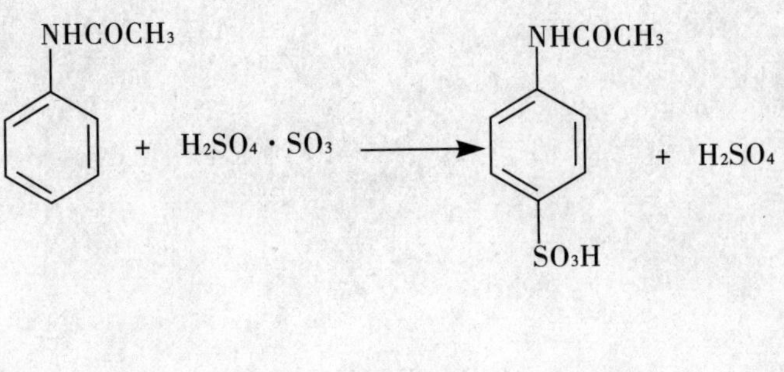

$$NHCOCH_3 + H_2SO_4 \cdot SO_3 \longrightarrow NHCOCH_3 \ (SO_3H) + H_2SO_4$$

2. 硝化、水解

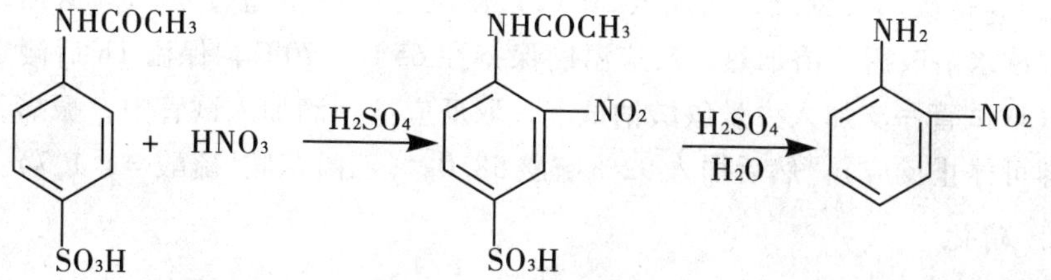

3. 还原

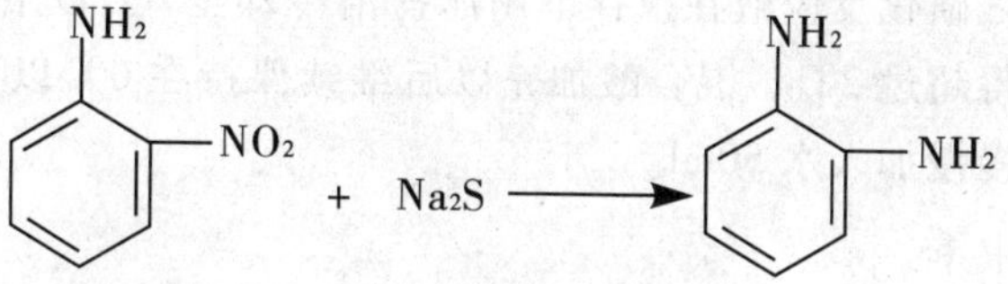

4. 缩合

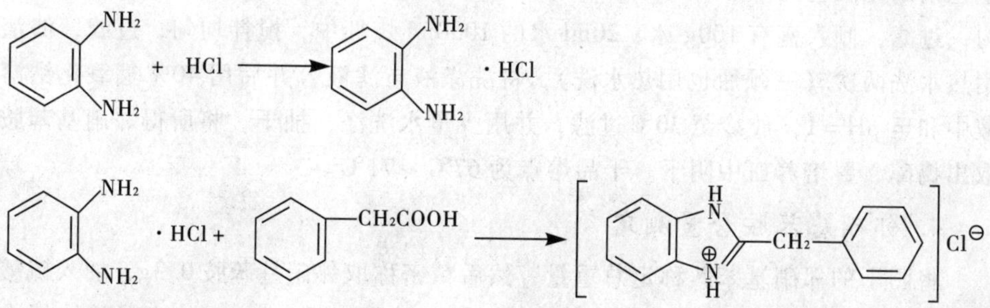

【实验方法】

（一）邻硝基苯胺的制备

1. 磺化

（1）原料规格及用量

原料名称	规格	用量	摩尔数	摩尔比
乙酰苯胺	cp	50.0g	0.37	1.1
20% 硫酸	cp	150.0g	0.31	0.838
92% 硫酸	cp	58.0g	0.58	1.567

（2）操作：在 500ml 三颈瓶中加入 20% 硫酸 150.0g，开动搅拌。瓶外用少量冰水冷却，待硫酸冷到 10℃ 左右时加入乙酰苯胺（又名退热冰，用前在 80℃ 干燥过），每次加入少量，共加入 50.0g，使反应温度不超过 80℃。退热冰加完后撤去冰水浴改用水浴加热，反应温度保持在 65℃ ~ 70℃，保温 1h 后测定反应终点（取试管一支加入少量碳酸钠试液，取反应液一滴加入试管中，振摇，如不浑浊即可停止反应），然后加入 92% 硫酸 58.0g（乙酰苯胺:硫酸 = 1:1.7）。

2. 硝化

用 100ml 量筒量取 18.0ml 硝酸，在冷却下慢慢加入 21.0ml 浓硫酸，配成后即为混酸。将混合酸用冰冷却后，倒入分液漏斗中。

将磺化制得之磺化反应液在搅拌下用冰盐浴冷却至 0℃ 以下，慢慢滴入混合酸，反应温度不得超过 2℃，混合酸加完以后继续保持在 0℃ 以下搅拌 2h，反应停止后在冷却下慢慢加入水 50ml。

3. 水解、中和

将上述反应液加热并逐渐加入水，调节回流温度，使在 150℃ 回流 1h（加水量包括硝化反应完后加入的 50.0ml 在内约需 100ml 左右）。水解反应完后搅拌均匀，过滤，倾入盛有 100g 冰、20ml 水的 1000ml 烧杯中，搅拌均匀，过滤，滤渣用热水洗两次（三颈瓶也用热水洗），将洗涤液与滤液合并后用 40% 氢氧化钠溶液中和至 pH = 1，放冷至 30℃ 过滤，并用少量水洗涤，抽干，将所得邻硝基苯胺取出捣碎，置培养皿中阴干。干品熔点为 67℃ ~ 71℃。

4. 邻硝基苯胺含量测定

将阴干的邻硝基苯胺称定总重量，然后精密称取邻硝基苯胺 0.3g，加入硫酸 10ml，用细玻璃棒捣碎使溶，加蒸馏水 100ml 稀释，用 0.1mol/L 亚硝酸钠标准溶液滴定，用淀粉碘化钾为外指示剂，用消耗的亚硝酸钠体积值计算邻硝基苯胺的含量。

每毫升 0.1mol/L $NaNO_2$ 相当于 0.0138g 邻硝基苯胺。

5. 收率计算

所得邻硝基苯胺总重 × 含量 × 100% = 收率

理论产重：邻硝基苯胺收率 60% ~ 85%。

6. 注意事项

（1）磺化加乙酰苯胺时不宜过快，因乙酰苯胺在硫酸中要有一个溶解过程，如果加料过快，则绝大部分退热冰未溶。升温磺化时反应激烈，最好将乙酰苯胺研细，以加快溶解。

（2）磺化液冷冻时若出现结晶，仍可进行硝化，但搅拌的效果要好，以免局部温度过高。

（3）磺化反应液中滴加混合酸时应严格注意温度，最好是磺化液降温到1℃以下再加混合酸。在硝化过程中，冷却的效果要好，为此需将冰块敲碎一些，与盐混合要均匀。

（4）水解、中和以后冷至30℃左右，应立即过滤。温度不宜过低，更不可放置一段时间，否则将析出硫酸钠而难以处理。

（二）邻苯二胺的制备

1. 原料规格及用量

原料名称	规格	用量	摩尔数	摩尔比
邻硝基苯胺	cp	20.0g	0.144	1.0
硫化钠	cp	12.3g	0.158	1.1

2. 操作

在500 ml三颈瓶中先加入硫化钠水溶液，搅拌下加热至60℃慢慢分次加邻硝基苯胺，加完后继续加热在102℃左右回流反应约4h。反应完毕后慢慢降温，先用冷水，后用冰浴，降温至5℃，保持0.5h，过滤，结晶以冰水洗涤一次，抽干，干燥后测定熔点为93℃~103℃，收率为70%~75%。

3. 注意事项

（1）还原回流时，回流液开始为深黄色，以后颜色逐渐变浅，最后变为无色，表示还原已经完全。为保证反应完全，在回流变为无色后继续回流0.5h。

（2）邻苯二胺在水中有一定的溶解度（35℃时为4.2%），故反应液冷却至5℃或稍低过滤，冷却时为使结晶颗粒较大而易于过滤，应继续进行搅拌。过滤洗涤时，用水的温度要低，同时用量不要多。

（三）邻苯二胺盐酸盐的制备

1. 原料规格及用量

原料名称	规格	用量	摩尔数	摩尔比
邻苯二胺	cp	10.8g	0.10	1.0
浓盐酸	cp	11.2ml	0.11	1.1
水	蒸馏水	6.2ml		

2. 操作

将浓盐酸 11.2ml 稀释到 17.4ml，取半量加入 50ml 烧杯中，盖上表面皿。于石棉网上加热到近沸（温度约在 80℃～90℃，不宜过高，否则邻苯二胺盐酸盐颜色加深），一次加入邻苯二胺，用玻璃棒搅拌，使固体溶解，然后加入其余的盐酸和活性碳 1.0g，搅匀，趁热抽滤。滤液冷却后析出结晶，抽滤，结晶用少量乙醇洗三次，抽滤，干燥，得白色或粉红色针状结晶的邻苯二胺单盐酸盐。

（四）地巴唑的制备

1. 原料规格及用量

原料名称	MW	规格	用量	摩尔数	摩尔比
邻苯二胺盐酸盐		自制	上步所得	0.10	1.0
苯乙酸	136.15	cp	13.6g	0.10	1.0
水		蒸馏水	适量		

2. 操作

（1）制备粗品：在装有机械搅拌器、温度计和蒸馏装置的 60ml 三颈瓶中加入苯乙酸，用沙浴加热，内温达 90℃～100℃，待苯乙酸熔化后于搅拌下加入邻苯二胺盐酸盐，升温至 150℃开始脱水，然后慢慢升温于 160℃～240℃反应 3h，较长时间在 200℃，计算蒸出水量，反应结束后待反应液冷至 150℃以下，趁热慢慢向反应液中加入 4 倍量的沸水，搅拌溶解后，活性炭脱色趁热抽滤，滤液立即转移至烧杯中，于搅拌下冷却析出结晶（防止结成大块），抽滤，以少量水洗三次，得地巴唑粗品。

（2）精制：按地巴唑的粗品的 5.5 倍量加水，加入烧杯中，加热至沸，加地巴唑粗品，加热溶解后，加活性炭 1～2g，保温 10～15min，趁热抽滤，滤液用 10% 氢氧化钠溶液调节 pH 9，冷却，抽滤用少量蒸馏水洗至中性，抽滤得地巴唑盐基。

将盐基的湿品用 1.5 倍量的蒸馏水调成糊状，加热，用盐酸调节 pH 4～5，使完全溶解，活性炭脱色，趁热抽滤，滤液冷却后析出结晶，过滤收集结晶并用蒸馏水洗三次，得第一次粗制品。

第一次粗制品以二倍量蒸馏水加热溶解后活性炭脱色，按上法再精制一次即得地巴唑精品（白色结晶），熔点为 180℃～186℃。

（3）结构确证：①红外吸收光谱法、标准物 TLC 对照法；②核磁共振光谱法。

【注意事项】

（1）反应过程中产生刺激性气体，可将出气口导至水槽。

（2）反应温度为160℃~240℃，时间为3h，较长时间在200℃，后0.5h升到240℃，温度不宜超过240℃以上，否则邻苯二胺被破坏，产生黑色树脂状物，产量显著下降。

（3）在精制地巴唑盐基时，结晶用少量蒸馏水洗至中性的目的是洗去未反应的苯乙酸。

（4）用盐酸溶解邻苯二胺时，温度不宜过高，约80℃~90℃即可，否则所生成的邻苯二胺单盐酸盐颜色变深。由于邻苯二胺单盐在水中溶解度较大，故所用仪器应尽量干燥。邻苯二胺单盐酸盐制好后，应先在空气中吹去大部分溶媒，然后再于红外灯下干燥。否则，产品长时间在红外灯下照射，易被氧化成浅红色。

（5）在环合反应过程中，气味较大，可将出气口导至水槽，温度上升速度视蒸出水的速度而定。在加入沸水前，反应液须冷却到150℃以下，以防反应瓶破裂。

【思考题】

1. 在合成地巴唑时，为什么要分段缓缓加温？

2. 地巴唑精制时，先用碱游离，再做成盐酸盐，这样做是为什么？能否不游离直接用盐酸精制？为什么？

3. 在邻苯二胺单盐酸盐制备中，取半量盐酸加热近沸，此时为什么温度不宜过高？

4. 环合反应温度太高有何不利？为什么？

实验三

盐酸普鲁卡因的合成

【实验目的】

1. 通过局部麻醉药盐酸普鲁卡因（Procaine Hydrochloride）的合成，学习酯化、还原等单元反应。

2. 掌握利用水与二甲苯共沸的原理进行酯化脱水的操作。

3. 了解含有易水解结构的化合物反应条件的控制，掌握用铁粉将硝基还原成氨基的操作。

4. 掌握成盐和水溶性大的盐类用盐析法进行分离的操作及其精制方法。

【实验原理】

$$O_2N-\underset{}{\bigcirc}-COOH + HOCH_2CH_2N(C_2H_5)_2 \xrightarrow[145\text{℃}]{\text{二甲苯}}$$

$$O_2N-\underset{}{\bigcirc}-COOCH_2CH_2N(C_2H_5)_2 \xrightarrow{Fe,H_2O,HCl}$$

$$H_2N-\underset{}{\bigcirc}-COOCH_2CH_2N(C_2H_5)_2 \cdot HCl \xrightarrow{NaOH}$$

$$H_2N-\underset{}{\bigcirc}-COOCH_2CH_2N(C_2H_5)_2 \xrightarrow[pH5.5]{HCl}$$

$$H_2N-\underset{}{\bigcirc}-COOCH_2CH_2N(C_2H_5)_2 \cdot HCl$$

【实验方法】

（一）对硝基苯甲酸二乙氨基乙醇酯（俗称硝基卡因）的制备

1. 原料规格及用量

原料名称	规格	用量	摩尔数	摩尔比
对硝基苯甲酸	cp	30.0g	0.18	1.0
二乙胺基乙醇	cp	22.0	0.188	1.044
二甲苯	cp	190.0ml	1.56	8.66

2. 操作

在装有搅拌、温度计及回流冷凝分水器的 500ml 三颈瓶中加入对硝基苯甲酸 30.0g、二甲苯 190ml，于搅拌下加入 β－二乙氨基乙醇 22g，于油浴上加热（维持内温 144℃～146℃，外温约 162℃），回流带水 6h，反应完毕后放置过夜析出固体。将上清液用倾泻法转移到减压蒸馏瓶中，用水泵减压蒸除二甲苯，残液与三颈瓶中固体合并，以 30% 盐酸 210ml 溶解，滤除未反应的对硝基苯甲酸，滤液用 20.0% 氢氧化钠调至 pH4.0～4.2，待还原用。

3. 注意事项

（1）酯化反应利用水与二甲苯共沸的原理，将酸与醇生成的水移去，使酯化反应趋于完全。酯化中所用的仪器、原料均应事先干燥。

（2）"于油浴上加热，回流带水 6h"，生产上反应时间为 19h，由于教学实验的安排，在改进分水条件的情况下将时间缩短为 6h 也能达到实验要求。如延长反应时间，收率可提高。

（3）"反应完毕后放置过夜析出固体"，也可不放冷直接减压蒸除二甲苯，但后期析出的固体较多，毛细管容易阻塞。为操作方便，故先放冷使大部分固体析出并分开，二甲苯可回收套用。

（二）普鲁卡因的制备

1. 原料规格及用量

原料名称	规格	用量	摩尔数	摩尔比
硝基卡因盐酸盐	自制	上步所得		
铁粉	还原铁			

2. 操作

在装有搅拌、温度计的 500ml 三颈瓶中加入硝基卡因盐酸盐溶液,在搅拌下于 25℃ 分次加入活化铁粉。加毕,反应温度自动上升,40℃~45℃ 温度继续反应 2h 后抽滤。滤渣以少量水洗涤两次,合并洗滤液,以稀盐酸酸化至 pH=5,再用 10% 硫化钠调 pH 7~8,除去反应中铁离子。抽滤,滤渣以少量水洗涤,洗涤液合并后用稀盐酸酸化至 pH=6,加少量活性炭于 50℃~60℃ 保温 10min,抽滤,滤渣以少量水洗一次,洗液与滤液合并,冷却至 10℃ 以下,用 20.0% 氢氧化钠液碱化至 pH9.5~10.5,使普鲁卡因盐基完全析出为止,抽滤并压干供成盐用。

3. 注意事项

(1) 铁粉活化的目的是除去其表面的铁锈。活化方法为:将铁粉 70.0g 加水 150.0ml,盐酸 1.0ml 煮沸,用水以倾泻法洗至中性,置水中待用。

(2) "加毕,反应温度自动上升",此反应系放热反应,铁粉必须分次加入,以免反应剧烈。加完后温度自然上升,注意不得超过 70℃ (必要时冷却),保持在 45℃ 为宜,并注意反应液颜色变化(从绿→棕→黑)。若不能成棕黑色,表示反应尚未完成,可补加使之分解并形成胶体硫析出,加活性炭使之吸咐便于除去。

(三) 盐酸普鲁卡因制备

1. 原料规格及用量

原料名称	规格	用量	摩尔	摩尔比
普鲁卡因盐基	自制	上步所得		
浓盐酸	cp	适量		
氯化钠	cp	适量		
保险粉	cp	适量(约为盐基的 1%)		

2. 操作

(1) 成盐:将上步制得之普鲁卡因盐基置于干燥小烧杯中,外用冰浴冷却,慢慢滴加浓盐酸至 pH5.5,加热至 50℃,以精制氯化钠至饱和,继续升温至 60℃ 后,再加保险粉适量,于 65℃~70℃ 趁热抽滤,滤液冷却并析出结晶,冷至 10℃ 以下抽滤,得盐酸普鲁卡因粗品。

(2) 精制:将粗品置于干燥小烧杯中,滴加蒸馏水并保温,在 70℃ 时恰好溶解为止，加入适量保险粉，析出时改用冰浴冷却使结晶析出完全，滤集结晶。用少量冷乙醇洗两次，干燥即得，得量约 12.0 ~ 15.0g。熔点为 153℃ ~ 157℃。

3. 注意事项

（1）盐酸普鲁卡因水溶性大，所用仪器须干燥，盐基要尽量抽干，用水须严格控制，否则影响收率。

（2）控制 pH5.5，以免分子结构中的另一个碱性中心成盐。

（3）利用盐析法加精制氯化钠，使盐酸普鲁卡因从水中分离。

（4）保险粉为强还原剂，用以防止芳胺基氧化，并除去有色杂质，以使产品色泽洁白，但用量不能过多，一般控制在 1% 以下。

【思考题】

1. 酯化反应的特点是什么？在合成中如何控制？二甲苯在对硝基苯甲酸的酯化反应中作用是什么？带水剂应具备什么条件？

2. 试说明铁粉还原的反应历程及在电解质存在下采用铁粉还原硝基化合物的主要影响因素？

实验四

磺胺醋酰钠的合成

【实验目的】

1. 通过本实验掌握磺胺类药物的一般理化性质，并掌握如何利用其理化性质的特点来达到分离提纯产品之目的。

2. 通过本实验操作掌握乙酰化反应的原理。

3. 熟悉药物化学中磺胺类药物的结构特点及其理化性质。

4. 了解有机化学中由胺类化合物和醋酐反应制备酰胺的基本原理。

5. 熟悉有机化学中趁热抽滤、重结晶的实验操作，了解用控制 pH、温度等反应条件纯化产品的方法。

【实验原理】

磺胺醋酰钠（Sodium Sulfacetamide）用于治疗结膜炎、沙眼及其他眼部感染。磺胺醋酰钠化学名为 N - ［（4 - 氨基苯基） - 磺酰基］ - 乙酰胺钠 - 水合物，化学结构式为：

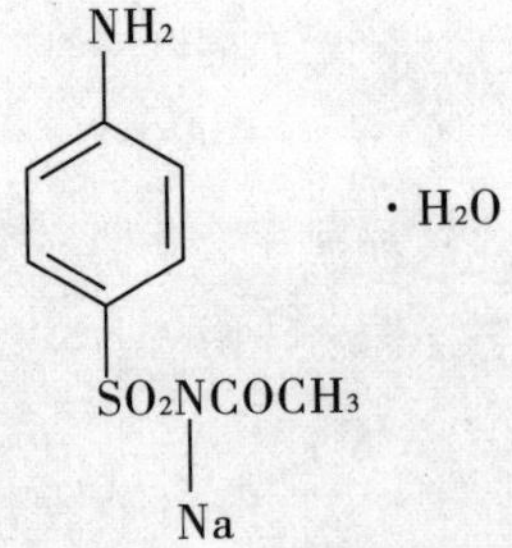

$$NH_2 - C_6H_4 - SO_2NCOCH_3 \; \text{(Na)} \cdot H_2O$$

磺胺醋酰钠为白色结晶性粉末，无臭味，微苦，易溶于水，微溶于乙醇、丙酮。合成路线如下：

$$H_2N\!-\!\!\bigcirc\!\!-\!SO_2NH_2 \xrightarrow[\text{NaOH}]{(CH_3CO)_2O} H_2N\!-\!\!\bigcirc\!\!-\!SO_2N\!-\!COCH_3 \xrightarrow{H^+}$$

$$\underset{Na}{|}$$

$$H_2N\!-\!\!\bigcirc\!\!-\!SO_2NHCOCH_3 \xrightarrow{NaOH} H_2N\!-\!\!\bigcirc\!\!-\!SO_2N\!-\!COCH_3\cdot H_2O$$

$$\underset{Na}{|}$$

【实验方法】

(一) 磺胺醋酰 (SA) 的制备

1. 原料规格及配比

原料名称	规格	用量	摩尔	摩尔比
磺胺	CP	17.2g	0.1	1.0
醋酐	CP	13.6ml	0.142	1.42
氢氧化钠	22.5%	22.0ml	0.1125	1.13

2. 操作

在装有搅拌、温度计和回流冷凝管的三颈瓶中投入磺胺 (SN) 17.2g 及 22.5% 氢氧化钠溶液 22.0ml 和磁力搅拌子。然后开动搅拌器，把反应瓶放在水浴中加热至 50℃ 左右。本实验控制的是内温，搭装置时，让反应瓶贴紧水浴锅底，将水浴锅放在磁力搅拌器上。待物料完全溶解后，滴加醋酐 3.6ml，5min 后滴加 77.0% 的氢氧化钠 2.5ml，并保持反应液 pH 值在 12 左右，随后每隔 5min 交替滴加醋酐和氢氧化钠，滴加时从瓶口中滴入不要流到瓶壁上。每次 2ml，加料期间反应温度维持在 50℃ ~55℃ 及 pH12~13。要交替滴加五次。加料完毕后，继续保温搅拌反应 30min。将反应液转入 10.0ml 烧杯中，加水 20ml 稀释。用浓盐酸调 pH 至 7，一点一点滴加浓盐酸，然后放到冰浴中放置 30~40min，冷却析出固体。抽滤固体，用适量冰水洗涤。洗液与滤液合并后用浓盐酸调 pH 至 4~5，析出磺胺醋酰 (SA) 和磺胺双醋酰 (ASA)。滤取沉淀，压干，称重，沉淀用过量 10.0% 盐酸溶解，至 pH 约为 1，放置 10min，然后抽滤除去不溶物，此不溶物为 ASA，取滤液。

滤液加适量活性炭，脱色后用 40% 的氢氧化钠溶液调 pH 至 5，析出磺胺醋酰，然后抽滤。

每组同学称量三次，第一次是磺胺，第二次是磺胺醋酰和磺胺双醋酰，第三次为磺胺双醋酰。

3. 注意事项

（1）滴加醋酐和氢氧化钠溶液是交替进行，每滴完一种溶液后，让其反应 5min 后再滴入另一种溶液。滴加是用玻璃吸管加入，滴加速度以液滴一滴一滴地滴下为宜。

（2）反应中保持反应液 pH 在 12 左右很重要，否则收率将会降低。

（3）在 pH = 7 时析出的固体不是产物，应弃去。产物在滤液中，切勿搞错。

（4）在 pH 为 4 ~ 5 时析出的固体是产物。

（5）在本实验中，溶液 pH 的调节是反应能否成功的关键，应小心注意，否则实验会失败或收率降低。

（二）磺胺醋酰钠的制备

1. 原料规格及配比

原料名称	规格	用量	摩尔	摩尔比
磺胺醋酰	自制	上步所得		

2. 操作

将以上所的磺胺醋酰投入 50ml 烧杯中，于水浴上加热至 90℃，用大烧杯套小烧杯，两个烧杯中加水，小烧杯中放很少的水，约 0.5ml，放在电炉上加热至 90℃，此操作不要用水浴锅，两个烧杯之间放温度计来测量水温，滴加 20.0% 氢氧化钠至恰好溶解，溶液 pH 为 7，此时碱不能太强，否则酰胺键会断开，若有不溶物则需趁热抽滤，趁热抽滤时需把布氏漏斗和抽滤瓶先预热，然后滤液转至小烧杯中析晶，若无不溶物则放置冷却析出晶体，抽滤，干燥得到钠盐。

3. 注意事项

（1）加入水的量应使磺胺醋酰略湿即可，若 0.5ml 较难掌握，可适当多加入一些，然后再蒸发去一些水分。

（2）若趁热过滤，漏斗应先预热。若滤液放置后较难析出晶体，可置电炉上略加热，挥发去一些水分，再放冷析晶。

【思考题】

1. 磺胺类药物有哪些理化性质？在本实验中，是如何利用这些性质进行产品纯化的？

2. 反应液处理时，pH = 7 时析出的固体是什么？pH = 5 时析出的固体是什么？在 10% 盐酸中不溶物是什么？为什么？

3. 反应过程中，调节 pH 为 12 ~ 13 是非常重要的。若碱性过强，其结果是磺胺较多，磺胺醋酰次之磺胺双醋酰较少；若碱性过弱，其结果是磺胺双醋酰化物较多，磺胺醋酰次之，磺胺较少，为什么？

实验五

磺胺酰胺钠的制备

The Preparation of Sodium Sulfacetamide

【The purposes】

1. To learn the basic principles of acetylation and to practice controlling the reaction conditions (including pH and temperature) to insure that the desired compound is the main product.

2. To separate and purify the product from the reaction mixture according to the physical and chemical properties.

【Main reactions】

$$H_2N-C_6H_4-SO_2NH_2+(CH_3CO)_2O \xrightarrow{NaOH}$$

$$H_2N-C_6H_4-SO_2\overset{Na}{N}COCH_3 \xrightarrow{H^+} H_2N-C_6H_4-SO_2NHCOCH_3$$

$$\xrightarrow{NaOH} H_2N-C_6H_4-SO_2\overset{Na}{N}COCH_3$$

【Materials】

name		weight or volume	moles	mole ratio
sulfanilamide		8.6g	0.05	1
acetic anhydride		6.8ml	0.071	1.42
sodium hydroxide	20%	1.5ml	0.055	
sodium hydroxide	75%	6.3ml		

sodium hydroxide	40%	50ml		
sodium hydroxide	20%	20ml		

【Procedures】

In an 100ml three – neck flask equipped with a stirrer, a thermometer and place 8.6g of saulfanilamide and 11.5ml of 20% sodium hydroxide solution.

Stirring and heating the mixture to 50℃ – 55℃ on a hot water bath after the solid has been dissolved, adding about one fourth of acetic anhydride and 75% sodium hydroxide solution per five minutes to keep the temperature at 50℃ – 55℃ and then continue stirring the contents of the reaction flask for 30 minutes.

When the reaction has completed, pour the reaction mixture into a 50ml beaker and add 10.0ml water then neutralize to pH 7 with concentrated hydrochloric acid (about 3.0ml) . Cool the mixture in an ice bath for 0.5 hours, during this period a precipitate oppears.

Filter the mixture by suction through a Buchner funnel and acidify the filtrate to pH 5 – 4 with concentrated hydrochloric acid.

Cool the mixture in an ice bath for 15 minutes; collect the solid by suction filtration.

Add 10.0% hydrochloric acid solution (which is three times as many as the solid) to solid while stirring with a glass rod then let mixture stand for 30 minutes.

Filter the mixture to remove the solid. Add a small amount of decolorizing carbon into the filtered solution and swirl at room temperature.

Filter the mixture by suction filtration, and neutralize the filtrate to pH 5 with a solution of 40% sodium hydroxide while stirring, during which time the SA should begin to crystallize from the solution.

Filter the product by suction until the product is free of solvent.

Dry and weigh the product. Measure its melting point (178℃ – 182℃) and calculate the percentage.

If its melting point could not meet the criteria, then try to recrystallize the product from warm water using 15ml/g of products.

Put 12.2 g of sulfacetamide in 50ml a beaker and heat (it) to 90℃ on a hot water bath then drop 20.0 % NaOH to just dissolve, pH 7 ~ 8. Filter the solution while hot and cool the solution until SA – Na is crystallized completely. Filter and dry the product. SA – Na is obtained.

Weight (11.4g) and calculate the percentage (77.02%).

【Questions】

1. What properties do the sulfanilamides have?

2. During the operating procedure what is the product precipitated at pH 7? What is the product precipitate at pH 5? In 10.0 % hydrochloric acid solution what is the soluble material ? What is the insoluble material? Why?

3. During the procedure of the reaction, if the basicity is too strong, it will result in more amount of SN, middle amount of SA and less amount of diacetyl SN, if the basicity is too weak, it will result in more diacetyl SN, middle SA and less SN, why?

实验六

阿司匹林的合成

【实验目的】

1. 通过本实验掌握阿司匹林（Aspirin，乙酰水杨酸）的性状、特点和化学性质。

2. 熟悉和掌握酯化反应的原理和实验操作。

3. 进一步巩固和熟悉重结晶的原理和实验方法。

4. 了解阿司匹林中杂质的来源和鉴别。

【实验原理】

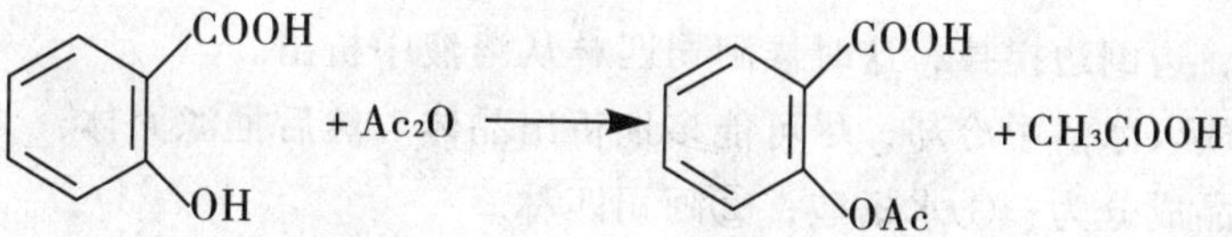

在反应过程中，阿司匹林会自身缩合形成聚合物。利用阿司匹林结构中的酸性基团可以和碱反应生成可溶性钠盐的性质，从而与聚合物分离。

在阿司匹林的产品中的另一个主要的副产物是水杨酸，其来源可能是酰化反应不完全的原料，也可能是阿司匹林的水解产物。水杨酸可以在最后的重结晶中加以分离。

【实验方法】

1. 原料规格及配比

原料名称	规格	用量	摩尔	摩尔比
水杨酸	药用	10.0g	0.075	1.0
醋酐	CP	25.0ml	0.25	3.3
蒸馏水		适量	0.1125	1.13

2. 操作

(1) 称量：在 500ml 锥形瓶中，放入水杨酸 10.0g，醋酐 25.0ml，用滴管滴加浓硫酸，并缓慢旋摇锥形瓶，使水杨酸溶解。

将锥形瓶放在水浴上加热至 85℃~95℃，维持温度 10min。因为此反应是保温反应，也是一个简单的酰化反应。

然后将锥形瓶从热源上取下，使其在室温下慢慢冷却，在冷却过程中阿司匹林会渐渐析出，若室温下无法结晶出，可采用冰浴充分冷却，需结晶完全。

结晶形成后，此时的粗品中所含成分为：①水杨酸；②聚合物；③阿司匹林；④没反应的醋酐。加入水 250.0ml，然后将该溶液放入冰浴中冷却。待在冰浴中充分冷却后，大量固体析出，抽滤得到固体，冰水洗涤，并尽量压紧抽干，得到阿司匹林粗品。粗品的成分为：①阿司匹林；②水杨酸；③聚合物。

(2) 提纯：将阿司匹林粗品放在烧杯中，加入饱和的碳酸氢钠 125.0ml，搅拌到没有二氧化碳放出，其不溶物不再减少。如有不溶的固体存在，真空抽滤，除去不溶物，并用少量水清洗，这一步要的是母液。

另取烧杯一只，放入浓盐酸 17.5ml 和水 50.0ml。将得到的滤液慢慢分多次倒入烧杯中，边倒边搅拌，这时候阿司匹林从溶液中析出。

将烧杯放入冰浴中冷却，尽可能多地析出晶体。然后抽滤固体，并用冷水洗涤。这时粗品成分为：①水杨酸；②阿司匹林。

最后利用重结晶法分离水杨酸和阿司匹林。

将所得到的阿司匹林粗品加入反应瓶中，加入适量乙酸乙酯（不超过15.0ml），在水浴中缓缓不断加热至固体溶解，自然冷却至室温，或接近室温后再用水浴冷却，然后阿司匹林渐渐析出，抽滤得到阿司匹林晶体。

3. 注意事项

(1) 加热的热源可以是蒸汽浴、电加热套、电热板，也可以是烧杯加水的水浴。若加热的介质为水时，要注意不要让水蒸气进入锥形瓶中，以防止酸酐和生成的阿司匹林水解。

(2) 倘若在冷却过程中，阿司匹林没有在反应液中析出，可用玻璃棒或不锈钢刮勺，轻轻摩擦锥形瓶的内壁，也可同时将锥形瓶放入冰浴中冷却，促使结晶生成。

(3) 加水时要注意，一定要等结晶充分形成后才能加入。加水时要慢慢加入，并有放热现象，产生醋酸蒸气，须小心，最好在通风橱中进行。

(4) 当碳酸氢钠水溶液加入到阿司匹林中时会产生大量气泡，注意分批少量加入，一边加一边搅拌，以防气泡产生过多而引起溶液外溢。

（5）如果将滤液加入盐酸后仍没有固体析出，测一下溶液的 pH 是否呈酸性。如果不是，再补加盐酸，至溶液 pH = 2 左右，会有固体析出。此时应有阿司匹林从乙酸乙酯中析出。若没有固体析出，可加热将乙酸乙酯挥发一些，再冷却，重复操作。

（6）阿司匹林的纯度可用下列方法检查：取两支干净试管，分别放入少量水杨酸和阿司匹林精品。加入乙醇各 1.0ml，使固体溶解。然后分别在每支试管中加入几滴 10% 氯化铁溶液，盛水杨酸的试管中有红色或紫色出现，盛阿司匹林精品的试管应是稀释的氯化铁本色。

【思考题】

1. 在阿司匹林的合成过程中要加入少量的浓硫酸，其作用是什么？除浓硫酸外，是否可以用其他酸代替？

2. 产生聚合物是合成中的主要副产物，生成的原理是什么？除聚合物外，是否还会有其他可能的副产物？

3. 药典中规定，成品阿司匹林中要监测水杨酸的量，为什么？本实验中采用什么方法测定水杨酸？试简述其基本原理。

实验七

乙酰水杨酸的制备

The Preparation of Acetylsalicylic Acid

【The purposes】

1. To learn the preparation of Aspirin and how to choose catalyst,

2. To master the basis technique in this experiment.

【The choice of catalyst】

This experiment demonstrates the action of three acetylation catalyst, two bases: sodium acetate and pyridine, a mineral acid: sulfuric acid.

Place 1.0g of salicylic acid in each of three test tubs and add to each tube 2.0ml of acetic anhydride. To the first add 0.2g of anhydrous sodium acetate, note the time, stir with a thermometer, and record the degrees risen in temperature and the estimated propertion of solid that has dissolved, replace the thermometer and continue to stir occasionally while starting the next acetylation Clean the thermometer, put it in the second tube, add 5 microdrops of pyridine observe as before, and compare with the first results.

Add 3 microdrops of concentrated H_2SO_4 to the third tube.

Put all the tubes in a beaker of hot water for 15min. to dissolve solid and complete the reactions then pour each of the solutions into three 100ml beakers containing 50ml of water and rinse the tubes with water. Swirl to aid hydrolysic of excese acetic anhydride. Do they produce precipitate or oil? How many is each? Do you know the order of activity of the three catalysts?

【Main reaction】

【Materials】

name	weight or volume	moles	mole ratio
salicylic acid	5. 0g	0. 0362	1. 0
acetic anhydride	7. 5 g/7. 0ml	0. 073	2. 0

【Procedures】

Weigh 5. 0 g of salicylic acid crystals, and place them in a 125ml Clemneyer flask. Add 7. 0ml of acetic anhydride.

Followed by 3 drops of concentrated H_2SO_4 from a dropper, and stir carefully, with thermometer heat gently on the hot water bath (50℃ – 60℃) for 30minutes. Allow the flask to cool to room temperature, during which time the aspirin should begin to crystallize from the reaction mixture. Cool the mixture slightly in a cold water bath until crystallization has completed.

Add 70. 0ml water and stir, collect the product by suction on a Buchner funnel until the crystals are free of solvent.

Transfer the crude solid to a 250ml beaker and add 40. 0ml of a saturated aqueous sodium bicarbonate solution. Stir until all signs (listen) of reaction have ceased. Filter the solution by suction filtration.

Any polymer should be left behind at this point. Carefully pour 1 : 1 hydrochloric acid into the filtrate until pH 1. 5 while stirring. The aspirin should precipitate. Filter the solid by suction filtration and wash the crystals well with cold water.

Into each of three test tubes containing 5ml of water dissolve a few crystals on phenol, salicylic acid and your crude product. Add a drop or two of 5. 0 % ferric chloride solution to each tube and note the color.

Transfer the crude solid to a 150ml flask. Add 20. 0ml ethanol and heat gently until aspirin dissolves.

Pour the mixture into 40. 0ml hot water (50℃ – 60℃) while stirring. Let the mixture stand. On cooling to room temperature, the aspirin should recrystallize. Collect the product by suction on the Buchner funnel and wash the crystals. Dissolve little the crystals with a few 35 % ethanol just for the presence of unreacted salicylic acid using $FeCl_3$ solution as described above, dry the purified material. Weigh and calculate the percentage.

Measuring the melting point of the product. (lit. 135℃ – 138℃)

Method 1: Using Thiele tube. First, heat the Thiele tube to 128 ~ 130℃, then put the thermometer to which a capillary tube containing aspirin, aspirin is attached into the Thiele tube.

Method 2: Using an Electric Melting Point Apparatus, according to the manual of the instrument.

Identification:

Non – aspirin salicylates: Dissolve 2.5g in sufficient alcohol to make 25.0ml. To each of two matched color – comparison tube add 48.0ml of water and 1.0ml of a freshly prepared, diluted ferric ammonium sulfate solution (prepared by adding 1.0ml of 1 mol/L hydrochloric acid to 2.0ml of ferric ammonium sulfate TS and diluting with water to 100ml). Into one tube pipet 1.0ml of a standard solution of salicylic acid in water, containing 0.10 mg of salicylic acid per ml. Into the second tube pipet 1.0ml of the lin 10 solution of Aspirin. Mix the contents of each tube: after 30 seconds, the color in the second tube is not more intense than that in the tube containing the salicylic acid (0.1%).

【Questions】

1. When we prepare aspirin, the apparatuses used must be anhydrous, why?

2. What is the purpose of the coned H_2SO_4 used in the acetylation reaction? Whether cant it be added? Which substance may be used instead of H_2SO_4?

3. What side reaction will occur in this experiment?

4. Why is the polymeric by – product not soluble in sodium bicarbonate solution, while salicylic acid itself is soluble?

5. Are the acetylation of both phenolic hydoxyl and aromatic amine the same? What properties do the products contain after aetylation?

实验八

水杨酰苯胺的合成

【实验目的】

1. 了解对药物结构的修饰方法。
2. 掌握酚酯化和酰胺化的反应原理。

【实验原理】

水杨酰苯胺（Salicylanilide）为水杨酸类解热镇痛药，用于发热、头痛、神经痛、关节痛及活动性风湿症，作用较阿司匹林强，副作用小。水杨酰苯胺化学名为邻羟基苯甲酰苯胺，化学结构式为：

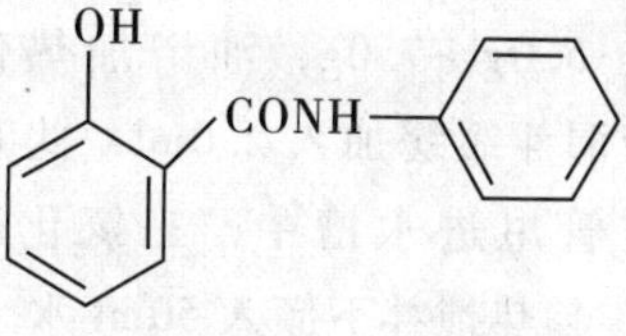

水杨酰苯胺为白色结晶性粉末，几乎无臭，微溶于冷水，略溶于乙醚、氯仿、丙二醇，易溶于碱性溶液。熔点为 135.8℃ ~ 136.2℃。

合成路线如下：

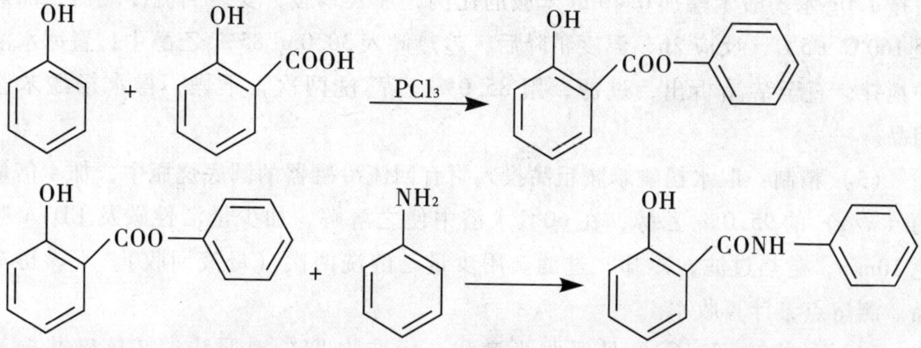

【实验方法】

1. 原料规格及用量

原料名称	MW	规格	用量	摩尔数	摩尔比
苯酚	94.11	药用	5.0g	0.05	1.0
水杨酸	138.12	cp	7.0g	0.05	1.0
三氯化磷	137.33	cp d = 1.547g/ml	2.0ml 3.1g	0.023	0.45
水杨酸苯酯	214.22	自制	10.8g*	0.05*	1.0*
苯胺	93.13	cp d = 1.02g/ml	4.9ml* 5.0g	0.05*	1.0*

*该数据为理论值,仅供参考,具体实验过程中的实际用量还需根据情况进行计算。

2. 操作

(1) 水杨酸苯酯的制备:在干燥的100ml三颈瓶中安装搅拌器、温度计和球形冷凝器,依次加入苯酚5.0g、7.0g,油浴加热使熔融,控制油浴温度在140℃±2℃之间,通过滴液漏斗缓缓加入2.0ml,此时有氯化氢气体产生。在冷凝器上端接一排气管,尾管甩进水槽中,三氯化磷加毕,维持油浴温度在140℃±2℃之间,反应2h,趁热搅拌下倾入50ml水(50℃)中,于冰水浴中不断搅拌,直至固化,过滤、水洗,得粗品。

(2) 水杨酰苯胺的制备:将上步制得的水杨酸苯酯,投入25ml圆底烧瓶,油浴加热至120℃,使熔融,不时摇动圆底烧瓶,并在此温度维持5min左右,然后按1.0g水杨酸苯酯加0.45ml苯胺的比例,加入苯胺,安装回流冷凝器,加热至160℃±5℃,反应2h,温度稍降后,趁热倾入30.0ml 85%乙醇中,置冰水浴中搅拌,直至结晶析出,过滤,用85.0%乙醇洗两次,干燥,得水杨酰苯胺粗品。

(3) 精制:取水杨酰苯胺粗品投入附有回流冷凝器的圆底烧瓶中,加4倍量的(w/v)的95.0%乙醇,在60℃水浴中使之溶解,加少量活性碳及EDTA脱色10min,趁热过滤,冷却、过滤。用少量乙醇洗两次(母液回收)。干燥得本品。测熔点,计算收率。

(4) 结构确证:①红外吸收光谱法、标准物TLC对照法;②核磁共振光谱法。

【注意事项】

1. 本实验采用先合成水杨酸苯酯，然后再将苯胺酰化，而不是直接用水杨酸酰化。这是因为：氨基中的氮原子的亲核能力较羟基的氧原子强，一般可用羧酸或羧酸酯为酰化剂，而酯基中则以苯酯最活泼，且避免了羧酸与氨基物成盐的问题，因此羧酸酯类作为酰化剂常被应用。

2. 产品精制需加少量 EDTA，因为酚羟基易受金属离子催化氧化，使产品带有颜色。加入 EDTA 的目的是络合掉金属离子，防止产品氧化着色。

【思考题】

1. 水杨酰苯胺的合成可否用水杨酸直接酯化？

2. 产品精制时，为什么要在 60℃ 使之溶解？脱色时为什么要加入少量 EDTA？

实验九

阿司匹林铝的合成

【实验目的】

1. 了解药物结构修饰方法。

2. 掌握减压蒸馏的基本操作。

【实验原理】

阿司匹林临床应用极为广泛，但在大剂量口服时，对胃黏膜有刺激作用，甚至引起胃出血。为克服这一缺点，常做成盐、酯和酰胺。阿司匹林铝（Aluminum Acetylicylate）即是其中之一，它的疗效和阿司匹林相近，但对胃黏膜刺激性较小。阿司匹林铝化学名为羟基双（乙酰水杨酸）铝，化学结构式为：

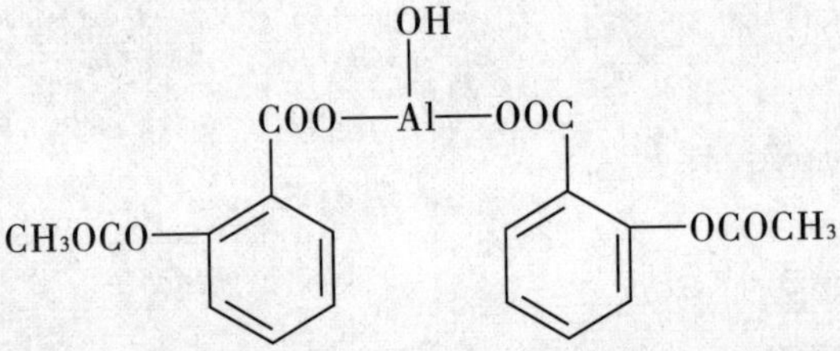

阿司匹林铝为白色或类白色粉末，几乎不溶于水和有机溶剂，溶于氢氧化碱或碳酸碱水溶液中，同时分解。合成路线如下：

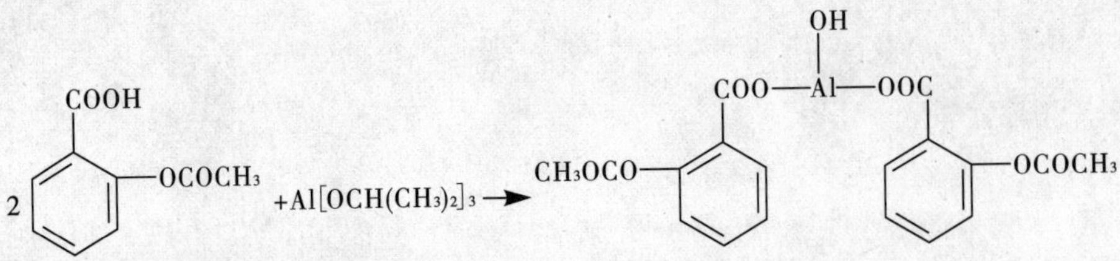

【实验方法】

1. 原料规格及用量

原料名称	MW	规格	用量	摩尔数	摩尔比
铝	27	cp	1.8g	0.037	1.0
二氯化汞	271.50	cp	1mm 颗粒		
异丙醇	137.33	cp	20.0m		
四氯化碳		cp	2d		
异丙醇铝		自制	6.8g		
阿司匹林	180.16	cp	12.0g	0.067	1.8
异丙醇		cp	14.0ml + 37.0ml + 10.0ml		
水			3.0ml		

2. 操作

（1）异丙醇铝的制备：称取 1.8g 铝片，剪细，置 100ml 圆底烧瓶中，加入少许二氯化汞，异丙醇 20.0ml，装好回流冷凝器及干燥管，油浴加热至沸腾，从冷凝器上口加入四氯化碳 2 滴，维持油浴温度 120℃ 左右，加热回流至铝片全部消失（约 1.5～2h），溶液呈黑灰色，改为减压蒸馏装置。水泵减压回收异丙醇，然后用油泵减压蒸出异丙醇铝（142℃ ～ 150℃ ／ 25mmHg）。得透明油状物或白色腊状物。计算收率。

（2）阿司匹林羟基铝的制备：称取异丙醇铝 6.8g，置 100ml 三颈瓶中，加异丙醇 14.0ml，开动搅拌，于油浴中加热至 45℃（内温），溶液呈乳白色混浊，搅拌下加入阿司匹林 12.0g，几分钟后溶液呈透明，控制反应温度 55℃ ～57℃（不要超过 60℃），搅拌 30min，冷却至 30℃，搅拌下加入 40.0ml 异丙醇和水的混合液（37.0ml 异丙醇和 3.0ml 水），形成大量白色沉淀，再于 30℃ 下搅拌 30min，抽滤，用异丙醇 10.0ml 洗一次，干燥得白色粉末状产品。计算收率。

（3）结构确证：①红外吸收光谱法、标准物 TLC 对照法；②核磁共振光谱法。

【注意事项】

1. 加入的二氯化汞的量以直径为 1mm 大小的颗粒为宜，大反而反应慢。

2. 加入异丙醇和水的混合液进行水解反应时，由于阿司匹林分子中的乙酰氧基和铝原子呈络合状态，故在本实验条件下，乙酰基不会水解下来。

3. 铝片应剪成细丝，要剪成细长状，长短均匀。如有少量铝丝不溶，也应水泵减压蒸出异丙醇，不影响产量。

【思考题】

1. 试述减压蒸馏的操作要点。

2. 试述常用药物成盐方法及意义。

实验十

苯乐来的合成

【实验目的】

1. 通过本实验了解酯化反应的方法以及酯化反应在药物化学结构修饰中的应用。

2. 通过酰氯的制备熟悉用酰氯进行酯化反应的方法，掌握无水操作的技能。

3. 了解拼合原理在药物化学中的应用。

4. 通过本实验掌握反应中产生有害气体的吸收方法。

【实验原理】

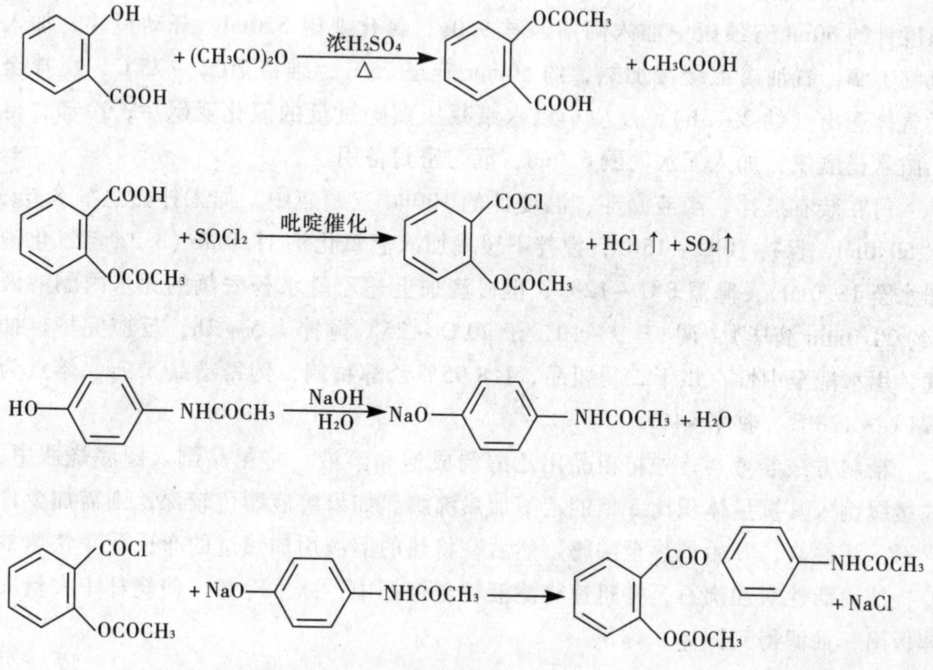

【实验方法】

1. 原料规格及用量

原料名称	MW	规格	用量	摩尔数	摩尔比
阿斯匹林	180.16	药用	9.0g	0.05	1.0
氯化亚砜	118.97	cp d = 1.638g/ml	8.19g 5.0ml	0.069	1.37
吡 啶		cp	1滴		
扑热息痛		药用	8.6g	0.057	1.18
氢氧化钠		cp	3.3g	0.0825	1.65
丙 酮		cp bp. 56.5℃	6.0ml		

2. 操作

在装有搅拌、回流冷凝器（上端附有氯化钙干燥管，排气导管通入水槽）、温度计的 60ml 三颈瓶中加入阿斯匹林 9.0g，氯化亚砜 5.0ml，开动搅拌，加入吡啶 1 滴，置油浴上缓缓加热，约 50min 升至 75℃，维持 70℃ ~ 75℃，搅拌至无气体逸出（约 2 ~ 3h），反应毕以水泵减压蒸除过量的氯化亚砜后，冷却，得乙酰水杨酰氯，加入无水丙酮 6.0ml，混匀密封备用。

另在装有搅拌、滴液漏斗、温度计的 100ml 三颈瓶中，加入扑热息痛 8.6g，水 50.0ml，保持 10℃ ~ 15℃，搅拌下缓缓加入氢氧化钠 18.0ml（3.3g 氢氧化钠加水至 18.0ml），降温 8℃ ~ 12℃，慢慢滴加上述乙酰水杨酰氯的无水丙酮溶液（约 20.0min 滴毕），调 pH 9 ~ 10，于 20℃ ~ 25℃ 搅拌 1.5 ~ 2h，反应完毕，抽滤，用水洗至中性，烘干，得粗品，1:8 95% 乙醇精制，约得精品 5.7g，熔点为 174℃ ~ 178℃，收率 44%。

精制方法参考：首先将粗品用乙醇制成饱和溶液，将粗品倒入圆底烧瓶中，并缓缓倒入其重量体积比 5 倍的乙醇加热沸腾。如果溶液颜色较深，则需加少许沸石，活性炭，开始加热至沸腾。然后，将热的溶液用加热过的布氏漏斗快速抽滤，抽去活性炭和沸石，并迅速将滤液转至烧杯中，冰水冷却，使烧杯中大量固体析出，抽滤得到固体，称量。

【注意事项】

1. 酰氯化反应是无水操作，本反应所用仪器必须事先干燥，这是关系到本实验能否成功的关键。反应温度不宜超过 80℃，温度太高，氯化亚砜易挥发。在反应过程中，注意控制反应温度在 70℃~75℃为宜。反应温度太低也不利于反应进行。

2. 为了便于搅拌，观察内温，使反应更趋完全，可适当增加氯化亚砜量至 6~7ml。

3. 在减压蒸出氯化亚砜时应注意观察，防止水泵压力变化引起水倒吸。若发现水倒吸进接收瓶，应立即将接收瓶取下，放入水槽中用大量水冲洗稀释。切勿将接收瓶密塞，因为氯化亚砜见水后分解放出大量氯化氢和二氧化硫气体。

4. 吡啶仅起催化作用，不得过多，否则影响产品质量和产量。

5. 在酰氯化反应中，氯化亚砜作用后放出氯化氢和二氧化硫气体，刺激性和腐蚀性较强，若不吸收会污染空气，损害健康，应用碱液吸收。

6. 分析纯丙酮加入无水硫酸钠干燥后即可。

【思考题】

1. 为什么酰氯化反应所用仪器必须干燥？冷凝器上端要安装氯化钙干燥管？

2. 为什么酰氯化反应温度不宜超过 80℃？

3. 由羧酸制备酰氯常用哪些方法？

4. 在由羧酸和氯化亚砜反应制备酰氯时，为什么要加少量吡啶？说明具体作用。吡啶能够替换成其他物质吗？

5. 什么叫拼合原理？在药物化学中有什么意义？

实验十一

苯妥英钠的合成

【实验目的】

1. 学习安息香缩合反应的原理和应用氰化钠及维生素 B_1 为催化剂进行反应的实验方法。

2. 了解剧毒药氰化钠的使用规则。

【实验原理】

苯妥英钠（Sodium Phenytoin）为抗癫痫药，适于治疗癫痫大发作，也可用于三叉神经痛及某些类型的心律不齐。苯妥英钠化学名为 5，5－二苯基乙内酰脲，化学结构式为：

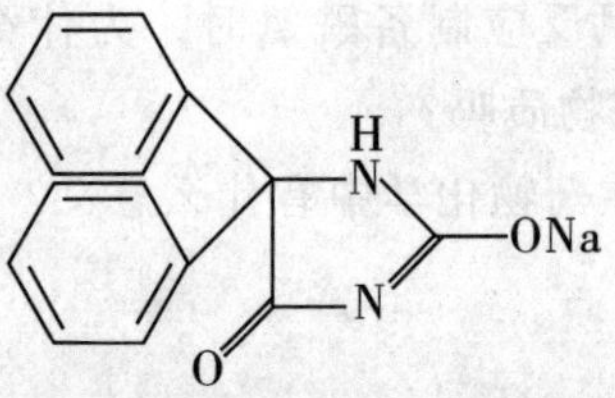

苯妥英钠为白色粉末，无臭、味苦。微有吸湿性，易溶于水，能溶于乙醇，几乎不溶于乙醚和氯仿。合成路线如下：

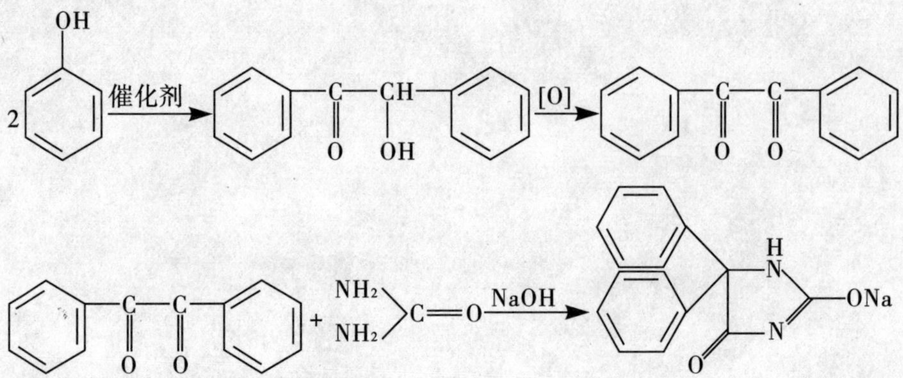

【实验方法】

1. 原料规格及用量

方法	原料名称	MW	规格	用量	摩尔数	摩尔比
A法	苯甲醛	106.12	cp	12.0ml	0.05	1.0
	乙醇			20.0ml		
	NaOH 溶液		20.0%			
	氰化钠			0.3g		
B法	苯甲醛	106.12	d = 1.45g/ml	7.5		
	VB$_1$			2.7g		
	水			10.0ml		
	乙醇		95%	20.0ml		
	NaOH 溶液		2N	7.5ml		
	安息香			6.0g		
	稀硝酸		HNO$_3$:H$_2$O = 1:0.6	15.0ml		
	热水			40.0ml		
	联苯甲醛		自制	4.0g		
	脲素			1.4g		
	NaOH 溶液		20%	12.0ml		
	乙醇		50%	20.0ml		
	沸水			120.0ml		
	盐酸		10.0%	适量		
	NaOH		20.0%	适量		
	氰化钠					

2. 操作

（1）安息香的制备

1）A法：在装有搅拌、温度计、球型冷凝器的100ml三颈瓶中依次投入苯甲醛12.0ml、乙醇20.0ml。用20.0% NaOH调至 pH 8，小心加入氰化钠0.3g，开动搅拌，在水浴上加热回流1.5h。反应完毕，充分冷却，析出结晶，抽滤，用少量水洗，干燥，得安息香粗品。

2）B法：于锥形瓶内加入 VB_1 2.7g、水 10.0ml、95% 乙醇 20.0ml。不时摇动，待 VB_1 溶解，加入 2N NaOH 7.5ml，充分摇动，加入新蒸馏的苯甲醛 7.5ml，放置一周。抽滤得淡黄色结晶，用冷水洗，得安息香粗品。

（2）联苯甲酰的制备：在装有搅拌、温度计、球型冷凝器的 100ml 三颈瓶中，投入安息香 6.0g，稀硝酸（$HNO_3:H_2O=1:0.6$）15.0ml。开动搅拌，用油浴加热，逐渐升温至 110℃~120℃，反应 2h（反应中产生的氧化氮气体，可从冷凝器顶端装一导管，将其通入水池中排出）。反应完毕后在搅拌下将反应液倾入 40.0ml 热水中，搅拌至结晶全部析出。抽滤，结晶用少量水洗，干燥，得粗品。

（3）苯妥英的制备：在装有搅拌、温度计、球型冷凝器的 100ml 三颈瓶中，投入联苯甲醛 4.0g，脲素 1.4g，20% NaOH 12.0ml，50% 乙醇 20.0ml，开动搅拌，直火加热，回流反应 30min。反应完毕，反应液倾入到 120.0ml 沸水中，加入活性碳，煮沸 10min，放冷，抽滤。滤液用 10.0% 盐酸调至 pH=6，放置析出结晶，抽滤，结晶用少量水洗，得苯妥英粗品。

（4）成盐与精制：将苯妥英粗品置 100ml 烧杯中，按粗品与水为 1:4 之比例加入水，水浴加热至 40℃，加入 20.0% NaOH 至全溶，加活性炭少许，在搅拌下加热 5min，趁热抽滤，滤液加氯化钠至饱和。放冷，析出结晶，抽滤，少量冰水洗涤，干燥得苯妥英钠，称重，计算收率。

（5）结构确证：①红外吸收光谱法、标准物 TLC 对照法；②核磁共振光谱法。

【注意事项】

1. 氰化钠为剧毒药品，微量即可致死，故使用时应严格遵守下列规则。

（1）使用时必须戴好口罩、手套。若手上有伤口，应预先用胶布贴好。

（2）称量和投料时，避免撒落他处。一旦撒出，可在其上倾倒过氧化氢溶液，稍过片刻再用湿抹布抹去即可。粘有氰化钠的容器、称量纸等要按上法处理，不允许不加处理乱丢乱放。

（3）投入氰化钠前一定要用 20.0% NaOH 调至 pH8，pH 低可产生剧毒的氰化氢气体（氰化氢为无色气体，空气中最高允许量为 10ppm）。

2. 硝酸为强氧化剂，使用时应避免与皮肤、衣服等接触。氧化过程中，硝酸被还原产生氧化氮气体。该气体具有一定刺激性，故须控制反应温度，以防止反应激烈，大量氧化氮气体逸出。

3. 制备钠盐时，水量稍多可使收率受到明显影响，要严格按比例加水。

【思考题】

1. 试述 NaCN 及 VB$_1$ 在安息香缩合反应中的作用（催化机制）。

2. 制备联苯甲酰时，反应温度为什么要逐渐升高？氧化剂为什么不用硝酸而用稀硝酸？

3. 本品精制的原理是什么？

实验十二

苯妥英锌的合成

【实验目的】

1. 学习二苯羟乙酸重排反应机制。
2. 掌握用三氯化铁氧化的实验方法。

【实验原理】

苯妥英锌（Phenytoin – Zn）可作为抗癫痫药用于治疗癫痫大发作，也可用于三叉神经痛。苯妥英锌化学名为 5，5 – 二苯基乙内酰脲锌，化学结构式为：

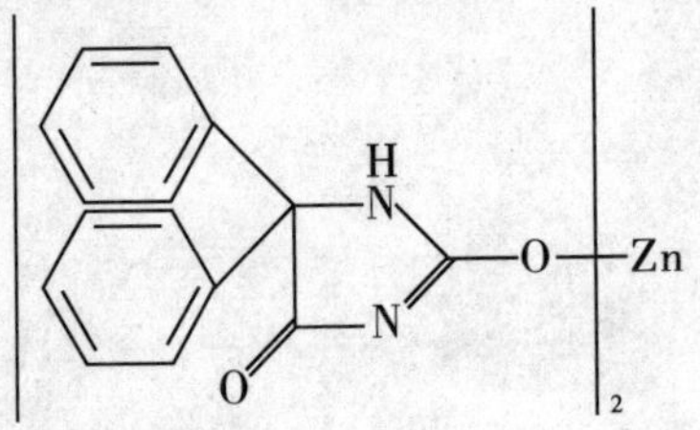

苯妥英锌为白色粉末，熔点为 222℃ ～ 227℃（分解），微溶于水，不溶于乙醇、氯仿、乙醚。合成路线如下：

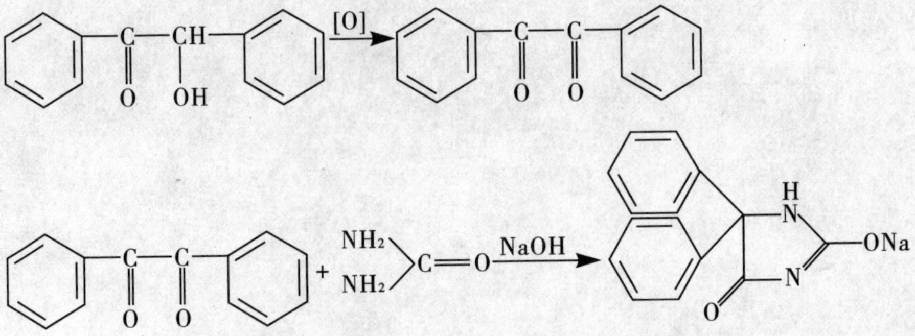

【实验方法】

1. 原料规格及用量

原料名称	MW	规格	用量	摩尔数	摩尔比
$FeCl_3 \cdot 6H_2O$			14.0g		
冰醋酸			15ml		
水			6.0ml		
安息香			2.5g		
水			50.0ml		
联苯甲酰		自制	2.0g		
尿素			0.7g		
氢氧化钠		20%	6.0ml		
乙醇		50%	10.0ml		
沸水			60.0ml		
活性碳			0.3g		
苯妥英			0.5g		
氨水			15.0ml		
$ZnSO_4 \cdot 7H_2O$			0.3g		
水			13.0ml		

2. 操作

（1）联苯甲酰的制备：在装有球形冷凝器的 250ml 圆底烧瓶中依次加入 $FeCl_3 \cdot 6H_2O$ 14.0g、冰醋酸 15ml、水 6.0ml 及沸石一粒，在石棉网上直火加热沸腾 5min。稍冷，加入安息香 2.5g 及沸石一粒，加热回流 50min。稍冷，加水 50.0ml 及沸石一粒，再加热至沸腾后，将反应液倾入 250ml 烧杯中，搅拌，放冷，析出黄色固体，抽滤。结晶用少量水洗，干燥，得粗品，测熔点，熔点

88℃～90℃，计算收率。

（2）苯妥英的制备：在装有球形冷凝器的100ml圆底烧瓶中依次加入联苯甲酰2.0 g、尿素0.7g、20%氢氧化钠6.0ml、50% 乙醇10.0ml及沸石一粒，加热，回流反应30min，然后加入沸水60.0ml，活性炭0.3g，煮沸脱色10min，放冷过滤。滤液用10 % 盐酸调pH=6，析出结晶，抽滤。结晶用少量水洗，干燥，得粗品，计算收率。

（3）苯妥英锌的制备：将苯妥英0.5g置于50ml烧杯中，加入氨水（15.0ml NH₃·H₂O + 10.0ml H₂O），尽量使苯妥英溶解，如有不溶物抽滤除去。另取0.3g ZnSO₄·7H₂O加3.0ml水溶解，然后加到苯妥英铵水溶液中，析出白色沉淀，抽滤，结晶用少量水洗，干燥，得苯妥英锌，称重，测分解点，计算收率。

（4）结构确证：①红外吸收光谱法、标准物TLC对照法；②核磁共振光谱法。

【注意事项】

1. 制备联苯甲酰时，加热至中沸，通过测其熔点控制质量。

2. 苯妥英锌的分解点较高，测时应注意观察。

【思考题】

1. 试述二苯羟乙酸重排的反应机制。

2. 为何不利用第二步反应中已生成的苯妥英钠直接同硫酸锌反应制备苯妥英锌，而是把已生成的苯妥英钠制成苯妥英后再与氨水和硫酸锌作用制备苯妥英锌？

实验十三

氯压定的制备

【实验目的】

1. 了解氯压定（Chlofazoline）的制备原理，掌握其合成方法。

2. 熟悉药物系统合成方法。

【实验原理】

$$H_2N \text{—} \bigcirc \text{—} SO_2NH_2 \xrightarrow{HCl \cdot H_2O_2} H_2N \text{—} \bigcirc(Cl)_2 \text{—} SO_2NH_2 \xrightarrow{H_2SO_4 \cdot H_2O_2}$$

$$\bigcirc(Cl)_2\text{—}NH_2 \xrightarrow[\text{—}\bigcirc\text{—COCl}]{NH_4SCN} \bigcirc(Cl)_2\text{—}NHC(=S)\text{—}NH\text{—}CO\text{—}\bigcirc$$

$$\xrightarrow{NH_4OH} \bigcirc(Cl)_2\text{—}NH\text{—}C(=S)\text{—}NH_2 \xrightarrow{CH_3I \cdot CH_3OH} \bigcirc(Cl)_2\text{—}NH\text{—}C(SCH_3)\text{=}NH \cdot HI$$

$$\xrightarrow{NH_2CH_2CH_2NH_2} \bigcirc(Cl)_2\text{—}NH\text{—}\langle imidazoline\rangle \xrightarrow{HCl} \bigcirc(Cl)_2\text{—}NH\text{—}\langle imidazoline\rangle$$

【实验方法】

(一) 3,5-二氯磺胺的制备

1. 原料规格及用量

原料名称	规格	用量	摩尔数	摩尔比
磺胺	药用	25.0g	0.1455	1
盐酸	cp	250.0ml	3.0	20.69
过氧化氢	cp 30% （w/w）	27.6ml	0.29	2
水	蒸馏水	250.0ml		

2. 操作

在 1000ml 三颈瓶上安装搅拌器及温度计，加入 25.0g 磺胺及 250.0ml 水，搅拌下加入 25.0ml 浓盐酸搅拌至澄清，再加入剩余的 225.0ml 盐酸，将反应温度调至 45℃，迅速搅拌下慢慢加入 20.5ml 过氧化氢，反应热可能引起温度上升，约 5min 后析出沉淀，溶液渐变为肉色、橙色，稍加热使内温升至 60℃，保温反应 15min，冷却至 25℃，过滤，得浅橙色沉淀，约 21g，熔点为 200℃~205℃。

3. 注意事项

温度不得超过 60℃，加过氧化氢可能 5min 后升温，可待 60℃时去水浴，否则超过 60℃产品颜色深。

(二) 2,6-二氯苯胺的制备

1. 原料规格及用量

原料名称	规格	用量	摩尔数	摩尔比
3,5-二氯磺胺	自制	21.0g	0.087	1.0
硫酸溶液62% （ml/ml）	cp	105.0ml	0.65	7.47

2. 操作

在 250ml 三颈瓶中加入 105.0ml 硫酸溶液（65.0ml 浓硫酸与 40.0ml 水混合），投入 21.0g 3,5-二氯磺胺，油浴加热使内温约至 180℃微微沸腾 2h，反应液呈黑色，稍冷后将其慢慢倾入盛有 500.0ml 水的 1000ml 烧瓶中进行水蒸气蒸馏，收集瓶用水冷却，过滤，在室温下干燥得白色固体约 11.0g，熔点为 39℃~40℃。

3. 注意事项

（1）注意反应时保持微微沸腾。

（2）反应毕，反应液应慢慢倾入水中，以防反应液溅出。

（3）水蒸气蒸馏时，控制好冷凝管中冷却水流大小，防止馏出物过分冷却固体阻塞冷凝管。

（三）2，6-二氯苯基硫的制备

1. 原料规格及用量

原料名称	规格	用量	摩尔数	摩尔比
2，6-二氯苯胺	cp	11.0g	0.068	1.0
硫代氰酸铵	cp	5.9g	0.0775	1.14
苯甲酰氯	cp	9.6g（8.0ml）	0.0685	1.007
丙酮	cp	200.0ml		
氢氧化钠（10%）	cp	11.38g（114.0ml）		
盐酸	cp	20.0ml		
氢氧化铵（15%~20%）	cp	适量		

2. 操作

在500ml三颈瓶中加入干燥丙酮120ml，硫代氰酸铵5.9g，搅拌至澄清，缓缓滴加苯甲酰氯8.0ml。在另一干燥小烧杯中加入80ml干燥丙酮及11.0g 2，6-二氯苯胺，振摇溶解后倾入分液漏斗，搅拌下慢慢滴加于上述三颈瓶中，回流反应1h，蒸馏回收约一半量的丙酮后将残液倾至900.0ml水中，得浅黄色沉淀物，稍静置后倾去上层浊液，过滤下部沉淀物，收集沉淀。

将上述沉淀（N'-苯甲酰基-N-2，6-二氯苯基硫脲）混悬于113.8g 10%的氢氧化钠液中回流水解约6h，过滤，得淡黄色澄明液，在冷却下慢慢滴加盐酸酸化pH 5~6，析出大量白色沉淀，可酌情加水稀释，过滤后用少量水洗涤，抽干。

将所得沉淀与适量氢氧化铵（约100.0ml）混合振摇，使苯甲酸成盐溶液（若苯甲酸未除尽，应酌情在加入适量氢氧化铵使完全溶解除去），过滤，水洗抽干，干燥，得白色或微黄色结晶8.0g，熔点为158℃~159℃（若熔点低可用乙醇重结晶）。

3. 注意事项

（1）缩合产物倾入水中可稍放置，倾去上层液体只过滤下层沉淀部分。

（2）加入氢氧化铵后应充分振摇以便除去苯甲酸。

（四）氯压定的制备

1. 原料规格及用量

原料名称	规格	用量	摩尔数	摩尔比
2，6-二氯苯基硫脲	自制	8.0g	0.0363	1.0
碘甲烷	cp	8.0g	0.0563	1.551
甲醇	cp	75.0ml	0.0685	1.007
乙二胺	cp	适量		
氢氧化钠（10%）	cp	适量		
醋酸	cp	适量		
乙醚	cp	适量		

2. 操作

在100ml三颈瓶中将8.0g 2，6-二氯苯基硫脲与碘甲8.0g溶于75.0ml甲醇中加热回流2.5h，减压蒸去甲醇得2，6-二氯苯基S-甲基异硫脲氢碘酸盐固体约11.0g，熔点为170℃。

将上述氢碘酸盐与过量50%摩尔的乙二胺混合，在140℃油浴中加热1~1.5h（反应物熔化后开动搅拌器），反应中析出的硫代甲醇和氨水应用水吸收。将反应混合物溶于75℃~80℃热醋酸中，得澄明溶液，保温搅拌下用5N氢氧化钠液碱化，析出沉淀，抽滤，水洗，干燥，得本品游离碱约5.0g，熔点为130℃。

将游离碱磨细后溶于约30倍量乙醚中，过滤除去不溶物，向澄明溶液中通入氯化氢气体至醚液显酸性，过滤，用少量乙醚洗涤沉淀，抽干，干燥得白色（或微黄色）结晶性粉末，熔点为305℃，成盐收率95%。

3. 注意事项

（1）减压蒸去甲醇时不要蒸得太快，否则结块不易取出。

（2）缩合时当原料熔化后应注意搅拌，注意安装气体吸收器使硫代甲醇充分被吸收，同时防止水倒流回反应瓶中。

（3）醋酸应逐步加入。

（4）注意氯化氢产生速度，勿使发生过快。

实验十四

对羟基苯乙酮的合成

【实验目的】

1. 通过对羟基苯乙酮（p – Hydroxyacetophenone）的合成掌握重排的原理和操作方法。

2. 掌握无水操作反应技术和水蒸气蒸馏的操作方法。

【实验原理】

【实验方法】

（一）醋酸苯酯的制备

1. 原料规格及用量

原料名称	规格	用量	摩尔数	摩尔比
苯酚	cp	23.5g	0.25	1.0
醋酐	cp	32.5g	0.54	2.16
四氯化碳	cp	10.0ml		
氢氧化钠（10%）	cp	160.0ml		

2. 操作

将23.5g苯酚溶解在160.0ml 10%的氢氧化钠溶液中并加入175.0g碎冰，然后加入32.5g醋酐，猛烈振摇反应器约5.0min，反应液乳化形成乙酰苯酚。

将反应混合液倾入分液漏斗中，加入约10.0ml四氯化碳以利于分层，将酯层用稀的碳酸钠溶液洗涤，并注意常常放气。

将底层的四氯化碳液放在蒸馏瓶中，以无水 $MgSO_4$ 或 $CaCl_2$ 干燥，慢慢蒸馏收集103℃～107℃馏分。

（二）对羟基苯乙酮的制备

1. 原料规格及用量

原料名称	规格	用量	摩尔数	摩尔比
乙酰苯酚	自制	15.0g	0.11	1.0
硝基苯	cp	15.0g	0.12	1.1
无水三氯化铝	cp	10.0g		
盐酸	cp	适量		
氢氧化钾（5%～10%）	cp	适量		
氯仿	cp	50.0ml		

2. 操作

在三颈瓶中加入乙酰苯酚15.0g，硝基苯15.0g，在搅拌下加入无水三氯化铝24.0g，（此时放热）反应液由黄→棕黄→棕色。加完，控制温度在60℃±2℃，维持2h。此后，将反应液冷却，倾入冰水中，用6.0mol/L盐酸酸化至水液澄清，分出硝基苯层，用5%～10%的氢氧化钾中和到微酸性或中性时，移到500ml长颈园底烧瓶中，进行水蒸气蒸馏，至硝基苯蒸净，水层用氯仿（20ml，15ml，15ml，共3次）提取，合并氯仿液用无水 Na_2SO_4 干燥，摇匀后放置，滤至100ml蒸馏瓶中蒸出氯仿后即得粗品。

粗品用水重结晶，干燥，测熔点，熔点为107℃～109℃，粗品收率68.6%。

实验十五

酚酞的合成

【实验目的】

1. 掌握缩合（脱水）反应的原理条件及操作技术。
2. 掌握醇溶性药物的精制方法。
3. 熟悉酚酞（Phenothalein）的制备过程和方法以及腐蚀性（氧化性）刺激性药品的处理及防护技术。

【实验原理】

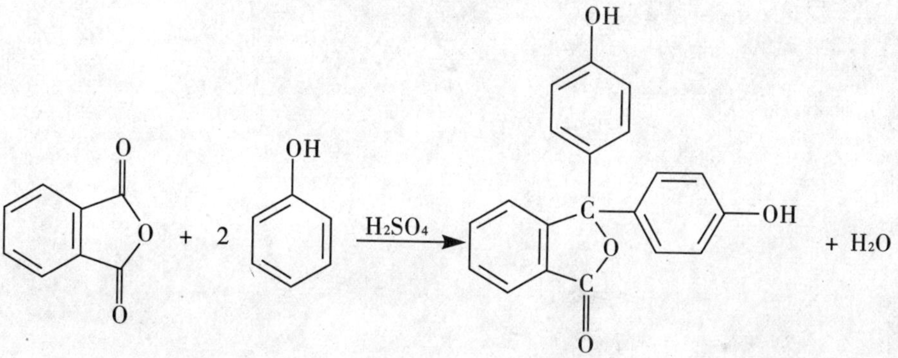

【实验方法】

1. 原料规格及用量

原料名称	规格	用量	摩尔数	摩尔比
邻苯二甲酸酐	cp	6.3g	0.0437	1.0
苯酚	cp	12.5g	0.14	3.2
浓硫酸	cp	2.5ml		
氢氧化钠（5%）	cp	适量		
乙醇	cp	25.0ml		

2. 操作

于 100ml 三颈瓶中加入邻苯二甲酸酐 6.3g，苯酚 12.5g，再加入约 2.5ml 浓硫酸，振摇，于油浴中 115℃ ~ 125℃ 加热搅拌反应 3h，反应完毕，趁热倒入 125.0ml 水中煮沸至苯酚消失，不时搅拌，防止暴沸，冷后，抽滤，少量冰水洗两次，将沉淀溶于 5% 的热氢氧化钠中（约 40ml），抽滤，得暗红色溶液，醋酸酸化后，加盐酸 2 ~ 5 滴使沉淀完全析出，静置过夜，过滤得粗品约 5.0g。

粗品溶于 25.0ml 乙醇中，加 5% 活性炭，煮沸，趁热过滤，热醇洗活性炭 2 次，冷后用约 8 倍量水稀释搅拌，过滤，将滤液于 250ml 烧杯中加热，保持烧杯中水温在 90℃ 以上，加热约 10 ~ 20min，除去大部分乙醇，静置 30min，冷却，过滤，于 80℃ 以下空气中干燥，得精品约 2.5 g，熔点为 260℃ ~ 265℃。

3. 注意事项

（1）苯酚有强腐蚀性，粉碎苯酚应小心，防止烧伤皮肤、眼睛等。

（2）"于油浴中 115℃ ~ 125℃ 加热搅拌反应 3h"，控制反应温度不得超过 130℃。

实验十六

苯佐卡因的合成

【实验目的】

1. 掌握苯佐卡因（Benzocaine）的合成原理和方法。
2. 学习氧化、酯化及还原等单元反应的原理及基本操作。

【实验原理】

苯佐卡因为局部麻醉药，外用为撒布剂，用于手术后创伤止痛、溃疡痛、一般性痒等。苯佐卡因化学名为对氨基苯甲酸乙酯，化学结构式为：

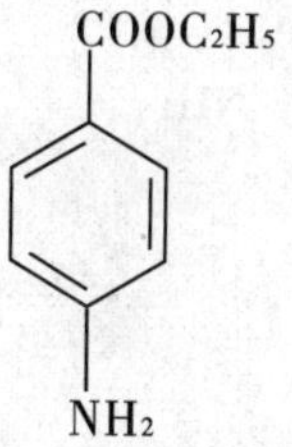

苯佐卡因为白色结晶性粉末，味微苦而麻；熔点为 88℃ ~ 90℃；易溶于乙醇，极微溶于水。合成路线如下：

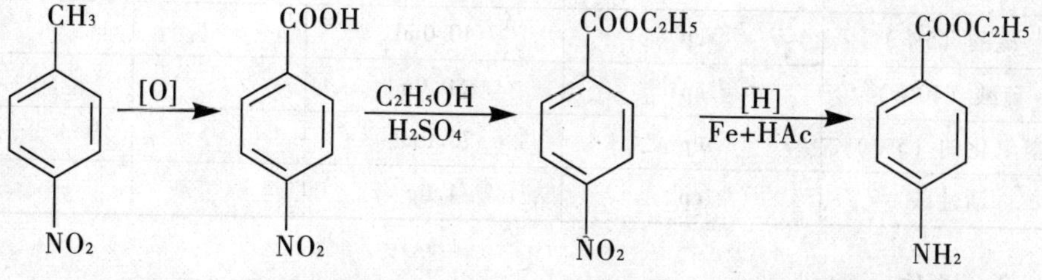

$$\text{(CH}_3\text{-C}_6\text{H}_4\text{-NO}_2) + Na_2Cr_2O_7 + H_2SO_4 \longrightarrow (\text{COOH-C}_6\text{H}_4\text{-NO}_2) + Na_2SO_4 + Cr_2(SO_4)_3 + H_2O$$

$$(\text{COOH-C}_6\text{H}_4\text{-NO}_2) + C_2H_5OH \underset{}{\overset{H_2SO_4}{\rightleftharpoons}} (\text{COOC}_2H_5\text{-C}_6\text{H}_4\text{-NO}_2) + H_2O$$

$$(\text{COOC}_2H_5\text{-C}_6\text{H}_4\text{-NO}_2) + Fe + H_2O \longrightarrow (\text{COOC}_2H_5\text{-C}_6\text{H}_4\text{-NH}_2) + Fe_3O_4$$

【实验方法】

(一) 对硝基苯甲酸的制备

1. 原料规格及用量

原料名称	规格	用量	摩尔数	摩尔比
对硝基甲苯	cp	10.0g	0.075	1.0
重铬酸钠	cp	30.0g	0.114	1.5
浓硫酸	cp	74.0g (40ml)		
硫酸 (5%)	cp	40.0ml		
硫酸 (10%)	cp	150.0ml		
氢氧化钠 (5%)	cp	75.0ml		
活性碳	cp	1.0g		

2. 操作

将对硝基甲苯及重铬酸钠投入 250ml 圆底烧瓶中，加入 65ml 水，插入一温度计，在剧烈振摇下小心滴加硫酸，控制温度不超过 60℃，必要时以水浴冷却之。当加入一半硫酸后，注意控制温度，勿使反应过分剧烈。硫酸加毕后，装上回流冷凝器，加热升温至微沸，缓缓回流1h左右，至反应液呈绿色，冷至50℃，加入80.0ml冷水，抽滤，并用40.0ml水分二次洗涤沉淀物。

粗制的对硝基苯甲酸为黄绿色，可将其置40.0ml 5%硫酸中，沸水浴加热10.0min，以溶解铬盐，冷却过滤，得沉淀，溶于75.0ml温热的5%氢氧化钠溶液中，冷却过滤，滤液加入1.0g活性炭，温热至约50℃，振荡5min，过滤。滤液冷却后在很好的搅拌下滴入150ml 8%~10%硫酸中，过滤，用冷水洗涤，并干燥结晶，得率82%~86%，熔点为233℃±2℃。

3. 注意事项

用水、酒精、苯或冰醋酸重结晶，熔点可达242.4℃。

（二）苯甲酸的合成

1. 合成路线

$C_6H_5COOH=122 \cdot 12$

$$2KMnO_4 + H_2O \longrightarrow 2MnO_2 + 2KOH + 3[O]$$

2. 操作

将6.5g高锰酸钾置于250ml的圆底烧瓶中，加100.0ml水和2.5ml 6.0mol/L氢氧化钠，摇匀后再加入2.5g（8.0ml）甲苯和3根毛细管，然后在圆底烧瓶上安装40cm球形冷凝器，将混合物加热回流2h，如仍有高锰酸钾的紫色存在时，则加数滴乙醇（少量过量的高锰酸钾可被乙醇还原为MnO_2），混合液冷却后抽气过滤，滤去所生成的MnO_2沉淀。滤液用3.0mol/L硫酸加以酸化，立即析出白色的苯甲酸，抽气过滤将苯甲酸滤出，并用少量蒸馏水洗涤2~3次，抽干，于80℃干燥2h，即得成品，称重。熔点为121℃~123℃。

3. 注意事项

加热回流过程中应，防止爆沸，注意控制温度。

（三）对硝基苯甲酸乙酯的制备

1. 原料规格及用量

原料名称	规格	用量	摩尔数	摩尔比
对硝基苯甲酸	cp	8.0g	0.048	1.0
浓硫酸	cp	9.6g（5.3ml）		
95%乙醇	cp	20.0ml		

2. 操作

将乙醇置于100.0ml干燥圆底烧瓶中，慢慢加入浓硫酸混合均匀，加入对硝基苯甲酸，装上球形冷凝器，于80℃~85℃在水浴上加热回流1.5h，时时振摇，至沉淀完全消失，瓶底有透明的油状物，反应完毕后取下圆底烧瓶，在剧烈振摇下冷却析出结晶，然后倾入80.0ml冷水中，搅动，过滤，得滤液（Ⅰ）。滤饼用水洗二次，然后置于5%碳酸钠溶液中，使pH在8左右，以溶去未酯化的对硝基苯甲酸，过滤，得滤液（Ⅱ）。滤饼用水洗至中性，置氯化钙干燥器中干燥。得对硝基苯甲酸乙酯，本品熔点56℃。合并滤液（Ⅰ）、（Ⅱ），酸化，过滤，水洗，干燥器干燥，即为未起反应的对硝基苯甲酸。

按所得产物，扣除回收的对硝基苯甲酸计算产率和转化率。

3. 注意事项

（1）若沉淀没有完全溶解，说明酯化还没有进行完全，可视情况补加硫酸和乙醇再继续回流之。

（2）必须剧烈振摇，使油层乳化，这样冷却后析出的结晶颗粒细，以后用碳酸钠处理易除去酸，否则会结成硬块，用碳酸钠不易处理。

（四）苯佐卡因的制备

1. 原料规格及用量

原料名称	规格	用量	摩尔数	摩尔比
对硝基苯甲酸乙酯	自制	8.0g	0.041	1
铁粉	cp	7.2g		
醋酸	cp	1.0g		
95%乙醇	cp	90.0ml		
硫化钠（10%）	cp			
活性炭	cp			

2. 操作

将铁粉 7.2g、水 24.0ml、醋酸 1.0g 置于装有搅拌器和温度计的 100.0ml 三颈瓶中，80℃搅拌 15min，然后徐徐加入对硝基苯甲酸乙酯，于 80℃剧烈搅拌 3h，冷却至 40℃，过滤，滤渣用水洗至中性，将滤渣移入 100.0ml 烧杯中，加乙醇分三次提取（50.0ml 1 次，20.0ml 2 次），于 70℃水浴中加热，搅拌约 5.0min，过滤，合并三次滤液，加 10.0% 硫化钠溶液一滴，检查有无铁离子，若有则再加硫化钠溶液至不再有黑色沉淀产生为止（此时需过滤），加活性炭，加热 15.0min 脱色，趁热过滤。滤液浓缩至 20.0ml，放冷后析出结晶再过滤，用少量 70% 左右的稀醇洗涤，得白色结晶，必要时再加稀醇重结晶（结晶与稀醇之比约为 1:5），熔点为 89℃ ~91.5℃。

3. 注意事项

（1）"80℃搅拌 15min"，先加热 15.0min 的目的是使反应铁粉活化，同时生成醋酸亚铁 $FeAc_2$。

（2）对硝基苯甲酸加入时反应放热，如加料速度快，则易致冲料。

（3）铁粉重，必须剧烈搅拌，才能使之不致于沉积在瓶底使反应完全。

【注意事项】

1. 氧化反应一步在用 5.0% 氢氧化钠处理滤渣时，温度应保持在 50℃左右。若温度过低，对硝基苯甲酸钠会析出而被滤去。

2. 酯化反应须在无水条件下进行，如有水进入反应系统中，收率将降低。无水操作的要点是：原料干燥无水；所用仪器、量具干燥无水；反应期间避免水进入反应瓶。

3. 对硝基苯甲酸乙酯及少量未反应的对硝基苯甲酸均溶于乙醇，但均不溶于水。反应完毕，将反应液倾入水中，乙醇的浓度降低，对硝基苯甲酸乙酯及对硝基苯甲酸便会析出。这种分离产物的方法称为稀释法。

4. 还原反应中，因铁粉比重大，沉于瓶底，必须将其搅拌起来，才能使反应顺利进行，故充分激烈搅拌是铁酸还原反应的重要因素。实验中的铁粉需预处理，方法为：称取铁粉 10.0g 置于烧杯中，加入 2.0% 盐酸 25ml，在石棉网上加热至微沸，抽滤，水洗至 pH 5~6，烘干，备用。

【思考题】

1. 氧化反应完毕，将对硝基苯甲酸从混合物中分离出来的原理是什么？

2. 酯化反应为什么需要无水操作？

3. 铁酸还原反应的机制是什么？

实验十七

氟哌酸的合成

【实验目的】

1. 通过对氟哌酸（Norfloxacin）合成，掌握各类反应特点、机制、操作要求及反应终点的控制方法。

2. 掌握各步中间体的质量控制方法。

【实验原理】

氟哌酸的化学名为：1 - 乙基 - 6 - 氟 - 1，4 - 二氢 - 4 - 氧 - 7 - （1 - 哌嗪基）- 3 - 喹啉羧酸 [1 - Ethyl - 6 - fluoro - 1，4 - dihydro - 4 - oxo - 7 - （1 - piperazinyl）- 3 - quinoline carboxylic acid]，化学结构式为：

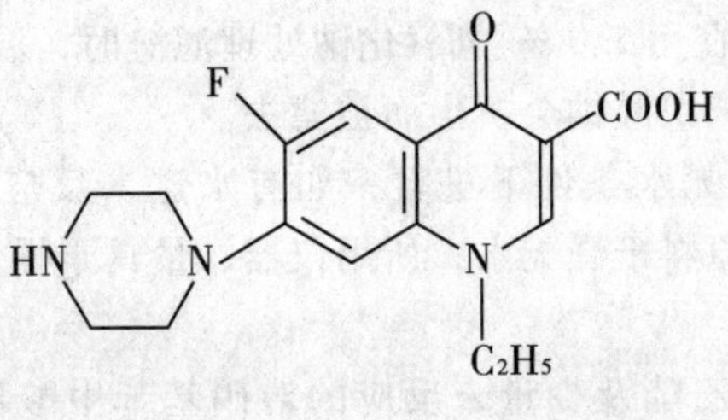

该化合物为微黄色针状晶体或结晶性粉末，熔点为 $216 \sim 220$℃，易溶于酸和碱，微溶于水。

将氟氯苯胺（1）与乙氧基次甲基丙二酸二乙酯（EMME）高温缩合、环合得 6 - 氟 - 7 - 氯 - 1，4 - 二氢 - 4 - 氧喹啉 - 3 - 羧酸乙酯（2），用溴乙烷乙基化，然后水解得 1 - 乙基 - 6 - 氟 - 7 - 氯 - 1，4 - 二氢 - 4 - 氧 - 喹啉 - 3 - 羧酸（3），与哌嗪缩合得氟哌酸。

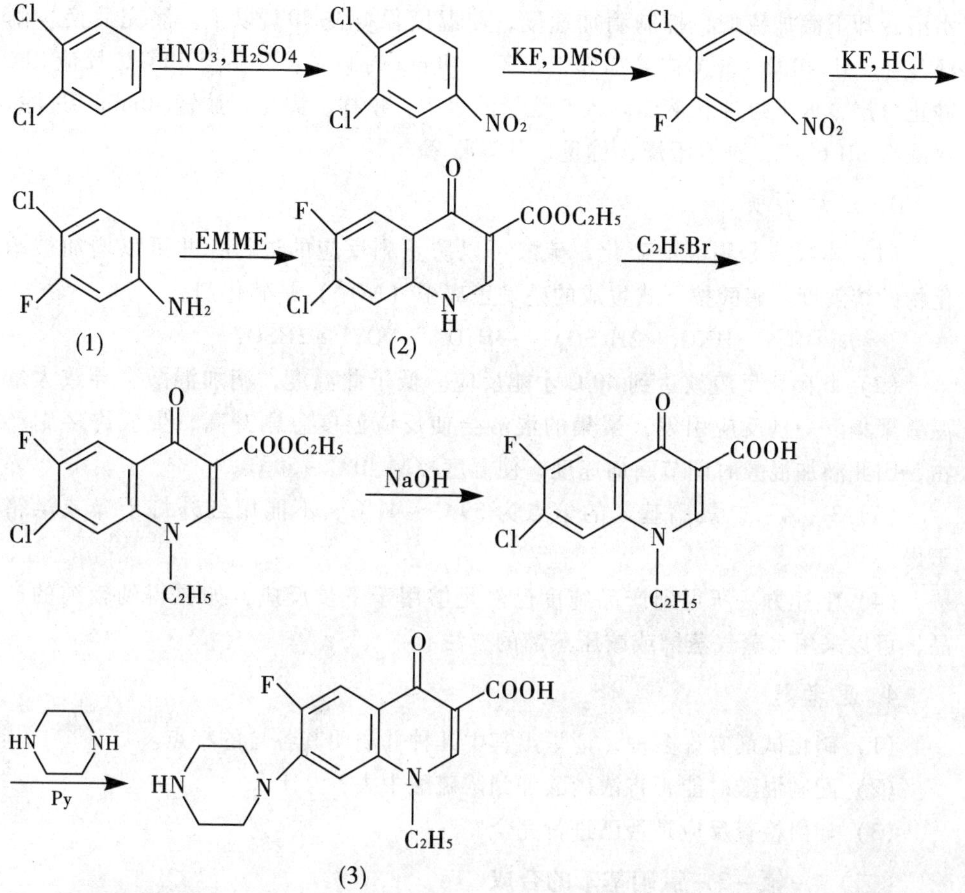

HNO₃, H₂SO₄ → KF, DMSO → KF, HCl →

(1) EMME → (2) C₂H₅Br →

NaOH →

HN〔piperazine〕NH / Py → (3)

【实验方法】

（一）3，4-二氯硝基苯的制备

1. 原料规格及用量

原料名称	规格	用量	摩尔数	摩尔比
邻二氯苯	≥95%	35.0g	0.253	1.0
H₂SO₄	≥98%　d＝1.84	79.0g	0.806	3.18
HNO₃	≥65%　d＝1.40	51.0g	0.619	2.44

2. 操作

于装有搅拌器、回流冷凝器、温度计、滴液漏斗的四颈瓶中，先加入硝酸，水浴冷却下滴加硫酸,控制滴加速度,使温度保持在 50℃以下。滴完后换一滴液漏斗,于 40℃~50℃内滴加邻二氯苯,40min 内滴完,升温至 60℃,反应 2h,静止分层,取上层油状液体倾入 5 倍量的水中,搅拌,固化,放置 30min,过滤,水洗至 pH 6~7,真空干燥,称重,计算收率。

3. 注意事项

(1) 本反应是用混酸硝化,硫酸可以防止副反应的进行,并可以增加被硝化物的溶解度。硝酸按下式生成的硝翁正离子(NO⁺)是硝化剂。

$$HNO_3 + 2H_2SO_4 \longrightarrow H_3O^+ + NO_2^+ + 2HSO_4^-$$

(2) 此硝化反应须达到 40℃才能反应。低于此温度,滴加混酸会导致大量混酸聚集。一旦反应引发,聚集的混酸会使反应温度急剧升高,生成许多副产物,因此滴加混酸时调节滴加速度,使温度控制 40℃~50℃。

(3) 3,4-二氯硝基苯的熔点为 39℃~41℃,不能用红外灯干燥或烘箱干燥。

(4) 上述方法所得到产品纯度已经足够用于下步反应,如要得到较纯的产品,可以采用水蒸气蒸馏或减压蒸馏的方法。

4. 思考题

(1) 硝化试剂有许多种,请举出其中几种并说明其各自的特点。

(2) 配制混酸时能否将浓硝酸加到浓硫酸中去?为什么?

(3) 如何检查反应是否已进行完全?

(二)4-氟-3-氯硝基苯的合成

1. 原料规格及用量

原料名称	规格	用量	摩尔数	摩尔比
3,4-二氯硝基苯	熔点为 39℃~41℃	40.0g	0.205	1.0
氟化钾	无水	23.0g	0.397	1.93
二甲亚砜	无水	73.0g	0.920	4.49

2. 操作

在装有搅拌器、回流冷凝器、温度计、氯化钙干燥管的四颈瓶中,加入二氯硝基苯、二甲亚砜、无水氟化钾,升温到回流温度 194℃~198℃,在此温度下快速搅拌 1~1.5h,冷却至 50℃左右,加入 75ml 水并充分搅拌,倒入分液漏斗中静止分层,分出下层油状物。安装水蒸气蒸馏装置,进行水蒸气蒸馏,得淡黄色固体，过滤，水洗至中性，真空干燥，得4-氟-3-氯硝基苯。

3. 注意事项

（1）该步氟化反应为绝对无水反应，一切仪器及药品必须绝对无水，微量水会导致收率大幅度下降。

（2）为保证反应液的无水状态，可在刚回流时蒸出少量二甲亚砜将反应液中的微量水分带出。

（3）进行水蒸气蒸馏时，少量冷凝水已足够，大量冷凝水会导致4-氟-3-氯硝基苯固化，堵塞冷凝管。

4. 思考题

（1）请指出提高此步反应收率的关键是什么。

（2）如果延长反应时间会得到什么样的结果？

（3）水溶液中的二甲亚砜如何回收？

（三）4-氟-3-氯苯胺的制备

1. 原料规格及用量

原料名称	规格	用量	摩尔数	摩尔比
4-氟-3氯-硝基苯	自制	30.0g	0.205	1
铁粉	60目	51.5g	0.920	5.409
氯化钠	cp	4.3g		0.430
浓盐酸（36%）	cp	2.0ml		0.215
蒸馏水		173.0ml		

2. 操作

在装有搅拌器、回流冷凝器、温度计的三颈瓶中加入铁粉、水、氯化钠、浓盐酸，搅拌下于100℃活化10min，降温至85℃，快速搅拌下，加入一半4-氟-3-氯硝基苯，温度自然升至95℃，10min后再加入另一半4-氟-3-氯硝基苯，于95℃左右反应2h，然后将反应液进行水蒸气蒸馏，蒸出液中加冰，使产品固化完全，过滤，于30℃下干燥，得4-氟-3-氯苯胺，熔点为44℃~47℃。

3. 注意事项

（1）胺的制备通常是在盐酸或醋酸存在下用铁粉还原硝基化合物而得到。该法原料便宜，操作简便，收率稳定，最适于工业生产。

（2）铁粉由于表面上有氧化铁膜须经活化才能反应，铁粉粗细一般以60目为宜。

（3）由于铁粉密度较大，搅拌速度慢，不能将铁粉搅匀，会在烧瓶下部结块，影响收率，因此该反应应剧烈搅拌。

（4）水蒸气蒸馏控制冷凝水的流速，防止4－氟－3－氯苯胺固化，堵塞冷凝管。

（5）4－氟－3－氯苯胺熔点低（40℃~43℃），干燥温度要低。

4. 思考题

（1）此反应用的铁粉为硅铁粉，含有部分硅，如用纯铁粉效果如何？

（2）试举出其他还原硝基化合物成胺的还原剂并简述各自特点。

（3）对于这步反应如何检测其反应终点？

（4）反应中为何分步投料？

（5）请设计除水蒸气蒸馏外其他后处理方法并简述各自优缺点。

（四）乙氧基次甲基丙二酸二乙酯（EMME）的制备

1. 反应原理

$$HC（OC_2H_5）_3 + H_2C（COOC_2H_5）_2 \xrightarrow[ZnCl_2]{Ac_2O} C_2H_5OCH = C（COOC_2H_5）_2$$

$+ 2C_2H_5OH$

2. 原料规格及用量

原料名称	规格	用量	摩尔数	摩尔比
原甲酸三乙酯	cp	（78＋20）g	0.662	1.0
丙二酸二乙酯	cp	30.0g	0.188	0.283
醋酐	cp	6.0g		0.9
氯化锌	cp	0.1g		

3. 操作

于装有搅拌、温度计、滴液漏斗、蒸馏装置的四颈瓶中加入原甲酸三乙酯78.0g，ZnCl₂ 0.1g，搅拌、加热，升温至120℃，蒸出乙醇。降温至70℃，于70℃~80℃内滴加第二批原甲酸三乙酯20.0g及醋酐，于30min内滴完，然后升温到152℃~156℃保温反应然后冷却至室温，将反应液倾入圆底烧瓶中，水泵减压回收原甲酸三乙酯（熔点为140℃，70℃/5333Pa）冷到室温，换油泵进行减压蒸馏，收集 120℃ ~140℃/666.6Pa）的馏分，得 EMME，收率 70%。

3. 注意事项

（1）本反应是一缩合反应，$ZnCl_2$ 是 Lewis 酸作为催化剂。

（2）减压蒸馏所需真空度要达 666.6Pa 以上，才可进行蒸馏操作，真空度太小，蒸馏温度高，会导致收率下降。

（3）减压回收原甲酸三乙酯时亦可进行常压蒸馏，收集 140℃ ~150℃ 的沸点馏分。蒸出的原甲酸三乙酯可以套用。

4. 思考题

（1）减压蒸馏的注意事项有哪些？不按操作规程做的后果是什么？

（2）本反应所用 Lewis 酸除 $ZnCl_2$ 外还有哪些可以代替？

（五）7 - 氯 - 6 - 氟 - 1，4 - 二氢 - 4 - 氧喹啉 - 3 - 羧酸乙酯的制备

1. 原料规格及用量

原料名称	规格	用量	摩尔数	摩尔比
4 - 氟 - 3 - 氯 - 苯胺	自制	15.0g	0.103	1.0
EMME	自制	24.0g	0.111	1.07
石蜡油	cp	80.0ml		
甲苯	cp	适量		
丙酮	cp	适量		

2. 操作

在装有搅拌、回流冷凝器、温度计装置的三颈瓶中分别投入 4 - 氟 - 3 - 氯苯胺、EMME，快速搅拌下加热到 120℃，于 120℃ ~130℃ 下反应 2h，放冷至室温，将回流装置改成蒸馏装置，加入石蜡油 80.0ml，加热于 260℃ ~270℃，有大量乙醇生成，回收乙醇反应 30min 后，冷却到 60℃ 下过滤，滤饼分别用甲苯、丙酮洗至滤饼呈灰白色，烘干，测熔点。熔点为 297℃ ~298℃，计算收率。

3. 注意事项

（1）本反应为无水反应，所有仪器应干燥，严格按无水反应操作进行，否则少量水分会导致 EMME 的分解。

（2）环合温度应控制在 260℃ ~270℃，为避免温度超过 270℃，可在将要到达 270℃ 时缓缓加热。反应开始后，反应液变得黏稠，为避免局部过热，应快速

搅拌。

（3）该环合反应是典型的 Gould – Jacobs 反应，考虑苯环上的取代基的定位效应及空间效应，3 – 位氯的对位远比邻位活泼，但亦不能忽略邻位的取代，条件控制不当便会按下式反应形成反环物。

为了减少反环物的生成，应注意以下几点：①反应温度低，有利于反环物的生成。文献报道在低温下反应可得到产物与反环物的相对含量为 1:1 的混合物。因此反应温度应快速达到 260℃，且保持反应在 260℃ ~ 270℃。②加大溶剂用量可以降低反环物的生成。下面是一组溶剂用量与产物比例的实验数据，从经济的角度来说，采用溶剂与反应物用量比 3:1 时比较合适。③用二苯醚或二苯砜为溶剂时会减少反环物的生成，但价格昂贵。亦可用价廉的工业柴油代替石蜡油。

溶剂与反应物的用量比（V/W）	产物与反环物的比例	总收率
1	81.6:18.4	97.2
3	85.5:14.5	95.4
8	94.7:5.3	96.4

4. 思考题

（1）请写出 Gould – Jacobs 反应历程，并讨论何种反应条件有利于提高产物收率。

（2）本反应为高温反应，试举出几种高温浴装置，并写出安全注意事项。

（六）1-乙基-7-氯-6-氟-1，4-二氢-4-氧-喹啉-3-羧酸乙酯的制备

1. 原料规格及用量

原料名称	规格	用量	摩尔数	摩尔比
环合物	自制	25.0g	0.662	1
溴乙烷	CP	25.0g	0.283	2.46
DMF	CP	125.0g		
无水碳酸钾	CP	30.8g	0.223	2.39

2. 操作

在装有搅拌器、回流冷凝器、温度计、滴液漏斗的250ml四颈瓶中，投入环合物、无水碳酸钾、DMF，搅拌加热到70℃，于70℃～80℃下，在40～60min内滴加溴乙烷，升温至100℃～110℃，保温6～8h，反应完成，减压回收70%～80%的DMF，降温至50℃左右，加入200ml水，析出固体，过滤，水洗，干燥，得粗晶，用乙醇重结晶。

3. 注意事项

（1）反应中所用的DMF要预先进行干燥，少量水分对收率有很大影响，所用无水碳酸钾须炒过。

（2）溴乙烷沸点低、易挥发，为避免损失，可将滴液漏斗的滴管加长，插到液面以下，同时注意反应装置的密闭性。

（3）反应液加水时要降至50℃左右，温度太高导致酯键水解，过低会使产物结块而不易处理。

（4）环合物在溶液中酮式与烯醇式有一平衡，反应后可得到少量乙基化合物，该化合物随主产物一起后续入反应，使生成6-氟-1，4-二氢-4-氧代-7-（1-哌嗪基）喹啉（简称脱羧物）成为氟哌酸中的主要杂质。不同的乙基化试剂，O-乙基产物生成量不一样，采用BrEt时较低。

（5）滤饼洗涤时要将颗粒碾细，同时用大量水冲洗，否则会有少量 K_2CO_3 残留。

（6）乙醇重结晶操作过程，取粗品，加入 4 倍量的乙醇，加热至沸，溶解，稍冷，加入活性炭，回流 10min，趁热过滤，滤液冷却至 10℃ 结晶析出，过滤、洗涤、干燥、得精晶，测熔点（144℃～145℃）。母液中尚有部分产品，可以浓缩一半体积后冷却、析晶，所得产品亦可用于下步投料。

4. 思考题

（1）对于该反应，请找出其他的乙基化试剂并略述其优缺点。

（2）该反应的副产物是什么？简述减少副产物的方法。

（3）采用何种方法可使溴乙烷得到最充分合理的应用？

（4）如减压回收 DMF 后不降温，加水稀释，对反应有何影响？

（七）1 - 乙基 - 7 - 氯 - 6 - 氟 - 1，4 - 二氢 - 4 - 氧喹啉 - 3 - 羧酸的制备

1. 原料规格及用量

原料名称	规格	用量	摩尔数	摩尔比
乙基物	自制	20.0g	0.067	1
氢氧化钠	CP	5.5g	0.136	2.0
蒸馏水		75.0g		
浓盐酸	CP	适量		

2. 操作

在装有搅伴、冷凝器、温度计的三颈瓶中，加入乙基物以及氢氧化钠 5.5g 和蒸馏水 75ml 配成碱液，加热至 95℃～100℃，保温 10min，冷却至 50℃，加入 125.0ml 水稀释，浓盐酸调 pH 至 6，冷却至 20℃，过滤，水洗，烘干，测熔点，若熔点低于 270℃，需进行重结晶，再测熔点，计算收率。

3. 注意事项

（1）由于反应物不溶于碱而产品溶于碱，反应完全后反应液应澄清。

（2）在调 pH 之前应先粗略计算盐酸用量，快到终点时，将盐酸稀释，以防加入过量的酸。

（3）重结晶的方法：取粗晶加入 5 倍量上步回收的 DMF，加热溶解，加入活性炭，再加热，过滤。除去活性炭冷却，结晶，过滤，洗涤，烘干得产品。

（八）氟哌酸的制备

1. 原料规格及用量

原料名称	规格	用量	摩尔数	摩尔比
水解物	自制	10.0g	0.037	1.0
无水哌嗪	CP	13.0g	0.136	4.08
吡啶	CP	65.0g		
浓盐酸	CP	适量		
蒸馏水		适量		
醋酸	CP	适量		

2．操作

在装有回流冷凝器、温度计及搅拌器的150ml的三颈瓶中，投入水解物、无水哌嗪、吡啶，回流反应6h，冷却到10℃，滤出，析出的固体，烘干，称重，测熔点，熔点为215℃~218℃。

将上述粗晶加入100.0ml水溶解，用冰醋酸调pH到7，滤得精晶，烘干，测熔点，熔点为216℃，计算收率及总收率。

3．注意事项

（1）该步反应为氮烃化反应，注意温度与时间对反应的影响向。

（2）水解物的6位氟亦可以与7位氯竞争性地参与反应，会有氟哌酸副产物生成。据报道，6－F被取代的副产物氯哌酸最多可达25％。

4．思考题

（1）本反应中吡啶有哪些作用？并指出本反应的优缺点。

（2）用水重结晶主要分离什么杂质？

（3）请设计出几种其他的精制方法，并与本方法比较。

实验十八

葡甲胺的合成

【实验目的】

1. 通过实验了解高压反应釜的性能、结构，掌握加压氢化操作。
2. 掌握一种活性镍催化剂的制备方法。

【实验原理】

$$\begin{array}{c} \text{CHO} \\ | \\ \text{H—C—OH} \\ | \\ \text{HO—C—H} \\ | \\ \text{H—C—OH} \\ | \\ \text{H—C—OH} \\ | \\ \text{CH}_2\text{OH} \end{array} + \text{CH}_3\text{NH}_2 \xrightarrow[\text{Ni, 1741kPa}]{\text{C}_2\text{H}_5\text{OH}} \begin{array}{c} \text{CH}_2\text{—NH—CH}_3 \\ | \\ \text{H—C—OH} \\ | \\ \text{HO—C—H} \\ | \\ \text{H—C—OH} \\ | \\ \text{H—C—OH} \\ | \\ \text{CH}_2\text{OH} \end{array}$$

【实验方法】

（一）雷尼镍的制备

1. 原料规格及用量

原料名称	规格	用量	摩尔数	摩尔比
镍铝合金	含镍40%～50%	50.0g		
氢氧化钠	CP	50.0g		

2. 操作

在800ml烧杯中投入水200ml，开动搅拌，加入氢氧化钠使溶解。利用溶解热在50℃～85℃间分次少量加入镍铝合金50.0g，约45min加完，于85℃～100℃保温30min。用常水洗到 pH = 7，用蒸馏水洗涤（50.0ml × 2），再用95%

的乙醇（50.0ml × 3）洗涤。检查活性，最后浸没于乙醇中，密闭、避光保存。

3. 注意事项

（1）"利用溶解热在50℃～85℃间分次少量加入镍铝合金50.0g"，由于反应很剧烈，加快易溢料。

（2）用刮刀取活性镍少许置于滤纸上，干后应自燃。

（二）甲胺醇溶液的制备

1. 原料规格及用量

原料名称	规格	用量	摩尔数	摩尔比
甲胺水溶液	工业用	500.0g		
乙醇	药用	480.0g		

2. 操作

在锥形瓶中加入乙醇，在圆底烧瓶中加入甲胺水溶液500.0g，缓缓加热使甲胺蒸发。甲胺气体通过回流冷凝器顶端，导入装有固体氢氧化钠的干燥塔干燥后进入吸收瓶。当蒸发瓶内温上升至92℃时停止蒸发，取样分析。吸收瓶中甲胺含量应在15%以上。若含量不足，就继续通甲胺，浓度过高，要加入计算量的乙醇稀释到15%。

3. 注意事项

甲胺含量测定：精密吸取甲胺醇液1.0ml置于100.0ml容量瓶中，加水至100.0ml刻度摇匀。吸取20.0ml加入盛有40.0ml 0.1mol/L HCl液的锥形瓶中，加酚酞指示剂数滴，用0.1mol/L NaOH溶液滴定到显红色不退为止。

（三）葡甲胺的制备

1. 原料规格及用量

原料名称	规格	用量	摩尔数	摩尔比
葡萄糖	药用*	6.0g	0.0333	1.0
甲胺醇液	自制（15%）	29.0g	0.140	4.2
雷尼镍	自制	1.3g		

* 经50℃～55℃干燥24h。

2. 操作

在高压釜中投入葡萄糖、甲胺醇液、雷尼镍。加毕用少量乙醇冲洗附着在釜壁上的雷尼镍。仔细地盖上釜盖，逐步对称地上紧螺帽，按规定的顺序排除釜内的空气后，通氢气使釜内压力达 1.5MPa，开始搅拌。等待搅拌正常后，开始加热，使内温保持 68℃ ±2℃ 进行反应。当釜内压力降至压力 1.0MPa 时，即补加氢气到 1.5MPa，直至不再消耗氢气为止，约需反应 6h。冷至室温后，打开排气阀排尽釜内残余氢气，出料于小烧杯中，滤去镍触媒，滤液在 5℃ 以下冷却结晶、抽滤，得葡甲胺（Meglumine）粗品。

将粗品葡甲胺放入 250ml 圆底烧瓶中，加入约为粗品 6～8 倍量的蒸馏水，少量活性炭，再加入含有 EDTA 0.5g 的水溶液，加热回流 40min，滤过，滤液缓慢倾入搅动的乙醇（适量）。在 5℃ 下进行冷却结晶。抽滤，烘干约得葡甲胺 3.0g，收率 46.1%。熔点为 125℃～131℃。

3. 注意事项

（1）高压氢化釜排除氢气的操作步骤：先通入氢气（0.3MPa），关闭进气阀，检查是否漏气，应在解除压力后采取相应的措施（如上紧螺拴、换垫圈、重装不合适的部件等）。然后打开排气阀排气，排完后关上排气阀。再如上操作通氮两次。再充以氢气（0.3MPa），再检查是否漏气后。重复以上操作，排除釜中氮气 3 次。最后通入氢气（1.5MPa），关闭所有阀，进行反应。

（2）反应后的镍媒仍有相当的活性，过滤时切勿滤干，以防触媒燃烧！并立即以少量乙醇洗涤两次，然后将潮湿的触媒滤渣连同滤纸移入盛有乙醇的烧杯中回收。

【思考题】

1. 为什么将制好的活性镍置于滤纸上，干后会自燃？

2. 本实验中共包含哪几步？若用氨的醇溶液代替甲胺醇溶液，将得到什么产物？

3. 葡甲胺精制时为什么要加入 EDTA？

实验十九

对硝基苯乙腈及对硝基苯乙酸的制备

【实验目的】

1. 掌握硝化反应的原理和方法。

2. 通过本实验进一步强化重结晶的操作过程。

【实验原理】

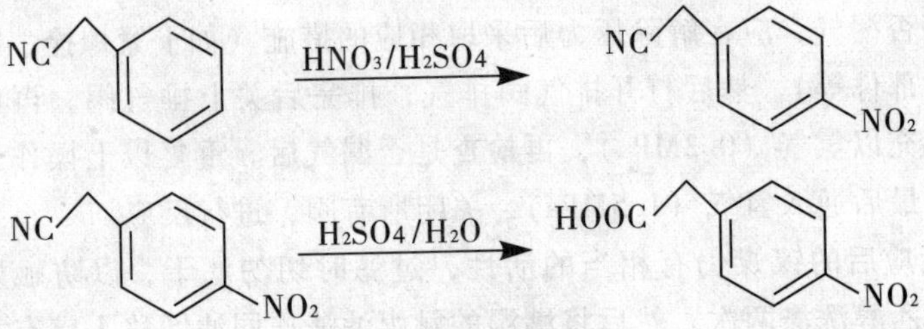

【实验方法】

1. 原料规格及用量

原料名称	规格	性质和参数	用量	摩尔数	摩尔比
苯乙腈	cp	mw = 117.15	10.0g	0.085mol	1.0
浓硝酸	cp	d = 1.42g/ml	27.5ml	0.43mol	5.06
浓硫酸	cp	d = 1.84g/ml	27.5ml	0.19mol	2.24
对硝基苯乙腈	cp	mw = 162.15	5.5g（自制）	0.034mol	0.4
浓硫酸	cp	d = 1.84g/ml	15.0ml	0.27mol	3.18

2. 操作

（1）在装有滴液漏斗和搅拌器的 250ml 圆底烧瓶中，放入由 27.5ml（0.43mol）浓硝酸（d = 1.42）和 27.5ml（0.49mol）浓硫酸（d = 1.84mol）所组成的混合物。在冰浴中冷至 10℃，再慢慢加入 10.0g（0.085mol）苯乙腈（其中不含乙醇和水），调节加入的速度使温度保持在 10℃ 左右，并且不超过 20℃。待苯乙腈都已加完后，移去冰浴，将混合物搅拌 1h，然后倒入 120.0g 碎冰中。这时有糊状物质慢慢分离出来，其中一半以上是对 – 硝基苯乙腈（4 – Nitrophenyl acetonitrile），别的成分为邻 – 硝基苯乙腈和油状物，但没有二硝基化合物的生成。用吸滤法过滤并压榨产物，尽可能地除去其中所含的油状物，然后再把产物溶解在 50.0ml 沸腾的 95% 乙醇中。在冷却时，对硝基苯乙腈就结晶出来。再用 55.0ml 80% 的乙醇（d = 0.86 ~ 0.87）重结晶，得到熔点为 115℃ ~ 116℃ 的产物 7.0 ~ 7.5g（理论产量的 50% ~ 54%）。

产物在大多数的用途中是适用的，特别是用来制备对硝基苯乙酸（4 – Nitrophenylacetic acid）。有时必须除去产物中所含微量的邻位化合物，在这种情形下应当再从 80% 乙醇中结晶，这时产物的熔点为 116℃ ~ 117℃。

（2）在 100ml 圆底烧瓶中放 5.5g 对硝基苯乙腈（自制），将 15.0ml（0.54mol）浓硫酸（比重 1.84）和 14.0ml 水混合成溶液，把这个溶液的 2/3 倒在对硝基苯乙腈上。充分摇动混合物，直到所有的固体都被酸润湿为止。然后用剩下来的酸把粘在容器壁上的固体洗到液体中，装置回流冷凝器，加热到沸腾继续煮沸 1min。

反应混合物用等体积的冷水把它冲淡，并冷却至 0℃ 或 0℃ 以下。过滤溶液，所得沉淀用冰水洗涤数次，然后把它溶解在 80.0ml 沸水中，趁热过滤，放置冷却，抽气过滤干燥得对 – 硝基苯乙酸为白色或淡黄色长针状结晶，熔点为 151℃ ~ 152℃，产率为理论量的 92% ~ 95%。

【思考题】

1. 在苯乙腈合成对硝基苯乙腈时，如果没有控制低温反应，可能会得到什么产物？

2. 对硝基苯乙腈水解生成对硝基苯乙酸一步反应中，如果以乙醇为溶剂，加入少量的质子酸进行反应，会得到何产物？

3. 苯环上不同的取代基团对苯环的亲电加成反应的位置以及反应的活性具有不同的影响，那么哪些取代基是邻对位定位？哪些是间位定位？哪些就有活化效应？哪些具有钝化效应？

实验二十

维生素 K₃ 的合成

【实验目的】

1. 了解亚硫酸氢钠加成物在药物结构修饰中的作用。

2. 了解维生素 K₃（Vitamine K₃）的制备方法。

3. 掌握氧化和加成的特点。

【实验原理】

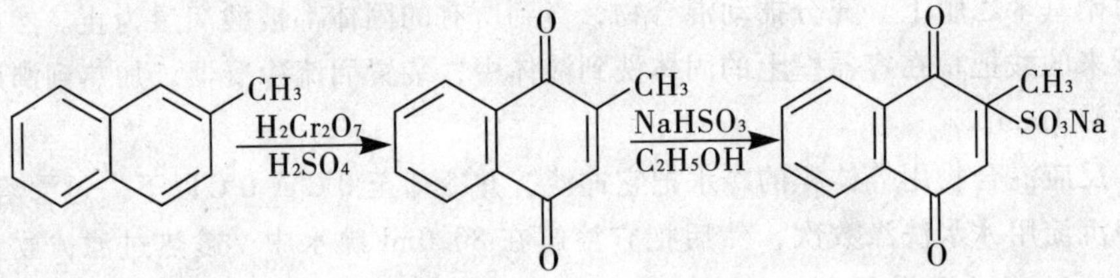

【实验方法】

1. 原料规格及用量

原料名称	规格	MW	用量	摩尔数	摩尔比
重铬酸钾	cp	294.18	35.0g	0.12 mol	2.45
亚硫酸氢钠	cp	104.06	4.4g	0.042 mol	0.86
β-甲基萘	cp	142.20	7.0g	0.049 mol	1.0
浓硫酸	cp		42.0g（22.8ml）		
乙醇	cp		11.0ml		
丙酮	cp		15.0g（19.0ml）		

2. 操作

（1）在配有温度计、冷凝管、滴液漏斗的 250ml 三颈瓶中，投入 β-甲基萘 7.0g、丙酮 15.0g（19.0ml），搅拌至溶解。将重铬酸钾 35.0g 溶于 52ml 水中，与浓硫酸 42.0g（22.8ml）混合后于 38℃~40℃慢慢滴加至三颈瓶中。加毕后于 40℃维持反应 30min，然后升高水浴温度至 60℃反应 45min。趁热将反应物倒入大量水中，甲萘醌析出，过滤。沉淀用水洗涤，压紧，抽干。

（2）在装有回流冷凝管的 100ml 三颈瓶中，向反应瓶中加入甲萘醌湿品，亚硫酸氢钠 4.4g（溶于 7.0ml 水中），于 38℃~40℃搅拌均匀，再加入乙醇 11.0ml，搅拌 30min，反应液倒入烧杯中，自然冷至室温，再冷至 10℃以下，析出晶体，过滤。结晶用少许冷乙醇洗涤，抽干，得维生素 K_3 粗品。

（3）将维生素 K_3 粗品放入锥形瓶中，加 4 倍量 95.0％乙醇及 0.5g 亚硫酸氢钠，在 70℃以下溶解，加入粗品量 1.5％的活性碳。水浴 68℃~70℃保温脱色 15min，趁热过滤。滤液冷至 10℃以下，析出结晶，过滤。结晶用少量冷乙醇洗涤，抽干，干燥，得维生素 K_3 纯品，熔点为 105℃~107℃。

【注意事项】

1. 混合氧化剂时，需将浓硫酸缓慢加入到重铬酸钾的水溶液中并不断搅拌。

2. 氧化剂加入反应液中保持温度 38℃~40℃。

3. 反应完毕的母液倒入大量水中（一般为母液 10 倍体积）时，慢慢加入并不断搅拌。

【思考题】

1. 氧化反应中温度高了对产物产生何影响？

2. 在加成反应一步中，加入乙醇的目的是什么？

3. 药物合成中常用的氧化剂是有哪些？

实验二十一

磺胺嘧啶锌与磺胺嘧啶银的合成

【实验目的】

了解拼合原理在药物结构修饰中的应用。

【实验原理】

磺胺嘧啶银（Sulfadiazine – Ag）为应用烧伤创面的磺胺药，对绿脓杆菌有强的抑制作用，其特点是保持了磺胺嘧啶与硝酸银二者的抗菌作用。除用于治疗烧伤创面感染和控制感染外，还可使创面干燥结痂，促进愈合。但磺胺嘧啶银成本较高，且易氧化变质，故制成磺胺嘧啶锌（Sulfadiazine – Zn）以代替磺胺嘧啶银。它们化学名分别为2 –（对氨基苯磺酰胺基）嘧啶银（SD – Ag）、2 –（对氨基苯磺酰胺基）嘧啶锌（SD – Zn），化学结构式分别为：

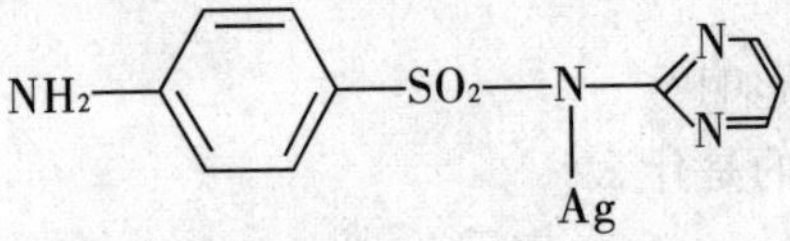

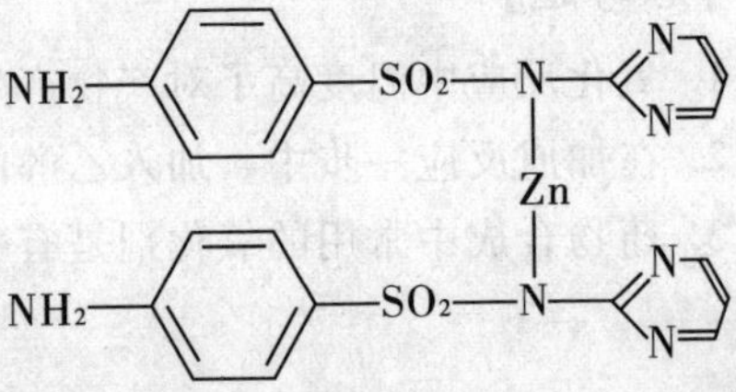

磺胺嘧啶银为白色或类白色结晶性粉末，遇光或遇热易变质，在水、乙醇、氯仿或乙醚中均不溶。磺胺嘧啶锌为白色或类白色粉末，在水、乙醇、氯仿或乙醚中均不溶。

合成路线如下：

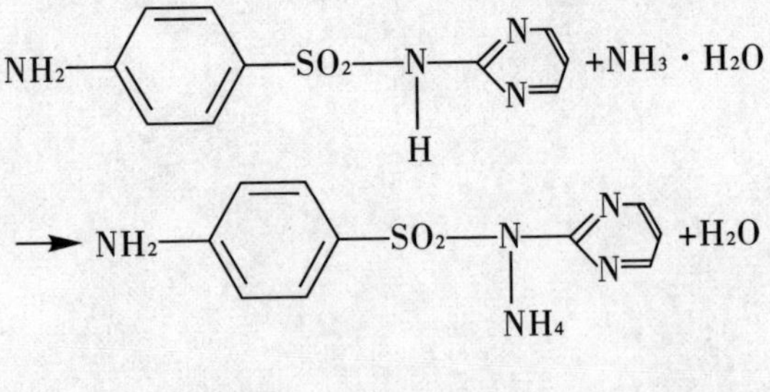

【实验方法】

1. 原料规格及用量

原料名称	规格	MW	用量	摩尔数	摩尔比
磺胺嘧啶	cp		5.0g		
氨水	cp10%		30.0ml		
AgNO$_3$	cp		3.4g		
磺胺嘧啶	cp		5.0g		
氨水	cp10%		30.0ml		
AgNO$_3$	cp		3.4g		
浓氨水			4.0ml		
水			50.0ml		
硫酸锌			3.0g		
氯化钡	0.1M				

2. 操作

（1）磺胺嘧啶银的制备：取磺胺嘧啶 5.0g 置 50ml 烧杯中，加入 10% 氨水 20.0ml 溶解。再称取 AgNO$_3$ 3.4g 置 50.0ml 烧杯中，加 10.0ml 氨水溶解，搅拌后将 AgNO$_3$ - 氨水溶液倾入磺胺嘧啶 - 氨水溶液中，片刻析出白色沉淀。抽滤后用蒸馏水洗至无 Ag$^+$ 反应，得本品。干燥后计算收率。

（2）磺胺嘧啶锌的制备：取磺胺嘧啶 5.0g 置 100ml 烧杯中，加入稀氨水（4.0ml 浓氨水加入 25.0ml 水）。如有不溶的磺胺嘧啶，再补加少量浓氨水（约 1.0ml 左右）使磺胺嘧啶全溶。另称取硫酸锌 3.0g 溶于 25.0ml 水中，在搅拌下倾入上述磺胺嘧啶氨水溶液中，搅拌片刻析出沉淀。继续搅拌 5min，过滤，用蒸馏水洗至无硫酸根离子反应（用0.1M氯化钡溶液检查），干燥后称重并计算收率。

（3）结构确证：① 红外吸收光谱法、标准物 TLC 对照法；② 核磁共振光谱法。

【注意事项】

合成磺胺嘧啶银时，所有仪器均需用蒸馏水洗净。

【思考题】

1. SD－Ag 及 SD－Zn 的合成为什么都要先作成铵盐？

2. 比较 SD－Ag 及 SD－Zn 的合成及临床应用方面的优缺点。

实验二十二

琥珀酸喘通的合成

【实验目的】

1. 了解拼合原理在药物结构修饰中的应用。
2. 掌握琥珀酸喘通的合成原理和操作技术。

【实验原理】

止喘药喘通为 β_2 - 受体兴奋剂，对游离组织胺、乙酰胆碱等神经化学介质引起的支气管痉挛有良好的缓解作用，但能使一些患者出现心悸、手颤等症状。盐酸喘通体内代谢快，12h 即从尿排除 80% ~ 90%。为了克服以上副作用并使药效缓和而持久，依据文献关于琥珀酸有平喘作用的报导，将盐酸喘通制成琥珀酸喘通（Clorprenaline Succinate）。琥珀酸喘通的化学名为 1 - （邻氯苯基） - 2 - 异丙胺基乙醇丁二酸盐，化学结构式为：

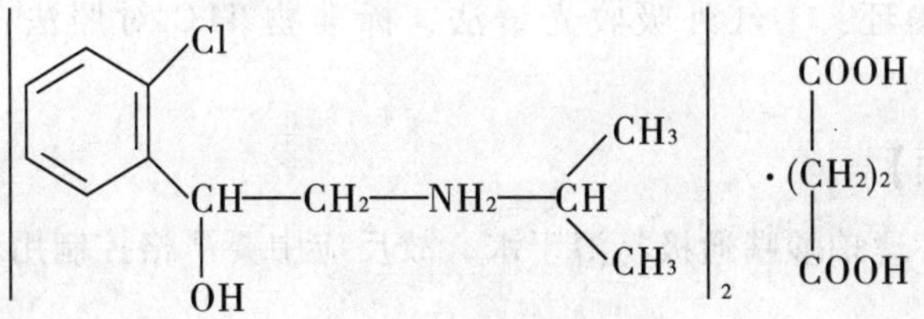

琥珀酸喘通为无色透明的菱形结晶，无臭，味微苦，极易溶于水，易溶于乙醇，难溶于乙醚、丙酮。熔点为 171.5℃ ~ 173℃。

合成路线如下：

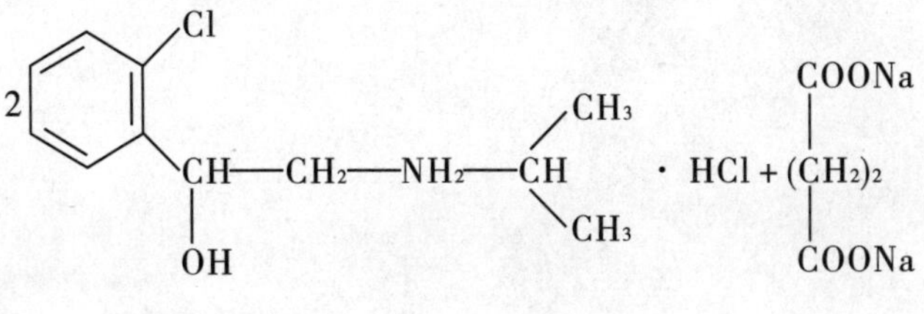

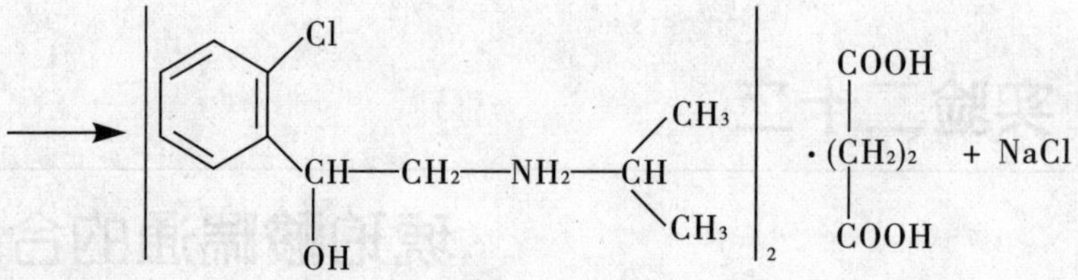

【实验方法】

1. 原料规格及用量

原料名称	规格	MW	用量	摩尔数	摩尔比
盐酸喘通	药用		4.5g		
琥珀酸钠	cp		4.9g		
水			15.0ml		

2. 操作

（1）琥珀酸喘通的制备：称取盐酸喘通 4.5g 溶于 5～7ml 水中，置水浴中温热，制成饱和溶液。另称取琥珀酸钠 4.9g 溶于水中，制成饱和溶液。然后在不断搅拌下将盐酸喘通溶液加入琥珀酸钠溶液中，慢慢析出琥珀酸喘通盐结晶。抽滤后的结晶用 10.0ml 水分两次迅速洗涤，干燥后测熔点并计算收率。

（2）结构确证：①红外吸收光谱法、标准物 TLC 对照法；②核磁共振光谱法。

【注意事项】

盐酸喘通、琥珀酸喘通极易溶于水，故反应中要严格控制用水量。

【思考题】

琥珀酸喘通结晶为什么要用水迅速洗涤？不洗是否可以？

实验二十三

巴比妥的合成

【实验目的】

1. 通过巴比妥的合成了解药物合成的基本过程。
2. 掌握无水操作技术。

【实验原理】

巴比妥（Barbital）为长时间作用的催眠药，主要用于神经过度兴奋、狂躁或忧虑引起的失眠。巴比妥化学名为 5，5 - 二乙基巴比妥酸，化学结构式为：

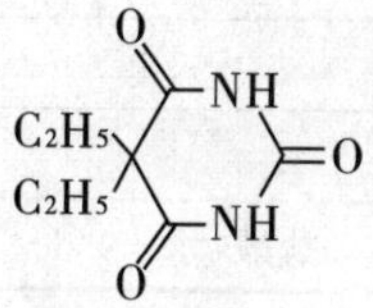

巴比妥为白色结晶或结晶性粉末，无臭，味微苦，熔点为 189℃～192℃，难溶于水，易溶于沸水及乙醇，溶于乙醚、氯仿及丙酮。

合成路线如下：

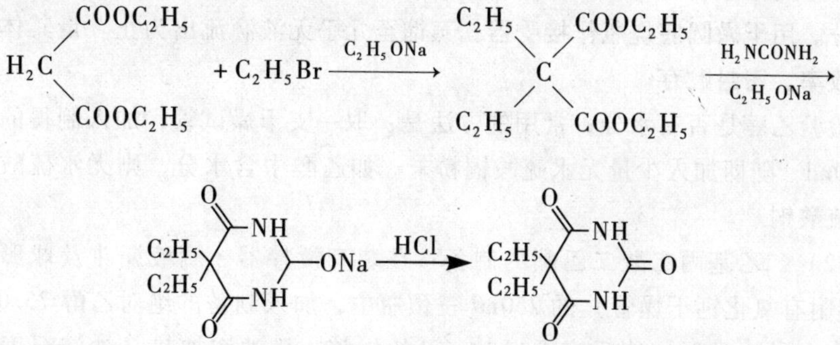

【实验方法】

1. 原料规格及用量

原料名称	规格	MW	用量	摩尔数	摩尔比
无水乙醇	cp		180.0ml		
金属钠	cp		2.0g		
邻苯二甲酸二乙酯	cp		6.0ml		
绝对乙醇	自制		125.0ml		
金属钠	cp		8.6g		
丙二酸二乙酯	cp		18.0ml		
溴乙烷			20.0ml		
乙醚			60.0ml		
水			100.0ml		
无水硫酸钠			5.0g		
二乙基丙二酸二乙酯			10.0g		
尿素			4.4g		
稀盐酸	盐酸:水 = 1:1		18ml		

2. 操作

（1）无水乙醇的制备：在装有球形冷凝器（顶端附氯化钙干燥管）的250ml圆底烧瓶中加入无水乙醇180.0ml、金属钠2.0g，加几粒沸石，加热回流30min，加入邻苯二甲酸二乙酯6.0ml，再回流10min。将回流装置改为蒸馏装置，蒸去前馏分。用干燥圆底烧瓶作接受器，蒸馏至几乎无液滴流出为止。量其体积，计算回收率，密封贮存。

检验乙醇是否有水分，常用的方法是：取一支干燥试管，加入制得的绝对乙醇1.0ml，随即加入少量无水硫酸铜粉末。如乙醇中含水分，则无水硫酸铜变为蓝色硫酸铜。

（2）二乙基丙二酸二乙酯的制备：在装有搅拌器、滴液漏斗及球形冷凝器（顶端附有氯化钙干燥管）的250ml三颈瓶中，加入制备的绝对乙醇75.0ml，分次加入金属钠6.0g。待反应缓慢时，开始搅拌，用油浴加热（油浴温度不超过90℃）。金属钠消失后，由滴液漏斗加入丙二酸二乙酯18.0ml，10～15min内加完，然后回流15min。当油浴温度降到50℃以下时，慢慢滴加溴乙烷20.0ml，约

15min 加完，然后继续回流 2.5h。将回流装置改为蒸馏装置，蒸去乙醇（但不要蒸干），放冷，药渣用 40.0 ~ 45.0ml 水溶解，转到分液漏斗中，分取酯层，水层以乙醚提取三次（每次用乙醚 20ml）。合并酯与醚提取液，再用 20ml 水洗涤一次，醚液倾入 125ml 锥形瓶内，加无水硫酸钠 5.0g，放置。

（3）二乙基丙二酸二乙酯的蒸馏：将上一步制得的二乙基丙二酸二乙酯乙醚液过滤，滤液蒸去乙醚。瓶内剩余液用装有空气冷凝管的蒸馏装置于砂浴上蒸馏，收集 218℃ ~ 222℃ 馏分（用预先称量的 50ml 锥形瓶接受），称重并计算收率，密封贮存。

（4）巴比妥的制备：在装有搅拌、球型冷凝器（顶端附有氯化钙干燥管）及温度计的 250ml 三颈瓶中加入绝对乙醇 50ml，分次加入金属钠 2.6g。待反应缓慢时，开始搅拌。金属钠消失后，加入二乙基丙二酸二乙酯 10.0g，尿素 4.4g，加完后随即使内温升至 80℃ ~ 82℃。停止搅拌，保温反应 80min（反应正常时，停止搅拌 5 ~ 10min 后，料液中有小气泡逸出并逐渐呈微沸状态，有时较激烈）。反应毕，将回流装置改为蒸馏装置。在搅拌下慢慢蒸去乙醇，至常压不易蒸出时再减压蒸馏尽。残渣用 80.0ml 水溶解，倾入盛有 18ml 稀盐酸（盐酸：水 = 1：1）的 250ml 烧杯中，调 pH 3 ~ 4 之间，析出结晶后抽滤得粗品。

（5）精制：粗品称重，置于 150ml 锥形瓶中，用水（16.0ml /g）加热使溶，加入活性碳少许，脱色 15min 后趁热抽滤。滤液冷至室温，析出白色结晶，抽滤后水洗、烘干，测熔点并计算收率。

（6）结构确证：①红外吸收光谱法、标准物 TLC 对照法；②核磁共振光谱法。

【注意事项】

1. 本实验中所用仪器均需彻底干燥。由于无水乙醇有很强的吸水性，故操作及存放时必须防止水分侵入。

2. 制备绝对乙醇所用的无水乙醇，水分不能超过 0.5%，否则反应相当困难。

3. 取用金属钠时需用镊子，先用滤纸吸去沾附的油后，用小刀切去表面的氧化层，再切成小条。切下来的钠屑应放回原瓶中，切勿与滤纸一起投入废物缸内，并严禁金属钠与水接触，以免引起燃烧爆炸事故。

4. 加入邻苯二甲酸二乙酯的目的是利用它和氢氧化钠进行如下反应：

$$\text{邻苯二甲酸二乙酯} + 2NaOH \longrightarrow \text{邻苯二甲酸钠} + 2C_2H_5OH$$

因此避免了乙醇和氢氧化钠生成的乙醇钠再和水作用，这样制得的乙醇可达到极高的纯度。

5. 溴乙烷的用量也要随室温而变。当室温为 30℃ 左右时，应加 28.0ml 溴乙烷，滴加溴乙烷的时间应适当延长。若室温在 30℃ 以下，可按本实验投料。

6. 内温降到 50℃ 后再慢慢滴加溴乙烷，以避免溴乙烷的挥发及生成乙醚的副反应。

$$C_2H_5ONa + C_2H_5Br \longrightarrow C_2H_5OC_2H_5 + NaBr$$

7. 砂浴传热慢，因此砂要铺得薄，也可用减压蒸馏的方法。

8. 尿素需在 60℃ 干燥 4h。

9. 蒸乙醇不宜快，至少要用 80min，反应才能顺利进行。

【思考题】

1. 制备无水试剂时应注意什么问题？为什么在加热回流和蒸馏时冷凝管的顶端和接受器支管上要装置氯化钙干燥管？

2. 工业上怎样制备无水乙醇（99.5%）？

3. 对于液体产物，通常如何精制？本实验用水洗涤提取液的目的是什么？

实验二十四

二氢吡啶钙离子拮抗剂的合成

【实验目的】

1. 了解硝化反应的种类、特点及操作条件。
2. 学习硝化剂的种类和不同的应用范围。
3. 学习环合反应的种类、特点及操作条件。

【实验原理】

二氢吡啶钙离子拮抗剂具有很强的扩血管作用，适用于冠脉痉挛、高血压、心肌梗死等症。本品化学名为1，4 – 二氢 – 2，6 – 二甲基 – 4 – （3 – 硝基苯基） – 吡啶 – 3，5 – 二羧酸二乙酯（Diethyl – 1，4 – dihydro – 2，6 – dimethyl – 4 – （3 – nitrophenyl） – 3，5 – pyridinedicarboxylate），化学结构式如下：

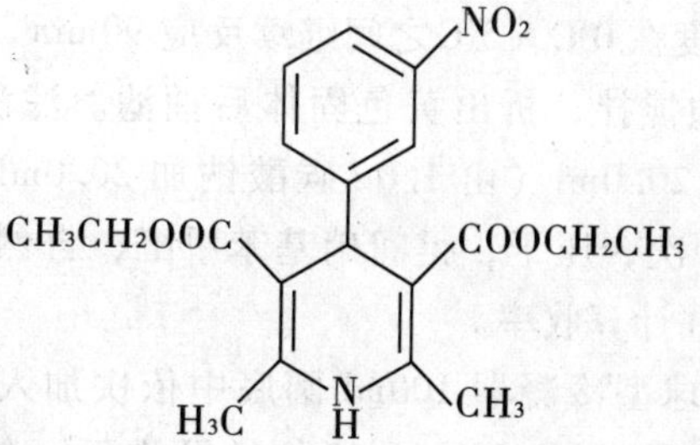

本品为黄色无臭无味的结晶粉末，熔点为162℃～164℃，无吸湿性，极易溶于丙酮、二氯甲烷、氯仿，溶于乙酸乙酯，微溶于甲醇、乙醇，几乎不溶于水。

合成路线如下：

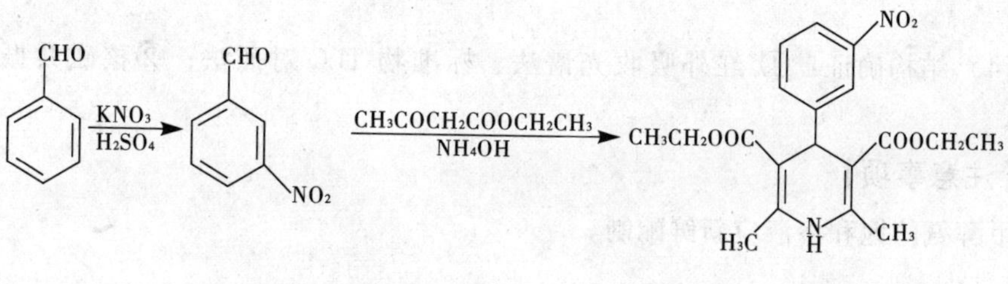

【实验方法】

1. 原料规格及用量

原料名称	规格	MW	用量	摩尔数	摩尔比
硝酸钾	cp		1.0g		
浓硫酸	cp		40ml		
苯甲醛	cp		10.0g		
冰水	自制		200.0ml		
碳酸钠	cp		1.0g		
水			适量		
间硝基苯甲醛	自制		5.0g		
乙酰乙酸乙酯	cp		9.0ml		
甲醇氨饱和溶液			30.0ml		
95.0% 乙醇	cp		适量		

2. 操作

(1) 硝化：在装有搅拌棒、温度计和滴液漏斗的 250ml 三颈瓶中，将 11.0g 硝酸钾溶于 40ml 浓硫酸中。用冰盐浴冷至 0℃ 以下，在强烈搅拌下慢慢滴加苯甲醛 10.0g（在 60～90min 左右滴完），滴加过程中控制反应温度在 0℃～2℃ 之间。滴加完毕，控制反应温度在 0℃～5℃ 之间继续反应 90min。将反应物慢慢倾入约 200.0ml 冰水中，边倒边搅拌，析出黄色固体后抽滤。滤渣移至乳钵中，研细，加入 5.0% 碳酸钠溶液 20.0ml（由 1.0g 碳酸钠加 20.0ml 水配成）研磨 5min，抽滤，用冰水洗涤 7～8 次，压干，得间硝基苯甲醛，自然干燥后测熔点（熔点为 56℃～58℃）、称重并计算收率。

(2) 环合：在装有球型冷凝器 100ml 圆底中依次加入间硝基苯甲醛 5.0g、乙酰乙酸乙酯 9.0ml、甲醇氨饱和溶液 30.0ml 及沸石一粒，油浴加热回流 5h，然后改为蒸馏装置，蒸出甲醇至有结晶析出为止，抽滤所得结晶用 95.0% 乙醇 20.0ml 洗涤，压干，得黄色结晶性粉末，干燥后称重并计算收率。

(3) 精制：粗品以乙醇（5.0ml/g）重结晶，干燥后测熔点、称重并计算收率。

(4) 结构确证：① 红外吸收光谱法、标准物 TLC 对照法；② 核磁共振光谱法。

【注意事项】

甲醇氨的饱和溶液应新鲜配制。

实验二十五

氯霉素的合成

【实验目的】

1. 熟悉溴化、Delepine 反应、乙酰化、羟甲基化、Meerwein – Ponndorf – Verley 羰基还原、水解、拆分、二氯乙酰化等反应的原理。
2. 掌握各步反应的基本操作和终点的控制。
3. 熟悉氯霉素及其中间体的立体化学。
4. 了解播种结晶法拆分外消旋体的原理，熟悉操作过程。
5. 掌握利用旋光仪测定光学异构体质量的方法。

【实验原理】

氯霉素（Chloramphenicol）的化学名为 1R, 2R – （ – ） – 1 – 对硝基苯基 – 2 – 二氯乙酰胺基 – 1, 3 – 丙二醇（（1R, 2R） – （ – ） – p – nitropHenyl – 2 – dichloroacetamido – 1, 3 – propanediol）。氯霉素分子中有两个手性碳原子，有四个旋光异构体。化学结构式为：

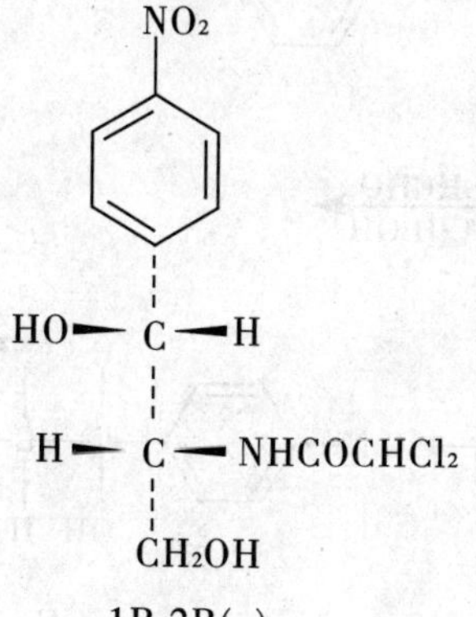

1R,2R(–) 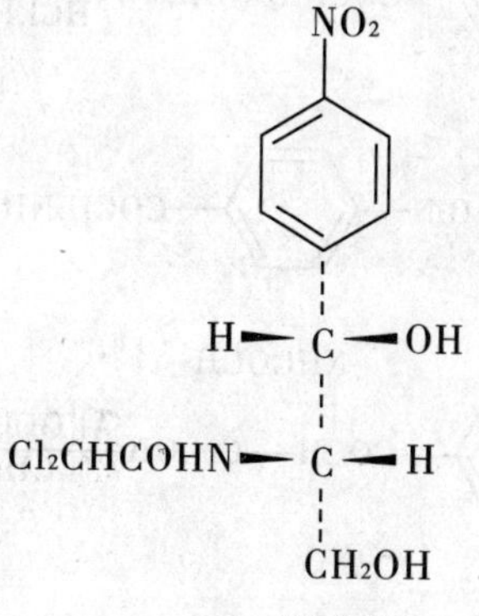　　　　　　　　　1S,2S(+)

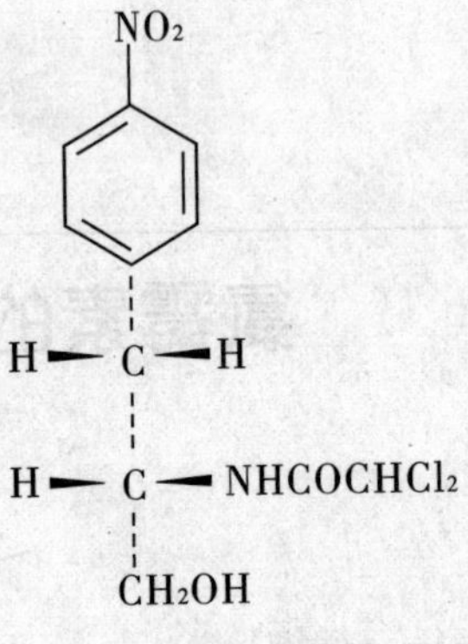

NO_2 / NO_2

（结构式）

1S,2R(−) 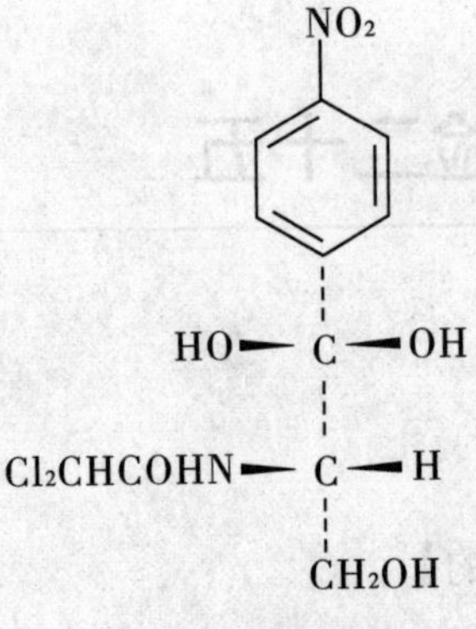　　　　　　　1R,2S(+)

上面四个异构体中仅 1R、2R（−）［或 D（−）苏阿糖型］有抗菌活性，为临床使用的氯霉素。

氯霉素为白色或微黄色的针状、长片状结晶或结晶性粉末，味苦，熔点为 149℃～153℃，易溶于甲醇、乙醇、丙酮或丙二醇中，微溶于水。比旋度 $[\alpha]^{25}$ − 25.5°（乙酸乙酯）；$[\alpha]_D^{25}$ + 18.5°～21.5°（无水乙醇）。

合成路线如下：

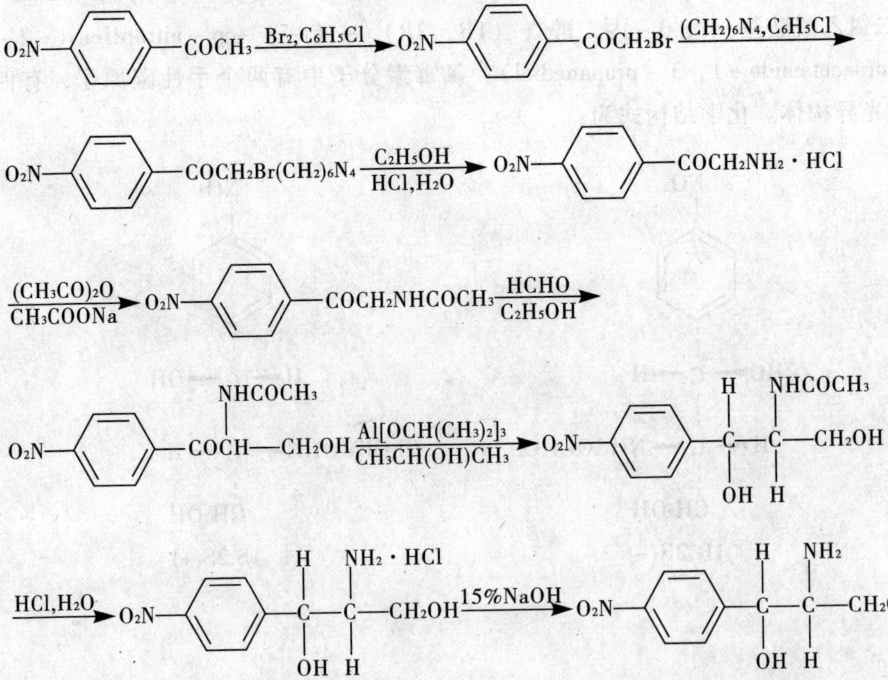

O_2N—⟨⟩—$COCH_3$ $\xrightarrow{Br_2, C_6H_5Cl}$ O_2N—⟨⟩—$COCH_2Br$ $\xrightarrow{(CH_2)_6N_4, C_6H_5Cl}$

O_2N—⟨⟩—$COCH_2Br(CH_2)_6N_4$ $\xrightarrow[HCl, H_2O]{C_2H_5OH}$ O_2N—⟨⟩—$COCH_2NH_2 \cdot HCl$

$\xrightarrow[CH_3COONa]{(CH_3CO)_2O}$ O_2N—⟨⟩—$COCH_2NHCOCH_3$ $\xrightarrow[C_2H_5OH]{HCHO}$

O_2N—⟨⟩—$\overset{NHCOCH_3}{COCH}$—CH_2OH $\xrightarrow[CH_3CH(OH)CH_3]{Al[OCH(CH_3)_2]_3}$ O_2N—⟨⟩—$\underset{OH}{\overset{H}{C}}$—$\underset{H}{\overset{NHCOCH_3}{C}}$—$CH_2OH$

$\xrightarrow{HCl, H_2O}$ O_2N—⟨⟩—$\underset{OH}{\overset{H}{C}}$—$\underset{H}{\overset{NH_2 \cdot HCl}{C}}$—$CH_2OH$ $\xrightarrow{15\%NaOH}$ O_2N—⟨⟩—$\underset{OH}{\overset{H}{C}}$—$\underset{H}{\overset{NH_2}{C}}$—$CH_2OH$

【实验方法】

（一）对硝基 α-溴代苯乙酮的制备

1. 原料规格及用量

原料名称	规格	MW	用量	摩尔数	摩尔比
对硝基苯乙酮	cp	165.15	10.0g	0.06	1.0
氯苯	cp		75.0ml		
溴	cp	159.81	9.7g	0.06	1.0

2. 操作

在装有搅拌器、温度计、冷凝管、滴液漏斗的 250ml 四颈瓶中，加入对硝基苯乙酮 10.0 g、氯苯 75.0ml，于 25℃~28℃ 搅拌使溶解。从滴液漏斗中滴加溴 9.7g。首先滴加溴 2~3 滴，反应液即呈棕红色，10min 内褪成橙色表示反应开始；继续滴加剩余的溴，约 1~1.5h 加完，继续搅拌 1.5h，反应温度保持在 25℃~28℃。反应完毕，水泵减压抽去溴化氢约 30min，得对硝基 α-溴代苯乙酮氯苯溶液，备用。

3. 注意事项

（1）冷凝管口上端装有气体吸收装置，吸收反应中生成的溴化氢。

（2）所用仪器应干燥，试剂均须无水。少量水分将使反应诱导期延长，较多水分甚至导致反应不能进行。

（3）若滴加溴后较长时间不反应，可适当提高温度，但不能超过 50℃。当反应开始后要立即降低到规定温度。

（4）滴加溴的速度不宜太快，滴加速度太快及反应温度过高不仅使溴积聚易逸出，而且还导致二溴化合物的生成。

（5）溴化氢应尽可能除去，以免下步消耗六亚甲基四胺。

4. 思考题

（1）溴化反应开始时有一段诱导期，试用溴化反应机制说明原因并说明操作上如何缩短诱导期。

（2）本溴化反应不能遇铁，铁的存在对反应有何影响？

（二）对硝基 - α - 溴化苯乙酮六亚甲基四胺盐的制备

1. 原料规格及用量

原料名称	规格	MW	用量	摩尔数	摩尔比
对硝基 - α - 溴代苯乙酮	自制	244.02	14.8g	0.06	1.0
氯苯	cp		20.0ml		
六亚甲基四胺（乌洛托品）	cp	140.19	8.5g	0.06	1.0

2. 操作

在装有搅拌器、温度计的 250ml 三颈瓶中，依次加入上步制备好的对硝基 - α - 溴代苯乙酮和氯苯 20.0ml，冷却至 15℃ 以下。在搅拌下加入六亚甲基四胺（乌洛托品）粉末 8.5g，温度控制在 28℃ 以下。加毕，加热至 35℃ ~36℃，保温反应 1h，测定终点。如反应已到终点，继续在 35℃ ~36℃ 反应 20min，即得对硝基 - α - 溴代苯乙酮六亚甲基四胺盐（简称成盐物），然后冷至 16℃ ~ 18℃，备用。

3. 注意事项

（1）此反应需无水条件，所用仪器及原料需经干燥。若有水分带入，易导致产物分解，生成胶状物。

（2）反应终点测定：取反应液少许，过滤，取滤液 1.0ml 加入等量 4% 六亚甲基四胺氯仿溶液温热片刻，如不呈混浊，表示反应已经完全。

（3）对硝基 - α - 溴代苯乙酮六亚甲基四胺盐在空气中及干燥时极易分解，因此制成的复盐应立即进行下步反应，不宜超过 12h。

（4）复盐成品：熔点为 118℃ ~120℃（分解）。

4. 思考题

（1）对硝基 - α - 溴代苯乙酮与六亚甲基四胺生成的复盐性质如何？

（2）成盐反应终点如何控制？根据是什么？

（三）对硝基 - α - 氨基苯乙酮盐酸盐的制备

1. 原料规格及用量

原料名称	规格	MW	用量	摩尔数	摩尔比
成盐物的氯苯溶液	自制	304.32	14.8g	0.06	1.0
食盐	精制		3.0g		
氯苯	cp		20.0ml		
浓盐酸	cp		17.2ml		
乙醇	cp		43.7ml		
水			19.0ml		

2. 操作

在上步制备的成盐物氯苯溶液中加入精制食盐 3.0g、浓盐酸 17.2ml，冷至 6℃～12℃，搅拌 3～5min，使成盐物呈颗粒状，待氯苯溶液澄清分层，分出氯苯。立即加入乙醇 37.7ml，搅拌，加热，0.5h 后升温到 32℃～35℃，保温反应 5h。冷至 5℃以下，过滤。滤饼转移到烧杯中加水 19.0ml，在 32℃～36℃搅拌 30min，再冷至 -2℃，过滤。用预冷到 2℃～3℃的 6.0ml 乙醇洗涤，抽干，得对硝基 - α - 氨基苯乙酮盐酸盐（简称水解物），熔点为 250℃（分解），备用。

3. 注意事项

（1）对硝基 - α - 溴代苯乙酮与六亚甲基四胺（乌洛托品）反应生成季铵盐，然后在酸性条件下水解成对硝基 - α - 氨基苯乙酮盐酸盐。该反应称 Delepine 反应。

（2）加入精盐在于减小对硝基 - α - 氨基苯乙酮盐酸盐的溶解度。

（3）成盐物水解要保持足够的酸度，所以与盐酸的摩尔比应在 3 以上。用量不仅导致生成醛等副反应（Sommolet 反应），而且对硝基 - α - 氨基苯乙酮游离碱本身亦不稳定，可发生双分子缩合，然后在空气中氧化成紫红色吡嗪化合物。此外，为保持水解液有足够酸度，应先加盐酸后加乙醇，以免生成醛等副反应。

（4）温度过高也易发生副反应，增加醛等副产物的生成。

4. 思考题

（1）本实验中 Delepine 反应水解时为什么一定要先加盐酸后加乙醇？如果次序颠倒，结果会怎样？

（2）对硝基 - α - 氨基苯乙酮盐酸盐是强酸弱碱生成的盐，反应需保持足够的酸度，如果酸度不足对反应有何影响？

（四）对硝基－α－乙酰胺基苯乙酮的制备

1. 原料规格及用量

原料名称	规格	MW	用量	摩尔数	摩尔比
水解物	自制				
水			20.0ml		
醋酐	cp		10.0ml		
醋酸钠溶液	40.0%		29.0ml		
饱和碳酸氢钠溶液	自制		适量		

2. 操作

在装有搅拌器、回流冷凝器、温度计和滴液漏斗的 250ml 四颈瓶中，放入上步制得的水解物及水 20.0ml，搅拌均匀后冷至 0℃～5℃。在搅拌下加入醋酐 9.0ml。另取 40.0% 的醋酸钠溶液 29.0ml，用滴液漏斗在 30min 内滴入反应液中，滴加时反应温度不超过 15℃。滴毕，升温到 14℃～15℃，搅拌 1h（反应液始终保持在 pH 3.5～4.5），再补加醋酐 1ml，搅拌 10min，测定终点。如反应已完全，立即过滤。滤饼用冰水搅成糊状，过滤，用饱和碳酸氢钠溶液中和至 pH7.2～7.5，抽滤，再用冰水洗至中性，抽干，得淡黄色结晶（简称乙酰化物），熔点为 161℃～163℃。

3. 注意事项

（1）该反应需在酸性条件下（pH3.5～4.5）进行，因此必须先加醋酐，后加醋酸钠溶液，次序不能颠倒。

（2）反应终点测定：取反应液少许，加入 NaHCO₃ 中和至碱性，于 40℃～45℃温热 30min，不应呈红色。若反应未达终点，可补加适量的醋酐和醋酸钠继续酰化。

（3）乙酰化物遇光易变红色，应避光保存。

4. 思考题

（1）乙酰化反应为什么要先加醋酐后加醋酸钠溶液？次序为何不能颠倒？

（2）乙酰化反应终点怎样控制？根据是什么？

（五）对硝基 - α - 乙酰胺基 - β - 羟基苯丙酮的制备

1. 原料规格及用量

原料名称	规格	MW	用量	摩尔数	摩尔比
乙酰化物	自制				
乙醇	cp		15.0ml		
甲醛	cp		4.3ml		
饱和碳酸氢钠溶液	自制		适量		
冰水	自制		25.0ml		

2. 操作

在装有搅拌器、回流冷凝管、温度计的 250ml 三颈瓶中，投入乙酰化物及乙醇 15.0ml、甲醛 4.3ml，搅拌均匀后用少量 NaHCO₃ 饱和溶液调 pH7.2 ~ 7.5。搅拌下缓慢升温，大约 40min 达到 32℃ ~ 35℃，再继续升温至 36℃ ~ 37℃，直到反应完全。迅速冷却至 0℃，过滤，用 25.0ml 冰水分次洗涤，抽滤，干燥得对硝基 - α - 乙酰胺基 - β - 羟基苯丙酮（简称缩合物），熔点为 166℃ ~ 167℃。

3. 注意事项

（1）本反应碱性催化的 pH 值不宜太高，pH 7.2 ~ 7.5 较适宜。pH 过低反应不易进行，pH 大于 7.8 时有可能与两分子甲醛形成双缩合物。

甲醛的用量对反应也有一定影响。如甲醛过量太多，亦有利于双缩合物的形成；用量过少，可导致一分子甲醛与两分子乙酰化物缩合。

为了减少上述副反应，甲醛用量控制在过量40%左右（摩尔比约为1:1.4）为宜。

（2）反应温度过高也有双缩合物生成，甚至导致产物脱水形成烯烃。

（3）反应终点测定：用玻棒蘸取少许反应液于载玻片上，加水1滴稀释后置显微镜下观察，如仅有羟甲基化合物的方晶而找不到乙酰化物的针晶，即为反应终点（约需3h）。

4. 思考题

（1）影响羟甲基化反应的因素有哪些？如何控制？

（2）羟甲基化反应为何选用 $NaHCO_3$ 作为碱催化剂？能否用 NaOH？为什么？

（3）羟甲基化反应终点如何控制？

（六）异丙醇铝的制备

1. 原料规格及用量

原料名称	规格	MW	用量	摩尔数	摩尔比
铝片	cp	26.98	2.7g	0.1	1.0
无水异丙醇	cp d = 0.7813	60.10	63.0ml	0.82	8.2
无水三氯化铝	cp	133.34	0.3g	0.002	

2. 操作

在装有搅拌器、回流冷凝管、温度计的三颈瓶中，依次投入剪碎的铝片2.7g、无水异丙醇63.0ml和无水三氯化铝0.3g。在油浴上回流加热至铝片全部溶解，冷却到室温，备用。

3. 注意事项

（1）所用仪器、试剂均应干燥无水。

（2）回流开始要密切注意反应情况。如反应太剧烈，需撤去油浴，必要时采取适当降温措施。

（3）如果无水异丙醇、无水三氯化铝质量好，铝片剪得较细，反应很快进行，约需 1~2h 即可完成。

（七）DL-苏阿糖型-1-对硝基苯基-2-氨基-1，3-丙二醇的制备

1. 原料规格及用量

原料名称	规格	MW	用量	摩尔数	摩尔比
异丙醇铝	自制		2.7g		
无水三氯化铝	cp		1.35g		
缩合物			10.0g		
浓盐酸			70.0ml		
活性炭			适量		
盐酸	20.0%		8.0ml		
水			12.0ml		
NaOH 溶液	15.0%		适量		

2. 操作

在上步制备异丙醇铝的三颈瓶中加入无水三氯化铝1.35g，加热到44.0℃~46.0℃，搅拌30min。降温到30℃，加入缩合物10.0g。然后缓慢加热，约30min内升温到58℃~60℃，继续反应4h。冷却到10℃以下，滴加浓盐酸70.0ml。滴毕，加热到70℃~75℃，水解2h（最后0.5h加入活性炭脱色），趁热过滤，滤液冷至5℃以下，放置1h。过滤析出的固体用少量20.0%盐酸（预冷至5℃以下）8.0ml洗涤。然后将固体溶于12.0ml水中，加热到45℃，滴加15.0% NaOH溶液到pH 6.5~7.6。过滤，滤液再用15.0% NaOH调节到pH8.4~9.3，冷却至5℃以下，放置1h。抽滤，用少量冰水洗涤，干燥后得 DL-苏阿糖型-1-对硝基苯基-2-氨基-1，3-丙二醇（DL-氨基物），熔点为143℃~145℃。

3. 注意事项

（1）滴加浓盐酸时温度迅速上升，注意控制温度不超过50℃。滴加浓盐酸促使乙酰化物水解，脱乙酰基，生成 DL-氨基物盐酸盐。反应液中盐酸浓度大致在20%以上，此时 Al(OH)$_3$形成了可溶性的 AlCl$_3$-HCl 复合物，而 DL-氨基物盐酸盐在50℃以下溶解度小，过滤除去铝盐。

（2）用20.0%盐酸洗涤的目的是除去附着在沉淀上的铝盐。

（3）用15.0% NaOH溶液调节反应液到pH 6.5~7.6，可以使残留的铝盐转变成 Al(OH)$_3$絮状沉淀过滤除去。

（4）还原后所得产物除 DL-苏阿糖型异构体外，尚有少量 DL-赤藓糖型异

构体存在。由于后者的碱性较前者强且含量少，在 pH 8.4～9.3 时，DL－苏阿糖型异构体游离析出，而 DL－赤藓糖型异构体仍留在母液中而分离。

4. 思考题

（1）制备异丙醇铝的关键有哪些？

（2）Meerwein－Ponndorf－Verley 还原反应中加入少量 AlCl₃ 有何用？

（3）试解释异丙醇铝－异丙醇还原 DL－对硝基－α－乙酰胺基－β－羟基苯丙酮主要生成 DL－苏阿糖型氨基物的理由。

（4）还原产物 1－对硝基苯基－2－乙酰氨基－1，3－丙二醇水解脱乙酰基为什么用 HCl 而不用 NaOH 水解？水解后产物为什么用 20.0% 盐酸洗涤？

（5）"氨基醇"盐酸盐碱化时为什么要二次碱化？

（八）D－（－）－1－对硝基苯基－α－氨基－1，3－丙二醇的制备

1. 原料规格及用量

原料名称	规格	MW	用量	摩尔数	摩尔比
DL－氨基物	cp		5.3g + 4.2g		
L－氨基物	cp		2.1g		
DL－氨基物盐酸盐	cp		16.5g		
蒸馏水			81.0ml		
D－或 L－氨基物	cp		4.5g		
稀盐酸	1.0mol／L		25.0ml		
活性炭			适量		
NaOH	15.0%		适量		

2. 操作

（1）拆分：在装有搅拌器、温度计的 250ml 三颈瓶中投入 DL－氨基物 5.3g L－氨基物 2.1g DL－氨基物盐酸盐 16.5g 和蒸馏水 78.0ml。搅拌，水浴加热，保持温度在 61℃～63℃反应约 20min，使固体全部溶解。然后缓慢自然冷却至 45℃，开始析出结晶。再在 70min 内缓慢冷却至 29℃～30℃，迅速抽滤，用热蒸馏水 3.0ml（70℃）洗涤，抽干，干燥，得微黄色结晶（粗 L－氨基物），熔点为 157℃～159℃。滤液中再加入 DL－氨基物 4.2g，按上法重复操作，得粗 D－氨基物。

（2）精制：在 100ml 烧杯中加入 D－或 L－氨基物 4.5g、1.0mol／L 稀盐酸 25.0ml。加热到 30℃～35℃使溶解，加活性炭脱色，趁热过滤。滤液用 15.0%

NaOH 溶液调至 pH 9.3，析出晶体。再在 30℃～35℃保温 10min，抽滤，用蒸馏水洗至中性，抽干，干燥，得白色结晶，熔点为 160℃～162℃。

（3）旋光测定：取本品 2.4g 精密称定，置 100ml 容器中加 1.0mol/L 盐酸（不需标定）至刻度，按照旋光度测定法测定（《中国药典》2010 版二部附录），应为（＋）/（－）1.36°～（＋）/（－）1.40°。

根据旋光度计算：含量% ＝（100×α）/（2×2.4×29.5）×100%

其中：α ＝ 旋光度，29.5 ＝ 换算系数，2 ＝ 管长为 2dm，2.4 ＝ 样品的百分浓度

3. 注意事项

（1）DL－氨基物盐酸盐的制备：在 250ml 烧杯中放置 DL－氨基物 30.0g，搅拌下加入 20.0% 盐酸 39.0ml（浓盐酸 22.0ml，水 17.0ml）。加毕，置水浴中加热至完全溶解，放置，自然冷却。当有固体析出时不断缓慢搅拌，以免结块。最后冷至 5℃，放置 1h，过滤，滤饼用 95.0% 乙醇洗涤，干燥后即得 DL－氨基物盐酸盐。

（2）固体必须全溶，否则结晶提前析出。

（3）严格控制降温速度，仔细观察初析点和全析点的温度，正常情况下初析点为 45℃～47℃。

（九）氯霉素的制备

1. 原料规格及用量

原料名称	规格	MW	用量	摩尔数	摩尔比
D－氨基物	cp		4.5g		
甲醇	cp		10.0ml		
二氯乙酸甲酯	cp		3.0ml		
蒸馏水			37.0ml		

2. 操作

在装有搅拌器、回流冷凝器、温度计的 100ml 三颈瓶中，加入 D－氨基物 4.5g、甲醇 10.0ml 和二氯乙酸甲酯 3.0ml。在 60℃～65℃搅拌反应 1h，随后加入活性炭 0.2g，保温脱色 3min，趁热过滤，向滤液中滴加蒸馏水（每分钟约 1.0ml 的速度滴加）至有少量结晶析出时停止加水，稍停片刻后继续加入剩余蒸馏水（共 33ml）。冷至室温，放置 30min，抽滤。滤饼用 4.0ml 蒸馏水洗涤，抽干，105℃干燥后即得氯霉素，熔点为 149.5℃～153℃。

3. 注意事项

（1）反应必须在无水条件下进行。有水存在时，二氯乙酸甲酯水解成二氯乙酸，与氨基物成盐，影响反应的进行。

（2）二氯乙酰化除用二氯乙酸甲酯作为酰化剂外，二氯乙酸酐、二氯乙酸胺、二氯乙酰氯均可作酰化剂，但用二氯乙酸甲酯成本低、酰化收率高。

（3）二氯乙酸甲酯的质量直接影响产品的质量。如有一氯或三氯乙酸甲酯存在，同样能与氨基物发生酰化反应，形成的副产物带入产品致使熔点偏低。

（4）二氯乙酸甲酯的用量略多于理论量，以弥补因少量水分水解所造成的损失，以保证反应完全。

4. 思考题

（1）二氯乙酰化反应除用二氯乙酸甲酯外，还可用哪些试剂？生产上为何采用二氯乙酸甲酯？

（2）二氯乙酸甲酯的质量和用量对产物有何影响？

（3）试对我国生产氯霉素的合成路线和其他合成路线作一评价。

（十）结构确证

1. 红外吸收光谱法、标准物 TLC 对照法。

2. 核磁共振光谱法。

实验二十六

亚胺 – 154 的合成

【实验目的】

掌握缩合、环合反应基本的操作和反应原理。

【实验原理】

亚胺 – 154 为抗肿瘤药物，对胃癌、肺癌等有一定的缓解作用，对肝癌、网状细胞肉瘤也有缓解作用，也用于银屑病的治疗。亚胺 – 154 化学名为 1，2 – 双（3，5 – 二氧哌嗪 – 1）乙烷，化学结构式如下：

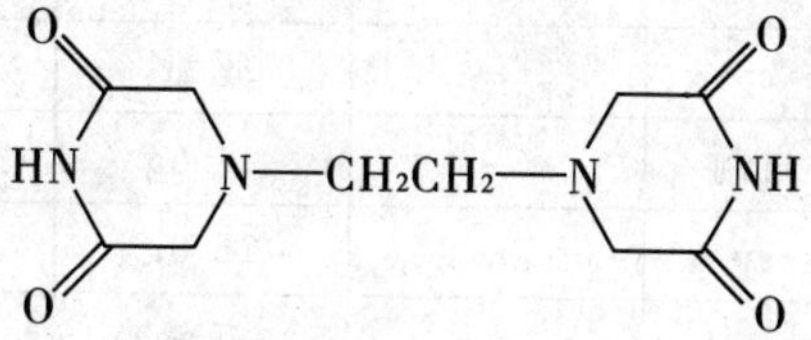

亚胺 – 154 为白色针状结晶，难溶于水及乙醇，在碱中不稳定，熔点为 290℃ ~ 292℃（分解）。

合成路线如下：

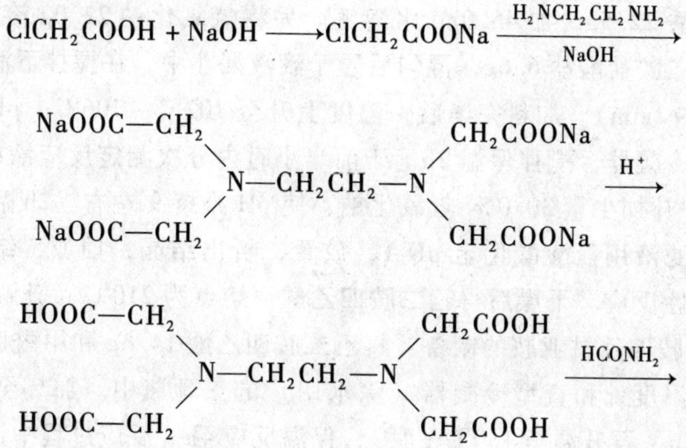

$$\text{ClCH}_2\text{COOH} + \text{NaOH} \longrightarrow \text{ClCH}_2\text{COONa} \xrightarrow[\text{NaOH}]{\text{H}_2\text{NCH}_2\text{CH}_2\text{NH}_2}$$

$$\text{(化学结构式)}$$

【实验方法】

1. 原料规格及用量

原料名称	规格	MW	用量	摩尔数	摩尔比
氯乙酸	cp		22.5g		
水	cp		45.0ml		
氢氧化钠	30.0%		适量		
氢氧化钠			22.0g		
水			60.0ml		
乙二胺盐酸盐	cp		6.6g		
盐酸	cp		适量		
乙二胺四乙酸	自制		14.6g		
甲酰胺	cp		26.0g		
水			适量		
乙醇			适量		

2. 操作

（1）乙二胺四乙酸的制备：在装有温度计、搅拌器及滴液漏斗的250ml三颈瓶中投入氯乙酸22.5g，加45.0ml水溶解。另将氢氧化钠22.0g溶于60.0ml水中，再加入乙二胺盐酸盐6.6g，混匀后置于滴液漏斗中，在搅拌下滴加到氯乙酸溶液中（约1~2min）。加料完毕后，温度上升至102℃~106℃，pH约为9。将滴液漏斗换成冷凝器，搅拌保温2h。于前半小时内分次测定反应液的pH值。当pH低于9时，补加少量30.0%氢氧化钠，使pH维持9左右。2h后加入活性炭脱色，抽滤。滤液用盐酸酸化至pH 1，放置，析出结晶，抽滤，结晶用水洗涤至氯离子呈阴性反应。干燥后得乙二胺四乙酸。熔点为210℃（分解）。

（2）乙二胺四乙酰亚胺的制备：将乙二胺四乙酸14.6g和甲酰胺26.0g置于装有搅拌器、温度计和直型冷凝器（除水用）的三颈瓶中。加热至140℃左右，保温反应90min，再升温至160℃±1℃，保温反应4h。反应过程中逸出的气体的

pH 由 3 逐渐上升，当升至 8～9 时即为反应终点。趁热将反应液倒入冷水中，析出结晶，抽滤。结晶分别用水、乙醇洗涤，烘干后得乙二胺四乙酰亚胺白色结晶，熔点为 295℃～300℃（分解）。

（3）结构确证：①红外吸收光谱法、标准物 TLC 对照法；②核磁共振光谱法。

【思考题】

1. 在乙二胺和氯乙酸钠缩合反应中，为何 pH 控制在 9 左右？

2. 在乙二胺四乙酸与甲酰胺环合反应中，最初逸出的气体为何 pH 约为 3？而当结束时 pH 变为 8～9？

第五篇

药物合成反应实验

YAOWUHECHENGFANYINGSHIYAN

实验一

对－硝基苯甲酸的制备

【实验目的】

了解芳香烃侧链氧化反应机制、氧化剂的种类及特点。

【反应式】

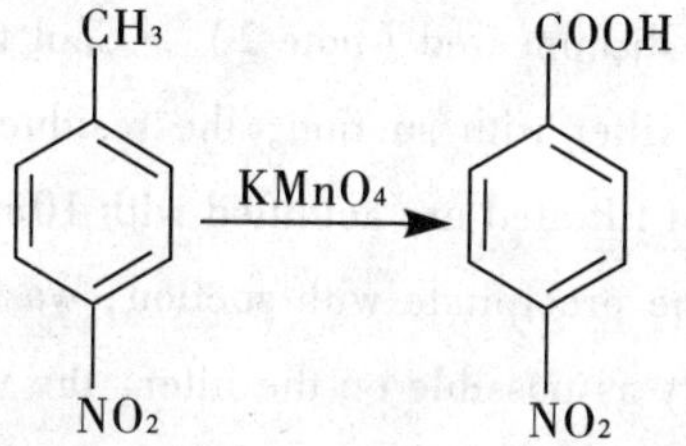

$$\text{CH}_3\text{-}C_6H_4\text{-}NO_2 \xrightarrow{\text{KMnO}_4} \text{COOH-}C_6H_4\text{-}NO_2$$

【试剂】

对－硝基甲苯 7.0g，高锰酸钾 20g，浓盐酸 10ml，水 120ml。

【操作】

在装有搅拌和温度计的 250ml 三颈瓶中，依次加入对－硝基甲苯 7.0g、水 100ml、高锰酸钾 10g。开动搅拌，加热至 80℃。反应 1h 后，再在此温度下加入高锰酸钾 5g，反应 1h，再加入高锰酸钾 5g，反应 0.5h，然后升高温度至反应液保持缓慢地回流，直到高锰酸钾的颜色完全消失。冷却反应混合物至室温，抽滤，固体用 20ml 水洗一次。搅拌下向滤液加入 10ml 盐酸。抽滤，用少量的水洗二次。干燥后得产品约 5g，熔点为 238℃。

【注意事项】

1. "加热至 80℃"，温度过高时，对－硝基甲苯随蒸汽进入冷凝器后凝结于冷凝器内壁上，影响反应的产率。

2. "直到高锰酸钾的颜色完全消失"，MnO_4^- 有特征鲜红色，其还原产物 MnO_2 为棕色固体。因此，当高锰酸钾颜色褪尽而呈棕色时，反应已结束。

3. "冷却反应混合物至室温"，室温下，未反应的对－硝基甲苯结晶出来，过滤时即可除掉，否则温度较高时它将进入滤液中。

4. 加入盐酸时要注意搅拌，此时会有大量白色固体析出。

【英文对照】

The preparation of p – nitrobenzoic acid

In a 250ml of three – neck flask equipped with an efficient stirrer, thermometer and reflux condenser, place 7.0g of p – nitrobenzoic acid 100ml of water and 10 g of potassium permanganate. Stirring the mixture and heated it to 80℃ (note 1). After the mixture has been heated for 1 hour at this temperature, 5g of potassium permanganate is added. The mixture is stirred for a further 1 h at 80℃. Then at this temperature another 5g of potassium permanganate is added. After a further 30 minutes of heating, the temperature of the reaction mixture is gradually raised to gently reflux until all the color of potassium permanganate has disappeared (note 2). Cool the reaction mixture to room temperature (note 3), and filter with suction, the residue is washed once with about 20ml of water. The combined filtrated are acidified with 10ml of concentrated hydrochloric acid (note 4). Filter the precipitate with suction, wash twice with a small amount of cold water and press as dry as possible on the filter, the yield of p – nitrobenzoic acid is about 5 g, m. p. 238℃.

实验二

对－硝基苯甲酸乙酯的制备

【实验目的】

学习酯化反应的特点，并掌握提高反应产率的一般方法。

【反应式】

$$\text{COOH} \diagup \diagdown \text{NO}_2 + CH_3CH_2OH \xrightarrow{H_2SO_4} \text{COOC}_2\text{H}_5 \diagup \diagdown \text{NO}_2 + H_2O$$

【试剂】

对－硝基苯甲酸 12g，乙醇（无水）52ml，浓硫酸 6ml，碳酸钠溶液（5%）50ml。

【操作】

按配料摩尔比为对－硝基苯甲酸:乙醇:浓硫酸 = 1:1.8:0.15 在不断搅拌下将硫酸慢慢加入无水乙醇中，升温后加入对－硝基苯甲酸。安装回流冷凝器，加热回流 2.5h 至反应液澄清透明为止，并常压蒸出一部分乙醇（约 3~7ml），在搅拌下趁热将反应液倒入 120ml 冷水中，则析出白色沉淀，过滤后水洗滤饼，然后将滤饼转移到烧杯中，加入 5% 的 Na_2CO_3 溶液调 pH 8 左右，搅拌（除去未反应的对－硝基苯甲酸），抽滤，水洗，干燥，称量。熔点为 56℃。

【英文对照】

Ethyl 4 – nitrobenzoate

Successively place 12g of 4 – nitrobenzoic acid, 52ml of anhydrous alcohol and 6ml of concentrated sulphuric acid in a 250ml of round – bottomed flask fitted with a reflux condenser. Heat the flask on a boiling – water bath for 2.5h. Then distil some quantity of alcohol (about 3 – 7ml) and pour the hot reaction mixture into 120ml of cold water with stirring. White solid will precipitate. The solid is separated by suction filtration and washed with water. The product is suspended in 50ml of 5% aqueous sodium carbonate solution and stirred. After thorough mixing, the solid is collected on a filter, washed with water. Dry and weigh. m. p. 56℃.

实验三

2，4-二氯乙酰苯胺的制备

【实验目的】

了解卤化剂的分类，卤化反应的特点和反应条件。

【反应式】

$$\text{NHCOCH}_3 \quad \xrightarrow{\text{NaClO}_3} \quad \text{NHCOCH}_3, Cl, Cl$$

【试剂】

乙酰苯胺 10g，冰乙酸 20ml，浓盐酸 35ml，氯酸钠 5.5g（溶于 15ml 水），甲醇 80% （v/v）。

【操作】

将乙酰苯胺、冰乙酸加入装有搅拌、温度计及回流冷凝器的 250ml 三颈瓶中，搅拌使之均匀，加入浓盐酸。在冰水浴冷却下，滴加配好的氯酸钠溶液，维持反应温度为 20℃~25℃。滴加完毕，室温搅拌 1.5h，抽滤，水洗滤饼至中性，得粗品。以 80% （v/v）的甲醇重结晶可得精品（4ml/g 粗品），熔点为 134℃~135℃。

【思考题】

1. 反应中可能的副产物有哪些?
2. 可否选用其他类型的氯化剂?

【英文对照】

2，4 - Dichloroacetanilide

Place acetanilide, glacial acetic in 250ml of three - necked flask which equipped with a mechanical stirrer, thermometer and reflux condenser. Stir the mixture and add concentrated hydrochloric acid into the flask. Then the mixture is cooled with ice – water bath and droped the sodium chlorate solution from the dropping funnel at such a rate that the internal temperature remains at about 20 – 25℃. After the addition, the mixture is continued stirring for 1. 5 h at room temperature. After the crude 2, 4 – dichloroacetanilide precipitated, filter it with Buchner funnel, wash thoroughly with cold water until free from acids. Recrystallize the crude product from 80% alcohol (v/v), the fine 2, 4 – dichloroacetanilide will be obtained.

实验四

丙酰氯的制备

【实验目的】

了解羧酸氯化制备酰氯的机制，氯化剂的种类及其特点。

【反应式】

$$3 \ CH_3CH_2COOH + PCl_3 \longrightarrow 3 \ CH_3CH_2COCl + H_3PO_3$$

【试剂】

丙酸 37.3ml，三氯化磷 17.5ml。

【操作】

在 100ml 干燥的圆底烧瓶上配置回流冷凝器（顶端配有无水氯化钙干燥管及氯化氢气体吸收装置），加入丙酸 37.3ml、三氯化磷 17.5ml，在油浴上加热至 50℃，保温反应 3h，然后常压蒸馏，收集 76℃ ~ 80℃ 的馏分，得产品为无色透明液体，称重并计算收率。

【注意事项】

1. 反应开始阶段激烈放热，因此要注意控制反应温度。

2. 在气体吸收装置中可观察到有氯化氢气体放出。

【思考题】

1. 本实验可否选用其他氯化剂？

2. 蒸馏过程中馏分的取舍原则？

实验五

氯代叔丁烷的制备

【实验目的】

熟悉叔醇的卤代反应机制、卤化剂的种类及特点。

【反应式】

$$\underset{\overset{|}{CH_3}}{\overset{CH_3}{\overset{|}{H_3C-C-OH}}} + HCl \longrightarrow \underset{\overset{|}{CH_3}}{\overset{CH_3}{\overset{|}{H_3C-C-Cl}}} + H_2O$$

【试剂】

叔丁醇 10g，浓盐酸 33ml，碳酸氢钠（5％）50ml。

【操作】

在安装有搅拌、温度计、回流冷凝器的 250ml 的三颈瓶中，加入叔丁醇 10g、浓盐酸 33ml，开动搅拌，室温下反应 1h。将混合物转入分液漏斗，分出有机层，并用以 5% 碳酸氢钠洗涤两次（25ml×2），以无水硫酸镁干燥 0.5h 后，进行常压蒸馏，收集 50℃~53℃的馏分，得产品为无色透明液体。

【思考题】

1. 本实验中采用 5％ 碳酸氢钠洗涤的目的是什么？
2. 是否可以采用其他氯化剂？

【英文对照】

The preparation of t – butyl chloride

In a 250ml three – neck flask equipped with an efficient stirrer, thermometer, and reflux condenser, place 10 g of t – butyl alcohol, 33ml of concentrated hydrochloric acid. Stir this solution at room temperature for 1 h. Stop stirring and lay it for a while to form two distinct layers. The organic layer is separated off with separating funnel and washed two times with 5% sodium hydrogen carbonate （25ml×2）, and dried over anhydrous calcium chloride. After the desiccant is filtered off, the product is obtained by the fraction distillation at approximately 50 – 53℃.

实验六

2－呋喃丙烯酸的制备

【实验目的】

了解 Knoevenagel 反应的应用范围及一般反应条件。

【反应式】

【试剂】

呋喃甲醛 4.9g，丙二酸 5.3g，吡啶 2.5ml，盐酸（1:1）适量。

【操作】

50ml 圆底烧瓶中加入呋喃甲醛 4.9g、丙二酸 5.3g 及吡啶 2.5ml，装上回流冷凝器，在沸水浴上加热回流 2h。冷却后用水 50ml 稀释反应液，再加入浓氨水（约 10ml 左右），直到生成的酸全部溶解为止。抽滤，用少量水洗滤纸一次，合并液体，在搅拌下用稀盐酸（1:1）调至 pH 3，在冷水中冷却酸化液，使固体结晶完全，过滤并水洗两次（10ml×2），干燥后得 2－呋喃丙烯酸粗品。用乙醇重结晶可得精品，熔点为 139℃~140℃。

【注意事项】

1. 本实验所用的原料应事先进行干燥处理。
2. 氨水的用量约 10ml。

【思考题】

1. 实验中吡啶的作用是什么？
2. 还可以何种反应制备该化合物？

实验七

对－硝基苯乙腈的制备

【实验目的】

熟悉硝化反应的操作及注意事项。

【反应式】

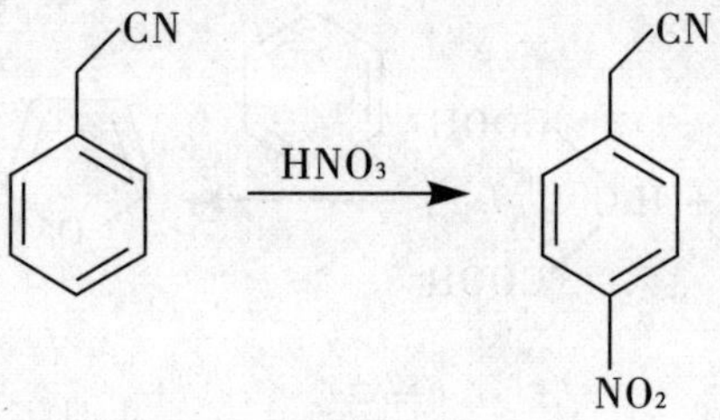

【试剂】

苯乙腈 10g，浓硝酸 27.5ml，浓硫酸 27.5ml。

【操作】

在装有滴液漏斗和搅拌器的 250 ml 圆底烧瓶中，加入由浓硝酸 ［27.5ml（0.43mol）d 1.42］和浓硫酸 ［27.5ml（0.49mol）d1.84mol］所组成的混合物。用冰浴冷至 10℃，再慢慢加入苯乙腈 ［10g（0.085mol）其中不含乙醇和水］，调节加入的速度使温度保持在 10℃左右并且不超过 20℃。待苯乙腈都已加完后（约 1h），移去冰浴，将混合物搅拌 1h，然后倒入碎冰 120g 中。这时有糊状物质慢慢分离出来，其中一半以上是对－硝基苯乙腈，别的成分为邻硝基苯乙腈和油状物，但没有二硝基化合物的生成。抽滤并压榨产物，尽可能除去其中所含的油状物，然后再把产物溶解在沸腾的 95% 乙醇 50ml 中，冷却，析出对－硝基苯乙腈结晶。再用 80% 的乙醇 55ml 重结晶，得产物 7.0～7.5g，熔点为 115℃～116℃。

在多数的情况下产物的纯度可满足要求，特别是用来制备对－硝基苯乙酸。有时必须除去产物所含微量的邻位化合物。在这种情形下，应当再从 80% 乙醇中结晶，这时产物的熔点为 116℃～117℃。

实验八

3－苄氧基苯乙酮的制备

【实验目的】

了解烃化反应的原理及其在药物合成中应用。

【反应式】

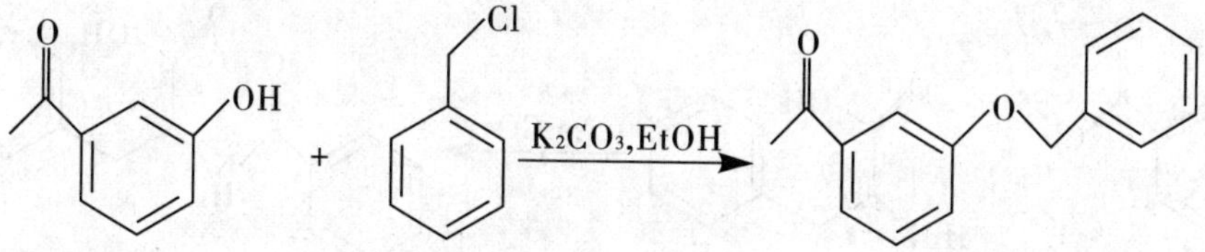

【试剂】

3－羟基苯乙酮 37.65g，氯苄 36.5g，乙醇 13ml，乙醚 240ml，KI 1.75g，K_2CO_3 24.6g。

【操作】

向 100ml 圆底烧瓶中，加入 3－羟基苯乙酮（37.65g，277mmol）和乙醇（13ml），搅拌下加入氯苄（36.5g，289mmol）、KI（1.75g，10mmol）和 K_2CO_3（24.6g，178mmol），回流 5h，冷却至室温。改装成常压蒸馏装置，蒸除溶剂，然后向剩余物中加水 100ml，用乙醚（80ml×3）萃取，萃取液依次用饱和 $NaHCO_3$、H_2O 和盐水洗涤，有机层用无水 Na_2SO_4 干燥后蒸除溶剂，得 3－苄氧基苯乙酮（约 49g，79%）。

【思考题】

1. 酚羟基的保护还可采用哪些方法？

2. 去除保护基苄基有哪些方法？

实验九

N – 苯甲酰基苯丙氨酸的制备

【实验目的】

熟悉 N – 酰化反应的原理，掌握酰化反应的操作要点。

【反应式】

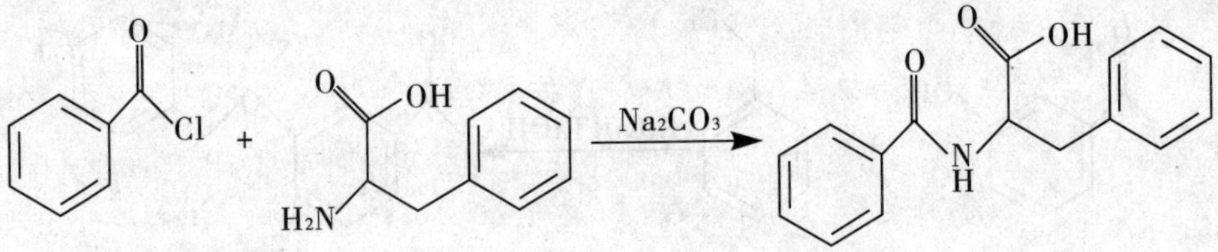

【试剂】

苯丙氨酸 8.2g，苯甲酰氯 7.7g，Na_2CO_3 5.6g，四氢呋喃 40ml，3N HCl。

【操作】

向 250ml 三颈瓶中加入苯丙氨酸 8.2g、Na_2CO_3 5.6g、水 40ml 及四氢呋喃 20ml，室温下搅拌，45min 内慢慢滴加苯甲酰氯（7.73g，用无水四氢呋喃 20ml 稀释），室温下继续搅拌 1h，30℃减压蒸出四氢呋喃，再加入水，反应混合物用乙酸乙酯萃取四次，水相用 3mol/L 盐酸调至 pH 2，析出沉淀，过滤，用稀盐酸和水分别洗三次，50℃干燥，得产品约 8g，熔点为 183℃ ~ 184℃。

【思考题】

1. 为什么苯甲酰氯应慢慢滴加？
2. 用乙酸乙酯萃取的目的是什么？

实验十

常压催化氢化

【实验目的】

1. 了解催化氢化反应的基本原理、应用范围。
2. 掌握常压氢化反应装置、常压氢化反应操作及安全。
3. 了解常用的氢化催化剂的种类及催化活性。
4. 掌握一种型号 Raney – Ni 的制备方法、活性检查方法。

【实验原理】

有机化合物分子在催化剂作用下与氢的反应称为催化氢化。催化氢化可以使烯键、炔键直接加氢，也可使羰基、氰基和硝基等不饱和基团还原。催化氢化反应具有应用范围广、操作简便等优点。

催化氢化常用催化剂，大多是周期表第八族的过渡金属，如钯、铂、钌、铑、镍等。催化剂的活性按 Pt > Pd > Rh ≈ Ru > Ni 的次序降低。还需指出的是，催化剂的活性不仅与金属种类有关，而且亦随催化剂的制备方法而异。此外，载体的存在与否、氢化所用溶剂、反应温度、压力等也都对氢化速度有影响。

1. 镍催化剂

镍催化剂是一种价格便宜、应用广泛的氢化催化剂。实验室中经常用的镍催化剂是 Raney – Ni，又称活性镍。在中性或弱碱性条件下，用于烯键、炔键、硝基、氰基、羰基、芳杂环和芳稠环的氢化以及碳卤键、碳硫键的氢解。

Raney – Ni 的制备：将镍铝合金粉末加到一定浓度的 NaOH 溶液中，使合金中的铝形成可溶性的铝酸钠而除去，得到多孔海绵状结构的金属镍微粒。

$$Ni – Al + 6NaOH \longrightarrow Ni + 2Na_2AlO_3 + 3H_2 \uparrow$$

在制备过程中，由于反应温度、碱的浓度和用量、反应时间、洗涤等条件不同，所得产物分散程度、铝的残留量和氢的吸附量等有所不同，其催化活性各异。因而将不同条件下制得的 Raney – Ni 分为 W1 – W8 等不同的型号，活性次序为 W6 > W7 > W3 > W4 > W5 > W2 > W1 > W8。

干燥的 Raney – Ni 因比表面大，吸附的氢较多，在空气中剧烈氧化而自行燃烧。因此，制备好的 Raney - Ni 必须用溶剂（如无水乙醇）覆盖。

2. 钯和铂催化剂

贵金属钯和铂催化剂的共同特点是催化活性大，反应条件要求较低，一般在常温常压下氢化，适用于中性和酸性条件，应用范围比 Raney - Ni 还广泛。铂催化剂较易中毒，不适宜有机硫化物和有机胺类的还原。钯较不易中毒，如选用适当的抑制剂，可获得良好选择还原性，多用于复杂分子的选择性还原。

钯－炭催化剂有 5% 钯－炭和 10% 钯－炭催化剂，制备方法是：将处理过的活性炭混悬在氯化钯的盐酸水溶液中用氢气、甲醛等还原剂形成极细的金属粉末，吸附在活性炭上即得钯－炭催化剂。

$$PdCl_2 + H_2 \longrightarrow Pd\downarrow + 2HCl$$
$$PdCl_2 + HCHO + 3NaOH \longrightarrow Pd\downarrow + HCOONa + 2NaCl + 2H_2O$$

钯/炭（Pd/C）催化剂制备好后要首先在空气中，后在 KOH 干燥剂的干燥器中干燥。绝不能在烘箱中干燥，否则会着火燃烧。

铂催化剂中最常用的是 PtO_2（Adams 催化剂）。制备方法是：将氯铂酸铵与硝酸钠混合均匀后熔融，氧化过程中有大量的 NO2 放出，经洗涤等处理后即得 PtO_2 催化剂。使用时，先通入氢气使其还原为钯黑，再投入反应物加氢还原。

$$(NH_4)_2PtCl_6 + 4NaNO_3 \xrightarrow{500℃ \sim 600℃} PtO_2 + 2NH_4Cl + 4NaCl + 4NO_2\uparrow + O_2\uparrow$$

3. 铜催化剂

亚铬酸铜（$Cu(CrO_2)_2$）是在较高温度和压力下进行氢化的催化剂，其特点是对酯基、酰胺基的氢化比钯、铂、镍催化剂有更好的催化能力，已广泛应用于工业上。

【实验方法】

1. 常压氢化装置

简易的常压催化氢化装置（图 5 - 1）由氢化反应瓶（平底烧瓶）、量气管（储氢筒）、平衡瓶（水准瓶）及电磁搅拌器（或摇动装置）组成。量气管与平衡瓶用橡皮管相连，升降平衡瓶可使量气管排气或充气。氢气可以从氢气钢瓶导出，或者通过电解 KOH 水溶液从阴极导出，经焦性没食子酸钠的碱溶液去氧后使用。此外，氢气也可用 6N 盐酸和锌反应生成，经 KOH、$KMnO_4$ 和 $AgNO_3$ 溶液分别洗涤后使用。

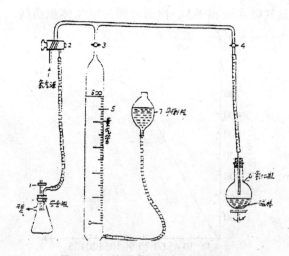

图5-1 简易常压催化氢化装置

2. 常压氢化操作

在氢化瓶中放置被氢化物溶液和催化剂，用少量溶剂冲洗瓶壁。放磁棒（搅拌子）后塞紧插有导管的磨口塞或橡皮塞，使与氢化系统相连。检查整个系统是否漏气，然后进行如下操作。

（1）排除量气管余气：旋开活塞1和3，关闭活塞4，旋动三通活塞2，使量气管经安全瓶与大气相通。慢慢升高平衡瓶，使量气管内液面上升，当液面接近活塞3处立即关闭活塞3。（注意，液面绝不能超过活塞3）。

（2）量气管充气：旋转活塞2，打开活塞3，使量气管与氢气钢瓶相接，慢慢打开减压阀，用排水集气法使量气管充满氢气。待氢气刚充满立即关闭减压阀，关闭活塞3、三通活塞2，使量气管、钢瓶、氢化反应瓶之间的联系全部中断。

（3）抽空氢化系统用充氢气法排除空气。关闭活塞1，打开活塞4和三通活塞2，使氢化反应瓶与真空系统相连。开启水泵（或真空泵）抽真空（真空度不宜过高），然后关闭三通活塞2，打开活塞3，使氢化反应瓶与量气管相通，通入氢气，充满后再关闭活塞3，小心旋动三通活塞2，使氢化反应瓶又一次抽空；如此反复2~3次使系统中的空气排尽，最后通入氢气并打开活塞1，关闭水泵。

检查各路活塞，使量气管只与氢化反应瓶相通，取下平衡瓶使平衡瓶的水面与量气管水面相平，记录体积，将平衡瓶放至高位开始氢化反应。

（4）氢化：开动搅拌器进行氢化反应，隔一定时间记录吸氢体积（量体积时平衡瓶取下与量气管水面相平）。作出时间－吸氢体积曲线（图5－2）。当量气管内氢气体积不再明显下降，表明氢化已经完成。

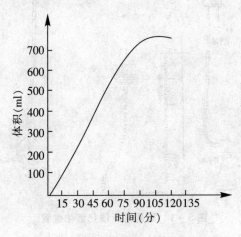

图5－2　时间－吸氢体积曲线示图

（5）氢化结束后关闭活塞3，旋转三通活塞2，放掉氢化瓶中残余氢气，打开氢化瓶，滤除催化剂，氢化液经处理，得到氢化产物。

【思考题】

1. 氢化反应常用的催化剂有哪些？为什么钯和铂催化剂宜在中性或酸性条件下而Raney－Ni在中性或微碱性条件下氢化？

2. Raney－Ni储存时为什么要用无水乙醇覆盖？如何检查活性？

3. 在氢化过程中应注意哪些安全问题？

4. 为什么每次记录量气管气体体积时都要使量气管水面与平衡瓶水面相平？

5. 为什么在氢化反时，平衡瓶最好放在高位？

附：氢化肉桂酸（Hydrocinnamic acid）的制备

1. 反应式

2. 原料与试剂

镍铝合金 5g，NaOH 8g，肉桂酸 3.7g（0.025mol），95% 乙醇。

3. 实验步骤

（1）Raney – Ni 催化剂制备：在 500ml 烧杯中放置 5g 镍铝合金（含镍 40% ~ 50%）、50ml 蒸馏水，分批加入 8g 固体 NaOH 且不时搅拌。反应剧烈放热并有大量氢气逸出。控制碱的加入速度，以泡沫不溢出为宜。加毕，再于室温下搅拌 10min，然后在 70℃水浴中保温 0.5h。倾去上清液，以倾泻法依次用蒸馏水和无水乙醇各洗涤三次，最后用无水乙醇覆盖备用。

（2）肉桂酸的催化氢化：250ml 园底烧瓶为氢化反应瓶。在氢化瓶中加入 3.7g 肉桂酸和 50ml 无水乙醇，摇动使固体溶解（必要时可在水浴上温热），然后加入 Raney – Ni 2ml，用少量无水乙醇洗涤氢化瓶壁上的催化剂，放入搅拌子。氢化瓶安装在电磁搅拌器上，塞紧插有导气管的磨口塞与氢化系统相连。检查整个系统是否漏气。如不漏气可进行氢化反应（详见常压氢化操作）。

氢化反应结束后，按常压氢化操作放掉氢化系统中残余氢气。打开氢化瓶，用折叠滤纸滤去镍催化剂，滤液先在水浴上蒸馏，要尽量把乙醇蒸净，否则产品不易结晶。趁热将产品倒在表面皿上，冷却后即得略带绿色或白色的氢化肉桂酸结晶，干燥后称重，熔点为 47℃ ~ 48℃。如需进一步提纯，可减压蒸馏，收集 145℃ ~ 147℃/18mmHg 或 194℃ ~ 197℃/75mmHg 的馏分。

实验十一

相转移催化合成（±）－扁桃酸

【实验目的】

1. 了解相转移催化反应的原理，常用的相转移催化剂以及在药物合成中的应用。

2. 掌握相转移二氯卡宾法制备（±）－扁桃酸的操作。

【实验原理】

在药物合成中常遇到有水相和有机相参与的非均相反应，这些反应速度慢、收率低、条件苛刻，有些甚至不发生反应。1965 年，Maksza 首先发现鎓类化合物具有使水相中的反应物转入有机相中的性质，从而加快了反应速度，提高了收率，简化了操作，并使一些难以进行的反应顺利完成，从而开辟了相转移催化这一新的合成方法。近十几年来，相转移催化在药物合成中的应用日趋广泛。

常用相转移催化剂主要有两类：

（1）季盐类：常见的有季铵盐及季磷盐等，其中以三乙基苄基氯化铵（TE-BA）、四丁基硫酸氢铵（TBAB）最常用。在这类化合物中，烃基是油溶性基因，基烃基太小，则油溶性差，一般要求烃基的总量大于 150g/mol。

$$(C_2H_5)_3N^+CH_2C_6H_5 \cdot Cl \quad TEBA$$

$$(C_4H_9)_4N^+ \cdot X^- \quad X = Cl^-,\ Br^-,\ HSO_4^- \quad TBA$$

（2）冠醚类：常用的有 18－冠－6、二环已基 18－冠－6、二苯基 18－冠－6 等。冠醚具有和某些金属离子络合的性能而溶于有机相中。例如，18－冠－6 与 KCN 水溶液中的 K^+ 络合，而与络合离子形成离子对的 CN^- 也随之进入有机相。

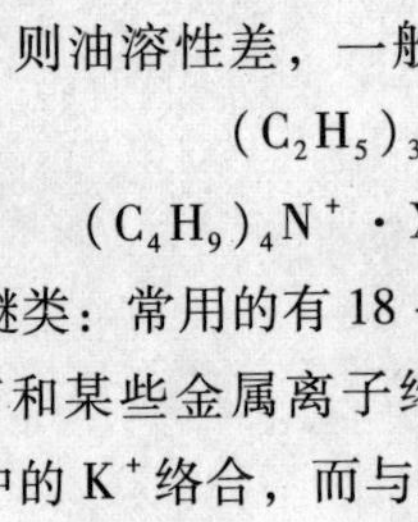

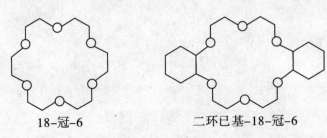

18-冠-6 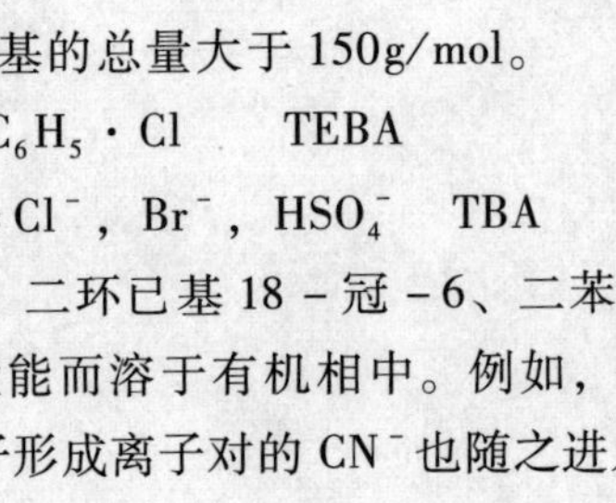   二环已基-18-冠-6

本实验采用相转移方法以发生二氯卡宾（：CCl_2），即在 50% NaOH 水溶液中加入少量相转移催化剂，由氯仿制得。这种反应过程属 α - 消除反应。首先季铵盐在碱液中形成季铵碱而转入氯仿层，继而季铵碱夺去氯仿中的一个质子而形成离子对（$R_4N + \cdot CCl_3 -$）然后消除生成二氯卡宾。二氯卡宾（：CCl_2）是非常活泼的反应中间体，能与烯烃、胺类、羟基、羰基以及羧基衍生物反应，生成各类化合物。例如，苯甲醛与二氯卡宾加成生成环氧中间体，再经重排，水解得到 dl - 扁桃酸。

水相

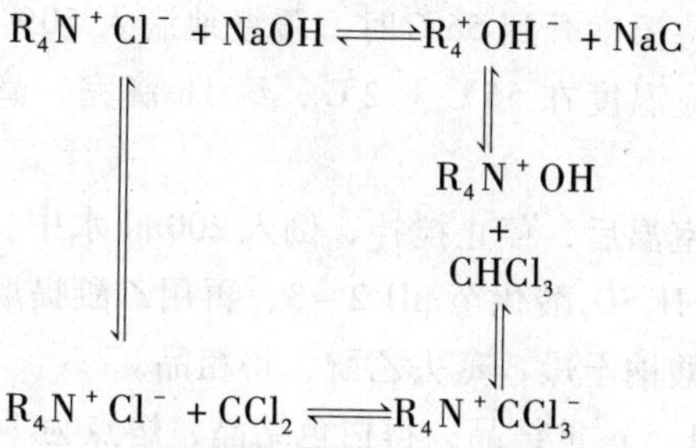

$$R_4N^+Cl^- + NaOH \Longleftrightarrow R_4^+OH^- + NaC$$

$$R_4N^+OH$$
$$+$$
$$CHCl_3$$

$$R_4N^+Cl^- + CCl_2 \Longleftrightarrow R_4N^+CCl_3^-$$

有机相

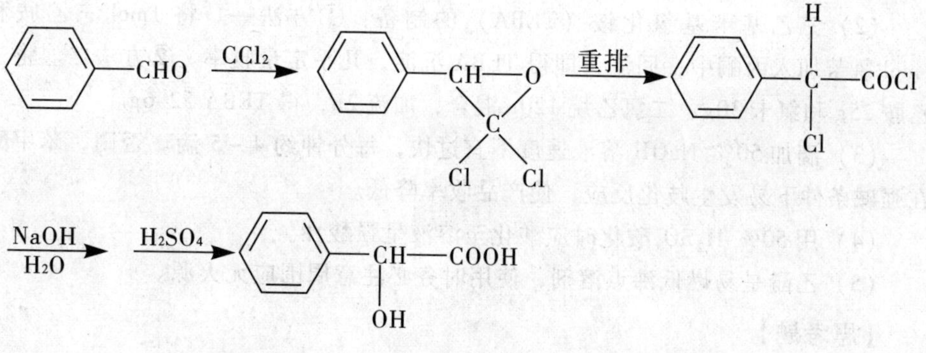

（±）- 扁桃酸（Mendilic Acid）是重要的化工原料，亦是合成血管扩张药环扁桃酸及滴眼药羟苄唑等的中间体。以往多由苯甲醛与氰化钠加成得腈醇（扁桃腈）再水解制得。该法路线长，操作不便，劳动保护要求高。采用相转移二氯卡宾法一步反应即可制得，既避免使用剧毒的氰化物，又简化了操作，收率亦较高。

【实验方法】

1. 原料与试剂

苯甲醛 10.6g（0.1mol），三乙基苄基氯化铵 1.2g（0.002mol，自制），氯仿 6ml，50% NaOH 25ml，乙醚硫酸，甲苯。

2. 实验步骤

在装有搅拌器、温度计、回流冷凝管及滴液漏斗的 150ml 三颈瓶中，投入 10.6g（0.1mol）苯甲醛、1.2g 三乙基苄基氯化铵（TEBA）和 16ml 氯仿。开动搅拌器并缓慢加热，待温度升到 56℃时，缓慢地滴入 50% NaOH 溶液 25ml，控制滴加速度，维持反应温度在 56℃±2℃，约 1h 滴完，滴毕，再于此温度下继续搅拌 1h。

反应混合物冷至室温后，停止搅拌，倒入 200ml 水中，用乙醚提取三次，每次 20ml。水层用 50% H_2SO_4 酸化至 pH 2～3，再用乙醚提取三次，每次 20ml，合并提取液，用无水硫酸钠干燥，蒸去乙醚，得粗品。

粗晶用甲苯（1∶1.5）重结晶，得白色结晶，熔点为 118℃～119℃。

3. 注意事项

（1）苯甲醛使用前需在氮气流下重新蒸馏。

（2）三乙基苄基氯化铵（TEBA）的制备：①方法一。将 1mol 三乙胺和 1mol 氯苄加入丙酮中，回流，即得 TEBA 沉淀，几乎定量收率。②方法二。将三乙胺 25g 和氯卡 30g、二氯乙烷 120g 混合，加流 2h，得 TEBA 52.6g。

（3）滴加 50% NaOH 溶液速度不宜过快，每分钟约 4～5 滴。否则，苯甲醛在强碱条件下易发生歧化反应，使产品收率降低。

（4）用 50% H_2SO_4 酸化时应酸化至溶液呈强酸性。

（5）乙醚是易燃低沸点溶剂，使用时务必注意周围应无火源。

【思考题】

1. 何谓相转移催化反应？常用的相转移催化剂有那些？

2. 举例说明转移反应在药物合成中的应用。

3. 50% NaOH 溶液的滴加速度及反应温度对本实验的收率有何影响？

4. 试述相转移二氯卡宾法制备 d1 - 扁桃酸的反应过程。

5. 反应完毕后，二次用乙醚提取，酸化前后各提取什么？

实验十二

外消旋体的拆分

【实验目的】

1. 学习外消旋体的拆分法和旋光度的测定。

2. 了解外消旋体拆分在药物合成的作用和意义。

【实验原理】

用合成方法制备具有光学活性有机化合物时，在一般条件（非手性条件）下得到的产物为外消旋体。将外消旋体的两个对映体分离开来的过程称为外消旋体的拆分。

常用的拆分法有诱导结晶法、形成非对称异构体法和酶拆分法。

1. 诱导结晶法

在外消旋体的饱和溶液中小心地加入其中一对映体（左旋或右旋）晶体，使溶液对这一对映体成为过饱和，晶体逐渐生长且先析出结晶，过滤得到该对映体。再往滤液中加入一定量外消旋体，则溶液中的另一种对映体达到饱和，经冷却后得到另一个对映体。经过反复操作、连续拆分便可较易得到纯的左旋体和右旋体。此法已成功地用于氯霉素中间体：dl - 苏 - 1 - （对硝基苯基）- 2 - 氨基丙二醇 [1，2]、dl - 肾上腺素等的拆分。

诱导结晶法具有不需光学拆分剂、原材料消耗少、成本低、操作简单、生产周期短、拆分收率高等优点，但该法仅适用于两种对应晶体独立存在的外消旋混合物的拆分，而且拆分条件控制较麻烦，对映体的光学纯度亦不高。

2. 形成非对映导构体法

对映异构体的物理性质在一般条件下都相同，不能直接用一般的分离手段如分步结晶、分馏、萃取等通常的物理方法给予分离；而非对映异物体的物理性质都不同。因而当要拆分某一外消旋体（（±）-）时，可以一个旋光性化合物（（+）-或（-）-）与其作用，生成非对映异构体盐，再利用它们的物理性质不同，用通常的物理方法分离开来，最后分别分解为左旋体和右旋体。

$$dl - A + d'B \quad \nearrow \quad dAd'B \to dA + d'B$$
$$\searrow \quad lAd'B \to lA + d'B$$

该方法是目前应用最广泛的方法，外消旋体的三种类型（外消旋混合物、外消旋化合物和外消旋固体溶液）均可采用。

用以拆分外消旋体的光学活性试剂称为拆分剂或解析剂。一个好的拆分剂应具备下列条件：①必须易和原料作用生成非对映异构体，同时又易被除去；②所生成的非对映异构体应是很好的结晶，两者在一定溶剂中的溶解度有较大的不同；③价廉易得或拆分后回收率高；④具有较高的光学纯度。由此可见，外消旋体的拆分并非简单，关键要选择一个合适的拆分剂。常见的拆分剂有以下几种。

（1）拆分外消旋碱：常用旋光性酸作为拆分剂与之反应，得到两个非对映异构体盐的混合物，然后用分步结晶法将其分离，再分别分解成纯的旋光性碱。

$$dl - 碱 + d' - 酸 \longrightarrow \begin{cases} d \ 碱 \ d' 酸 \xrightarrow{OH^-} d - 碱 \\ l \ 碱 \ d' 酸 \xrightarrow{OH^-} l - 碱 \end{cases}$$

常用作拆分剂的旋光性酸有：酒石酸、樟脑 – 10 – 磺酸、2 – 苯羟乙酸、苯果酸、二苯甲酰酒石酸、N – （1 – 苯已基）酞氨酸及 N – （1 – 苯乙基）琥珀酰氨酸等。

N-(1-苯已基)酞氨酸　　　　　N-(1-苯已基)琥珀酰氨酸

（2）拆分外消旋酸：主要用旋光性碱作为拆分剂，常用的旋光性碱大多是天然存在的生物碱，如喹宁碱、番木鳖碱、马钱子碱、麻黄碱等以及人工合成的如光学活性的 2 – 苯基乙胺等。

（3）拆分外消旋醇：一般先与二元酸解如邻苯二甲酸酐，丙二酸酐等作用生成二元酸单酯，然后再用旋光性碱拆分。

（4）拆分外消旋醛、酮：常用旋光性酰肼、肼、氨基脲等。拆分剂先与醛或酮作用，生成非映体的腙，缩氨脲等。拆分后在酸性溶液中水解，即得旋光性的醛或酮。重要的拆分剂如薄荷肼（A），孟基氨基脲（B），酒石酰胺酰肼

（C）等。

（A）　　　　　　　　（B）　　　　　　　　（C）

3. 酶拆分法

酶拆分法是利用酶对旋光异构体有选择性的酶解作用使外消旋体的一个旋光异构体优先酶解，另一个难以酶解被保留，从而达到分离的目的。此法用于 DL - 氨基酸的拆分时才能有用。

此外，色谱、离子交换树脂拆分等方法亦用于外消旋体的拆分。

【（±）- 扁桃酸拆分】

1. 反应过程

2. 原料与试剂

（±）-扁桃酸 3g，盐酸麻黄碱 4g，NaOH 1g，乙醚 120ml，95% 乙醇，浓盐酸，苯。

3. 实验步骤

称取盐酸麻黄碱 4g，加水 20ml 溶解。溶液若混浊应过滤，加入 NaOH 1g 使溶液呈碱性，用乙醚提取 3 次，每次 20ml，合并乙醚提取液，用无水硫酸钠干燥。常压蒸去乙醚得麻黄碱 3.2g。麻黄碱用乙醇 15ml 溶解后转入 50ml 圆底瓶中，加入（±）-扁桃酸 3g。装上回流冷凝管，在 70℃～75℃ 水浴上加热 30min，趁热过滤，滤液慢慢冷却，析出（-）扁桃酸（-）麻黄碱结晶，抽滤，得白色结晶。母液保留。

晶体用乙醇 8ml 重结晶，干燥后测定熔点（文献值 170℃，母液倒入回收瓶中）。根据熔点确定晶体纯度后，称取晶体 1.5g，加入水 20ml，滴加浓盐酸约 1ml，使固体溶解。用乙醚提取三次，每次 20ml。合并醚液，用无水硫酸钠干燥，过滤后蒸去乙醚。用苯重结晶，得纯的（-）扁桃酸结晶。

母液（含有（+）扁桃酸（-）麻黄碱）蒸去乙醇后加水 20ml，滴入浓盐酸约 1.5ml 使溶液澄清。用乙醚提取三次，每次 20ml。乙醚提取液用无水 Na_2SO_4 干燥，过滤，蒸出乙醚。残留的黄色黏液放置后固化，用苯重结晶，得（+）-扁桃酸。

分别测定（-）（+）扁桃酸的熔点、比旋度。（-）扁桃酸熔点为 132.8℃，$[a]_D^t$ -154.4℃；（+）扁桃酸熔点为 132.8℃，$[a]_D^t$ -155.5℃。

4. 旋光度的测定

在 10ml 小烧杯中精确称取样品 0.2g，用蒸馏水 5ml 溶解，倒入容量瓶 10ml 中，再用少量蒸馏水多次洗涤烧杯，每次洗涤液均倒入容量瓶，最后加水至刻度。

取 1dm 或 2dm 长的干净旋光管，细心旋紧细颈端，立于桌上。用干净吸管从粗颈端注入溶剂至液面拱起，将玻璃盖板从管侧水平推进，注意必须不留气泡以免观察时光界模糊，再旋紧螺帽，用擦镜纸擦干玻璃板上的液渍，把旋光管放入旋光仪中，测定零点。

倾出旋光管中溶剂，用少量待测溶液荡洗几次，最后将待测溶液装满旋光管，置于旋光仪中测定旋光度。再按下式计算出比旋度。

$$[a]_D^t = \frac{a \times 100}{LC}$$

式中，$[a]_D^t$ = 比旋度；a = 测得的旋光度；t 为测定时温度；D = 钠光谱的 D 线；C 为溶液浓度（100ml 溶液中含有溶质的克数）；L 为旋光管长度（dm）。需要注意的是：①待测溶液应不显浑浊或含有混悬的小粒。如有上述情形，应予先滤过并弃去滤液。②如果待测试样为液体，式中 C 为该液体的密度。

【思考题】

1. 举例解释 DL、RS、dl、（±）–、Thero–erythro 等立体化学术语。

2. 若要拆分（±）–1–苯乙胺，该用何种拆分试剂？

3. 诱导结晶法和其他拆分方法比较有何优缺点？

4. 何谓比旋度？哪些化合物需测比旋度？举例说明。

5. 试用手册或文献数据计算拆分所得的（+）扁桃酸和（–）扁桃酸折光学纯度？

第六篇

化学制药工艺学实验

HUAXUEZHIYAOGONGYIXUESHIYAN

实验一

准确度和精密度评价

Evaluation of Accuracy and Precision

Accuracy may be defined as the correctness of a measurement, if μ = the true value, X = the value obtained experimentally, E = the error, then $\mu = X \pm E$.

In chemical work, μ is often unknown, and therefore must be estimated from $X \pm E$. If E is zero, $\mu = X$, and the measurement is accurate.

Precision is a measure of the reproducibility of the measurements. The terms "accuracy" and "precision" are sometimes used interchangeably. They are not necessarily synonymous. Precision is the prerequisite of accuracy. It is only when the systematical error has been eliminated that accuracy and precision are the same. Standard deviation is one of the most efficient measures of precision.

$$S = \sqrt{\sum (X_i - \overline{X})^2 / n - 1}$$

S: standard deviation　　　　n: experiment number

X_i: the measurement value　　$\overline{X}$: average value

Procedure

Place 13.3g of dry dimethylamine hydrochloride, 6g of powdered paraformaldehyde and 15g of acetophenone in a 100ml round – bottomed flask attached to a reflux condenser. Introduce 20ml 95% ethanol to which 0. 25ml of concentrated hydrochloric acid has been added, and reflux the mixture on a water bath for 2 hours; the reaction mixture should ultimately be almost clear and homogeneous. Filter the yellowish solution (if necessary) through a hot water funnel, transfer the filtrate to a 250ml wide – mouthed conical flask and, while still warm, add 100ml of acetone. Allow to cool to room temperature and leave in a refrigerator overnight. Filter the crystals at the pump, wash with 5ml acetone and dry, the yield of crude product, m. p. $152 - 155\,^{\circ}\mathrm{C}$, is 19g (71%).

Requirements

1. Each reagents should be weighed accurately.

2. Strictly repeat the experiment cited above twice, after drying sufficiently and weighting the products obtained, count the value of standard deviation.

实验二

回收和薄层色谱法

Recycling and TLC

A. Recycling

Recycling is an important operation in pharmaceutical industry. It can lower the costs and increase profit. In this experiment we will recycle the solvent used by experiment one and some product by concentrating the mother liquor with rotary film evaporator. 85ml acetone could be recycled, cool the residue and collect the solid through filtration, then concentrate the mother liquor to a volume of 10ml for TLC separation and identification.

B. Thin Layer chromatography

Thin layer chromatography (TLC) is primarily a tool for rapid qualitative analysis, and it is extremely effective and convenient for this purpose. A microscopic amount of sample is applied at one end of a small plate covered on one side with a thin absorbent coating. The plate is then dipped into a shallow pool of solvent which rises on the coated layer by capillary action, permitting the compounds of mixture to move with the solvent to differing heights. The individual components can then be detected as separate spots along the plate. The TLC method can be scaled up with large plates (20 × 100cm) and thicker coatings of adsorbent so that gram quantities of a mixture can be resolved and the components recovered from the plate (preparative TLC).

The chief uses of TLC are to determine the number of components in a sample, to detect a given compound or compounds in a very crude mixture and, in a preliminary trial, to find conditions prior to running a column chromatogram. Since tiny amounts of material are exposed on an open surface, the use of TLC is limited to relatively nonvolatile substances.

To detect the compounds in a mixture, the developed TLC plate is treated with a general reagent, such as iodine vapor. Nearly all compounds absorb iodine or react with it to form violet or brown spots on the slide. However, the relative intensity of the spots is not an accurate indication of the amounts of the compounds present, since the extent of reaction varies. Another method for visualizing spots is illumination of the plate with an ultraviolet lamp. Many substances, particularly aromatic compounds, will show a bright fluorescence which may have a characteristic color. A third technique is use of an adsorbent layer that contains a trace of fluorescent dye. Compounds that are fluorescent will show up as bright spots on a light background; any others will appear as dark spots, since they absorb the ultraviolet light and prevent fluorescence of the dye.

For identification of a specific compound in a mixture, the TLC behavior of the mixture and that of a authentic sample of the compound are compared on the same plate. A given compound will move on the plate to the same extent, relative to the solvent front (R_f value), under the same conditions (sample quantity, solvent, temperature, coating). For qualitative work, however, these conditions are often not rigidly controlled, and the mobility of a compound on TLC plates run at different times is less reproducible. Comparison of two samples on the same plate is therefore essential. In addition to the position of the known sample and that of a spot in the mixture, the appearance of the compound on the plate may greatly aid in identification if distinctive color or fluorescence can be developed.

Preparation of TLC plates

For routine qualitative TLC work, plates can be prepared cheaply by applying silica gel to glass microscopic slides. Wipe clean a section of bench top and lay out eight slides in a block four slides wide and two high, with edges touching. Prepare a roller by placing short lengths of rubber tubing at each end of a piece of 7mm glass rod. Weigh out 4.0g of silica gel in a mortar when these preparations have been made, add 8ml of 0.5% CMC solution to the silica gel and grind clockwisely with a pestle for about 30 seconds. Pour the slurry evenly across one end of the block of slides and spread it across the slides by rolling the rod across and back with a smooth motion. Excessive rolling will cause ridges at the edges of the slides.

When the surface of the slides has become dull, push them apart with a spatula tip and dry in the air. Drying can be completed in a oven at 100℃ for 1hr.

Application of sample

The sample is applied with a very fine capillary. This should be about one – tenth the diameter of a melting point capillary, the sample to be applied can be dissolved in any volatile solvent. Make a roughly 5 to 10 percent solution of the sample in a 10 × 75mm test tube. Dip a capillary into the solution and then touch the end of the TLC slide. The spot should spread to a diameter of no more than 1mm, If it is necessary to apply a larger amount, Let the first spot dry completely and then touch the capillary again at the same place.

Development

The choice of solvent for the development depends on the nature of the compounds to be separated. Optimum separation of closely similar compounds by TLC is usually achieved when the R_f values are 0.3 to 0.5, since the spots become more diffuse as they more further.

A wide – month screw cap or snap – cap bottle can be used for the development. Thee bottle is filled to a depth of about 0.5cm; the solvent level must not be above the sample spots, a piece of filter paper can be fitted around the inside wall to serve as a wick for maintaining an atmosphere of solvent vapor. The plate is lowered, spotted end down, into the chamber, when the solvent has risen to about 1cm from the top of the slide, the plate is removed. if the R_f value are too low, i. e. , the compounds have moved only a short distance, a more polar solvent should be tried. Another approach is to develop the plate several times, allowing it to dry between each trial.

C. Counting of costs （per kg of product）

Name	Amount	price	cost
Acetophenone			
Paraformaldehyde			
Dimethylamine hydrochloride			
Con. Hydrochloric acid			
95% ethanol			
Acetone			

实验三

单因素考察

Investigation of Single Factor

In some cases, the experimental result is only concerned with one factor, such as temperature, ratio, pressure, time and so on. And it is often the case that only one spot of optimum is existed within the range of experiment, it can not be less or more. In this condition, the method of Golden Cut, which is also called 0.618 method can be used.

This method designs the first experimental point X_1 at the position of 0.618 within the range of experiment (a, b), and the symmetrical point of X_1 is X_2,

$$X_1 = a + 0.618 (b - a)$$
$$X_2 = a + b - X_1$$

then compare the two experimental result, represented as f (X_1), f (X_2). If f (X_1) is better than f (X_2), then the best experimental point is within (X_2, b). So (a, X_2) will be eliminated, the third experimental point should be located at the symmetrical point of X_1.

$$X_3 = X_2 + b - X_1$$

If f (X_1) is no better than f (X_2), then (X_1, b) should be canceled, the third experimental point X_3 is:

$$X_3 = a + X_1 - X_2$$

repeat the procedure above until a statisfactory result is achieved.

Procedure

Add 2.7g of p – aminotoluene, 5.4g of β – dimethyl amino propiophenone hydrochloride to 26ml 50 percent ethanol, reflux the mixture on a water bath for 1 hr. Allow to cool to room temperature and keep still for 0.5hr, then filter the product, wash with little amount of 50 percent alcohol, dry to constant weight at room temperature.

Requirement：

1. Investigating the effect of p – aminotoluene amount to yield. The molar ratio of p – aminotoluene and β – dimethylamino propiophenone is between 1:1 and 1.5:1.

2. Adapting Golden Cut Method to design the experiment, where a = 2.7g, b = 4.1g, x_1 = 3.6g, x_2 = 3.2g.

实验四

多因素考察

Investigation of multi – factor

In the preceding design, we concerned only one factor. Sometime the experimental result is effected by several factors simultenaously, and there is also interactions between factors. In this case, we can use orthogonal design, choose a good subset of all possible experiments. In the 1960s Taguchi and his collaborators developed tables of orthogonal designs, denoted Ln (q^t), where n is the number of experiments, q is the number of levels, and t is the number of columns of the design table. Due to its orthogonality the OD yields a diagonal matrix and uncorrelated estimates of main effects and interactions. Therefore, the OD has been successfully applied in various fields. The constraint of orthogonal, however, requires $n \geqslant q^2$. Moreover, an even larger number of experiments is required to estimate all the main and interaction effects. Hence, to maintain a reasonable number of experiments most people recommend the use of 2^t and 3^t factorial designs. However unless the dependence of the response on each factor is quite simple, the restriction to two or three levels will not be adequate.

Procedure

In a 50ml flask, dissolve 10mmol of p – aminotoluene in 5ml of absolute alcohol, then add 5ml of C_2H_5OH – HCl solution, cool the mixture for 5minutes. Add 0. 4g of paraformaldehyde (or 1. 1ml of 37 percent formaldehyde solution) and 10mmol of aceto-phenone one after another. Stir the mixture with a magnetic stirring for several hours, at room temperature, filter the product and neutralized with 10 percent sodium carbonate. Filter the solid and wash with little water, dry to constant weight at room temperature.

Requirement

1. Tableof factors and levels

LevelFactory	1	2
A：aldehyde	paraformaldehyde	37% formaldehyde solution
B：p – aminotoluene	1. 1g	2. 2g
C：time	1. 0hr	2. 0hr

Notes: a. acetophenone is 1. 2g

b. paraformaldehyde is 0. 4g

c. 37 percent formaledhyde solution is 1. 1ml.

2. Table of experimental design

No.	Factor Level	A	B (g)	C (hr)	Yield (%)
1		1 (P)	1 (1. 1)	1 (1. 0)	
2		1 (P)	2 (2. 2)	2 (2. 0)	
3		2 (F)	1 (1. 1)	2 (2. 0)	
4		2 (F)	2 (2. 2)	1 (1. 0)	

P: paraformaldehyde   F: 37 percent formaldehyde solution

3. choosing the best experimental condition according to the experimental result.

4. preparation of C_2H_5OH – HCl solution

pass HCl gas dried by concentrated sulfuric acid into absolute alcohol cooled with a ice – water bath, about 55 – 60g of HCl gas was absorbed by 100ml of absolute ethanol.

实验五

药物合成工艺优化实验

在药物合成工艺研究中，考察工艺条件、寻找最佳实验方案是经常遇到的问题。利用微机进行工艺优化可以减少实验次数，缩短实验室研究的周期，提高工作效率，节省原料和能源消耗，是工艺研究的新技术之一。

【实验原理】

一个药物合成工艺往往都是由一步或多步单元反应构成。在生成物质量合格的前提下，收率一般是追求的目标，而各种反应条件都是影响收率的因素。每一组因素数值都对应着一个目标数值，也即是化学反应的收率与反应的条件存在着函数关系，可以用下式描述：

$$Y = F(X)$$

式中，Y为收率；X = $(x_1, x_2, \cdots, x_m)$，为反应条件。

尽管这种函数关系无法精确地用数学形式进行表示，但是它们之间的相关性会在大量的试验数据中表现出来，即可以通过试验数据寻找出这种函数关系的近似表达式。这种近似的表达式被称之为数学模型或回归方程。

微机用于药物合成工艺研究就是利用按一定实验设计方案获得的实验数据，用数理统计方法建立收率与反应条件之间的数学模型，再通过综合分析获得最佳工艺条件或者应用最优化方法求解模型，获得最佳工艺条件。

【操作步骤与方法】

1. 因素分析和试验设计

在微机优化工艺操作中，一般将化学反应的条件称为因素。因素的不同取值称为水平。

因素分析就是根据不同的反应类型和特点，确定与目标函数收率密切相关的因素数目，并根据实际需要和可能划分各因素的水平数，作出因素水平表。

试验设计就是精心设计试验，用尽量少的实验次数取得尽量多的有代表性的信息。试验设计方法有正交设计、均匀设计等，这里着重讨论均匀设计。

应用均匀设计考察制药工艺条件的一般程序是：①根据文献调研和专业知识

做必要的预试验，以便确定影响考察对象结果的因素个数及其考察的范围。②根据实际需要和可能，划分各因素的水平数；选择合适的均匀设计表；根据表的要求安排各实验号的工艺条件。③每个实验号重复 3 次（偏差 < 3%），取平均值，做为收率数据。④利用计算机将各因素的各水平对收率进行多元回归，求得回归方程式。⑤结合实践经验及专业知识分析方程；设计一个优化条件；计算出预测的优化值及其区间估计。⑥按照优化条件安排实验。其优化号的结果应在预测范围内，且比做过的实验号好。

均匀设计（Uniform Design）是我国数学家方开泰和王元将数论与多元统计相结合创造出的一种新的适用于多因素、多水平试验的设计方法。它保持了正交设计中均匀分散的特点，而舍弃了"整齐可比"。

均匀设计采用的试验设计表称为均匀设计表，与正交设计一样也有现成的均匀设计表，可以方便地利用。现在以 5 水平均匀设计表 U5（54）（表 6 - 1）为例作简要说明。它的表名和含义如下：

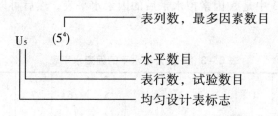

U_5 (5^4)

表列数，最多因素数目
水平数目
表行数，试验数目
均匀设计表标志

表 6 - 1　均匀设计表 U_5 (5^4)

列号 试验号	1	2	3	4
1	1	2	3	4
2	2	4	1	3
3	3	1	4	2
4	4	3	2	1
5	5	5	5	5

与正交设计不同之处是，它还必须和与之配套的使用表（表 6 - 2）结合起来，才能正确地应用。例如，如用 U5（54）表安排三因素、五水平的试验，就应根据表 6 - 2 中规定的内容选择表 1 中的 1、2、4 三列组成一 U_5 (5^4) 表。然后按照该表的要求安排每个试验号的各因素的水平。另外，所有的均匀设计表中水平数都为奇数。如果实际应用时水平数为偶数 n，就选用（n + 1）均匀设计表

划去最后一行，而使用表不变。

表 6 - 2　U₅ (5⁴) 使用表

表 6 - 2　U_5 (5^4) 使用表

因素数目	选用列
2	1, 2
3	1, 2, 4
4	1, 2, 3, 4

均匀设计还可以适当地调整因素的水平，避免各因素的高档次（或低档次）水平相遇的问题。具体做法是将某因素 A 的几个水平头尾相联，形成一个闭合的环。然后任取一点为起点，按一定方向（顺时针或逆时针）重新编号，称之为水平循环排列。

均匀设计还可以通过拟水平的方法将水平少的因素与水平多的因素结合一起安排实验。表 6 - 3 中是 A 因素拟水平后的因素水平表，然后可以选择 U_{10} (10^3) 表安排试验方案。

表 6 - 3　A 因素拟水平的因素水平表

因素 \ 水平	1	2	3	4	5	6	7	8	9	10
A	A_1	A_2	A_3	A_4	A_5	A_1	A_2	A_3	A_4	A_5
B	B_1	B_2	B_3	B_4	B_5	B_6	B_7	B_8	B_9	B_{10}
C	C_1	C_2	C_3	C_4	C_5	C_6	C_7	C_8	C_9	C_{10}

从上面可以得出，均匀设计试验次数等于水平数，还可以通过水平循环排列适当调整因素的水平避免各因素的高档次水平相遇，防止试验中发生意外，或者各因素的低档次水平相遇，反应过程太慢以致不发生反应，尤其适合在反应剧烈的情况下考察工艺条件。均匀设计用微机处理试验数据，可以方便迅速地求得定量的回归方程（即数学模型），便于定量地分析各因素对反应收率的影响，定量地预测优化条件。

在具体研究中，每个试验号最好重复 3 次（偏差 <3%），取平均值，作为收率数据。

2. 数学模型的建立

微机优化工艺条件研究中的一项重要工作是建立目标函数与各因素间的定量

关系式，亦即建立它们之间的数学模型。这要从收集到的试验数据出发，对确定的模型形式中的参数进行估值。

具体地说，就是用最小二乘法准则进行多元线性回归分析。

在药物合成工艺中，反应条件与收率的关系可以用多元线性模型来描述。即设收率 Y 为目标函数，反应条件为因素 X。X 为向量，则：

$$X = [x_1, x_2, \cdots, x_m]$$

那么，

$$Y = b_0 + \sum_{i=1}^{m} b_i x_i$$

线性回归就是要根据 X 的 n 组试验值

$$(x_{1k}, x_{2k}, \cdots, x_{mk}; Y_k), \quad k = 1, 2, \cdots, n \ (n > m)$$

作出对未知参数 b_0 和 $b = (b_1, \cdots, b_m)$ 在最小二乘意义下的估值。b 称为回归系数。

$$Y_k^* = b_0 + \sum_{i=1}^{m} b_i x_{ik} \quad k = 1, 2, \cdots, n, \text{ 为目标 } Y_k \text{ 的计算值。}$$

称差 e_k 为残差。　　$e_k = Y_k - Y_k^* = Y_k - (b_0 + \sum_{i=1}^{m} b_i x_{ik})$

最小二乘准则要求 b_0 和 b 使残差平方和 Q 达到极小。

$$Q = \sum_{k=1}^{n} e_k^2 = \sum_{k=1}^{n} \left[Y_k - (b_0 + \sum_{i=1}^{m} b_i x_{ik}) \right]^2$$

而 Q 是 b_0、b 的二次函数存在最小值。其极值必要条件为：

$$\frac{\partial Q}{\partial b_i} = 0, \quad i = 0, 1, 2, \cdots, m$$

这个偏微分方程组进一步可化成线性方程组（本书略去）。解线性方程组就得到 b_0 和 b，一个多元线性模型也就确定了。

进一步的工作是判断这个回归方程是否可以接受，为此就要进行统计检验。一般可以用复相关系数 R 这个统计量来检验。$0 \leqslant R \leqslant 1$，R 越接近 1，回归方法越好。另外也可以用构造统计量 F 来进行检验，F 越大，就说明所得的回归方程越可信。因为 F 是服从自由度 m 和 n − m − 1 的 F 分布，所以在一定的显著性水平 α 之下，F 的计算值大于 F 检验表上临界值时，回归方程是可信的。

以上计算在实际应用时均通过编制一定的计算程序由微机进行处理完成。

如果经统计检验认为回归方程不能接受时，往往说明还有某个有影响的因素未被选入方程，或者是目标函数 Y 与各因素线性相关程度不显著，或者是在试验数据中混有异常数据。这些都要另做分析处理。一般可以根据回归方程中系数的大小或者通过计算偏回归平方和 Pi（本书略）的方法剔除不重要的因素 i。如果是非线性相关，则可以改用多项式回归，或者对某些重要因素加入其平方项重新进行回归。

3. 结果分析

通过多元回归得到回归方程后，可以结合实践经验及专业知识分析方程，设计一个优化条件，计算出预测的优化值，也可以对存在极值的因素项用数学方法求出它的极值，然后按照优化条件安排实验。

【应用实例】

1. 环戊酮的 2 - 羟甲基化的均匀设计

这是制备 2 - 羟甲基环戊酮的常用方法之一。

考察的因素及范围如下：

A：环戊酮：甲醛（mol/mol）　　　　　1 ~ 5.4
B：反应温度（℃）　　　　　　　　　5 ~ 60
C：反应时间（h）　　　　　　　　　1 ~ 6.5
D：碱量（1mol/L 碳酸钾水溶液）（ml）　15 ~ 70

先将各因素平均分为 12 个水平列入表 6 - 4。选择 U_{13}（13^{12}）表，根据其使用表的规定选择其中的 1、6、8、10 列，同时将最后一行去掉，组成 U_{12}（12^4）表。按照此表安排实验条件列于表 6 - 5 内。按照表中安排的条件进行实验，将每个实验的结果列入表 6 - 5 后面的收率栏目中。

表 6 - 4　因素和水平数

因　素 \ 水　平	1	2	3	4	5	6	7	8	9	10	11	12
A	1.0	1.4	1.8	2.2	2.6	3.0	3.4	3.8	4.2	4.6	5.0	5.4
B	5	10	15	20	25	30	35	40	45	50	55	60
C	1.0	1.5	2.0	2.5	3.0	3.5	4.0	4.5	5.0	5.5	6.0	6.5
D	15	20	25	30	35	40	45	50	55	60	65	70

表 6-5　实验方案和收率

条件因素 实验号	A	B	C	D	收率*
1	1 (1.0)	6 (30)	8 (4.5)	10 (60)	0.0220
2	2 (1.4)	12 (60)	3 (2.0)	7 (45)	0.0283
3	3 (1.8)	5 (25)	11 (6.0)	4 (30)	0.0620
4	4 (2.2)	11 (55)	6 (3.5)	1 (15)	0.1049
5	5 (2.6)	4 (20)	1 (1.0)	11 (65)	0.0420
6	6 (3.0)	10 (50)	9 (5.0)	8 (50)	0.0987
7	7 (3.4)	3 (15)	4 (2.5)	5 (35)	0.102
8	8 (3.8)	9 (45)	12 (6.5)	2 (20)	0.2424
9	9 (4.2)	2 (10)	7 (4.0)	12 (70)	0.0988
10	10 (4.6)	8 (40)	2 (1.5)	9 (55)	0.1327
11	11 (5.0)	1 (5)	10 (5.5)	6 (40)	0.1243
12	12 (5.4)	7 (35)	5 (3.0)	3 (25)	0.2777

注 * 每个实验号重复三次（偏差 <3%），取平均值。

　　利用 BASIC 语言编制的多元线性回归程序在微机上，将表 4 中各因素的各水平对收率进行多元回归。得到回归方程式如下：

$$y = -0.032 + 0.045A + 1.18 \times 10^{-3}B + 6.00 \times 10^{-3}C - 1.46 \times 10^{-3}D$$

$$R = 0.9281 \quad F = 10.88 \quad S = 0.04354 \quad N = 12$$

查表得 $F_{(4.7)0.01} = 7.85$，$F > F_{(4.7)0.01}$，F 检验通过（$\alpha = 0.01$）上式中 y 代表收率。

　　从上式中可看到，A、B、C 越大，y 越大；D 越小，y 越大。亦即在所考察的范围内，反应物的配比越大，时间越长，温度越高，则收率越高；而碱溶液的体积越小，收率越高。分析所考察的范围内各因素的水平，按上式选择最佳反应条件，即 A = 5.4，B = 60，C = 6.5，D = 1.5。代入上式得 y = 0.2989。即计算的优化号收率为 29.89%。

　　因为 y 的区间估计为 $Y = y + U\alpha \cdot S$。$\alpha = 0.01$ 时，$U\alpha = 2.5758$，代入上式，得 $y = 0.2989 \pm 0.1123$ 即在最佳条件下安排实验，y 的范围是 0.1866 ~ 0.4112。

　　在最佳条件下进行实验，收率为 34.54%，比文献报道的高 16% 以上。实验值在估计范围之内。

上述实例，若用正交设计进行考察，至少要做 122～144 个实验号，按每个重复 3 次计算，要做 432 次实验。而用均匀设计，只需 12 个实验号，36 次实验就完成了。由此可见均匀设计的优越性。

2. 益肤酰胺合成工艺研究

益肤酰胺为水杨酸与对乙氧基苯胺的缩合产物，药理研究表明益肤酰胺具有免疫抑制、抗炎和镇痛等生物活性。临床上用于治疗寻常痤疮等。其合成路线如下：

根据文献调研及预试验结果，确定了如下考察的因素及其范围：

A：水杨酸:氨醚（mol/mol）   0.5～1.5

B：反应时间（h）   1.5～7.5

C：PCl_3 用量（ml）   1.0～3.5

将因素 B 等分成 12 个水平列入表 6－6 内。因素 A、C 不便等分成 12 个水平，只分成 6 个水平。按照均匀设计中拟水平方式处理，将 A 和 C 各循环一次，变化成 12 个水平，列入表 6－6 内。

表 6－6 因素和水平

因素＼水平	1	2	3	4	5	6	7	8	9	10	11	12
A*	1.3	1.5	0.5	0.7	0.9	1.1	1.3	1.5	0.5	0.7	0.9	1.1
B	1.5	2.0	2.5	3.0	3.5	4.0	4.5	5.0	5.5	6.0	6.5	7.0
C	1.0	1.5	2.0	2.5	3.0	3.5	1.0	1.5	2.0	2.5	3.0	3.5

＊A 的水平已经调整过了

选择 $U_{13}(13^{12})$ 表，根据其使用表的规定，选择表中的 1、3、4 列，同时去掉最后一行，组成 $U_{12}(12^3)$ 表。将对应的各因素的各水平填入表中，形成表 6－7。按照表 6－7 安排的工艺条件进行实验。将各实验号的收率列入表 6－7 内的收率栏目内。

表 6 - 7　实验方案和收率

实验号 \ 因素条件	A	B	C	收率*
1	1 (1.3)	3 (2.5)	4 (2.5)	39.5
2	2 (1.5)	6 (4.0)	8 (1.5)	31.5
3	3 (0.5)	9 (5.5)	12 (3.5)	7.5
4	4 (0.7)	12 (7.0)	3 (2.0)	16.2
5	5 (0.9)	2 (2.0)	7 (1.0)	19.7
6	6 (1.1)	5 (3.5)	11 (3.0)	35.2
7	7 (1.3)	8 (5.0)	2 (1.5)	28.3
8	8 (1.5)	11 (6.5)	6 (3.5)	30.9
9	9 (0.5)	1 (1.5)	10 (2.5)	11.8
10	10 (0.7)	4 (3.0)	1 (1.0)	27.6
11	11 (0.9)	7 (4.5)	5 (3.0)	11.9
12	12 (1.1)	10 (6.0)	9 (2.0)	40.9

* 每个实验号重复三次（偏差 <3%），取平均值。

利用多元回归程序在微机上将表 6 - 7 中各因素的各水平对收率进行多元回归处理，得如下回归方程式：

$$y = 7.79 \times 10^{-3} + 8.66 \times 10^{-2}B - 3.99 \times 10^{-3}B^2 + 9.53 \times 10^{-2}AC - 2.62 \times 10^{-2}BC$$

$R = 0.842$　$F = 4.28$　$S = 0.0905$　$N = 12$

查表得 $F_{(4.7)0.05} = 4.12$，$F > F_{(4.7)0.05}$，F 检验通过。

根据上式，结合专业知识及实践经验，用尝试法选择优化条件为：$A = 1.5$，$B = 4.0$，$C = 2.0$，代入上式中得 $y = 0.3699$。因为其区间估计为：$Y = y \pm U\alpha \times S$，查表得：$U\alpha$ (0.05) = 1.96，代入上式得 $Y = 0.3699 \pm 0.1774$。

计算的优化条件下的收率范围是 19.25% ~ 54.37%。按优化条件安排的实验收率为 42.6%。在预测范围内，比上述 12 个实验号的收率都高。

以上实例说明，当因素的水平数不可能分得太多时，可以用拟水平的方式处理。将水平少者经循环处理以适应水平多的因素。这样处理后，安排的实验方案仍然是均匀的，会取得较好的效果。同时也告诉我们，拟水平方式处理对经过调整的因素水平也适用。

第七篇

药剂学实验
YAOJIXUESHIYAN

实验一

溶液型液体药剂的制备

【实验目的】

1. 掌握溶液型液体药剂的制备方法。
2. 熟悉助溶的基本原理与基本操作。
3. 熟悉增加溶液型液体药剂稳定性的措施。

【主要仪器与材料】

1. 主要仪器

量杯（50ml，100ml），玻璃漏斗，磨塞玻璃瓶（50ml，100ml），量筒（100ml），电子天平，玻璃棒。

2. 药品与试剂

碘，碘化钾，乙醇，水杨酸钠，碳酸氢钠，焦亚硫酸钠，乙二胺四乙酸二钠，橙皮酊（均为药用规格），蒸馏水。

【实验指导】

溶液型液体药剂系指药物以分子或离子状态分散在分散媒（溶剂）中的真溶液，供内服或外用。溶液型液体药剂外观均匀、澄明，常用溶媒为水、乙醇、丙二醇、甘油、脂肪油等。

溶液型液体药剂的制备方法有溶解法、稀释法和化学反应法。

溶液型液体药剂的一般制备过程为：称量→溶解→混合→过滤→加溶媒至全量→检查→包装→标签。

助溶是指难溶性药物与加入的第三种物质在溶剂中形成可溶性络合物、复盐或缔合物，以增加药物在溶剂中的溶解度的过程。这第三种物质称为助溶剂。助溶剂可溶于水，多为低分子化合物，形成的络合物多为大分子。常用的助溶剂有：有机酸及其钠盐（如苯甲酸钠、水杨酸钠、对氨基苯甲酸等）、酰胺类化合物（如尿素、菸酰胺、乙酰胺等）和碘化钾等。因助溶机制较复杂，许多机制至今尚不清楚，因此关于助溶剂的选择尚无明确的规律可循，一般只能根据药物的性质选用与其能形成水溶性的分子间络合物、复盐或缔合物的物质。

药物制剂稳定性分为化学稳定性和物理稳定性。化学稳定性是指药物由于水解、氧化等因素发生化学降解，使药物含量（或效价）下降、产生有毒或有副作用的降解产物、色泽产生变化等。物理稳定性是指制剂的物理性质发生变化，如混悬剂中药物颗粒结块、结晶生长，乳剂分层、破裂，胶体制剂老化，片剂崩解度、溶出速度改变等。增加液体药物制剂稳定性的一般措施有调节 pH 值或离子强度，改变溶媒，加入抗氧剂、金属离子络合剂或表面活性剂等。

【实验内容】

1. 碘酊

（1）处方：碘 0.4g，碘化钾 0.3g，乙醇 10.0ml，蒸馏水加至 20.0ml。

（2）制法：取碘化钾置于量杯中，加水约 1.5ml，搅拌使溶解，再加入碘搅拌溶解，然后加入乙醇，最后加蒸馏水至全量，搅匀，即得。

（3）作用与用途：本品为外用消毒杀菌剂，用于皮肤感染和消毒。

（4）注意事项：取用液体药物以容量为主，单位常用"ml"或"L"表示；固体药物应称量，以"g"或"kg"表示。

2. 水杨酸钠合剂

（1）处方：水杨酸钠 5.0g，碳酸氢钠 2.5g，焦亚硫酸钠 0.05g，乙二胺四乙酸二钠 0.01g，橙皮酊 2.0ml，蒸馏水加至 50.0ml。

（2）制法：取碳酸氢钠、焦亚硫酸钠、乙二胺四乙酸二钠先后溶于适量蒸馏水中，再加入水杨酸钠溶解，然后边搅拌边加入橙皮酊，过滤，最后加蒸馏水至全量，搅匀，即得。

（3）作用与用途：具有抗风湿作用，用于治疗急性风湿病。

（4）注意事项：水杨酸钠水的溶液易氧化，在碱性条件下更不稳定。

【思考题】

1. 碘化钾在碘酊处方中起何作用？

2. 碘酊应如何贮存？为什么？

3. 水杨酸钠溶液在碱性条件下不稳定，处方中为何要加碳酸氢钠？

4. 焦亚硫酸钠、乙二胺四乙酸二钠在处方中有何作用？

实验二

胶体型液体药剂的制备

【实验目的】

1. 掌握胶体溶液的种类和性质。

2. 熟悉常用胶体型液体药剂的配制及注意事项。

【主要器具与材料】

1. 主要仪器

烧杯或量杯（50ml），试剂瓶（50ml），移液管（0.1ml，5ml），试管（10ml），水浴锅，蒸发皿，电炉，玻璃漏斗，秒表，吸耳球。

2. 药品与试剂

胃蛋白酶，稀盐酸，甘油，煤酚（均为药用规格）；植物油，鲜牛奶（为食用规格）；氢氧化钠，冰醋酸（为化学纯）；蒸馏水。

【实验指导】

胶体型液体药剂系指某些固体药物以 1～500nm 大小的质点，分散于适当的溶媒中制成的均相或非均相体系。胶体型液体药剂具有胶体溶液特有的性质，它既不同于低分子溶液（分散相质点小于 1nm），也不同于非均相体系中的混悬液（分散相质点在 500nm 以上）。胶体型液体药剂所用分散媒大多为水，少数为非水溶媒，如乙醇，丙酮等。

胶体物质按其与溶媒之间的亲和力及流变性质的不同，分为亲水胶体和疏水胶体两大类。胶体溶液的种类有：①亲水胶体溶液；②疏水胶体溶液；③保护胶体溶液；④触变胶体溶液；⑤凝胶等。

亲水胶体溶液的制备一般为：药物→分次撒于水面→自然溶胀→搅拌或加热溶解（过滤）→加溶媒至全量→检查→包装→标签。

【实验内容】

1. 胃蛋白酶合剂

（1）处方：胃蛋白酶 1.5g，稀盐酸 1.0ml，甘油 10.0ml，蒸馏水加至 50.0ml。

（2）制法

1）方法一：取稀盐酸与约处方量 2/3 的蒸馏水混合后，将胃蛋白酶撒在液面上，使其自然溶胀，轻轻搅拌使溶解，然后加甘油搅匀，最后加蒸馏水至全量，搅匀，即得。

2）方法二：取胃蛋白酶加稀盐酸并研磨，加蒸馏水溶解后加入甘油，再加蒸馏水至全量，混匀，即得。

（3）作用与用途：有助于消化蛋白，适用于肠胃发酵性消化不良及胃酸缺乏症。

（4）注意事项

1）胃蛋白酶极易吸潮，称量操作宜迅速；应将胃蛋白酶分次撒在液面，使自然溶胀，切忌未溶胀就强力搅拌。胃蛋白酶的消化能力为 1:3000，若用其他规格则用量应折算。

2）胃蛋白酶在 pH1.5～2.0 之间活性最强，处方中加入稀盐酸的作用是调节 pH 值。

3）处方中的甘油有助于胃蛋白酶的稳定。

4）胃蛋白酶合剂用棉花、滤纸过滤，对其活性及稳定性均有影响。如果必须过滤，所选滤材应不带电荷，以免凝聚。

5）胶体溶液以新鲜配制为佳，以免吸附细菌、杂质而发生陈化，必要时可加入适宜防腐剂。

（5）胃蛋白酶活力测定（25℃进行）

1）醋酸钠缓冲液配制：取冰醋酸 92g 和氢氧化钠 43g 分别溶于适量蒸馏水中，将两液混合并加蒸馏水稀释成 1000ml（pH5）。

2）牛乳醋酸钠混合液配制：取等容积的醋酸钠缓冲液和鲜牛奶混合均匀即得。此混合液在常温密闭贮存，可保存两周。

3）测定方法：用吸管各吸取胃蛋白酶合剂 0.1ml，置两支试管中，另用吸管分别加入牛乳醋酸钠混合液 5ml，从开始加入起计时。迅速加毕，混匀，将试管倾斜，注视由管壁流下的牛乳液至开始出现乳酪蛋白的絮状沉淀为止，记录凝固牛乳所需时间。

4）计算：胃蛋白酶能使牛乳液在 60s 末凝固的活力强度称为 1 个活力单位（胃蛋白酶活力愈强，牛乳凝固愈快，即凝固牛乳所需时间愈短）。所以，若在 20s 末凝固的则为 60/20，即 3 个活力单位。最后换算到每 1ml 供试液的活力单位。

2. 煤酚皂溶液

（1）处方：煤酚 25.0ml，植物油 9.0g，氢氧化钠 1.35g，蒸馏水加至 50.0ml。

（2）制法：取氢氧化钠置于蒸发皿中，加蒸馏水 12ml，搅拌溶解后加入植物油，置水浴上加热，时时搅拌，至取液体 1 滴，加蒸馏水 9 滴，无油滴析出即为完全皂化，然后加煤酚充分搅匀，放冷，最后加蒸馏水至足量，搅匀即得。

（3）作用与用途：为消毒防腐剂。1% ~ 2% 水溶液用于手和皮肤消毒；3% ~ 5% 溶液用于器械、用具消毒；5% ~ 10% 溶液用于排泄物消毒。

（4）注意事项：氢氧化钠与植物油反应一定要完全。

【结果与讨论】

1. 胃蛋白酶合剂配制结果。

2. 胃蛋白酶活力测定结果，将结果填入表 7-1。

表 7-1　胃蛋白酶活力测定结果

胃蛋白酶合剂	凝乳时间（s）	活力单位
方法一		
方法二		

3. 煤酚皂溶液配制结果。

【思考题】

1. 简述亲水胶体的溶胀过程和胶溶过程。

2. 影响胃蛋白酶合剂中胃蛋白酶活力的因素有哪些？

3. 煤酚皂溶液的制备原理是什么？

实验三

混悬型液体药剂的制备及稳定性考察

【实验目的】

1. 掌握混悬型液体药剂的制备方法。

2. 掌握沉降容积比的概念并熟悉测定方法。

3. 通过不同处方混悬液的稳定性考察掌握混悬剂处方筛选原则。

【主要器具与材料】

1. 主要仪器

乳钵，具塞刻度试管（25ml），量筒，玻璃棒，黏度测定仪。

2. 药品与试剂

炉甘石，氧化锌，西黄蓍胶，羧甲基纤维素钠，三氯化铝，枸橼酸钠，蒸馏水。

【实验指导】

混悬剂（suspensions）是指难溶性固体药物以微粒状态分散在介质中而形成的非均匀的液体分散体系。一个优良的混悬剂应具有下列特征：其药物微粒细小，粒径分布范围窄，在液体分散介质中能均匀分散，微粒沉降速度慢，沉降微粒不结块，沉降物再分散性好。

凡难溶性药物需制成液体制剂供临床应用时；药物的剂量超过了溶解度而不能以溶液剂形式应用时；两种溶液混合时药物的溶解度降低而析出固体药物时；为了使药物产生缓释作用等条件下，都可以考虑制成混悬剂。但为了安全起见，剧毒药或剂量小的药物不应制成混悬剂使用。

由于混悬剂中药物微粒分散度大且分散介质之间存在着物理界面，因此混悬微粒具有较高的表面自由能，致使混悬剂不稳定。其物理不稳定性主要表现在混悬剂中的微粒在放置过程中沉淀、微粒的增长或转型等。混悬剂微粒的沉降速度与微粒半径、混悬剂黏度的关系最大，通常用减小微粒半径并加入助悬剂（如天然高分子化合物、半合成纤维素衍生物等）以增加介质黏度来降低微粒的沉降速度。对于混悬液中微粒沉降可以通过沉降容积比说明其沉降速度。

微粒有聚集的趋势，可加入表面活性剂等用以降低固液之间介面张力，使体系稳定。表面活性剂又可作润湿剂改善疏水性药物的润湿性，从而克服疏水微粒（质轻）因吸附空气而造成上浮现象。

向混悬液中加入絮凝剂使微粒的ζ电位降低至一定值，微粒间发生絮凝，形成网状疏松的聚集体。其特点是沉降速度快，沉降物体积大，沉降物易再分散，其物理稳定性好，此种混悬剂称絮凝混悬剂。向混悬剂中加入反絮凝剂，使其ζ电位增大，减少微粒间的聚集，沉降速度慢，沉降物体积小，沉降物结块，不宜再分散，其物理稳定性差，此种混悬剂称反絮凝混悬剂。但这种混悬剂由于微粒小，混悬液流动性好，易于倾倒，是适于在短时间内应用的混悬剂。

混悬剂的配制方法有分散法与凝聚法。

（1）分散法：将固体药物粉碎成微粒，再根据主药性质混悬于分散介质中，加入适宜的稳定剂。亲水性药物先干研至一定细度，再加液研磨（通常一份固体药物加 0.4 ~ 0.6 份液体为宜）；疏水性药物则先用润湿剂或高分子溶液研磨，使药物颗粒润湿，最后加分散介质稀释至总量。

（2）凝聚法：将离子或分子状态的药物借助物理或化学方法凝聚成微粒，再混悬于分散介质中形成混悬剂。

【实验内容】

本次的实验内容是炉甘石洗剂的制备。

1. 处方

详见表 7 - 2。

表 7 - 2 炉甘石洗剂处方组成

处方组成	1	2	3	4	5
炉甘石（g）	2.0	2.0	2.0	2.0	2.0
氧化锌（g）	2.0	2.0	2.0	2.0	2.0
2% 西黄蓍胶（ml）	—	6.5			
2% CMC - Na（ml）	—	—	6.5		
2% 三氧化铝（ml）	—	—		6.5	
2% 枸橼酸钠（ml）	—	—			6.5
蒸馏水至（ml）	25.0	25.0	25.0	25.0	25.0

注："—"表示处方中不含该成分。

2. 制法

称取过 120 目筛的炉甘石和氧化锌各 2g 置乳钵中，分别依次加入蒸馏水（6.5ml）、西黄蓍胶浆、羧甲基纤维素钠、三氯化铝和枸橼酸钠液研磨成糊状，再加蒸馏水研匀，稀释并转移至 25ml 具塞刻度试管中，最后加蒸馏水至刻度，分散均匀即可。

3. 流变学性质考察

取上述分散均匀的混悬液进行黏度测定，求算黏度系数并判断所属流体性质。

4. 稳定性考察

（1）沉降容积比（F）的测定：将上述 5 个装混悬液的具塞刻度试管塞住管口，同时振摇相同次数（或时间）后放置，分别于 0.083h、0.25h、0.5h、1h、2h、4h、24h 沉降物的高度（H_u，ml）计算沉降容积比（H_u/H_0），结果填入表 7-3。根据表 3 数据，以 $H_u/H_0 \sim t$ 作图，绘制各处方的沉降曲线。

表 7-3　不同处方炉甘石洗剂沉降容积比（H_u/H_0）

时间（h）	1	2	3	4	5
0.083					
0.25					
0.5					
1					
2					
4					
24					

（2）再分散性：将静置 24h 的混悬液分别进行再分散性试验，记录再分散次数。

5. 筛选理想处方组成

结合沉降曲线和再分散性，筛选出炉甘石洗剂的理想处方组成。

【结果与讨论】

1. 不同处方炉甘石洗剂的黏度和黏度系数。
2. 不同处方炉甘石洗剂的沉降容积比及沉降曲线。

3. 不同处方炉甘石洗剂的再分散次数。

【思考题】

1. 在制备混悬液时为何先加适量的液体研磨？
2. 处方中各成分的作用是什么？并说明理由。
3. 你的实验结果与初步处方分析是否吻合？如果不吻合，原因是什么？
4. 此次实验课的收获有哪些？

实验四

乳化液体石蜡所需 HLB 值的测定及乳剂类型的鉴别

【实验目的】

1. 掌握乳浊型液体制剂处方设计及配制方法。
2. 掌握选择 HLB 值的方法。
3. 了解乳剂类型的鉴别试验。

【实验要求】

1. 学生根据乳剂处方设计原理和提供的药品、试剂，自行设计处方。
2. 在乳化液体石蜡所需 HLB 值的测定中，学生至少设计 5 个处方。
3. 在实验课前学生应提供实验方案给任课教师审查后方可进行实验。

【主要器具与材料】

1. 主要仪器

乳钵，具塞刻度试管（25ml），量筒，玻璃棒，显微镜。

2. 药品与试剂

液体石蜡，西黄蓍胶，阿拉伯胶，吐温 - 80，司盘 - 80，植物油，氢氧化钙，亚甲兰，苏丹 - Ⅲ。

【实验指导】

乳剂（emulsions）系指互不相溶的两种液体混合，其中一相液体以液滴状态分散于另一相液体中形成的非均相液体分散体系。形成液滴的液体称为分散相（dispersed phase）、内相（internal phase）或非连续相（discontinuous phase），另一液体则称为分散介质（dispersed medium）、外相（external phase）或连续相（continuous phase）。乳剂分为水包油型（O/W）和油包水型（W/O）。此外还有复合乳剂或称多重乳剂（multiple emulsion），用 W/O/W 或 O/W/O 表示。

在药剂学中，常用乳化剂的 HLB 值为 3～16，其中 HLB 值 3～8 的乳化剂为 W/O 型乳化剂，HLB 值 8～16 的乳化剂为 O/W 型乳化剂。HLB 值愈大，亲水性愈强，形成的乳剂为 O/W 型，反之则形成的乳剂为 W/O 型。在制备稳定的 O/W 乳剂时，首先应确定 O/W 乳剂所需的最佳 HLB 值和选择合适的乳化剂，各类乳化剂的 HLB 值可以从相关书籍中查找或测定。如果单一乳化剂的 HLB 值不能和乳剂所需的最佳 HLB 值相适应，可以将两种不同 HLB 值的乳化剂以适当的比例混合使用，以便获得一种最适宜的 HLB 值。测定油类所需最佳 HLB 值可以采用乳化法，即利用已知 HLB 值的合成或天然乳化剂，根据油、水、胶的适宜比例，用适当的方法制备一系列乳剂，然后在室温条件下或采用加速实验方法观察乳剂的粒径大小、沉降容积比等稳定性指标，稳定性"最佳"的乳剂的 HLB 值可视为乳化油所需的 HLB 值。

乳剂类型的鉴别可采用稀释法和染色法。

【实验内容】

1. 液体石蜡乳的制备

根据乳化法测定 O/W 乳剂所需 HLB 值的原理，设计至少 5 种含有不同 HLB 值乳化剂的乳剂处方填入表 7 - 4 中。

表 7 - 4 含有不同 HLB 值乳化剂的乳剂处方

处方组成		1	2	3	4	5
液体石蜡（g）		6.0	6.0	6.0	6.0	6.0
水（ml）		4.0	4.0	4.0	4.0	4.0
西黄蓍胶（g）		0.13	0.13	0.13	0.13	0.13
阿拉伯胶（g）		—	—	—	—	2.0
吐温 - 80（g）	2					
司盘 - 80（g）						
HLB 值		14.5	13.0	11.5	10.0	8.0

注：学生可根据自己的实验设计方案自主增减表中的列或行。

按照设计的处方采用适当的方法制备初乳。将制成的初乳分别加蒸馏水 35ml，充分混匀后倒入刻度具塞刻度试管中。

2. 乳剂类型的鉴别

（1）W/O 乳剂的制备：根据提供的药品、试剂，自行设计并制备 W/O 乳剂。

（2）乳剂类型的鉴别

1）稀释法：取试管 2 支，分别加入液体石蜡乳和 W/O 乳剂各一滴，再加入蒸馏水 5ml，振摇或翻转数次，观察是否混合均匀，并根据此结果判断乳剂类型。

2）染色法：将上述两种乳剂分别涂在载玻片上，分别加油溶性苏丹 - Ⅲ、水溶性亚甲兰染色，在显微镜下观察，根据观察结果判断乳剂类型。

3. 流变学性质考察

取上述分散均匀的乳剂进行黏度测定，求算黏度系数并判断所属流体性质。

4. 乳化液体石蜡所需 HLB 值的测定

以上五个具塞刻度试管在相同的条件下振摇，静止观察 10min、20min、40min、80min、100min 时油水两相的分离情况，记下各时刻的沉降容积比（H_U/H_O）。以 H_U/H_O 对时间作图，分层速度最慢者为最稳定乳剂，其 HLB 值就是乳化液体石蜡所需的 HLB 值。

【结果与讨论】

1. 不同乳剂的鉴别结果。

2. 不同处方液体石蜡乳的黏度和黏度系数。

3. 将不同处方液体石蜡乳的沉降容积比填入表 7 - 5。

表 7 - 5 不同处方液体石蜡乳的沉降容积比（H_U/H_O）

时间（min）	1	2	3	4	5
10					
20					
30					
40					
60					
80					
100					

【注意事项】

1. 在处方设计过程中，油、水、胶的比例应适当。

2. 制备过程中注意油、水、胶加入的次序。

3. 在制备初乳时，应快速、连续、用力向一个方向研磨，直至形成初乳。

4. 乳钵最好选用表面粗糙的。

5. 镜检时要分清乳滴和气泡。

【思考题】

1. 乳剂处方设计的依据是什么?

2. 试分析影响乳剂稳定性的因素。

实验五

葛根口服液纯化实验

【实验目的】

1. 掌握常见的分离纯化方法。

2. 熟悉膜分离技术的基本原理。

3. 了解中药口服液生产的关键步骤。

【主要仪器与材料】

1. 主要仪器

离心机，电热套，紫外分光光度计，烧杯，布氏漏斗。

2. 药品与试剂

粉葛饮片，乙醇，壳聚糖，CA 膜。

【实验指导】

中药材的浸提液往往是一种固体（如沉淀物、泥沙及其他杂质）和液体（含可溶性成分的浸出溶液）的混合物，须加以分离除去固体物。常见的分离方法有沉降分离法、滤过分离法（普通滤过法、微孔滤膜滤过法、超滤法等）与离心分离法。中药材浸提液一般体积较大，有效成分含量较低，且混有一定杂质，为含多种成分的混合物，需精制才能得到较纯成分。常用的精制方法有水提醇沉法、醇提水沉法、分子筛法、离子交换法等。近年来出现了一些新的分离和精制方法，如絮凝沉淀法、超滤法等。

本实验以葛根药材制备口服液。葛根主要含异黄酮类成分，在水煎煮提取其中有效成分的同时，也将药材中的淀粉、粗蛋白、果胶等无效成分一并提出，这些成分的存在直接影响到口服液的澄清度与质量稳定。实验采用水提醇沉法、离心法与絮凝沉淀法对葛根药材水提取液进行分离纯化（图 7-1），评价指标为总黄酮含量与药液澄清度。

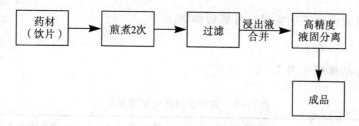

图 7 - 1 药材（饮片）煎煮流程图

【实验内容】

1. 提取

称取葛根 30g，第一次加 8 倍量水煎煮 0.5h，过滤；药渣再加 7 倍量水煎煮 0.5h，过滤，药渣弃去；合并两次滤液，浓缩至 30ml（药材：浓缩液 = 1g: 1ml）搅匀，并等分成 3 份。

2. 纯化

（1）样 1（水提醇沉法）：将浓缩液 10ml 置刻度烧杯中，搅拌下加入乙醇，使含醇量达 65%，冷藏 2h；上清液于水浴蒸至无醇味，置刻度试管中加蒸馏水至 10ml，备用。

（2）样 2（离心法）：将浓缩液 10ml 置离心机中，以 3000r/min 离心 30min，取出过滤，滤液置刻度试管中加蒸馏水至 10ml，备用。

（3）样 3（絮凝沉淀法）：将浓缩液 10ml 置量筒中，搅拌下加入 1% 壳聚糖溶液适量，过滤后取上清液置刻度试管中，加蒸馏水至 10ml，备用。

3. 总黄酮的测定

（1）对照品溶液的配制：精密称取约 10mg 的芦丁标准品置 50ml 量瓶中，加甲醇稀释至刻度，摇匀即得。

（2）标准曲线的制备：精密吸取对照品溶液 1ml、2ml、3ml、4ml、5ml、6ml 置于 25ml 量瓶中，各加 5% 亚硝酸钠溶液 1ml，混匀，放置 6min，再加 10% 三氧化铝溶液 1ml，摇匀，放置 6min，加氢氧化钠试液 10ml，再加水至刻度，摇匀，放置 15min，同时作空白。照分光光度法，在 500nm 的波长处测定吸收度（A），以吸收度为纵坐标，浓度为横坐标，绘制标准曲线。

（3）测定法：精密吸取纯化后的样品溶液 1ml 置于 10ml 量瓶中，加甲醇稀释至刻度，摇匀，过滤，取滤液 1ml 置于 25ml 量瓶中，照标准曲线制备项下的方法，自"各加 5% 亚硝酸钠溶液 1ml"起，依法测定吸收度，从标准曲线上读出供试品溶液中芦丁的重量，计算后即得。

【结果与讨论】

将实验结果填于表 7 - 6。

表 7 - 6 葛根水提液纯化实验结果

样号	外观	吸收度	总黄酮含量/（mg/ml）
1			
2			
3			

【注意事项】

1. 葛根水提液中含有悬浮或下沉杂质，因此制样应在充分搅拌下等分为 3 份。

2. 在进行水提醇沉法与絮凝沉淀法操作中，分别加入乙醇和壳聚糖溶液时应充分搅拌，使作用完全。

【思考题】

1. 常用的中药口服液纯化方法有哪些？其原理是什么？

2. 中药口服液的主要质量问题是什么？如何处理？

实验六

青霉素 G 钾盐的稳定性试验

【实验目的】

1. 掌握应用化学动力学方法预测注射剂稳定性的原理。

2. 熟悉青霉素 G 钾盐 $t_{1/2}$、$t_{0.9}$ 的求算方法。

【主要仪器与材料】

1. 主要仪器

恒温水浴锅，滴定管，碘量瓶，电子天平，容量瓶，移液管，吸耳球。

2. 药品与试剂

青霉素 G 钾盐，枸橼酸－磷酸氢二钠缓冲液，氢氧化钠溶液（1mol/L），稀盐酸（1mol/L），醋酸缓冲液，碘液（0.1mol/L），硫代硫酸钠溶液（0.1mol/L），淀粉试液。

【实验原理】

青霉素 G 钾盐在水溶液中迅速水解，残余未水解的青霉素 G 钾盐可用碘量法滴定。即先经碱处理生成青霉噻唑酸，后者可被碘氧化，过量的碘则可用硫代硫酸钠溶液回滴。反应方程式如下：

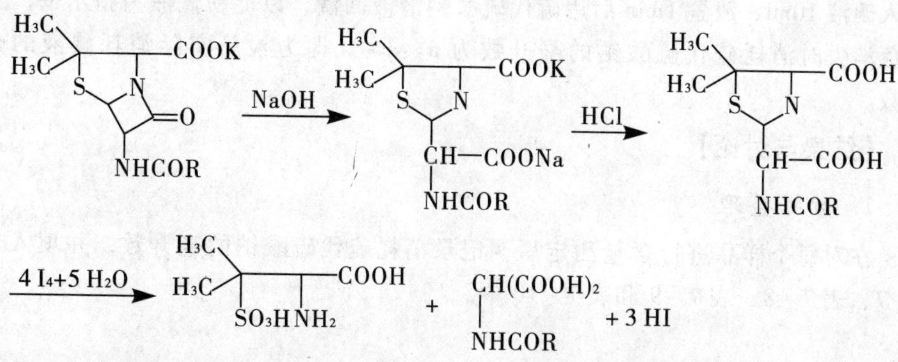

随着青霉素 G 钾盐溶液放置时间增长，未水解的青霉素 G 钾盐越来越少，

故碘液消耗量也相应减少。根据碘液消耗量（毫升数）的对数对时间作图可得到一条直线，即表明青霉素 G 钾盐溶液的破坏为一级反应，因为这个反应与 pH 有关，故实际上是一个伪一级反应。

一级反应速度方程式如下：

$$\lg C = \frac{-kt}{2.303} + \lg C_0$$

式中，C 为 t 时间尚未水解的青霉素 G 钾的浓度；C_0 为青霉素 G 钾的初始浓度；k 为反应速度常数。

【实验内容】

1. 加速试验法取样

精密称取青霉素 70～80mg 置于 100ml 干燥容量瓶中，加 pH 为 4 的缓冲液（枸橼酸－磷酸氢二钠缓冲液）至 100ml，将此容量瓶置于恒温水浴锅中（分别设置 4 个不同温度：30℃、35℃、40℃和 45℃），立即用 5ml 移液管吸出溶液 2 份，每份 5ml，分别置于两个碘量瓶中（一份为检品，另一份为空白），并同时以该时刻为零时刻记录取样时间，以后每隔一定时间吸液一次（30℃间隔 1.5h，35℃间隔 1h，40℃间隔 0.5h，45℃间隔 0.25h）。每次取样后立即进行含量测定。

2. 样品含量测定

向盛有检液 5ml 的碘量瓶中（为检品）加入 1mol/L 氢氧化钠 5ml，放置 15min，使充分反应后。加 1mol/L 盐酸 5ml 和醋酸缓冲液 10ml，摇匀后精密加入 0.01mol/L 碘液 10ml，在暗处放置 15min，立即用硫代硫酸钠溶液（0.01mol/L）回滴，以淀粉试液为指示剂，至蓝色消失时消耗硫代硫酸钠的毫升数为 b。

向盛有 5ml 检液的另一个碘量瓶中（为空白）加入醋酸缓冲液 10ml，精密加入碘液 10ml，放置 1min 后用硫代硫酸钠溶液回滴，以淀粉试液为指示剂，至蓝色消失时消耗硫代硫酸钠的毫升数为 a。a－b 即为检品实际消耗碘液的毫升数。

【结果与讨论】

1. 数据整理

在对每个样品进行含量测定后，记录消耗硫代硫酸钠的毫升数，并填入表 7－7、表 7－8、表 7－9 和表 7－10 中。

表 7 – 7　30℃加速试验结果

项目	0h	1.5h	3h	4.5h
a（ml）				
b（ml）				
（a – b）（ml）				
lg（a – b）				
m =	k =		lg$k$ =	
$t_{0.5}$ =	T =		1/T =	

表 7 – 8　35℃加速试验结果

项目	0h	1h	2h	3h	4h
a（ml）					
b（ml）					
（a – b）（ml）					
lg（a – b）					
m =	k =		lg$k$ =		
$t_{0.5}$ =	T =		1/T =		

表 7 – 9　40℃加速试验结果

项目	0h	0.5h	1h	1.5h	2h
a（ml）					
b（ml）					
（a – b）（ml）					
lg（a – b）					
m =	k =		lg$k$ =		
$t_{0.5}$ =	T =		1/T =		

表 7 – 10　45℃加速试验结果

项目	0h	0.25h	0.5h	0.75h	1h
a（ml）					
b（ml）					

续表

项目	0h	0.25h	0.5h	0.75h	1h
(a−b) (ml)					
lg (a−b)					

m =	k =		lg$k$ =
$t_{0.5}$ =	T =		1/T =

2. 计算 $t_{1/2}$ 和 $t_{0.9}$（25℃）

以各温度下 lg (a−b) 对时间 t（min 或 h）作图，得一直线，求直线斜率 m。

由 $m = -\dfrac{k}{2.303}$ 得 $k = -2.303m$，求出各温度下反应速度常数 k。

根据 Arrhenius 方程 $\lg k = -\dfrac{E_a}{2.303} \cdot \dfrac{1}{T} + \lg A$，以 lg$k$ 对 1/T 作图得一直线，斜率为 $-E_a/2.303R$，截距为 lg$A$，由此可求出 Ea 和 A。将 Ea、A 和 T = 298.15 再代入 Arrhenius 方程，即可求得室温（25℃）时的反应速度常数 k。根据室温（25℃）时的反应速度常数 k，即可求出室温（25℃）时的青霉素 G 钾盐溶液的半衰期 $t_{1/2}$（$t_{1/2} = 0.693/k$）和有效期 $t_{0.9}$（$t_{0.9} = 0.106/k$）。

【注意事项】

1. 按规定温度加热并维持该温度，按规定时间取样。

2. 经典恒温法常采用 4 个温度进行加速试验。本实验每组只作一个温度，其他 3 个温度在数据处理时采用其他组别数据。

【思考题】

1. 药物制剂稳定性研究的范围是什么？

2. 经典恒温加速试验法的理论依据是什么？设计实验时应考虑哪些问题？

3. 青霉素 G 钾盐水溶液稳定性的测定结果说明了什么？

实验七

维生素 C 注射液的制备

Preparation of Vitamin C Injection

【Objectives】

1. To master the preparing procedure and cruxes of operating processes for Vitamin C Injection.

2. To be familiar with the standards and methods of quality control of injections.

3. To be familiar with the means to enhance the stability of oxidable drugs.

【Equipments and Materials】

1. Equipments

Beaker, measuring cylinder, scale, G_3 type of sintered glass funnel, ampoules (2ml), instruments for fill and seal, electric stove, water bath, examining table for clarity

2. Materials

Vitamin C, Sodium bicarbonate, Sodium metabisulfite, Sodium edetate, Carbon dioxide, Water for injection, Steel vase, Methylene blue, Copper sulfate.

【Introduction】

Injections are sterile products containing medicaments intended for parenteral administration into the body, including solutions, emulsions, suspensions as well as sterile powders or concentrated solutions, which, by the addition of suitable solvents before use, form solutions or suspensions.

1. Advantages for injections

Advantages for injections include the following: rapid onset, predictable effect, predictable and nearly complete bioavailability, and avoidance of the gastrointestinal (GI) tract and, hence, the problems of variable absorption, drug inactivation, and GI distress. In addition, the parenteral route provides reliable drug administration in very ill or comatose patients.

2. Preparation process of injections

The production of injections must follow rigid aseptic procedures. In the preparation of parenteral solutions, the required ingredients are dissolved in water for injection according to GMP. Then the solutions are usually filtered until clear through a membrane type filter, and transferred into the final containers as rapidly as possible and with the least possible exposure. The products are then sterilized, preferably autoclaved, and samples of the finished products are tested for sterilization and pyrogens.

3. Requirements for injections

The requirements for injections are as following: sterile, non – pyrogen, valid clarity, safe for using, atoxic, non – irritant, valid stability, pH close to that of human blood (general 4 ~9), qualified content. The osmotic pressure of intravenous injection with a big amount of dose or infusion should be isoosomotic.

4. Vitamin C

Vitamin C (Ascorbic acid) is recommended for the prevention and treatment of scurvy, facilitating the wound and bone fracture, preventing coronary heart disease and so on. It is wildly used in clinical treatment. It is reasonably stable in the solid state. In the wet state or solution, it is easily oxidized to dehydroascorbic acid and the latter undergoes further rapid oxidation into the chemical species possessing no vitamin C activity. It is very sensitive to even slight heating, to the light, and to the action of pH and metal ions.

5. Antioxidant

The formulation design for ascorbic acid injection need to be primarily plotted to prevent the oxidation of ascorbic acid, which is found to be oxidized quickly. Several measures have be taken as follows:

① Depletion of O_2 Oxygen in injections is a serious contributor influencing on the stability of injections, one of which is the catalyzing effect of O_2 on the oxidative decomposition of ascorbic acid. During the preparation and sealing process, the stability is improved by purging the O_2 with an inert gas, such as highly purified N_2 and CO_2. N_2 is chemically inert and stable for its wide application. CO_2 could render the injection acidic.

② Addition of antioxidants The antioxidants are usually strong reducing agents, which first oxidized to prevent the oxidation of pharmaceutical active ingredients in solution. The commonly used antioxidants for injections are $Na_2S_2O_7$, $NaHSO_3$, Na_2SO_3 and $Na_2S_2O_3$.

③ Adjustment of pH　As decomposition is often catalyzed by hydrogen ion, an optional pH can be determined at which the decomposition is retarded to the lowest extent.

④ Addition of EDTA　Heavy metal ions, such as Cu^{2+}, could strongly catalyze the oxidation of some drugs. For instance, the oxidative reaction rate of ascorbic acid in the solution will be increased by 10, 000 times when only 0. 0002 M copper ions are present. Ethylenediamine tetra – acetic acid (EDTA) is used to suppress the catalytic property of the ions by forming a soluble chelate complex with heavy metal ions in which the ions is held in a non – ionic form.

【Experiment】

1. Formulation

Vc (Ascorbic acid)	5. 2 g
$NaHCO_3$	2. 42 g
$NaHSO_3$	0. 2 g
EDTA – 2Na	0. 05 g
Injection water	add to 100 ml

2. Preparation

(1) Weigh the pharmaceutical ingredients according to the prescription. The raw material and the excipients for injections should comply with the corresponding requirements of injection.

(2) Treatment of ampoules

(3) Prepare the injection solution

Ascorbic acid and EDTA – 2Na are dissolved in 80% of the total volume water for injection saturated with carbon dioxide, then $NaHCO_3$ is dissolved in the solution by turns while stirring, then $NaHSO_3$. The pH of this solution is adjusted between 5. 8 – 6. 2 with NaOH, and injection water saturated with carbon dioxide is added to 100 ml. Filter the solution through a G_3 type of sintered glass funnel, and then 0. 45 μm micropore membrane. Check the clarity of the solution.

(4) Distribute into ampoules

The filtered liquidis filled into 2 ml ampoules immediately, and the air in the containers is displaced by carbon dioxide. The volume of the injection solution should be accurate, do not paste the liquid on the wall of the ampoule.

(5) Seal ampoules

Immediately seal ampoules after filled, the top of the sealed ampoules should be slick, and there are not acrocephaly, bubble or hollow.

(6) Sterilize the sealed ampoules and check leakage

Sterilize injections in 100℃ circulating steam for 15 minutes. Then immerse the ampoules in 1% methylene blue, remove the ampoules changing color, and wash the qualified ones and dry them for the next quality checking.

3. Quality control of Vitamin C injections

(1) pH: 5.0 to7.0, comply with the Appendix VI H in Chinese Pharmacopoeia.

(2) Color: Dilute an accurately measured volume with water to produce a solution of 50mg of Vitamin C per ml. Measure the absorbance at 420 nm, the absorbance should not greater than 0.06.

(3) Pyrogens: Comply with the test for pyrogens (Appendix XI A in Chinese Pharmacopoeia).

(4) Clarity of injection: Comply with the requirements of the Regulations of Test and Clarity of injection promulgated in Chinese Pharmacopoeia.

(5) Sterility: Comply with the requirements of the test for sterility and the Appendix XI H in Chinese Pharmacopoeia.

(6) Other requirements: Comply with the general requirements for injection. (Appendix I B in Chinese Pharmacopoeia).

【Precautions】

1. Key points of the preparation of common injections

(1) Conditions for procedures: Injections have a rapid absorption and effect as they are administered into tissue or blood vessel of human body directly, especial for intravenous injections, which are used to rescue seriously ill patients. The production material, manufacturing process and quality control of injection must follow rigid procedures. In the manufacturing plants, the air in which parenteral products are made is maintained bacteria – free through the use of ultraviolet lights, a filtered air supply, sterile manufacturing equipment, such as flasks and sterilized work clothing worn by the personnel in the area. The manufacture plant of injection must comply with Good Manufacturing Practice. The workshops are divided into following clean grade: general areas,

controlled areas and spotless areas. The dust spots、 living microorganisms、 temperature and humidity must be controlled according with GMP in the controlled areas and spotless areas.

(2) The treatment of ampoules and containers: Ampoules should be tested for their appearance, cleanness, heat resistance, acid resistance, alkali resistance and neutrality before cutting. The cutting length should be qualified for washing and seal. Fill the Ampoules with deionized water or 0.1% HCl, and keep at 100℃ for 30min, then wash with deionized water or distilled water for several times. Dry the ampoules immediately.

The containers should be washed by detergent or sulphuric acid cleaning solution, then replaced by water for injection, All the operations must avoid the contamination of pyrogens and impurities.

(3) Preparation method: The preparation method includes dilution method or direct preparation according to the purity of raw material.

(4) Filtration: Filtrating method includes filtration under reduced pressure, filtration under pressure and filtration by droplet from superior position. The procedures are filtration through a press filter, then a funnel sintered glass filter and microporous membrane to clarify the solution.

(5) Seal: Don't spatter the liquid on the wall of the ampoule when distribute into ampoules, seal ampoules immediately after filled. Adjust the flame thin and blue, and then seal the ampoules in flame with nipper when the glass exhibits red.

(6) Sterilize the sealed ampoules and check leakage: Sterilize injection immediately after seal, then immerse the ampoules in 1% methylene blue to check leakage.

2. Key points of the preparation of Vitamin C injections

(1) Vitamin C solution has strong acidity, so sodium bicarbonate is added to convert the Vitamin C to its sodium salts partly, which can create a pH of 6.0 that is benefit for the stability of Ascorbic acid and reduce the irritation. The sodium bicarbonate must be added slowly by complete stirring to prevent inhomogeneous alkalinity of the solution

(2) Vitamin C solution is easily oxidized and change color, faster especially contact with metal ion. So sodium metabisulfite was added into the formulation as an antioxidant and disodium edetate as a chelating agent. Another effective method is to displace the air in the containers by inert gases such as pure nitrogen and carbon dioxide in the

process of filling and sealing.

(3) Inert gases should be passed through a washing instrument so as to get rid of the impurity. Nitrogen should be passed through alkaline pyrogallic acid solution and 10% potassium permanganate solution by turns so as to get rid of oxygen and organic matter. The pyrogallic acid solution was prepared as followed: 160 g sodium hydroxide was dissolved 300 ml distilled water, then 10 g pyrogallic acid was dissolved in the solution.

Carbon dioxide should be passed through aconcentrated sulfuric acid, 1% copper sulfate solution, 1% potassium permanganate solution and water for injection by turns so as to get rid of moisture, sulfide, organic matter and soluble impurity and sulfur dioxide respectively. If the inert gas is relatively pure, they can be passes through the glycerin and water for injection.

(4) In order to decrease the oxidation of Vitamin C, the time of sterilization was controlled for 15 minutes at 100℃.

(5) Don't use metal containing or tool.

【Questions】

1. Analyze the factors that influence on the clarity of the injections.

2. $NaHCO_3$ is used to adjust the pH of vitamin C injections, what should be noticed? Why?

3. Describe the factors affecting the oxidation of a drug. How to prevent them?

4. Whythe inert gas of carbon dioxide is used in the preparation of vitamin C injections?

实验八

阿司匹林片剂的制备及质量考察

【实验目的】

1. 掌握湿法制粒压片的工艺过程。

2. 掌握不同处方组成对阿司匹林片质量的影响。

3. 掌握片剂质量检查方法。

【主要仪器与材料】

1. 主要仪器

单冲压片机，智能溶出仪，崩解仪，脆碎度仪，硬度计，乳钵，药筛，752型紫外－可见分光光度计。

2. 药品与试剂

阿司匹林，枸橼酸，淀粉，吐温，CMC－Na，滑石粉，硬脂酸镁，硫酸铁铵，氯仿，无水乙醇等。

【实验指导】

片剂指药物和辅料混合后经一定方法制成的分剂量片状固体制剂。片剂常用的辅料包括稀释剂、吸收剂、黏合剂、润湿剂、崩解剂以及润滑剂与助流剂。应依据药物的性质来选择辅料的品种和制定生产工艺，否则将影响片剂的质量。

片剂的制备方法有制颗粒压片（分为湿法制粒和干法制粒）、粉末直接压片和结晶直接压片。其中，湿法制粒压片最为常见，其生产工艺过程如图7-2。

片剂的质量检查项目包括外观、片重差异、脆碎度、崩解度、溶出度、含量测定等。

阿司匹林（即乙酰水杨酸）在干燥空气中稳定，在潮湿空气中缓缓水解成水杨酸和乙酸。因此，当选用湿法制粒时常加入酒石酸或枸橼酸以增加其稳定性。阿司匹林在乙醇中易溶，在乙醚和氯仿中溶解，微溶于水，在氢氧化钠溶液或碳酸钠溶液中能溶解但同时分解。水杨酸对胃黏膜有刺激性并能导致溃疡。另外，硬脂酸镁对乙酰水杨酸稳定性有不良影响，所以本品宜选用滑石粉作润滑剂。

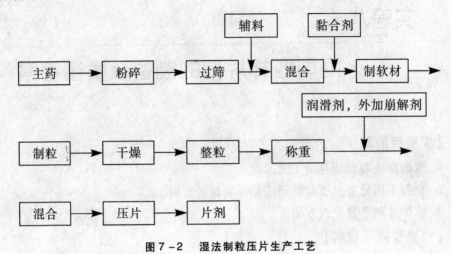

图 7-2 湿法制粒压片生产工艺

【实验内容】

1. 阿司匹林片剂的制备

（1）处方：详见表 7-11。

表 7-11 阿司匹林片剂处方组成

处方组成	1	2	3	4
阿司匹林（g）	30.0	30.0	30.0	30.0
淀粉（g）	2.0	2.0	2.0	2.0
枸橼酸（g）	0.3	0.3	0.3	0.3
10% 淀粉浆（g）	适量	—	适量	适量
2% CMC - Na（ml）	—	适量	—	—
干淀粉（g）	2.0	2.0	—	2.0
干淀粉 + Tween80（g）	—	—	2.0	—
滑石粉（g）	1.70	1.70	1.70	—
硬脂酸镁（g）	—	—	—	1.70

（2）制备方法

1）10% 淀粉浆的制备：取 20ml 蒸馏水加入约 2g 淀粉分散均匀，加热糊化，制成 10% 淀粉浆。

2）制颗粒：阿司匹林研细，过 85 目筛。称取处方量的阿司匹林加入枸橼酸混匀，再加入淀粉混匀，然后加入黏合剂制软材，14 目筛制颗粒，最后将湿颗粒于 40℃ ~ 60℃ 干燥。

3）压片：取干颗粒，12 目筛整粒后，与崩解剂、润滑剂混合均匀，然后调整单冲压片机的片重和压力，压片即可。

2. 片剂的质量考查

（1）外观：完整，光洁，色泽均匀。

（2）重量差异

1）检查方法：取 20 片，精密称定，求均重，将每一片精密称定量与均重比较。

2）判断标准：片重 <0.3g，重量差异限度为 ±7.5%；片重≥0.3g，重量差异限度为 ±5%；超出限度的不得多于 2 片，并不得有一片超出重量差异限度的一倍。

（3）崩解时限

1）检查方法：取 6 片分别置于六管崩解仪玻管中，在 37℃ ±0.5℃、1000ml 水浴条件下启动崩解仪，计时，应在规定时间内全部通过筛网。

2）判断标准：一般压制片均应在 15min 内全部崩散并通过筛网，若有 1 片崩解不完全，应另取 6 片同法复试，均应符合规定。

（4）游离水杨酸的测定

1）硫酸铁铵指示液：取硫酸铁铵 8g，加水适量使溶解，并用水定容至 100ml，即得。

2）稀硫酸铁铵溶液：取盐酸溶液（9→100）1ml，加入硫酸铁铵指示液 2ml 后，加水至 100ml，摇匀即得。

3）对照液：精密称取水杨酸 0.1g 置 1000ml 容量瓶中，加水溶解后加冰醋酸 1ml 摇匀，再加水适量至刻度，摇匀，精密量取 1.5ml，加入无水乙醇 2ml 与 5% 乙醇使成 50ml，再加上述新制的稀硫酸铁铵溶液 1ml，摇匀即得。

4）测定游离水杨酸：分取阿司匹林四种片剂处方组成的细粉（相当于乙酰水杨酸 0.1g），加无水氯仿 3ml，不断搅拌 2min，用无水氯仿润湿的滤纸过滤，滤渣用无水氯仿洗 2 次，每次 1ml，合并洗液与滤液，在室温下通风挥干；残渣用无水乙醇 4ml 溶解后移置 100ml 容量瓶中，用少量 5% 乙醇洗涤容器，洗液并入容量瓶中，加 5% 乙醇定容至刻度，摇匀。分取 50ml，立即加入新配制的稀硫酸铁铵溶液 1ml，摇匀，30s 内显色，与对照液作比较不得更深（0.3%）（λ_{max} = 540nm）

（5）脆碎度测定：

1）检查方法：取若干片使其总重量为 6.5g，用吹风机吹去片面脱落的粉末，精密称重，置脆碎度检测仪中，转动 100 次。

2）判断标准：减失重量不得超过 1%，且不得检出断裂、龟裂及粉碎的片。本试验一般仅作一次。如减失重量超过 1% 时，可复检 2 次，3 次的平均减失重量不得超过 1%，并不得检出断裂、龟裂及粉碎的片。

（6）溶出度考查

1）阿司匹林标准曲线的绘制：精密称取阿司匹林结晶 125mg 置于 500ml 容量瓶中，加适量蒸馏水，置 40℃~50℃ 水浴中溶解，冷却后加蒸馏水定容，混匀即得。分别精密吸取试液 0ml、0.5ml、1.0ml、1.5ml、2.0ml、2.5ml 置 50ml 容量瓶中，加 25ml 水，用 0.1mol/L 的氢氧化钠调节 pH 9~10，置沸水中加热 5min；冷却后再用 0.1mol/L 的盐酸调节 pH3~4，加 5 滴硫酸铁铵指示液，加水至刻度，摇匀。在 540nm 波长处测定吸收度，以浓度对吸收度作图，得阿司匹林标准曲线。

2）阿司匹林片含量测定：取 10 片研成细粉，精密称取一片量细粉，悬浮于约 300ml 水中，置 40℃~50℃ 水浴中搅拌溶解 15~20min 后，冷却，补加水至 500ml，摇匀，过滤；精密吸取滤液 2.0ml 于 50ml 容量瓶中，加水 25ml，用 0.1mol/L 的氢氧化钠调节 pH 9~10，置沸水中加热 5min，冷却至室温，再用 0.1mol/L 的盐酸调节至 pH3~4，加 5 滴硫酸铁铵试液显色，加水至 50ml，在 540nm 波长处测定光密度，从标准曲线上查出药物的浓度，用下式计算阿司匹林片的百分含量。

$$含量\% = \frac{药物浓度 \times 25}{片重} \times 500 \times 100\%$$

3）溶出度测定：取 6 片分别投入溶出度检测仪的 6 个转篮中，调节转速为 100r/min，将转篮移至 37℃ ±0.5℃、人工胃液 500ml 的溶出杯中，启动溶出仪，间隔一定时间取样 5ml，将 5ml 样品过滤后，精密吸取 2ml 于 25ml 容量瓶中，加 4ml 水，用 0.1mol/L 的氢氧化钠调节 pH 9~10，置沸水中水解 5min，取出冷却至室温，再用 0.1mol/L 的盐酸调节 pH 3~4，加 5 滴硫酸铁铵试液显色，加水至 25ml，在 540nm 波长处测定吸收度。

由下式计算溶出百分数

$$溶出\% = \frac{药物浓度 \times 溶出介质总量 \times 稀释倍数}{片重 \times 含量\%} \times 100\%$$

$$或溶出\% = \frac{E_{校}}{E_{杨} \times 100\%} \qquad E_{校} = \frac{W_{样} \times E_{含}}{W_{含}} \times Z$$

注：$W_{含}$，含量测定时称取的一片药粉量；$E_{含}$，含量测定时测得 E 值；$W_{样}$，溶出所用片重

采用威布尔概率作图，可将累积溶出百分比对时间的曲线看作统计上的概率分布函数，从而得到累积溶出对时间的直线，于是便从直线上查出溶出 50%（T_{50}）、溶出 63.2%（T_d）、溶出 80%（T_{80}）所需的时间以及直线的斜率（m）。

3. 评估理想的处方

判断标准：每一片药物溶出量按其标示量计算均不应低于规定限度的 80%。除另有规定外，限度（Q）为标示含量的 70%。如 6 片中仅有一片低于规定限度，但不低于 Q 的 10%，且其平均溶出量不低于规定限度时，仍可判为符合规定。如 6 片中有 1 片低于 Q 的 10%，应另取 6 片复试；如初复试的 12 片中仅有 2 片低于 Q 的 10%，且其平均溶出量不低于规定限度时，也可判为符合规定。

【结果与讨论】

1. 外观。

2. 重量差异。

2. 崩解时限。

3. 脆碎度。

4. 游离水杨酸含量。

5. 阿司匹林片含量。

6. 溶出度。将阿司匹林片溶出度的测定结果填入表 7 - 12 中。

表 7 - 12　阿司匹林片溶出度测定结果

时间（min）	0	5	10	15	20	25	30	40
A								

【注意事项】

1. 乙酰水杨酸在润湿状态下遇铁器易变为淡红色。因此，宜尽量避免铁器，如过筛时宜用尼龙筛网并迅速干燥。在干燥时温度不宜过高，以避免药物加速水解。

2. 在实验室中配制淀粉浆时，可用直火加热，也可以水浴加热。若用直火时，需不停搅拌，以防止焦化而使片面产生黑点。

3. 加浆的温度以温浆为宜，温度太高不利药物稳定，太低不宜分散均匀。

4. 干淀粉应在 105℃ 干燥约 2h，使含水量在 8% ~ 10% 之间。

【思考题】

1. 阿司匹林处方组成及辅料选择依据是什么？

2. 湿法制粒压片是否适合阿司匹林？为什么？

3. 制备乙酰水杨酸片时，如何避免乙酰水杨酸分解？应选择何种润滑剂？

4. 片剂的崩解时限合格，是否还需测定其溶出度？

5. 查阅中华人民共和国药典（2010 年版）收载的阿司匹林制剂品种及片剂质量检查指标，分析本次试验的学术性和实用性。

实验九

不同类型基质的软膏剂的制备及体外释药实验

【实验目的】

1. 掌握各种类型软膏剂的制备方法。

2. 通过软膏基质体外释放药物实验掌握软膏基质对保证软膏剂质量的重要意义。

【主要仪器与材料】

1. 主要仪器

蒸发皿，乳钵，水浴锅，电炉，烧杯，玻璃棒，培养皿等。

2. 药品与试剂

水杨酸，凡士林，蜂蜡，蓖麻油，羧甲基纤维素钠，甘油，苯甲酸钠，司盘-80，硬脂酸，三乙醇胺，林格氏溶液，三氯化铁，琼脂等。

【实验指导】

软膏剂是指药物与适宜基质均匀混合制成具有适当稠度的半固体外用制剂。它可在局部发挥疗效或起保护和润滑皮肤的作用，药物也可透过皮肤吸收进入体循环而产生全身治疗作用。

软膏剂的基质不仅是软膏剂的赋形剂，且常因其组成比例较大，使软膏具有基质的一定的理化特性，并对软膏的质量及疗效发挥有着重要作用。软膏的常用基质有：油脂性基质（包括烃类、类脂类及动植物油类等）、乳剂型基质（水包油型（O/W）和油包水型（W/O）两类）和水溶性基质。软膏剂中除基质外，必要时可加入透皮吸收促进剂、保湿剂、防腐剂等。

软膏剂的制备方法一般可采用研和法、熔融法和乳化法三种。对于固体药物，除在基质的某一组分中溶解或共熔者外，应预先用适量的方法制成细粉，然后再与基质研匀。由半固体和液体成分组成的软膏基质常用研和法制备，即先取药物与部分基质或适宜液体研磨成细腻糊状，再递加其他基质研匀（取少许涂于手上无砂砾感）。若软膏基质由熔点不同的成分组成，在常温下不能均匀混合时，采用熔和法制备，即基质中可溶性的药物可直接加到熔化的基质中，不溶性药物可粉筛入溶化或软化的基质中，搅匀至冷凝即得。乳剂型软膏剂采用乳化法制备，即将油溶性物质加热至 70℃ ~80℃ 使熔化（必要时可用筛网滤除杂质），另将水溶性成分溶于水中，加热至较油相成分相同或略高温度，将水相慢慢加入油相中，边加边搅至冷凝即得。

对于软膏基质的质量评价，除应检查其熔点、酸碱度、黏度、稳定性和刺激性外，其释药性能也是重要检查项目。软膏剂的体外释药试验系用某种介质来模拟皮肤，观察与评定基质释放药物的能力。本实验利用含高价铁离子的琼脂凝胶为扩散介质，表面涂上软膏，放置一定时间后，水杨酸从基质中释放出来，扩散入琼脂凝胶中，与铁离子生成紫红色络合物，以不同时间产生的色层长度来比较药物体外释放的速度。

【实验内容】

1. **不同类型软膏基质的制备**

（1）烃类基质：称取凡士林 9.5g，备用。

（2）单软膏基质

1）处方：蜂蜡 3.3g 和蓖麻油 6.7g。

2）制法：取蜂蜡与蓖麻油于蒸发皿中，水浴熔融后，搅拌至冷即得。

（3）水溶性基质

1）处方：羧甲基纤维素钠 0.6g，甘油 1.0g，苯甲酸钠 0.02g，蒸馏水 8.4ml。

2）制法：将甘油、苯甲酸钠溶于处方量蒸馏水中，将约 1/2 量倒入羧甲基纤维素钠中，放置，让其溶胀并搅拌呈凝胶状，再加入剩余的已冷却的水液，搅匀即得。

（4）W/O 型乳剂型软膏基质

1）处方：凡士林 6.4g，司盘 -80 0.6g，蒸馏水 3.0ml。

2）制法：取凡士林、司盘 -80 水浴熔融后混匀，冷至约 70℃，将同温度的水以细流加入油相，边加边搅拌至冷，即得。

（5）O/W 型乳剂型软膏基质

1）处方：硬脂酸 1.8g，蜂蜡 0.3g，三乙醇胺 0.1g，甘油 0.6g，蒸馏水 7.2ml。

2）制法：取硬脂酸、蜂蜡置容器中，水浴加热熔化，温度保持在 70℃ 左右；取三乙醇胺、甘油置另一容器中，加蒸馏水溶解，加热至70℃左右，缓缓加入油相中，并不断搅拌至冷凝，即得。

2. 5%水杨酸软膏的制备

（1）处方：水杨酸0.5g，基质9.5g。

（2）制法：取水杨酸置乳钵中，研细（过80目筛），加入适量基质研匀，再分次加入基质到足量，混合研匀，即得。

3. 水杨酸软膏释药实验

（1）林格氏溶液的制备

1）处方：氯化钠1.7g，氯化钾0.06g，氯化钙0.096g，蒸馏水加至200ml。

2）制法：溶解法。

（2）含三氯化铁试液的平皿的制备

1）处方：琼脂1.7g，林格氏溶液350ml，三氯化铁试液10ml。

2）制法：称取琼脂，加林格氏溶液350ml，浸泡使溶胀，水浴加热熔化，必要时趁热过滤，然后加入三氯化铁试液，搅匀，趁热分装于5个直径10cm的培养皿中（高度约1cm），低温冷却，备用。

（3）释药实验：用直径1cm的试管在已经冷却的琼脂皿中央打孔，取出孔中琼脂，填入上述配制好的软膏，使软膏紧贴四周的琼脂，照表7-13所示时间记录呈色区宽度（由软膏与琼脂接触部位到呈色区边缘）。

【结果与讨论】

水杨酸软膏释药实验结果：扩散距离与时间之间的关系可用Lockio经验式$y^2 = kt$表示，y为扩散距离（mm），t为扩散时间（h），k为扩散系数（mm^2/h），反映了软膏剂释药能力的大小。从上式可见，用y^2对t作图为一过原点的直线，此直线斜率即为k。以呈色区长度的平方对扩散时间作图，拟合一直线，求此直线斜率，即为k。填于表7-13中，从释药曲线和扩散系数来比较不同类型软膏基质释药大小。

表7-13　不同类型基质软膏剂的释药实验结果（呈色区长度/mm）

扩散时间（h）	处方一	处方二	处方三	处方四	处方五
1					
2					
4					
6					

扩散时间（h）	处方一	处方二	处方三	处方四	处方五
8					
12					
k					

【思考题】

1. 根据实验结果，结合临床用药需要，如何选用不同类型软膏基质？

2. 实验中五种软膏基质各属哪种类型？试分析处方？

3. 乳剂型软膏剂制备方法的一般规律是什么？

4. 影响药物从软膏基质中释放的因素有哪些？

实验十

栓剂的制备

【实验目的】

1. 了解各类栓剂基质的特点及使用情况。

2. 掌握热熔法制备栓剂的特点及使用情况。

【主要仪器与材料】

1. 主要仪器

栓模，蒸发皿，水浴，冰浴，天平等。

2. 药品与试剂

甘油，明胶，水，（无水）碳酸钠，硬脂酸，甲硝唑。

【实验指导】

栓剂是指药物与适宜基质制成的具有一定形状供腔道给药的固体状外用制剂。栓剂因使用腔道不同而有不同的名称，如肛门栓、阴道栓、尿道栓、喉道栓、耳用拴和鼻用拴等。目前，常用的有肛门栓和阴道栓两种。不同栓剂的形状和大小各不相同。肛门栓的形状有圆锥形、圆柱形、鱼雷形等；阴道栓的形状有球形、卵形、鸭嘴形等；尿道栓呈笔形，一端稍尖。

栓剂常用基质可分为油脂性基质（如可可豆脂、半合成脂肪酸酯、氢化植物油等）与水溶性基质（甘油明胶、聚氧乙烯硬脂酸酯（S－40）和聚乙二醇类等）两大类。某些基质中还可加入表面活性剂使药物易于释放和被机体吸收。

栓剂的制备方法有搓捏法、冷压法和热熔法三种。脂溶性基质栓剂的制备可采用三种方法中的任何一种，而水溶性基质的栓剂多采用热溶法制备。

制备栓剂用的固体药物，除另有规定外，应为 100 目以上的粉末。为了使栓剂冷却后易从模型中推出，灌模前模型应涂润滑剂。水溶性基质涂油溶性润滑剂，如液体石蜡；油溶性基质涂水溶性润滑剂，如软皂乙醇液（由软皂、甘油各一份及 90% 乙醇五份混合而成）。

栓剂的一般质量要求：①药物与基质应混合均匀，栓剂外形应完整光滑；

②塞入腔道后应无刺激性，应能融化、软化或溶解，并与分泌液混合，逐步释放出药物，产生局部或全身作用；③应有适宜的硬度，以免在包装、贮藏或使用时变形。

【实验内容】

1. 甘油栓

（1）处方：甘油 24.0g，（无水）碳酸钠 0.6g，硬脂酸 2.4g，蒸馏水 3.0g。

（2）制法：预习时自行设计实验步骤。

2. 甲硝唑栓

（1）处方：甲硝唑 4.0g，甘油 5.0g，明胶 5.0g，蒸馏水 15.0ml。

（2）制法：预习时自行设计实验步骤。

【注意事项】

1. 预习要求：掌握甘油明胶基质制备时的注意点；参考实验讲义及操作要点详细写出实验步骤。

2. 制备甘油栓时，水浴要保持沸腾，且蒸发皿底部应接触水面，使硬脂酸细粉（少量分次加入）与碳酸钠充分反应，直至泡腾停止、溶液澄明、皂化反应完全，才能停止加热，并且使在反应过程产生的 CO_2 必须除尽，否则所制得的栓剂内含有气泡，有损美观。

3. 甘油明胶由明胶、甘油和水三者按一定比例组成。明胶需先用水浸泡使之膨胀变软无限溶胀，再加热时才容易溶解。明胶多用作阴道栓，具有弹性，在体温时不熔融，但能缓缓溶于体液中，释放药物。其溶解速度与明胶、甘油和水三者比例有关，甘油和水的含量高时则容易溶解。

4. 在上述整个操作过程中，均应不断轻轻搅拌，切勿剧烈搅拌，以免胶液中产生气泡，使栓剂中含有气泡，影响产品质量。

【思考题】

1. 甘油栓的制备原理是什么？操作时有哪些注意点？

2. 哪些药物可以选用甘油明胶基质？哪些药物不能用此基质？

实验十一

微型胶囊的制备

【实验目的】

1. 掌握复凝聚法制备微型胶囊的工艺及影响微囊形成的因素。
2. 进一步理解复凝聚法制备微囊的基本原理。
3. 掌握复凝聚法制备微囊的基本原理和方法。

【主要仪器与材料】

1. 主要仪器

电磁搅拌器，水浴锅，烧杯，显微镜，电子天平。

2. 药品与试剂

明胶，阿拉伯胶，甘油，醋酸溶液（10%），甲醛溶液（37%），氢氧化钠溶液（20%），蒸馏水等。

【实验指导】

微囊系利用天然或合成的高分子材料（囊材）将固体或液体药物（囊心物）包裹成直径为 5 ~ 200μm 的微小胶囊。根据临床需要可将微囊制成散剂、胶囊剂、片剂、注射剂以及软膏剂等。

微囊的制备方法较多，有单凝聚法、复凝聚法、溶剂－非溶剂法、液中干燥法、界面聚合法、辐射交联法等，以复凝聚法较常用。复凝聚法的原理是利用一些亲水性胶体带有电荷的性质，当两种或两种以上带相反电荷的胶体溶液混合时，因电荷中和而产生凝聚。

本实验以明胶和阿拉伯胶为囊材，采取复凝聚法制备液体石蜡微囊。实验中使用的阿拉伯胶带负电荷，A 型明胶当溶液的 pH 值在等电点以上时带负电荷，在等电点以下带正电荷。将待包裹的药物（囊心物）先与带负电的胶体混和，此时由于明胶溶液主要带负电荷，故并不产生凝聚现象。当用醋酸调节混和液的 pH 值至 4.5 以下时，明胶电荷全部转为正电荷，与带负电荷的阿拉伯胶相互凝聚而包在药物颗粒周围形成微囊。

在水介质中所形成的囊状物经过冷却，温度达到胶凝点以下就开始胶凝，囊状物硬化成为微囊。加入甲醛固化，使凝聚体成为不可逆的物质，甲醛用量多少影响固化程度。最后，混合物用 5% 氢氧化钠溶液调节 pH 至 8~9 时，可增加甲醛与明胶的交联作用，使凝胶的网状结构孔隙缩小而提高热稳定性。

【实验内容】

本实验以复凝聚法制备液体石蜡微囊。

1. 处方

液体石蜡 1.5g，明胶 2.5g，阿拉伯胶 2.1g，甘油 0.7g，37% 甲醛溶液 2ml，10% 醋酸溶液适量，20% NaOH 溶液适量，蒸馏水适量。

2. 制备

（1）明胶溶液的配制：取明胶 1.5g，加甘油 0.4g 和蒸馏水 30ml，浸泡，在 60℃ 水浴中溶解，并测其 pH 值，记为明胶液 I，备用；另取明胶 1.0g，加甘油 0.3g 和蒸馏水 20ml，浸泡，于 60℃ 水浴中溶解，记为明胶液 II，备用。

（2）阿拉伯胶溶液的配制：取阿拉伯胶 1.3g，加蒸馏水 25ml，在 60℃ 水浴中搅拌溶解，备用。

（3）液体石蜡乳的制备：取阿拉伯胶 0.8g，在乳钵中研细，加液体石蜡 1.5g、蒸馏水 1.5ml，迅速研成初乳，然后分次加入上述阿拉伯胶，边加边研，使成均匀的乳剂。取蒸馏水 150ml 加热至 50℃ 左右，在搅拌下加入到上述乳剂中，使之混合均匀。同时，在显微镜下检查，记录检查结果，绘图并测定乳剂 pH 值。

（4）混合：在上述液体石蜡乳中，边搅拌边加入前面所配的明胶液 I，取此混合液在显微镜下观察，绘图，同时测定混合液 pH 值。混合液温度保持在 50℃ 左右。

（5）成囊：在不断搅拌下，用 10% 醋酸调 pH 至 4.0，显微镜下观察成囊情况，绘图，并与未调 pH 值前对照比较异同点。

（6）增加囊壁的完整性（第二次加胶）：取上面所配的明胶液 II，加入上述微囊液中，使之全部成囊，显微镜下观察，必要时加酸调节。

（7）固化：在搅拌下加入 40℃ 左右的蒸馏水 100~130ml，并从水浴中取出，不断搅拌，使其自然冷却至 32℃~35℃，再将微囊液置于冰水浴中搅拌，使其温度迅速降至 10℃ 以下，加入 37% 甲醛 2ml，搅拌 10min，用 20% 氢氧化钠调 pH 至 8~9，再搅拌 20min，镜下观察，绘图，测定微囊大小。

（8）过滤、干燥：从冰浴中取出微囊液，静置。待微囊下沉后抽滤，用蒸馏水洗涤，最后干燥即可。

【结果与讨论】

依据显微镜的镜检结果绘制微囊形成过程中每一步骤的显微图，并比较其异同点，同时比较微囊与乳剂的异同点。

【操作要点和注意事项】

1. 根据生产方法的不同，明胶有 A 型和 B 型之分。A 型明胶的等电点为 pH 7~9，B 型明胶的等电点为 pH 4.8~5.2。制备微囊所用的明胶为 A 型明胶。

2. 用 10% 醋酸溶液调节 pH 值时，应逐渐滴入，特别是当接近 pH 4 左右时更应小心，并随时取样在显微镜下观察微囊的形成。

3. 甲醛可使囊膜的明胶变性固化。甲醛用量的多少能影响明胶的变性程度，亦影响药物的释放速度。

4. 当降低温度接近凝固点时，微囊容易粘连，故应不断搅拌并用适量水稀释，减少微囊粘连机会并可保证球形。但是要特别注意搅拌速度，速度过慢则微囊相互粘连，速度过快则有使微囊变形或破碎的可能。

5. 用 5% 氢氧化钠溶液调节 pH 至 8~9 时，可增加甲醛与明胶的交联作用，使凝胶的网状结构孔隙缩小而提高热稳定性。

【思考题】

1. 绘图说明在调节 pH 前后显微镜观察到的混合溶液的变化情况并说明变化原因。

2. 影响囊粒大小和形状的因素有哪些？如何控制？

3. 做好本实验的关键是什么？如何控制？

实验十二

包合物的制备及其验证

【实验目的】

1. 掌握饱和水溶液法制备包合物的工艺。

2. 了解包合物形成的验证方法。

【主要仪器与材料】

1. 主要仪器

电磁搅拌器，水浴锅，烧杯，差示扫描量热仪，红外分光光度计，紫外－可见分光光度计，电子天平等。

2. 药品与试剂

莪术油挥发油，无水硫酸钠，无水乙醇，β－环糊精，硅胶 G 板，CMC－Na，石油醚，乙酸乙酯，香草醛，聚山梨酯－80 等。

【实验指导】

包合技术是指一种分子被包藏于另一种分子的空穴结构内形成包合物的技术。包合物是由主分子和客分子两种组分组成。主分子即是包合材料，具有较大的空穴结构，足以将客分子（药物）容纳在内，形成分子囊。

包合物的特点：增加难溶性药物溶解度，提高药物稳定性，使液体药物粉末化，防止挥发性成分挥发，掩盖药物的不良气味或味道，调节药物释放速率，提高药物生物利用度，降低药物的刺激性与毒副作用等。

目前常用包合材料为环糊精。环糊精是指淀粉用嗜碱性芽胞杆菌经培养得到的环糊精葡萄糖转位酶作用后形成的产物，是由 6～12 个 D－葡萄糖分子以 1，4－糖苷键连接的环状低聚糖化合物。环糊精的结构为中空圆筒形，其孔穴的开口处呈亲水性，空穴的内部呈疏水性。对酸不太稳定，易发生酸解而破坏圆筒形结构。常见有 α、β、γ 三种，其中 β－环糊精及其衍生物（如 HP－β－环糊精）较为常用。

包合物的制备方法有饱和水溶液法、研磨法、冷冻干燥法、喷雾干燥法和超声法等。饱和水溶液法亦可称为重结晶法或共沉淀法，是将环糊精配成饱和水溶液，加入药物（难溶性药物可用少量丙酮或异丙醇等有机溶剂溶解）混合 30min 以上，使药物与环糊精形成包合物后析出，且可定量地将包合物分离出来。在水中溶解度大的药物，其包合物仍可部分溶解于溶液中，此时可加入某些有机溶剂，以促使包合物析出。将析出的包合物过滤，根据药物的性质选用适当的溶剂洗净、干燥即得。此法亦可称为重结晶法或共沉淀法。

包合物的验证是指验证药物与环糊精是否形成包合物，常用方法有薄层色谱法、紫外分光光度法、红外光谱法、荧光光度法、X-射线衍射法、热分析法、核磁共振法等。

【实验内容】

1. 莪术挥发油-β环糊精包合物的制备

取 8g β-环糊精置烧杯中，加蒸馏水 100ml，在磁力搅拌器（温度设为 60℃）搅拌溶解，制成 β-环糊精的饱和水溶液；另吸取莪术油乙醇液 5ml（莪术挥发油乙醇溶液：精密吸取莪术挥发油 1ml，加无水乙醇 5ml，溶解即得），缓慢滴加到 60℃ 的 β-环糊精饱和水溶液中并不断搅拌，待出现浑浊并逐渐有白色沉淀析出后，继续搅拌 4h，停止加热，继续搅拌至室温；最后，置冰箱中放置过夜，使沉淀完全析出，抽滤后用无水乙醇 5ml 洗涤三次，抽滤至干，50℃ 以下干燥，称重并计算收率。

2. 包合物的验证

（1）薄层色谱法（TLC）

1）莪术挥发油样品液的制备：吸取莪术挥发油 0.5ml，加无水乙醇 9.5ml，溶解即得。

2）莪术挥发油-β环糊精包合物样品液的制备：称取包合物适量（相当于含有 0.5ml 莪术挥发油的量），加无水乙醇 9.5ml，振荡，取上清液备用。

3）精密吸取莪术挥发油样品液和莪术挥发油-β环糊精包合物样品液各 10μl，分别点于同一硅胶 G 薄层板上，以石油醚:乙酸乙酯（9:1）为展开剂，展开前将硅胶 G 薄层板置展开槽中饱和 10min，上行展开（展距 15cm），取出，晾干，喷以 1% 香草醛硫酸溶液，在 105℃ 加热至斑点显色清晰。

（2）差示扫描量热分析（DSC）

1）样品：莪术挥发油，β-环糊精，包合物，以及 β-环糊精与莪术挥发油的混合物（按包合物中的比例称取莪术挥发油和 β-环糊精，混合均匀，制成莪术挥发油与 β-环糊精的混合物）。

2）差示扫描量热分析：取样品约 5mg 置于铝坩埚中，密封，并以空白坩埚为参照，在 N_2 的氛围中进行线性升温，N_2 为 40ml/min，升温速率 10℃/min，记录热分析曲线。实验前采用铟（In，纯度 99.99%，热熔 28.54J/g，熔点 429.76K）对温度和热熔的值进行校正。

（3）红外光谱法（IR）

1）样品：莪术挥发油，β-环糊精，包合物，以及 β-环糊精与莪术挥发油的混合物（按包合物中的比例称取莪术挥发油和 β-环糊精，混合均匀，制成莪术挥发油与 β-环糊精的混合物）。

2）红外光谱分析：取样品 2mg，溴化钾 200mg，置于玛瑙研钵中，在红外灯下研匀，将混合粉末移入模具中，将模具移至压片机上，抽真空，加压（约 20MPa）约 2min，取下模具，将样品架放入样品室中扫描。扫描范围：4000 ~ 400cm^{-1}，分辨率为 0.5cm^{-1}。

3. 莪术油 - β - 环糊精包合物中含油量的测定

（1）精密量取莪术油 1ml，置圆底烧瓶中，加蒸馏水 100ml，用挥发油测定法提取莪术油并计量。

（2）称取相当于 1ml 莪术挥发油的包合物置圆底烧瓶中，加水 100ml，按上述方法提取莪术挥发油并计量。

根据所测数值，利用下述公式计算包合物的含油率、利用率及收率。

$$含油率\% = \frac{包合物中实际含油量（g）}{包合物的量（g）} \times 100\%$$

$$利用率\% = \frac{包合物中实际含油量（ml）}{投油量（ml）} \times 100\%$$

$$包合物收率\% = \frac{包合物中实际量（g）}{β - 环糊精的量（g）+ 投油量（g）} \times 100\%$$

4. 含量测定（紫外分光光度法）

（1）对照品溶液的制备：精密称取莪术醇 100mg，置 10ml 量瓶中，加无水乙醇稀释至刻度，摇匀，然后精密吸取 0.5ml，置 25ml 容量瓶中，加 10% 聚山梨酯 -80 1ml，用无水乙醇定容至刻度（0.2mg/ml）。

（2）样品溶液的制备

1）莪术挥发油样品液的制备：精密量取莪术挥发油 0.1ml 置 25ml 容量瓶

中，加10%聚山梨酯-80 0.5ml，加无水乙醇稀释至刻度即得。

2）莪术挥发油-β-环糊精包合物样品溶液的制备：精密称取相当于含有0.1ml莪术挥发油量的包合物，加20ml无水乙醇，振摇10min，静置1h，过滤。滤液置25ml容量瓶中，加10%聚山梨酯-80 0.5ml，加无水乙醇稀释至刻度即得。

3）空白溶液的制备：精密量取10%聚山梨酯-80 0.5ml置25ml容量瓶中，加无水乙醇定容至刻度即得。

（3）测定方法：精密量取上述对照品溶液和供试品溶液各0.5ml，置100ml容量瓶中，用0.2%香草醛硫酸液定容至刻度，摇匀，放置30min，于510nm处测定吸收度，按下式计算莪术醇含量。

$$C_1 = （A_1/A_2）C_2$$

式中，C_1为供试品溶液的浓度，A_1为供试品溶液的吸收度，C_2为对照品溶液的浓度，A_2为对照品溶液的吸收度。

【结果与讨论】

1. 莪术挥发油-β-环糊精包合物的含油率、利用率及吸收率。

2. 莪术挥发油-β-环糊精包合物的验证。

3. 挥发油和莪术挥发油-β-环糊精包合物中莪术醇的含量。

【思考题】

1. 采用饱和水溶液法制备包合物的关键是什么？实际操作中应如何进行控制？

2. 验证包合物方法的原理是什么？

3. 包合物形成的原理是什么？

第八篇

生物药剂学与药物动力学实验

SHENGWUYAOJIXUEYUYAOWUDONGLIXUESHIYAN

实验一

尿药法测定扑热息痛的生物利用度及药动学参数

【实验目的】

1. 掌握用尿药法测定药物制剂的生物利用度及药动学参数的原理与方法。

2. 了解尿药法的特点及扑热息痛的体内过程。

【主要仪器与材料】

1. 主要仪器

紫外分光光度计，水浴锅。

2. 材料

扑热息痛片，扑热息痛对照品，液化酚，液态溴，无水碳酸钠等。

【实验原理】

扑热息痛（对乙酰氨基酚）在体内少部分（约5%）以原形自尿中排出，大部分呈葡萄糖醛酸结合物（55%~75%），少部分呈硫酸结合物（20%~40%）自尿中排出。因此，可以采用尿药法测定其生物利用度及药动学参数。其测定原理是对乙酰氨基酚及其代谢物水解成对氨基酚，对氨基酚在次溴酸钠的存在下能与苯酚生成靛蓝色染料，此染料在620nm波长处有最大吸收。

口服给药单室模型尿药排泄速率基本公式：

$$\log \frac{\Delta Xu}{\Delta t} = -\frac{Kt_e}{2.303} + \log \frac{K_e K_a F X_0}{K_a - K}$$

$\frac{\Delta Xu}{\Delta t}$ 为平均尿药速率，$\triangle Xu$ 为某一段时间（$\triangle t$）内排出的尿药量，K 为总消除速度常数，K_e 为表观一级肾排泄速率常数，t_e 为中点时间。以 $\log \frac{\Delta Xu}{\Delta t}$ 对 t_e 作图，对图的直线部分的斜率求 K 及生物半衰期 $t_{1/2}$。

尿药总排出量 $Xu^\infty = (Xu)_{24} + (\frac{\Delta Xu}{\Delta t})_{24}/K$

$(Xu)_{24}$ 为 24h 排药量，$(\frac{\Delta Xu}{\Delta t})_{24}$ 为第 24h 集尿区间的平均排药速率。

$$尿药排泄率或药回收率 = \frac{X_u^\infty}{X_0} \times 100\%$$

$$相对生物利用度 = \frac{(X_u^\infty)_T \cdot (X_0)_S}{(X_u^\infty)_S \cdot (X_0)_T}$$

$(Xu^\infty)_T$ 和 $(Xu^\infty)_S$ 分别为试验制剂、标准制剂的总排药量。本实验用扑热息痛混悬剂为标准制剂，片剂为试验制剂。

【实验方法】

1. 显色剂的配制

（1）1% 酚溶液：吸取液化酚（含量 99% 以上）1ml 溶于蒸馏水中，并稀释至 100ml，新鲜配制、使用。

（2）饱和溴水溶液：取适量液态溴加入蒸馏水中，振摇，放置 24h 后，溶液底层仍有少量液态溴存在即可，备用。

（3）碳酸钠（1mol/L）- 溴溶液：称取无水碳酸钠 10.6g 溶于适量蒸馏水中，添加饱和溴水溶液 15ml，加蒸馏水至 100ml 混匀。现用现配。

（4）显色剂：取 0.2mol/L 氢氧化钠 80ml，加 1% 酚溶液 10ml 混匀，加入碳酸钠 - 溴溶液 10ml 混匀，备用。

2. 尿药标准曲线制作

（1）扑热息痛浓贮备液的配制：精密称取 105℃ 干燥恒重的扑热息痛 1g 置于 250ml 量瓶中，加适量蒸馏水置水浴中溶解。冷至室温后用蒸馏水稀释至刻度，冰箱保存备用。

（2）标准溶液的配制：分别精密吸取标准浓贮备液 2.5ml、5ml、7.5ml、10ml、15ml、20ml，加蒸馏水至 100ml，分别得到浓度为 100μg/ml、200μg/ml、300μg/ml、400μg/ml、600μg/ml、800μg/ml 的标准溶液。

（3）尿药标准曲线制备：分别精密吸取 100μg/ml、200μg/ml、300μg/ml、600μg/ml、800μg/ml 扑热息痛标准液 1ml 于 10ml 刻度试管中，分别依次加入空白尿液 1ml、4mol/L 盐酸溶液 4ml，水浴煮沸水解 1h，取出冷至室温，加蒸馏水至 10ml，混匀，精密吸取该液 1ml，加显色剂 10ml 混匀，放置 40min，在 620nm 处测定吸收度，填入表 8-1 中。

表8-1　尿药标准曲线制作

序号/浓度	0	1－100μg/ml	2－200μg/ml	3－300μg/ml	4－400μg/ml	5－600μg/ml	6－800μg/ml
标准液/ml	1	1	1	1	1	1	1
空白尿/ml	1	1	1	1	1	1	1
4mol/L 盐酸/ml	4	4	4	4	4	4	4
水浴煮沸时间/h	1	1	1	1	1	1	1
加水稀释至 V/ml	10	10	10	10	10	10	10
吸取上稀释液/ml	1	1	1	1	1	1	1
加显色剂至 V/ml	10	10	10	10	10	10	10
放置时间/min	40	40	40	40	40	40	40
A_1							
A_2							
A_3							
$\overline{A}$							

3. 尿药浓度的测定

（1）服药、集尿、留尿样：受试者若干，交叉服用标准制剂和试验制剂。服药前48h内，不应服用含对氨基苯酚的药物。服药前禁用早餐。早7:30饮水150ml，7:55采尿样作空白尿及供制备标准曲线用（排空尿），8:00用温开水（37℃左右）150ml送服扑热息痛1片（0.5g）或服扑热息痛混悬液（0.5g）。按表2计划收集尿液，精确计量，记录在表8-2中。然后留尿样5ml，置冰箱中待测定用（样品管应编号以免弄错）．收集时间及间隔详见表8-2。

表8-2　采尿样计划表

序号	采尿样时间（h）	尿量（ml）	序号	采尿样时间（h）	尿量（ml）
0	0（8:00）		5	8（16:00）	
1	1（9:00）		6	10（18:00）	
2	2（10:00）		7	12（20:00）	
3	4（12:00）		8	24（8:00）	
4	6（14:00）				

（2）尿药浓度的测定：按表8-3程序进行。

表8-3 尿药浓度测定程序表

程 序	0h	1h	2 h	4h	6h	8h	10h	12h	24h
含药尿量（ml）	0	1	1	1	1	1	1	1	1
空白尿（ml）	1	0	0	0	0	0	0	0	0
蒸馏水（ml）	1	1	1	1	1	1	1	1	1
4mol/L盐酸（ml）	4	4	4	4	4	4	4	4	4
水浴煮沸时间（h）	1	1	1	1	1	1	1	1	1
加水稀释至（V/ml）	10	10	10	10	10	10	10	10	10
吸取上稀释液（ml）	1	1	1	1	1	1	1	1	1
加显色剂至（V/ml）	10	10	10	10	10	10	10	10	10
放置时间（min）	40	40	40	40	40	40	40	40	40
A_1									
A_2									
A_3									
$\overline{A}$									

4. 结果处理

（1）由标准曲线各数据求出回归方程。

（2）根据回归方程计算各尿样尿药浓度与有关数据填入表8-4。

（3）以 $\log \dfrac{\Delta Xu}{\Delta t}$ 对 t_e 作图，对图形的直线部分回归处理求 K、$t_{1/2}$、Xu^{24}、Xu^{∞} 及尿药排出率，并绘制积尿药量对时间的关系曲线。

（4）大组数据进行统计，列于表8-5和表8-6中。对 Xu^{24} 进行以下检验，以判断试验制剂与标准制剂与标准制剂体内吸收有无显著性差异。

表 8 - 4　尿药浓度数据表

编号	累计时间 t/h	中位时间 t_e/h	间隔时间 $\triangle t$/h	尿量 V/ ml	尿药浓度 C/μg/ml	尿药量 $\triangle Xu$/mg	排尿速率 $\dfrac{\triangle Xu}{\triangle t}$	$\log\dfrac{\triangle Xu}{\triangle t}$	总排药量 $\triangle Xu$/mg
0									
1	1	0.5	1						
2	2	1.5	1						
3	4	3.0	2						
4	6	5.0	2						
5	8	7.0	2						
6	10	9.0	2						
7	12	11.0	2						
8	24	18.0	12						

表 8 - 5　服用两种剂型尿药排出数据

剂型	编号	K（h^{-1}）	$t_{1/2}$（h）	Xu^{24}（h）	24h 排药率（%）	Xu^{∞}（mg）	总排药率（%）	相对生物利用度（%）
混悬剂	1							
	2							
	3							
	4							
	5							
	6							
平　均								
片剂	1							
	2							
	3							
	4							
	5							
	6							
平　均								

表8-6 服用两种剂型尿药排出数据比较

组数/人数	片剂 Xu^{24} (mg)	混悬剂 Xu^{24} (mg)
1/		
2/		
3/		
4/		
	$\sum_{X_0}$	$\sum_{X_0}$
	Xi	Xi
	$\sum_{X^2}$	$\sum_{X^2}$

$$校校正数 = \frac{(\sum_{X_0})^2}{mK}$$

$$总差方和 = \sum_{X_0^2} \frac{(\sum_{X_0})^2}{m} - \frac{(\sum_{X_0})^2}{mK}$$

$$组间差方和 = \sum \frac{(\sum_{X_0})^2}{m} - \frac{(\sum_{X_0})^2}{mK}$$

组内差方和（S_2）＝总差方和－组间差方和，F 值 ＝ $S_1 - S_2$，$f_1 = K - 1$，$f_2 = K(m-1)$

5. 计算相对生物利用度

根据实验的相关数据计算片剂的相对生物利用度。

【注意事项】

1. 必须按时收集尿液，每次应将尿液排尽，准确计量，不得损失、污染。排尿后可根据需要喝水。

2. 取尿容器每次用后应用蒸馏水荡洗，沥干备用。

3. 水解时注意塞子勿盖得过紧，完后加蒸馏水至10ml时应尽量将溅于瓶壁、塞上的药液冲下去。

【思考题】

1. 顺利完成本实验的关键是什么？操作中应注意哪些问题？

2. 用尿药浓度法测定生物利用度应如何进行实验设计？该方法误差来源有哪些？

3. 用尿药浓度法能够求出哪些动力学参数？实际应用中有何优缺点？

实验二

血药法测定扑热息痛片的生物
利用度及药动学参数

【实验目的】

1. 学习并掌握血药法测定片剂的生物利用度的方法。

2. 掌握血药法测定药物制剂动力学参数的原理与方法。

【主要仪器与材料】

1. 主要仪器

紫外分光光度计，离心机，水浴锅。

2. 材料

扑热息痛片，扑热息痛对照品，氢氧化钡，硫酸锌，家兔。

【实验原理】

20 世纪 40 年代后期，Brodie 等发现大多数药物的血清浓度与药理作用强度之间呈平行关系。相同血药浓度在不同种属动物中得出的药理反应极为相似。所以，研究血药浓度的变化规律对于了解药理作用强度变化以及药物制剂的生物利用度至关重要。在药物动力学研究中，常在给药后按不同的时间间隔采集血样测定药物浓度，以了解药物体内动力学规律。

一室模型血管外给药后血药浓度与时间关系的简化式为：$C = A$（$e^{-kt} - e^{-kat}$）。以 lgC 对 t 作图得一条直线，通过曲线尾部数据可以求消除速率常数 k，同时可求 $t_{1/2}$。用残数法求 k_a，$t_{1/2(a)}$，当求得 k，k_a 后则可求出 t_m、$AUC_{0\to\infty}$、C_m，假定已知标准制剂的生物利用度，则可求片剂（或混悬剂）的相对生物利用度。

【实验内容】

1. 试药配制

（1）0.1mol/L 氢氧化钡溶液（19g $\xrightarrow{+H_2O}$ 1000ml）静置过夜，滤过后备用。

（2）配制 2% 硫酸锌溶液。

2. 家兔空白血的采集

选体重 3kg 的家兔一只，耳缘静脉或心脏取血 40～80ml，分置于 20ml 具塞试管中，室温静置 4h 或水浴保温（37℃）1h，离心（3000r/min）后取血清供制备标准曲线用。

3. 制备标准曲线

精密称取 105℃ 干燥恒重的扑热息痛 50mg 置于 100ml 量瓶中，用蒸馏水溶解并加至刻度。精密吸取 10ml 于 50ml 量瓶中，用蒸馏水定容，即得 100μg/ml 标准液。分别按表 2-1 精密吸取标准液 0ml、0.2ml、0.4ml、0.6ml、0.8ml、1.0ml、1.2ml、1.4ml 于 8 支 10ml 具塞试管中，分别加蒸馏水至 5ml，加血清 0.5ml，摇匀，加 0.1mol/L 氢氧化钡溶液 2.25ml，放置 2min，再加 2% 硫酸锌 2.25ml，摇匀（呈乳状浑浊）后离心（3000r/min）或用双层滤纸过滤（弃去初滤液）于 10ml 干燥具塞试管中，空白血清作对照，245nm 处测定吸收度 A，结果填入表 8-7 中。

表 8-7 扑热息痛标准曲线制备

管号	1	2	3	4	5	6	7	8
标准液（ml）	0	0.2	0.4	0.6	0.8	1.0	1.2	1.4
含药（μg）	0	20	40	60	80	100	120	140
蒸馏水（ml）	5	4.8	4.6	4.4	4.2	4.0	3.8	3.6
A_1								
A_2								
A_3								
$\overline{A}$								

4. 家兔体内血药浓度的测定

（1）血样采集：选体重 3kg 健康家兔一只，实验前一天下午禁食（至少 12h）。实验时耳静脉取血 4ml 为空白血样；然后即喂食扑热息痛片（500mg）。给药后 0.25h、0.5h、1h、2h、3h、4h、6h、8h、10h 分别采血 2～3ml。给药后 4h 给兔进食。

（2）血药浓度测定：将采集血样按空白血处理方法处理，吸取血清 0.5ml 加蒸馏水 5ml，以下按标准曲线中"加 0.1mol/L 氢氧化钡溶液 2.25ml……"起进行操作。记录 A，代入标准曲线计算血药浓度（表 8 - 8）。

表 8 - 8　血药浓度（μg/ml）测定结果

管号	1	2	3	4	5	6	7	8	9
采血时间（h）	0.25	0.5	1	2	3	4	6	8	10
A_1									
A_2									
A_3									
$\overline{A}$									
血药浓度									

5. 实验结果及数据处理

（1）标准曲线回归分析。

（2）血药浓度 ~ 时间曲线绘制。

（3）求 k、$t_{1/2}$、K_a、T_m、C_m、药 - 时曲线下面积（梯形法或积分法）。

（4）求扑热息痛试验片生物利用度[已知标准制剂的 $AUC^{0-\infty} = 1093\,\mu g/(ml \cdot h)$]。

【注意事项】

经口服给药的家兔禁食期间、夜间一定要戴金属口套，防止家兔夜间进食，影响药物吸收。

【思考题】

1. 作好本实验的关键是什么？实验操作中应注意哪些问题？

2. 影响药物制剂生物利用度的因素有哪些？研究生物利用度的意义是什么？

实验三

大鼠在体小肠吸收实验

【实验目的】

1. 掌握大鼠在体小肠吸收的实验方法。

2. 掌握计算药物的吸收速度常数（Ka）以及每小时吸收率的计算方法。

【主要仪器与材料】

1. 主要仪器

紫外分光光度计，循环泵，水浴锅。

2. 材料

磺胺嘧啶对照品，$NaNO_2$，氨基磺酸胺，戊巴比妥钠，酚红，大鼠。

【实验原理】

大多数药物以被动扩散方式从生物膜的高浓度侧通过膜向低浓度侧转运。被动扩散可用 Fick 第一定律来描述。该定律指出，扩散速度（dC/dt）正比于膜两侧的浓度差（$\triangle C$），因此有：

$$-\frac{dc}{dt} = K_a \Delta C = K_a \ (C - C_b) \tag{1}$$

式中 C 是消化道中的药物浓度，C_b 是血液中药物浓度，K_a 是吸收速度常数，K 值大小取决于药物的扩散常数、吸收膜的厚度与面积以及药物对膜的穿透性。胃肠道吸收的生物学过程包括这样一个系统，即药物从胃肠道屏障的一侧向另一侧扩散。因为进入血液的药物很快分布到全身，故与吸收部位比较，血中药物浓度维持在很低的水平。几乎在所有口服给药的情况下，对于胃肠道来说，血液的作用犹如"水槽"，并且在整个吸收相保持很大的浓度梯度，$C >> C_b$，则 $\triangle C \approx C$，于是（1）式可以简化为：

$$-\frac{dc}{dt} = K_a C \tag{2}$$

此为一级速度方程式的标准形式。胃肠道按一级动力学从消化液中吸收大多数药物。用消化液中药物量的变化（dX_a/dt）表示吸收速度，则：

$$-\frac{dc}{dt}K_a X \tag{3}$$

将（3）式积分，并在方程两侧同取对数。

$$lnX_a = lnX_a（0）- K_a t \tag{4}$$

式中 X_a 为消化液中药物量，X_a（0）为零时刻消化液中药物量，K_a 为药物吸收速度常数。以 $ln\,X_a$ 对 t 作图得一条直线，其斜率为药物在小肠中的吸收速度常数（K_a）。

其吸收半衰期 $t_{1/2}$ 为：

$$t_{1/2} = \frac{0.693}{k_a} \tag{5}$$

小肠在吸收过程中不仅吸收药物，也吸收水分，导致供试液体积减少，故不能用直接测定浓度的方法计算剩余的药量。酚红不被小肠吸收，因此向供试液中加入定量的酚红，在一定间隔时间测定酚红的浓度就可以计算不同时间供试液的体积，再根据测定的药物浓度就可以得出不同时间小肠中剩余的药量或被吸收的药量。

【实验内容】

1. 试剂的配制

（1）0.1% NaNO₂ 溶液：称取 $NaNO_2$ 0.1g 置于 100ml 量瓶中，加蒸馏水定容，摇匀。

（2）0.5% 氨基磺酸胺（$NH_2 SO_3 NH_4$）溶液：称取氨基磺酸胺 0.5g 置于 100ml 量瓶中，加蒸馏水定容，摇匀。

（3）0.1% 二盐酸萘基乙二胺溶液：称取二盐酸萘基乙二胺 0.1g 置于 100ml 量瓶中，加乙醇适量溶解，并用乙醇定容，摇匀。

（以上试剂配好后置冰箱保存）

（4）1mol/L 盐酸：取浓盐酸 9ml 置于 100ml 量瓶中，加蒸馏水定容，摇匀。

（5）0.2mol/L NaOH：称取 NaOH 0.8g，加适量蒸馏水溶解后，转移至 100ml 量瓶中，加蒸馏水定容。

（6）生理盐水：称取 NaCl 0.9g 置于 100ml 量瓶中，加蒸馏水定容。

（7）Krebs – Ringer 试剂（pH7.4）：称取 NaCl 7.8g、KCl 0.35g、$CaCl_2$ 0.37g、$NaHCO_3$ 1.37g、NaH_2PO_4 0.32g、$MgCl_2$ 0.02g、葡萄糖 1.4g，加蒸馏水适量使成 1000ml。

（8）1%戊巴比妥溶液：称取戊巴比妥 1g 置于 100ml 量瓶中，加蒸馏水定容（10mg/ml）。

2. 供试液和酚红液的配制：

（1）供试液：精密称取磺胺嘧啶（SD）20mg、酚红 20mg 置于 1000ml 量瓶中，加 Krebs - Ringer 试剂定容，摇匀。

（2）酚红液：精密称取酚红 20mg 置于 1000ml 量瓶中，加 Krebs - Ringer 试剂定容，摇匀。

3. 实验操作

（1）蠕动泵流速的调节：打开蠕动泵电源，选择所需工作的方向，按动快、慢档开关，调节流速为 5ml/min 和 2.5ml/min。

（2）供试液的准备：取 80ml 供试液加入循环装置的烧瓶中（图 8 - 1），将烧杯置恒温水浴中预热至 37℃ ±0.5℃。

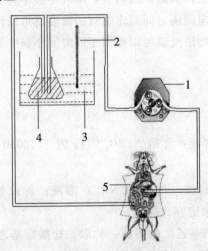

图 8 - 1　大鼠在体小肠回流实验装置
1. 蠕动泵；2. 温度计；3. 水浴；4. 循环液；5. 大鼠；4. 含量测定

（3）大鼠麻醉：将实验前禁食一夜、体重 200g 左右的雄性大鼠称重，腹腔注射戊巴比妥钠（剂量为 100g 体重注射 0.4ml），麻醉后并加以背位固定。

（4）插管：沿腹中线打开腹腔（约 3cm），自十二指肠上部及回肠下部各剪开一个小口，各插入直径为 0.3cm 的玻璃管，用线扎紧，并用用注射器将 37℃的生理盐水注入肠管，将小肠内容物冲洗干净，然后将肠管两端的玻璃管按图

8-1 所示与胶管连接，作成回路，开动蠕动泵，流速为 5ml/min。

（5）取样：开动蠕动泵，以 5ml/min 的流速循环 10min 后流速调至 2.5ml/min。立即自烧瓶中取样两份（1ml、0.5ml 各一份）分别作为 SD 和酚红零时间样品，并补加 2ml 酚红溶液（每毫升 Krobs-Ringer 试液含酚红 20μg），其后每 15min 取样（1ml、0.5ml 各一份），同时补加酚红溶液 2ml，取样至 120min（共 9 次），停止循环。

（1）标准曲线的制备

1）磺胺嘧啶标准曲线：精密称取磺胺嘧啶标准品 10mg 置于 100ml 量瓶中，以蒸馏水溶解并稀释至刻度，使成 100μg/ml 的储备液。取储备液适量，稀释成 20μg/ml 的溶液，分别吸取 2ml、4ml、6ml、8ml、10ml 于 10ml 量瓶中，加蒸馏水至刻度。从上述溶液中各吸取 1ml 置 10ml 带塞试管中，加入 1mol/L 盐酸 5ml，摇匀，加 0.1% NaNO$_2$ 溶液 1ml，摇匀，放置 3min，加 0.5% 氨基磺酸胺 1ml，摇匀，放置 3min，再加 0.1% 萘乙二胺 2ml，摇匀，放置 20min。照分光光度法（《中国药典》2010 年版附录），在 550nm 波长处测定吸收度，以吸收度对浓度回归，得到 SD 的标准曲线回归方程。

2）酚红的标准曲线：精密称取酚红 100mg 置 1000ml 量瓶内，加 1% Na$_2$CO$_3$ 溶液溶解并稀释至刻度，制成 100μg/ml 的储备液。取 1ml、2ml、3ml、4ml、5ml、6ml 的储备液于 10ml 量瓶中，加蒸馏水至刻度。自上述各溶液中各吸取 0.5ml 置 10ml 带塞试管中，加 0.1% NaNO$_2$ 溶液 5ml，摇匀。照分光光度法，在 555nm 波长处测定吸收度，以吸收度对浓度回归，得到酚红的标准曲线回归方程。

（2）样品测定

1）磺胺嘧啶的测定：取样品 1ml 置于 10ml 带塞试管中，加 1mol/L 盐酸 5ml，摇匀，以下步骤按照 SD 标准曲线项下操作，在 550nm 波长处测定吸收度。

空白对照溶液的配制：取酚红液 1ml 置 10ml 具塞试管中，加 1mol/L 盐酸溶液 5ml，摇匀，以下操作按"制备 SD 标准曲线"方法。

2）酚红的测定：取样品 0.5ml 置于 10ml 带塞试管中，加入 0.2mol/L NaOH 5ml，摇匀，在波长 555nm 处测定吸收度。

空白对照溶液：0.2mol/L NaOH 溶液。

5. 实验结果及数据处理

（1）写出标准曲线回归方程和相关系数：分别写出 SD 和酚红的标准曲线回归方程和相关系数。

（2）SD 和酚红浓度的计算：根据 SD 和酚红的标准曲线回归方程分别计算出不同时间的 SD 和酚红的浓度，并将实验数据填在表 8-9 中。

表 8-9　大鼠在体小肠吸收量的计算式

取样时间(h)	SD 吸收度	SD 浓度	酚红 吸收度	酚红 浓度	供试液体积	剩余药量
循环前	A_0	C_0	$A_0^{'}$	$C_0^{'}$	$V_0 = 85\text{ml}$	$P_0 = 85 \times C_0$
0	A_1	C_1	$A_1^{'}$	$C_1^{'}$	$V_1 = \dfrac{C_0 V_0}{C^{'}}$	$P_1 = C_1 V_1$
0.25	A_2	C_2	$A_2^{'}$	$C_2^{'}$	$V_2 = \dfrac{(V_1 - 1.5)C_1 + 40}{C^{'}}$	$P_n = C_n V_n + 1.5\sum\limits^{n-1} C_i$
0.5	A_3	C_3	$A_3^{'}$	$C_3^{'}$	$V_3 = \dfrac{(V_2 - 1.5)C_1 + 40}{C^{'}}$	$P_3 = C_3 V_3 + 1.5(C_1 + C_2)$
…	…	….	…	…		…
t_n	A_n	C_n	$A_n^{'}$	$C_n^{'}$	$V_n = \dfrac{(V_{n-1} - 1.5)C_{n-1} + 40}{C^{'}}$	$P_n = C_n V_n + 1.5\sum\limits^{n-1} C_i$

（3）不同时间 SD 剩余量的计算：按表 1 公式计算出不同时间的剩余量，并求得剩余药量的对数值。

（4）k_a 和 $t_{1/2}$ 的计算：以剩余药量的对数对相应的时间作图，可得一直线，由直线的斜率求出 k_a 和 $t_{1/2}$。

（5）每小时吸收率（%）的计算

$$每小时吸收率 = \frac{零时间剩余药量 - 60\,分钟剩余药量}{零时间剩余药量} \times 100\%$$

【注意事项】

1. 在大鼠麻醉前应做好一切准备工作，如手术器械、水浴温度的调节、试药配制、蠕动泵流速的调节等。注意蠕动泵上并未标出流速，可用量筒接流出液（或蒸馏水）的方式确定流速。

2. 小肠两端插上玻璃管后再洗涤很容易堵塞，由于小肠很细，防止的方法是先将十二指肠端插上玻璃管，回肠端找好后先用线扎紧（方便以后找切口位置），然后在扎线处切个小口，生理盐水（37℃）从十二指肠插管处注入，待洗涤干净后再于回肠端切口处插上玻璃管。

3. 插玻璃管时应注意方向，在十二指肠端向下插，回肠端向上插，以构成回路。

4. SD 的测定中，加入氨基磺酸铵后要充分振摇至无气泡发生。

5. 由于是在体实验，为真实反映体内环境对药物吸收的影响，不需要对肠系膜进行分离，操作时还应注意避免剪破血管。

6. 开始回流后，可用棉花覆盖大鼠腹部保暖，以防实验结束前动物死亡而丢失数据。

【思考题】

1. 用小肠剩余药量测定吸收速率常数的原理是什么？

2. 在体吸收试验法的特点是什么？

3. 供试液中为什么要加酚红？

4. 影响试验结果的主要因素有哪些？

第九篇

天然药物化学实验

TIANRANYAOWUHUAXUESHIYAN

实验一

槐米中芦丁的提取、分离与鉴定

【实验目的】

1. 通过芦丁的提取与精制，使学生熟悉和掌握碱提酸沉法提取黄酮类化合物的原理和操作方法。

2. 掌握黄酮苷水解的方法及原理。

3. 掌握黄酮类化合物一般理化性质。

4. 以槲皮素为例，学习乙酰化物的制备方法。

5. 以芦丁和槲皮素为例，掌握紫外光谱在黄酮类化合物结构测定中的应用。

【实验仪器与试剂】

1. 仪器

电热套，层析缸（10cm×20cm，20cm×20cm），循环水泵，各种滴管，紫外分光光度计，熔点测定仪，烘箱，乳钵，烧杯，冷凝管等。

2. 试剂

槐米，蒸馏水，氧化钙，盐酸，乙醇，甲醇，硼砂，硫酸，氢氧化钡，α-萘酚，镁带（粉），醋酸镁，碳酸钡，氧化铝，柠檬酸，正丁醇，冰醋酸，三氯化铝，36%醋酸，三氯化铁，醋酸铅，锌粉，金属钠，醋酸钠，硼酸，新华层析滤纸No.2，氢氧化钠，苯胺，邻苯二甲酸，葡萄糖，鼠李糖，芦丁，槲皮素（中国药品生物制品鉴定所），氨水。

【实验原理】

槐米中所含有的主要化学成分和理化性质：

槐米为豆科植物槐（*Sophora japonica* L.）的未开放花蕾。味苦性凉，具清热、凉血、止血之功。常用来治疗多种出血症：肠风便血、痔血、尿血、衄血、崩漏下血、赤血下痢等。槐米常炒炭应用。

槐米的主要化学成分为芦丁，含量可达20%以上，其次含有槲皮素、三萜皂苷、槐米甲素、槐米乙素、槐米丙素等。芦丁具有VitP样作用，可降低毛细血管前壁的脆性和调节渗透性。临床上用于毛细血管脆性引起的出血症，并常作高血压症的辅助治疗药。现在国外也常用芦丁做食品及饮料的染色剂。

1. 芦丁（rutin）

分子式为 $C_{27}H_{30}O_{16} \cdot 3H_2O$。浅黄色小针状结晶，熔点为 174℃～178℃（含三分子水）、188℃（无水物）。难溶于冷水（0.0013%），可溶于热水（0.55%）、热甲醇（11.2%）、冷甲醇（1.0%）、热乙醇（3.5%），不溶于乙醚、氯仿、石油醚、醋酸乙酯、丙酮等，易溶于碱液，酸化又析出。可溶于浓硫酸、浓盐酸，加水稀释析出。全水解得槲皮素和葡萄糖及鼠李糖。

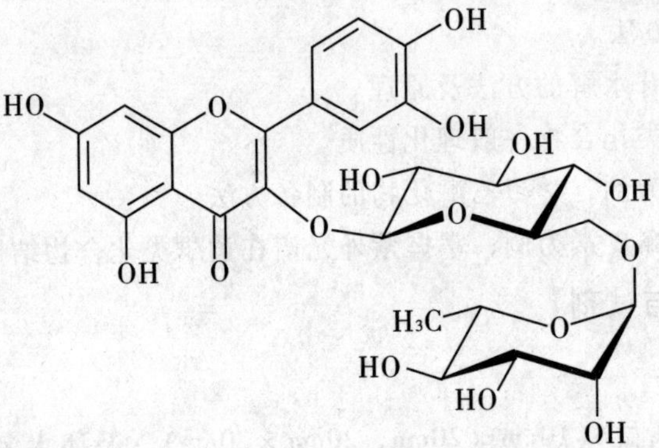

2. 槲皮素（quercetin）

分子式为 $C_{15}H_{10}O_7 \cdot 2H_2O$。黄色结晶，熔点为 313℃～314℃（2分子结晶水）、316℃（无水物）。能溶于冷乙醇（1:290），可溶于甲醇、醋酸乙酯、冰醋酸、吡啶、丙酮等，不溶于水、苯、乙醚、氯仿、石油醚等。

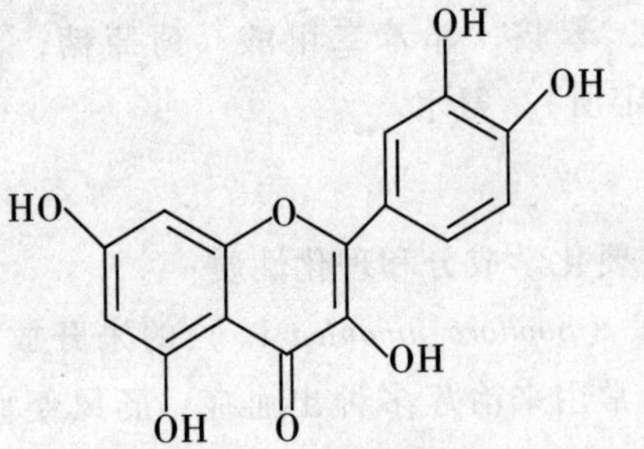

其余还含有槐属苷等异黄酮类化合物、白桦脂醇等三萜化合物，还含有黏液质、多糖类等化合物。

芦丁为黄酮苷，分子中有较多的酚羟基，显弱酸性，易溶于稀碱液中，在酸中易析出，可利用此性质进行提取。还可利用易溶于热水、热甲醇而较难溶于冷水、冷甲醇的性质提取和精制。

芦丁可被稀酸水解生成槲皮素及葡萄糖、鼠李糖，并能通过薄层层析、纸层析鉴定。槲皮素分子中含有酚羟基，能制备乙酰化、甲基化衍生物，进一步进行鉴定。芦丁及槲皮素还可通过化学反应及紫外、红外光谱鉴定。并可利用比色法进行含量测定。

【实验内容】

1. 芦丁的提取

称取槐米 30g，研成粗粉，置于 1000ml 烧杯中，加常水 400ml 置电磁炉上加热，在搅拌下加石灰乳调 pH 为 8～9，加热至微沸 30min，不时补充失去的水，并保持 pH 为 8～9，然后用双层纱布过滤。药渣再加 300ml 水煮沸 10min，趁热过滤。合并两次滤液，加盐酸调 pH 为 2～3，静置 24h 以上，抽滤，沉淀用水洗至近中性，于 60℃～70℃干燥即得芦丁粗品。

2. 芦丁的精制

取芦丁粗品 2g 研细，置 1000ml 烧杯中加 500ml 蒸馏水，于电磁炉上加热煮沸 10～15min，使其充分溶解，趁热过滤，滤液放置 24h 以上，析出结晶，过滤，60℃～70℃以下干燥即得精制芦丁，测熔点，称重，计算收率。

3. 芦丁的水解

取精制芦丁 1g，放入 250ml 锥形瓶中，加 2% H_2SO_4 100ml 置电磁炉上直火加热 1h，并补充被蒸发的水分，此时先见芦丁溶解，随后又见溶液变混，放置，过滤，所得沉淀用小量水洗两次，于 30℃以下干燥得粗槲皮素，用 95% 乙醇重结晶一次，可得精制槲皮素，纸层析鉴定。

滤去槲皮素以后的水解母液，取出 20ml，加碳酸钡细粉或饱和氢氧化钡水溶液中和，中和时不断搅拌，至溶液呈中性，滤去白色硫酸钡沉淀，滤液浓缩至 2ml 做纸层析糖的供试液。

4. 芦丁的鉴定

（1）纸层析

1）点样：取新华 1 号滤纸（15cm×10cm），点下列样品——①芦丁；②芦丁标准品；③槲皮素；④槲皮素标准品（均为乙醇溶液）。

2）展开：①正丁醇-醋酸-水（4:1:5 上层）上行法展开；②36% 醋酸水

溶液上行法展开。

3）显色：①可见光下观察黄色斑点，紫外灯下观察荧光斑点；②经氨气熏后再观察；③喷三氯化铝试剂后再观察。

（2）薄层层析

1）点样：在聚酰胺薄膜上，用铅笔轻轻划一起始线，然后分别点上 1% 芦丁和 1% 槲皮素的甲醇溶液。

2）展开：以 80% 乙醇上行展开。展开后立即取出标明溶剂前沿，于紫外灯下观察。

3）显色：用浓氨水或 1% 三氯化铝醇溶液显色，日光和紫外灯下观察荧光，画出图谱，计算 R_f 值。

（3）糖的鉴定

1）点样：取新华 1 号滤纸（15×8cm）用毛细管点下列样品——①水解浓缩液；葡萄糖（R_f 为 0.18）；②鼠李糖（R_f 为 0.37）（均为水溶液）

2）展开：用正丁醇－醋酸－水（4:1:5 上层）上行展开。

3）显色：苯胺－邻苯二甲酸试剂喷后 105℃ 烘 10min，显棕色或棕红色斑点。

（4）显色反应

1）Molish 反应：取芦丁和槲皮素少许，分别置于两支试管内，加乙醇 0.5ml 和 α－萘酚少许，振摇使溶解。斜置试管，沿管壁滴加浓硫酸 0.5ml，静置，观察两层溶液的界面，出现紫色环者为阳性反应，表示有糖或苷（芦丁）。另一支无紫色环出现表示苷元（槲皮素）。

2）盐酸－镁粉试验：取样品数毫克，加稀醇加热溶解；加镁粉 50～100mg，滴加浓盐酸，溶液由黄色渐变红色者表示有黄酮类化合物。

3）盐酸－锌粉试验：取样品少许，操作同盐酸－镁粉试验。黄酮类化合物呈橙黄色或红色，3－羟基黄酮（槲皮素）不呈色，3－羟基成苷（芦丁）仍呈色。

4）$FeCl_3$：取样品少许溶于水或乙醇中，加 1% $FeCl_3$ 醇溶液 1 滴，注意颜色变化。一般是 3－羟基黄酮呈褐色，5－羟基黄酮呈绿色，3、5－双羟基黄酮呈深绿色，3、4、5－三羟基黄酮呈深蓝及蓝黑色。

5）醋酸铅沉淀试验：取少量样品溶于水或稀甲醇，加入 5% 中性醋酸铅数滴，观察有无沉淀，再加碱式醋酸铅数滴观察有无沉淀产生。

6）锆－柠檬酸反应：取样品约 5mg 加甲醇加热溶解，再加 2% 二氯氧化锆 3～4 滴，有 3－羟基或 5－羟基的黄酮呈鲜黄色。再加 2% 柠檬酸甲醇溶液 3～

4滴，有3－羟基者黄色不褪，有5－羟基者黄色变浅，加水稀释后黄色消去。

7）AlCl₃反应：取样品少许溶于甲醇中，加1% AlCl₃甲醇溶液，黄酮类应呈鲜黄色。

（5）芦丁的紫外光谱鉴定

1）试液配制：①无水甲醇。用分析纯甲醇重蒸馏即得。②甲醇钠溶液。取0.25g金属钠切碎，小心加入10ml无水甲醇中（此液置玻璃瓶中，用橡皮塞密封）。③三氯化铝溶液。取1g三氯化铝（呈黄绿色），小心加入无水甲醇20ml，放置24h，全溶即得。④醋酸钠。试剂级无水醋酸钠。⑤硼酸饱和溶液。将试剂级无水硼酸加入适量无水甲醇制成饱和溶液。（上述各试液可储存6个月）

2）测定方法：精密称取芦丁10mg，用无水甲醇溶解并稀释至100ml，从中吸取5ml，置于50ml容量瓶中，用无水甲醇稀释至刻度（10μg/ml），制成样品液。①样品液（甲醇溶液）光谱。取样品液置于石英杯中，在200～400nm内扫描。重复操作一次，观察紫外光谱。②甲醇钠光谱。取样品液置于石英杯中，加入甲醇钠溶液3滴，立即测定。放置5min后再测一次。③三氯化铝光谱。在盛有样品液的石英杯中滴入6滴三氯化铝溶液，放置1min后测定，然后加入3滴盐酸溶液（HCl: H₂O = 1:1），进行测定。④醋酸钠光谱。取样品液约3ml，加入过量的无水醋酸钠固体，摇匀（杯底约剩有2mm后的醋酸钠），加入醋酸钠后2min进行测定，5～10min后再测定一次。⑤醋酸钠/硼酸光谱。方法一：在盛有醋酸钠样品液的石英杯中，加入足够量的无水硼砂粉末使成饱和的溶液进行测定（本法适用于在加醋酸钠5min后无分解现象的样品）方法二：于样品液（约3ml）中，加入5滴硼酸溶液，然后迅速加入无水醋酸钠粉末饱和，摇匀，放置片刻，待没有气泡，立即进行测定。

5. 槲皮素衍生物的制备

取槲皮素结晶200mg置于干燥乙酰化瓶中，加5ml醋酐，用毛细管滴加浓硫酸一小滴，振摇使完全溶解并接上空气冷凝管，水浴上加热30min，放冷后将反应液在搅拌下倾入100ml冷水中，一直搅拌至油滴消失且有固体沉淀析出为止，抽滤沉淀并洗涤，干燥后以95%乙醇重结晶，即得槲皮素5－乙酰化物无色针晶，熔点为193℃。

【注意事项】

1. 提取时碱不宜太强（pH不超过10），因为在强碱条件下长时间煮沸可使黄酮基本母核结构改变。

2. 酸化时pH不可太低，否则会使芦丁形成烊盐而降低收率。

【思考题】

1. 写出三种常用的苷键裂解方法并简述其原理及特点。

2. 查阅有关文献阐述芦丁在植物中的分布。

3. 本实验中各种色谱分析的原理是什么？试解释化合物结构与 R_f 值的关系。

【英文对照】

Extraction, Isolation and Identification of Rutin and Quercetin in Flos Sophorae Immaturus

【Purpose】

1. Learn the theory and methods of extract the flavonoids with alkali and deposit with acid.

2. Familiar with the theory and methods of hydrolyze the flavonoid glycosides.

3. Know about the general physicochemical properties of flavonoids.

4. Learn how to prepare 5 – acetylated quercetin.

5. Learn about the UV spectrum of flavonoids in molecular structure identification.

【Main Apparatus and Reagents】

Electromagnetic oven, chromatographic tank ($10 \times 20cm$, $20 \times 20cm$), water pump, dropper, UV spectrophotometer, melting point detector, oven, pestle, beaker, condenser pipe.

Huai hua mi, distilled water, CaO, HCl, EtOH, MeOH, borax, H_2SO_4, Ba (OH)$_2$, α – naphthol, Mg, Mg (Ac)$_2$, $BaCO_3$, Al_2O_3, citric acid, n – BtOH, (Ac)$_2$O, $AlCl_3$, 36% AcOH, $FeCl_3$, Pb (Ac)$_3$, Zn, Na, NaAc, boric acid, filter paper, NaOH, aniline, Diisonoyl Phthalate (DINP), glucose, rhamnose, rutin, querctin, ammonia.

【Methods】

Ⅰ. Principles：

The physicochemical properties of main ingredients of Sophora japonica：

Huai hua mi are Sophora japonica floral buds of Leguminosae family, used as hemostatic. The main ingredient of the herb is Rutin, which has the effect of reducing ability of passing through bloodcapillary. The herb is used as an accessory drug to cure hypertension in clinical. In addition, Rutin has also the effect of holding back bleeding caused by radioactive rays.

ⅰ. Rutin ($C_{27}H_{30}O_{16} \cdot 3H_2O$): pale yellow needles, the crystals contain 3 H_2O, m. p. 174 ~ 178 ℃. Rutin dissolves in boiling water (1 : 200), boiling methanol (1 : 7), cold methanol (1 : 100), boiling ethanol (1 : 30), and cold ethyl alcohol (1 : 300). Slightly soluble in cold water (1 : 8000), ethyl acetate, acetone, practically insoluble in benzene, chloroform, ethyl ether and petroleum. Turn in yellow soluble in aqueous alkali, but separates out again as acidified. Hydrolysis of rutin will get quercetin, glucose and rhamnose.

ⅱ. Quercetin ($C_{15}H_{10}O_7 \cdot 2H_2O$): yellow crystals, m. p. 313 ~ 314 ℃ (the crystals contain 2 H_2O). Dissolves in boiling alcohol (1 : 23), cold ethyl alcohol (1 : 300), glacial acetic acid, pyridine, ethyl acetate, acetone et al. Practically insoluble in petroleum, benzene, ethyl ether, chloroform and water.

Rutin is a kind of flavonoid glycoside and contain quite much phenolic hydroxyl groups which make rutin a faintly acid. This property can be used in extraction methods because rutin dissolves in aqueous alkali and separates out again as acidified. The solubility in hot water and hot methanol and dissolubility in cold ones can be used to separate and purify rutin.

Rutin could be hydrolyzed in dilute acid to get quercetin, glucose and rhamnose, which can be identified with thin layer chromatography or paper chromatography. The phenolic hydroxyl groups contained in quercetin could be acetylated and methylated for the further identification. Rutin and quercetin can also be indentified with chemical reactions and UV, IR spectrum. Colorimetric method can be used to analyze their concentrations.

Ⅱ. Procedures

ⅰ. Extraction of Rutin

Weight out Huai hua mi 30 g, mash to coarse powder, and transfer to a 1000 ml beaker, add 400 ml of water and heat on the electromagnetic oven. Add lime water with stir to adjust the pH to 8 ~ 9. Boil the mixture for 30 min, keep the pH at 8 ~ 9 and add losted water. Filter with double layer gauze and extract the leaves with 300 ml of boiling water for 10 min, filter again. Combine the two filtrates, add HCl to adjust the pH to 2 ~ 3, keep the solution for over 24 h, vacuum filter, wash the residuum to neutrality and dry at 60 ~ 70 ℃ to get the crude rutin.

ⅱ. Recrystallization of Rutin

Weight out 2 g crude rutin and transfer to a 1000 ml beaker, add 500 ml of distilled water, boil the solution for 10 ~ 15 min on the electromagnetic oven, make rutin fully dissolve, vacuum filter while the solution still hot, keep the filtrate for over 24 h to let the crystal seed out. Filter and dry at 60 ~ 70 ℃ to get the purified rutin. Test the melting point, weight and calculate the yield.

ⅲ. Hydrolysis of Rutin

Weight out 1g purified rutin and transfer to a 250 ml flask, add 100 ml of 2% H_2SO_4, boil the solution for 1 h on the electromagnetic oven, add losted water while boiling. At first, the solution is clear, then little yellow crystals gradually separate out. Filter the solution to obtain the crystals and wash them twice with little amount of water. Dry at 30 ℃ to get the crude quercetin. Recrystallize with 95% ethanol to purify quercetin and analyze with paper chromatography.

Take 20ml of the mother liquor after filtering the quencetin and add Ba $(OH)_2$ to neutralize the acid. Filter the sediment of $BaSO_4$ and concentrate the solution to 2 ml for the paper chromatography analysis of sugar.

ⅳ. Identification of Rutin

A. Paper chromatography:

Drop sample solutions on filter paper (15 × 10 cm):

a. Rutin   b. Reference of Rutin c. Quercetin   d. Reference of Quercetin (All dissolved in EtOH)

Development

a. n – BuOH—AcOH—H_2O (4: 1: 5, upper layer), ascending develop.

b. 36% AcOH, ascending develop.

Coloration:

a. Observe the yellow point under visible light, and the fluorescence point under UV light.

b. Observe after fumigating with ammonia.

c. Observe after spray with $AlCl_3$.

B. Thin layer chromatography:

Drop 1% MeOH solution of Rutin or Quercrtin on thepolyamide thin layer.

Ascending development with 80% EtOH, sign the solvent edge after full development and observe under UV light.

Coloration with thick ammonia or 1% MeOH solution of $AlCl_3$, observe under visible and UV light. Draw theatlas and calculate the R_f value.

C. Identification of sugars:

Drop sample solutions on filter paper (15 × 8 cm):

a. Concentrated solution of hydrolysis   b. Reference of glucose (R_f 0. 18) c. Reference of rhamnose (R_f 0. 37) (All dissolved in H_2O)

Ascending develop with n – BuOH—AcOH—H_2O (4: 1: 5, upper layer).

Spray with aniline—diisonoyl phthalate reagent and heat at 105℃ for 10 min, brown or red brown spots will be observed.

D. Chromogenic reactions

a. Molish Reaction: put small amount if rutin and quercetin into two test tubes, add 0. 5 ml EtOH and α – naphthol, shake to dissolve solid. Lean the tube and add 0. 5 ml of concentrated sulfuric acid dropwise. Keep still, observe the interface of two solutions, positive reaction (purple ring shows up) suggests there is sugar or glycoside in the sample (i. e. Rutin), otherwise there is aglycon (Quercetin).

b. HCl—Mg Reaction: dissolve some samples in heated diluted ethanol, add Mg powder 50 ~ 100 mg, then add concentrated HCl dropwise. The color of solution will change from yellow to red while flavonoid exists.

c. HCl—Zn Reaction: Same operation with HCl – Mg reaction. While flavonoid exists, reaction solution shows orange or red color. 3 – OH flavonoid (quercetin) shows negative appearance but color will shows up when glycoside format on 3 – OH (Rutin).

d. $FeCl_3$: dissolve some samples in water or ethanol, add a drop of 1% $FeCl_3$, observe the color changing. Generally, 3 – OH flavonoid shows brown, 5 – OH flavonoid shows green, 3, 5 – dihydroxyl flavonoid shows dark green and 3, 4, 5 – trihydroxyl flavonoid shows dark blue or blue black.

e. Pb (Ac)$_3$ Deposit Reaction: dissolve some samples in water or methanol, add several drops of neutral 5% Pb (Ac)$_3$, see if there's deposition occurs, then add several drops of basic leadacetate, see what happens.

f. Zr – Citric acid Reaction: dissolve 5 mg of sample in heated MeOH, add 3 to 4 drops of 2% $ZrOCl_2$. 3 – OH or 5 – OH flavonoid shows bright yellow. Then add 3 to 4 drops of MeOH solution of citric acid, 3 – OH flavonoid won't fade while 5 – OH one will get lighter and fade after diluted with water.

g. $AlCl_3$: dissolve some samples in methanol, add 1% MeOH solution of $AlCl_3$, flavonoid shows bright yellow.

E. The identification of Rutin with UV spectrum

a. Preparation of reagents

① Absolute methanol   Distill with analytical pure MeOH.

② Sodium methoxide solution   Chop 0. 25 g Na, carefully add it into 10 ml absolute methanol (This solution should keep in glass bottle and sealed with rubber plug).

③ $AlCl_3$ solution   Add 1g of $AlCl_3$ carefully into 20 ml absolute methanol, keep for 24 h to dissolve it entirely.

④NaAc   Reagent grade water free NaAc.

⑤ Saturated solution of boric acid   Add proper amount of absolute methanol into reagent grade water free boric acid to get the saturated solution.

(All solutions above could be stored for 6 months)

b. Test methods   Weight out 10 mg of Rutin critically, dissolve in absolute MeOH and dilute to 100 ml, take 5 ml from this solution and put it into 50 ml volumetric flask, dilute with absolute MeOH to the scale. Thus, the sample solution with concentration of 10μg/ml is done.

①Spectrum of sample solution   Put sample into quartz beaker and scan between

200 nm ~ 400 nm wavelength. Repeat this operation, record the UV spectrum.

②Spectrum of sodium methoxide solution Put sample into quartz beaker, add 3 drops of sodium methoxide solution, test immediately and retest 5 min later.

③Spectrum of AlCl₃ Put sample into quartz beaker, add 6 drops of AlCl₃ solution, test after 1 min, then add 3 drops of HCl solution (HCl – H2O = 1 : 1) and test again.

④Spectrum of NaAc Put 3 ml of sample into quartz beaker, add excess water free NaAc solid, shake to even, test 2 min later and retest after 5 ~ 10 min.

⑤Spectrum of NaAc / boric acid

Procedure one: Add enough amount of water free boric acid powder into the quartz beaker which contains sample solution with NaAc to make asaturated mixture and test (this procedure is fit for the sample that doesn' t break up 5 min later after NaAc is added).

Procedure two: Add 5 drops of boric acid solution into 3ml of sample solution, then saturate the mixture with water free NaAc powder immediately, shake to even and keep for a while, test after bubble' s gone.

Ⅴ. Acetylating of Quercetin

5 – acetylated quercetin: Put 200 mg of quercetin crystals into a totally dried flask, add 5 ml of anhydride acetic acid, then add a little drop of concentrated sulfuric acid with capillary. Heat the mixture over water bath with air condenser pipe connected for 30 min. After the reaction system getting cold, pour out the reactant into 100 ml of iced water with stir, keep stir until oil drops disappear and solid separate out. Vacuum filter the solid and wash once, recrystallize with 95% EtOH after the solid is dry. The colorless needle crystal is 5 – acetylated quercetin (m. p. 193℃).

【Notes】

1. Don't add too much alkali while extraction (pH ≤ 10), because boiling long time in a strong alkali system may cause the chemical structure of flavonoid to change.

2. Don't make the pH value too low while acidate, otherwise the yield of rutin will reduce because of the formation of molten salt.

【Exercises】

1. Write out three kinds of dissociation methods of glycosidic bond and tell their theory and characteristic.

2. Look through some literatures and tell the distribution of rutin in plants.

3. What are the theories of all the chromatography analysis in this experiment? Try to explain the relationship between chemical structure and R_f value.

实验二

虎杖中蒽醌类成分的提取分离与鉴定

【实验目的】

1. 进一步熟悉蒽醌类的结构性质及鉴别方法。
2. 学习用 pH 梯度萃取分离不同酸性成分的方法。
3. 了解蒽醌类成分的一般性质和色谱行为。
4. 学习脂溶性成分和水溶性成分的分离方法。

【实验仪器与试剂】

1. 仪器

电热套，层析缸（10cm×20cm，20cm×20cm），水浴锅，循环水泵，旋转蒸发仪，各种滴管，紫外分光光度计（可扫描），紫外分析仪，熔点测定仪，烘箱，乳钵，烧杯，冷凝管等。

2. 试剂

虎杖，95%乙醇，水，乙醚，盐酸，硅胶 G-CMC，活性炭，氢氧化钠，醋酸镁，苯，醋酸乙酯，氨水，氢氧化钾，三氯化铁，铁氰化钾，α-萘酚，新华 1 号滤纸，1,8-二羟基蒽醌，正丁醇，大黄酚，大黄素，大黄素-6-甲醚，白黎芦醇葡萄糖苷。

【实验原理】

虎杖是常用中药，始载于名医别录，系蓼科蓼属植物（*Polygonum cuspidatum* Sieb. et Zuce）的根和根茎，又名阴阳莲、花斑竹，具有利湿通黄、清热解毒、祛痰止咳、活血行瘀的功效，内服治疗湿热所致的肝胆疾病，外用治疗跌打损伤。近年来治疗烫伤也有良好效果，此外还可用于止血、降血脂等。虎杖中主要含有蒽醌类成分和二苯乙烯类成分，后者具有降低血脂的作用。虎杖中部分成分的物理性质见表 9-1。

表 9 - 1　虎杖中部分成分的物理性质

中、英名称	熔点（℃）	形态	溶解性	注
大黄酚（chrysophanol）	196	黄色针晶（乙醇）	易溶于苯、氯仿、乙醚，氢氧化钠水溶液，稍溶于甲醇，难溶于石油醚，不溶于碳酸氢钠和碳酸钠水溶液	升华
大黄素（emodin）	256.7	橙黄色针晶	易溶于乙醇、乙醚、氯仿，可溶于碳酸钠，氢氧化铵、氢氧化钠水溶液，几乎不溶于水	升华
大黄素 - 6 - 甲醚（physion）	207	金黄色针晶	溶解性与 emodin 相似	升华
白黎芦醇葡萄甙（polydatin）	225		易溶于甲醇、乙醇、丙酮、热水、可溶于醋酸乙酯，碳酸钠和氢氧化钠水溶液，稍溶于冰水，不溶于乙醚	

虎杖中主要化学成分的结构和性质：

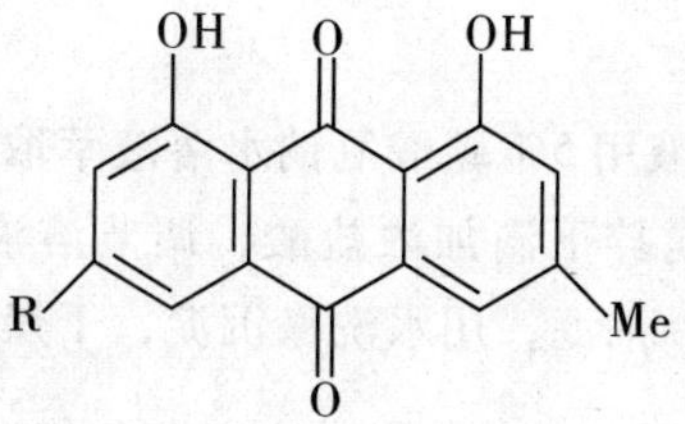

1. chrysophanol R = H
2. emodin R = OH
3. physion R = OCH₃

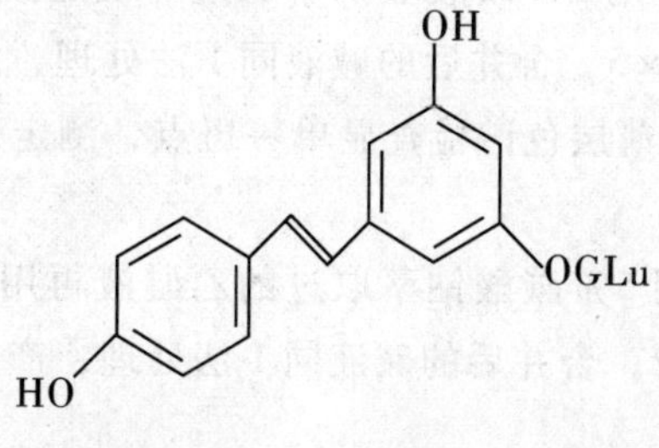

4. Polydatin

大黄素的 UV 光谱数据

$\lambda_{max}^{乙醇}$ （nm）	$\log\varepsilon$
221	4.41
253	4.15
266	4.41
289	4.19
483	3.94

【实验内容】

（一）虎杖的提取

取虎杖粗粉 200g，用 95% 乙醇回流提取三次。第一次加 500ml 乙醇回流 1h；第二次加 300ml 乙醇回流 30min；第三次加 250ml 乙醇回流 30min。合并三次乙醇提取液，放置。如有沉淀可过滤一次，滤液减压回收乙醇至干，得膏状物。

（二）虎杖的分离

1. 脂溶性和水溶性成分的分离

将总提取物用 200ml 水溶解，用乙醚萃取，每次 200ml，重复三次，合并乙醚液为总游离蒽醌乙醚溶液，水层为水溶性成分。

2. 游离蒽醌的分离

（1）强酸性成分的分离：将上述乙醚液用 5% 碳酸氢钠水溶液萃取三次，用量为 100ml、50ml×2，合并后的碱液在搅拌下滴加浓盐酸，调节溶液 pH = 2，60℃~70℃ 水浴温浸，放置，倾去上清液，抽滤，用水洗涤沉淀，干燥，得深褐色粉末，为强酸性成分。

（2）中等酸性成分的分离：将上述用 5% 碳酸氢钠萃取过的乙醚液再用 5% 碳酸钠萃取 6 次，用量为 100ml、50ml×5，合并后的碱液同 1 法处理，所得产品用丙酮重结晶一次，再用甲醇重结晶至薄层色谱检查显单一斑点，测定熔点，与文献值对比。

（3）弱酸性成分的分离：将上述用 5% 碳酸钠萃取过的乙醚液再用 2% 氢氧化钠萃取三次，用量为 100ml、50ml×2，合并后的碱液同 1 法处理，产品用氯仿 – 甲醇（1:1）重结晶。

（4）中性成分：将上述用氢氧化钠处理过的乙醚液用水洗至中性，用无水硫酸钠脱水后回收乙醚，残留物用甲醇重结晶。

3. 白藜芦醇葡萄糖苷的分离

乙醚提取过的糖浆状物，挥去乙醚，加 500ml 水于电磁炉上加热 20～30min，倾出上清液，放冷，过滤，加活性炭适量煮沸 10min，趁热抽滤，滤液置蒸发皿中，水浴浓缩至 40ml 移于三角瓶中，冷后加 10ml 乙醚，置冰箱中析晶，过滤，沉淀用适量 30% 甲醇热溶，加少量活性炭脱色，浓缩，放置析晶。如结晶色深可再结晶一次，得白色结晶，测其熔点并进行纸层析鉴定。

（四）虎杖的鉴定

1. 游离蒽醌的鉴定

（1）化学检识：分别取大黄素、大黄酚等少许，用乙醚溶解，做如下反应。

1）碱液试验：取试样 1ml，加 20% 氢氧化钠数滴，观察颜色。

2）醋酸镁反应：取试样 1ml，加醋酸镁试剂数滴，观察现象。

（2）薄层鉴定：

1）吸附剂：硅胶 – CMC。

2）展开剂：苯 – 醋酸乙酯（8:2 或 97:3）。

3）显色剂：①氨蒸气熏；②5% 氢氧化钾溶液喷雾。

2. 白藜芦醇苷的鉴定

（1）化学检识：取样品少许溶于乙醇，做如下反应。①三氯化铁 – 铁氰化钾反应：将样品液点在滤纸上，先观察荧光，再喷上述试剂，观察现象。②偶合反应：取样品溶液 1ml，加 0.5% 碳酸钠溶液，滴加新配制的重氮化试剂 1～2 滴，观察现象。③Molish 反应：取样品液 1ml，加等体积 10% α – 萘酚乙醇液，摇匀，沿管壁加浓硫酸，观察两液界面颜色。

（2）纸层鉴定：

1）滤纸：新华 1 号滤纸。

2）展开剂：正丁醇 – 醋酸 – 水（4:1:5 上层）。

3）显色：紫外灯下看荧光。

（四）含量测定

1. 虎杖中游离蒽醌的测定

（1）标准曲线的制备：称取 1，8 – 二羟基蒽醌 25mg 置于 200ml 容量瓶中，用乙醚溶解并稀释至刻度，取此溶液 0.50～5.00ml，分别置于 25ml 容量瓶中，在水浴上赶去乙醚，加 5% 氢氧化钠 –2% 氢氧化铵混合碱液至刻度，在 490nm

测吸收度，绘制标准曲线。

（2）样品的测定：称取生药粉未（40 目）0.2g 置于索氏提取器中，以氯仿回流提取至无色，将氯仿液置分液漏斗中，以 5% 氢氧化钠 – 2% 氢氧化铵混合碱液分次提取至无色，合并后的碱液用少量氯仿洗涤，碱液调整至一定体积，碱液若不澄清，可用垂熔漏斗过滤，滤液在沸水浴中加热 4min，用冷水冷却至室温，30min 后在 490nm 比色，由标准曲线计算含量。

2. 虎杖中结合蒽醌的测定

称取生药粉未（40 目）1g 置于 100ml 三角瓶中，加 5N 硫酸溶液 30ml 回流水解 2h，稍冷后加入 30ml 氯仿再回流 1h，用吸管吸出氯仿液，药渣再加 20ml 氯仿回流 1h，吸出后再加 10ml 氯仿回流，如此多次直至回流液无色为止，合并氯仿液并用少量水洗涤，氯仿液用混合碱液同上法提取比色，测得含量为游离蒽醌和结合蒽醌的总量，从中减去游离蒽醌的含量，即得结合蒽醌含量。

（五）光谱法

测定大黄素的 UV 光谱，并与前文数据对照鉴定。

【思考题】

1. pH 梯度萃取法的原理是什么？适用于哪些化学成分？
2. 根据 TLC 结果分析大黄酚、大黄素和大黄素 – 6 – 甲醚的色谱行为。

实验三

葛根中异黄酮类化合物的提取、分离与鉴定

【实验目的】

1. 掌握异黄酮类化合物的性质。

2. 掌握醋酸铅和碱式醋酸铅沉淀法的原理和操作方法。

3. 了解异黄酮类化合物的波谱特征。

【实验仪器和试剂】

1. 仪器

紫外分光光度计，红外分光光度计，熔点测定仪，冰箱，紫外分析仪，恒流泵，部分收集器，循环水泵，水浴锅，旋转蒸发仪，气体发生器，玻璃色谱柱，冷凝管，圆底烧瓶，烧杯，蒸发皿，玻璃板，布氏漏斗，三角瓶，层析缸等。

2. 试剂

葛根药材，葛根素对照品，蒸馏水，甲醇，乙醇，丙酮，正丁醇，氯仿，5%碳酸钠水溶液，中性醋酸铅溶液，碱式醋酸铅溶液，冰醋酸，三氯化铁－铁氰化钾试剂，硅胶 G，中性氧化铝（100～200 目），柱层析硅胶（100～200 目），新华层析滤纸，聚酰胺薄膜。

【实验原理】

葛根为豆科植物野葛 [*Pueraria lobata*（Willd）Ohwi] 或甘葛藤（*P. thomsonii* Benth.）的干燥根。葛根味甘辛、性平，能解肌退热、生津止渴、发表透疹、止痢等。主治瘟病发热、头痛颈强、口渴泻痢、麻疹初起等症。近年来用乙醇浸膏片与葛根素治疗伴有头痛颈强的高血压，心绞痛及突性耳聋等病，疗效显著。

葛根中主要成分为异黄酮类化合物。所含非黄酮类有效成分有芳香族的香豆素，甾萜类、三萜皂苷及蔗糖等。从葛根中分出的异黄酮类化合物见表 9 - 2。

表9-2 从葛根中分出的异黄酮类化合物

中、英名称	性状	熔点(℃)	旋光$[a]_D^{20}$	分子式	溶解度
葛根素(puerarin)	白色针状结晶(MeOH-HOAc)	203~205	+18.4°(MeOH))	$C_{21}H_{20}O_9$	溶于热水、MeOH 和 EtOH，不溶于 EtAc、CHCl₃ 和 C₆H₆
大豆素(daidzein)	白色针状结晶(MeOH-H₂O)	320(d.)		$C_{15}H_{10}O_4$	溶于热 MeOH、EtOH、Me₂CO，不溶于热水、CHCl₃ 和 C₆H₆
大豆苷(daidzin)	白色针状结晶(H₂O)	221~222	-42°	$C_{21}H_{20}O_9$	溶于热 MeOH、EtOH 和 Me₂CO，不溶于 CHCl₃ 和 C₆H₆

大豆素：$R_1 = R_2 = R_3 = H$

大豆苷：$R_1 = R_2 = H$ $R_3 =$ 吡喃葡萄糖

葛根素：$R_2 = R_3 = H$ $R_1 =$ 吡喃葡萄糖

葛根黄酮苷及其苷元均能溶于乙醇，故用乙醇为溶剂可提取葛根中的总黄酮，经铅盐法沉淀除去杂质，再利用各化合物结构的不同而对同一吸附剂吸附能力的差异用氧化铝柱层析将其分离。

【实验内容】

（一）方法一

1. 葛根总黄酮的提取

取葛根粗粉 100g 置于 1000ml 圆底烧瓶中，加 300ml 70% 乙醇回流提取 2h，过滤，残渣再用 200ml 乙醇回流提取一次，过滤，合并二次醇提取液，于水浴上回收乙醇至 150ml，转移到烧杯中，加饱和中性醋酸溶液至不再有沉淀析出为止，过滤，滤液加饱和碱式醋酸铅至不再有沉淀析出为止，抽滤，沉淀用水洗二次后悬浮于 150ml 甲醇中，通入 H₂S 气体分解黄酮铅盐沉淀，而转为硫化铅沉淀，抽滤，除去硫化铅沉淀，并用甲醇洗 2~3 次，洗液与滤液合并，中和至 pH 6.5~7，于水浴上减压回收甲醇 30ml 左右，转移到蒸发皿中蒸干，即得总黄酮。

2. 葛根总黄酮的分离

（1）装柱：将适量中性氧化铝（100～200目）用水饱和的正丁醇混悬后，常规湿法装柱，混悬用溶剂体积 V_1 和装柱后放出溶剂体积 V_2，计算柱中溶剂保留体积 V。

$$V = V_1 - V_2$$

这样便于掌握流分的接收、溶剂的更换。

（2）加样和洗脱：将葛根总黄酮用水饱和正丁醇溶解后装入氧化铝柱上，待样品完全通过氧化铝柱时加入饱和正丁醇开始洗脱，待色带到达柱底（UV 光观察控制），于紫外灯下可看到十种色带，由底至顶分别命名 a 至 j，其中 c 带没有荧光，其他九个色带均显紫蓝色荧光。分段接收洗脱液，可使葛根总黄酮中各化合物得以分离。b 流分减压回收溶剂，残渣用 50% 甲醇重结晶得大豆黄酮；c 流分同法处理得大豆黄苷；e 流分同法处理得葛根素；f 流分为葛根素木质糖苷。

（二）方法二

1. 葛根素的提取与精制

称取葛根粗粉 300g，加 5 倍量 95% 乙醇，回流提取 1h，倒出上清液，再回流提取一次。合并提取液，减压回收乙醇至原体积的 1/3，放置过夜，过滤除去沉淀物。将滤液用旋转蒸发仪回收乙醇至干，得葛根总黄酮提取物。加入所得固体 6 倍量的无水乙醇，加热溶解，放置，滤去沉淀。滤液回收乙醇至 1/3 量，于冰箱内放置过夜，次日过滤去糖。向滤液中加入等量冰醋酸。放置待结晶完全析出后，过滤，收集葛根素粗品。在粗品中加 3～5 倍量无水乙醇，加热溶解。放冷过滤。将滤液回收溶剂 1/3～1/2 量后加等量冰醋酸放置，使析晶完全。过滤，用少量丙酮 – 冰醋酸（1∶1）混合溶剂洗涤结晶，自然干燥，得葛根素精品。

2. 葛根素的分离

称取葛根素精品 200g，以样品 – 硅胶（1∶200）的比例，首先以 100ml $CHCl_3$，然后用 $CHCl_3 - MeOH = 7∶3$ 为洗脱剂进行低压柱层析。压力为 0.5～0.8kg/cm^2，每 10ml 为 1 流份。所用洗脱剂总体积约为 350ml 左右，用硅胶 TLC 检测（具体条件见鉴定部分），将含葛根素单一色点的流份合并，回收溶剂至干，加入少量无水乙醇溶解，然后加入等量冰醋酸，放置析晶，过滤得葛根素纯品，60℃真空干燥

3. 葛根素的鉴定

（1）色谱鉴定

1）PC：展开剂：5% Na_2CO_3 水溶液。

2）硅胶 H – CMC 薄层：展开剂：$CHCl_3$ – MeOH = 7:3。

3）聚酰胺 TLC：展开剂：①$CHCl_3$ – MeOH（9:1）；②50% EtOH。

4）样品：葛根素对照品、纯品、精品、粗品。

5）显色：①三氯化铁 – 铁氰化钾试剂；②365nm 紫外灯下观察。

（2）测定熔点。

（3）光谱鉴定：测定葛根素的 UV、IR 光谱。

UV：$\lambda_{max}^{乙醇}$ nm（$\log\varepsilon$），248（4.51），305（4.02，sh）

IR：ν_{max}^{kBr} cm^{-1}，3226，1626，1587，1515，1445

【注意事项】

1. 湿法装柱时，吸附剂应均匀，并注意计算柱体积，以便掌握流分的接收及溶剂的更换。

2. 采用硅胶等吸附柱色谱法进行化合物分离时，吸附剂用量一般为样品量的 30~60 倍。

【思考题】

1. 葛根素与一般黄酮类化合物的性质有哪些异同？为什么？

2. 醋酸铅和碱式醋酸铅沉淀法的原理是什么？

3. 低压柱色谱有哪些特点？

实验四

薯蓣皂苷元提取、分离、鉴定及含量测定

【实验目的】

1. 学习并掌握甾体皂苷元的提取和检识方法。

2. 了解穿山龙中皂苷水解的方法，水解后溶解度的变化。

3. 掌握索氏提取器的应用。

4. 要求得到皂苷元单体并鉴定。

【实验仪器与试剂】

1. 仪器

层析缸，层析柱，布氏漏斗，索氏提取器，塘瓷盘，乳钵，烧杯，冷凝管，紫外分析仪，熔点测定仪，烘箱。

2. 试剂

穿山龙，硫酸，石油醚，碳酸钠，甲醇，盐酸，氢氧化钠，活性炭（粉末），苯，层析用硅胶，层析用氧化铝，乙醇，醋酸乙酯，薄层层析用硅胶 G，硫酸 - 醋酐试剂，磷钼酸试液，薯蓣皂苷元对照品。

【实验原理】

薯蓣皂苷属甾体皂苷，水解可得薯蓣皂苷元，这种甾体皂苷元是目前国内外半合成各种甾体激素的主要原料。本实验用穿山龙为原料。穿山龙中含有多种甾体皂苷，有水溶性皂苷和水不溶性皂苷，总皂苷水解可得薯蓣皂苷元，其含量可达 1.5% ~ 2.6%。

1. 薯蓣皂苷（dioscin）

为无定形粉末或针状结晶，熔点为 288℃，可溶于乙醇、甲醇、乙酸，难溶于乙醚等弱极性有机溶剂，不溶于水。

2. 薯蓣皂苷元（diosgenin）

为白色结晶性粉末，熔点为 204℃ ～ 207℃，$[\alpha]_D^{25} - 129°$（C = 1.4 氯仿），可溶于常用有机溶剂及醋酸中，不溶于水。

【实验内容】

1. 薯蓣皂苷元的提取

（1）水解：取穿山龙 25g，切成碎片，置 500ml 圆底烧瓶中，加 10%（V/V）硫酸水溶液，电磁炉加热回流 6h（开始用小火，防止泡沫冲出），倒去酸水，加入常水洗涤 2 次，然后将药渣倒入乳钵中，加碳酸钠粉末稍加研磨，调pH 值至中性，以常水洗涤至药渣碎块不显酸性，将药渣抽干，80℃下干燥即得水解物。

（2）薯蓣皂苷元的提取：将上述干燥水解物装入滤纸筒中后放于索氏提取器内，加石油醚（60℃～90℃）300ml，于水浴上连续回流提取 5～6h，提取液常压回收石油醚至 10～15ml，迅速转入小三角瓶中，放冷即可析出结晶，滤取结晶并用少量冷石油醚洗涤二次，抽干即得薯蓣皂苷元粗品。

（3）精制：将上述粗品加 20～30ml 95% 乙醇加热溶解（如色深可用 1%～2% 活性炭脱色），抽滤，放置析晶，滤取结晶，烘干即得薯蓣皂苷元精品。计算收得率。

2. 薯蓣皂苷元的鉴定

（1）熔点：204℃～207℃。

（2）化学检识

1）磷钼酸试验：取薯蓣皂苷元结晶少许，用乙醇溶解，取乙醇液点于滤纸片或硅胶薄板上，滴加磷钼酸试剂，略加热，观察颜色变化并与空白对照。

2）硫酸－醋酐试验：取薯蓣皂苷元结晶少许置于白磁板上，加硫酸－醋酐试剂 2～3 滴，颜色由红→紫→兰，放置后变污绿色。

（3）UV 鉴定：$UV\lambda_{max}^{乙醇}nm$：334（3.86）412（4.11）512（3.52）。

（4）薄层层析

1）吸附剂：硅胶 G－CMC 板。

2）展开剂：石油醚－醋酸乙酯（7:3）。

3）显色剂：5% 磷钼酸乙醇溶液，喷后加热，显兰色斑点。

4）样品溶液：①薯蓣皂苷元精品乙醇液；②薯蓣皂苷元标准品乙醇液。

3. 穿山龙中薯蓣皂苷元的含量测定

（1）标准曲线的制备：精密称取薯蓣皂苷元标准品 10mg 左右置于 50ml 容量瓶中，加氯仿至刻度，取 0.5ml、1.0ml、2.0ml、3.0ml、4.0ml，分别置于 30ml 三角瓶中，蒸去氯仿，加 5ml 改良利伯曼（Liebermann）试剂，在 70℃ 水浴上加热 4min，取出迅速冷却至室温。于 400nm 处测吸收度，以试剂为空白，绘制吸收度－浓度曲线。

（2）样品的测定：精密称取 0.2～0.4g 穿山龙样品于 50ml 三角瓶中，加 20ml 1mol/L 硫酸液，缓缓回流 2h，冷却后将上层水液倾去，滤纸过滤，瓶中残渣用 1% Na_2CO_3 洗涤数次，再用水洗至中性，干燥后研碎置滤纸袋中，于索氏提取器中用苯回流提尽皂苷元，定容提取液体积至 50ml，用吸管吸取 5ml 苯液使通过 5g 氧化铝柱，再用 15ml 苯洗去杂质，继用乙醚洗出皂苷元，收集醚液，蒸去醚后，残渣加 5ml 改良利伯曼试剂，在 70℃ 水浴上加热 4min，取出迅速用冷水冷却 1min，放置室温后于 400nm 处测吸收度，以试剂为空白对照，由标准曲线计算含量。

【注意事项】

穿山龙在回流水解时易产生泡沫，应注意用小火加热，防止泡沫冲出。

【思考题】

1. 请设计判断薯蓣皂苷水解完全与否的方法。
2. 请设计出另一条提取分离薯蓣皂苷元的方法。
3. 通常用活性炭脱色操作中应注意哪些问题？

实验五

齐墩果酸的提取、分离及鉴定

【实验目的】

1. 掌握三萜类化合物的提取分离和鉴定方法。
2. 熟悉三萜类化合物化学鉴定和层析鉴定的方法与评判标准。

【实验仪器和试剂】

1. 仪器

水浴锅，冷凝管，布氏漏斗，抽滤瓶，圆底烧瓶，层析缸，烧杯，蒸发皿，培养皿，玻璃板，锥形瓶。

2. 试剂

女贞子药材，齐墩果酸对照品，75%乙醇，无水乙醇，氯仿，丙酮，10%NaOH，甲醇，硫酸，盐酸，醋酐，活性炭，蒸馏水，香草醛，硅胶 G，CMC - Na，三氯化锑试剂。

【实验原理】

女贞子是木犀科女贞属植物女贞的果实，又称女贞实、冬青子、白蜡树子、鼠梓子，味苦，性凉，入肝、肾经，具有补益肝肾、清虚热、明目等功效。现代医学研究认为女贞子可以抑制幽门螺杆菌的作用可以治疗胃病，还具有抑制嘌呤异常代谢的作用可用于痛风和高尿酸血症的治疗。用于肝肾阴虚，腰酸耳鸣，须发早白；眼目昏暗，视物昏暗；阴虚发热，胃病及痛风和高尿酸血症。

女贞子果实含齐墩果酸（Oleanolic acid）、熊果酸（Ursolic acid）、甘露醇、葡萄糖，以及棕榈酸、硬脂酸、油酸及亚麻酸等脂肪油类，其中齐墩果酸的含量可以达到 2% 以上。女贞子中尚含铜、锌、铁、锰等微量元素。

齐墩果酸（Oleanolic acid）为白色针晶（乙醇），无臭，无味，可溶于甲醇、乙醇、苯、乙醚、丙酮和氯仿，几乎不溶于水，对酸碱均不稳定。齐墩果酸主要具有护肝降酶、促进肝细胞再生、抗炎、强心、利尿、抗肿瘤等作用，还具有降血糖、降血脂、镇静的作用，是开发治疗肝病和降血糖等药物有效成分。临床上用于治疗急性黄疸型肝炎，疗效较好，对慢性肝炎也有一定疗效。

【实验内容】

1. 齐墩果酸的提取

取女贞子药材粗粉 100g，用 200ml 75% 乙醇加热回流 1h，再用 150ml 75% 乙醇回流 30min，合并提取液，回收乙醇至无醇味。

2. 齐墩果酸的分离

向浓缩液中加入 10% NaOH 溶液，调 pH 为 10，水浴回流 20min，过滤，滤渣弃去，滤液中加入浓盐酸酸化至 pH 为 1 左右。用氯仿 30ml 萃取一次，20ml 萃取两次，合并氯仿萃取液，回收氯仿至干。用 20ml 无水乙醇转移至锥形瓶，加蒸馏水至再无沉淀析出，过滤，用热蒸馏术洗涤滤渣，得齐墩果酸粗品。

3. 齐墩果酸的精制

将齐墩果酸粗品用 20ml 乙醇溶解，加入 1g 活性炭回流 30min 脱色，双层滤纸过滤。滤液加蒸馏水至再无结晶析出，过滤，热蒸馏水洗涤结晶，95% 乙醇重结晶，干燥得齐墩果酸纯品。

4. 齐墩果酸的鉴定

（1）熔点：306℃～308℃。

（2）化学检识

1）浓硫酸–醋酐反应（Lieberman – Burchard）反应：样品溶于冰醋酸，加浓硫酸–醋酐（1:20），产生黄→红→紫→蓝等颜色变化，最后褪色。

2）三氯化锑（Kahlenberg）反应：将样品乙醇溶液点于滤纸上，喷以 20% 三氯化锑氯仿溶液干燥后，60℃～70℃加热，显黄色、灰蓝色、灰紫色斑点，在紫外灯下显蓝紫色荧光。

3）氯仿–浓硫酸反应：将样品溶于氯仿，加入浓硫酸后，在氯仿层呈现红色或兰色，硫酸层有绿色荧光出现。

4）香草醛反应：样品溶于氯仿中，加入香草醛试剂，略加热，呈红色、橘红色。

（3）薄层层析

1）吸附剂：硅胶 G－CMC 板。

2）展开剂：氯仿－丙酮（95∶5）。

3）显色剂：10% 硫酸乙醇溶液，喷后加热，显褐色斑点。

4）样品溶液：①齐墩果酸精制品乙醇液；②齐墩果酸标准品乙醇液。

【思考题】

1. 试述三萜类化合物的提取分离原理及方法。

2. 试述三萜类化合物的结构和一般性质的关系。

实验六

柴胡皂苷的提取、分离及鉴定

【实验目的】

1. 掌握皂苷类化合物的提取分离和鉴定方法。

2. 了解大孔吸附树脂的结构、性质，熟悉其使用方法及用途。

3. 了解中压液相柱色谱的原理、仪器结构性能、分离条件的选择、分离度的评价，掌握基本操作。

4. 了解反应薄层的基本原理和方法，掌握用反应薄层鉴定皂苷中糖类型的实验方法。

【实验仪器和试剂】

1. 仪器

旋转蒸发仪，恒流泵，部分收集器，玻璃色谱柱，水浴锅，冷凝管，布氏漏斗，分液漏斗，圆底烧瓶，层析缸，烧杯，蒸发皿，培养皿，玻璃板，三角瓶。

2. 试剂

柴胡药材，柴胡皂苷对照品，葡萄糖，鼠李糖对照品，甲醇，醋酸乙酯，无水乙醇，95%乙醇，氯仿，乙醚，氢氧化钾，硫酸，盐酸，正丁醇，α-萘酚，蒸馏水，冰醋酸，D-101大孔吸附树脂，中性氧化铝（100~200目），柱层析硅胶（100~200目），硅胶 G，硅胶 GF$_{254}$，三氯化锑试剂，苯胺-邻苯二甲酸试剂。

【实验原理】

柴胡是伞形科柴胡属植物北柴胡（*Bupleurum Chinese* DC.）或狭叶柴胡（*B. scorzonerifolium* willd）的根，主治感冒、发热、寒热往来、胸肋苦满等症，药理实验证明有解热、抗炎、镇静、保肝、降低血压、减缓心率的作用。由柴胡提取出的挥发油、皂苷已用于临床治疗。

柴胡中以挥发油、皂苷、黄酮类成分为主，此外还含有多元醇、植物甾醇、香豆素、脂肪酸、多糖等化学成分。

柴胡中的皂苷属于以齐墩果酸烷衍生物为母核的三萜皂苷，多为双糖苷。其中柴胡皂苷 a、c、d 的含量较高，为其主要活性成分，其他如糖链末端的葡萄糖乙酰化的皂苷及提取时产生的次生苷含量较低。

柴胡皂苷 a、c、d 的苷元结构中具有 13β，28 - 环氧醚键，在酸性条件下极易断裂形成 $\triangle^{11,13}$ - olean - diene 或 $\triangle^{12}$ - oleanene 相应结构的次生苷，因此在提取过分离程中要避免酸性成分的存在。

柴胡皂苷的理化性质见表 9 - 3。

表 9 - 3　柴胡皂苷的理化性质

中英文名	性　状	Mp（℃）	旋光	分子式	溶解度
柴胡皂苷 a Saikosaponin a	白色粉末 （MeOH - Et₂O）	225 ~ 232	+46 （EtOH）	$C_{42}H_{48}O_{13}$	易溶于甲醇，乙醇，水
柴胡皂苷 d Saikosaponin d	白色粉末 （MeOH - Et₂O）	212 ~ 218	+37 （EtOH）	$C_{42}H_{48}O_{13}$	同上
柴胡皂苷 c Saikosaponin c	白色粉末 （MeOH - Et₂O）	202 ~ 210	+4.3 （EtOH）	$C_{48}H_{58}O_{17}$	同上

Saikosaponin a：$R_3 = \beta - OH$，$R_2 = - OH$，$R_1 = \beta - D - Glu - (1,3) - \beta - D - fuc$

Saikosaponin b：$R_3 = \alpha - OH$，$R_2 = - OH$，$R_1 = \beta - D - Glu - (1,3) - \beta - D - fuc$

Saikosaponin c：$R_3 = \beta - OH$，$R_2 = - H$，$R_1 = \beta - D - Glu - (1,6)$

$\alpha - L - Rha - (1,4)$] $- \beta - D - Glu$

皂苷类易溶于甲醇、乙醇、丁醇等有机溶剂，难溶于弱极性的有机溶剂，如乙醚，氯仿等。而苷元则易溶于弱极性的有机溶剂。因此，可用甲醇提取苷和苷元，并利用二者的溶解性差异分离，再利用各化合物结构上的差异，用层析法分离之。

【实验内容】

1. 柴胡皂苷的提取

将柴胡根（200g）粉碎，装入1000ml圆底烧瓶中，加入600ml含0.5% KOH的甲醇，回流2h，过滤，药渣用400ml含0.5% KOH的甲醇再回流提取两次，每次1h，过滤后药渣弃去。

提取滤液除不溶性杂质后合并，减压浓缩至干，得红棕色黏稠物，用150ml的蒸馏水溶解，水溶液用50ml醋酸乙酯萃取3次，水层置蒸发皿中在通风橱中挥发至无醋酸乙酯味。

称D-101型大孔吸附树脂100g（湿重），加入95%乙醇200ml，溶胀30min，装入3.0cm×30cm色谱柱中，控制流速以液滴不成串为宜，补加乙醇至乙醇流出液无色，加蒸馏水置换柱中的乙醇。

将柴胡皂苷水溶液通过大孔吸附树脂柱，用蒸馏水冲洗树脂柱至流出液无明显的Molish反应，用95%乙醇洗脱皂苷，收集与$SbCl_3$反应呈阳性的洗脱液，合并后通过40g Al_2O_3吸附柱，加95%乙醇40ml冲洗后，洗出液合并，减压浓缩，抽松，得总皂苷。

2. 柴胡皂苷的检识与分离条件的寻找

（1）方法：硅胶薄层色谱。

（2）样品：柴胡总皂苷的甲醇溶液。

（3）溶剂系统：①氯仿－甲醇－水（30:10:1）；②醋酸乙酯－乙酸－水（8:2:1）。

（4）显色剂：$SbCl_3$或$SbCl_5$的氯仿溶液。

3. 柴胡皂苷的分离

称总皂苷300mg溶于95%乙醇中，加入900mg硅胶拌样。取26mm×460mm硼硅玻璃柱，减压下分次装入硅胶H（10~40μ）至柱头，装入拌好的样品，上面覆以少量硅胶。将色谱柱接入中压液相柱层色谱系统中，以冲程（H.S）12.0，输液频率（S.F）1:0泵入300ml $CHCl_3$饱和色谱柱，然后用氯仿－甲醇（4:1）500ml、氯仿－甲醇－水（30:10:1）600ml梯度洗脱，自动收集仪以

20ml 一份收集，将保留时间为 25min、35min 及 75min；$SbCl_5/CHCl_3$ 显色阳性的收集液用硅胶薄层检识，合并 R_f 值相同的洗脱液，减压浓缩至干，少量甲醇溶解，滴加乙醚得白色沉淀，抽滤，少量乙醚洗涤，分别为柴胡皂苷 a、b、c。

4. 柴胡皂苷的鉴定

用反应薄层（Reaction Thin Layer Chromatography）鉴定皂苷中的糖。

取少量柴胡皂苷样品溶于无水乙醇中，在 14cm × 15cm 硅胶 GF_{254}（10 ~ 40μ）/0.5% CMC 板上点样。在 1000ml 烧杯中放入盛有盐酸的培养皿，将点好样的色谱板放入，密封烧杯上口，置 70℃ 水浴中保湿 1h，取出挥去 HCL 后，点葡萄糖与鼠李糖标准品，用 $CHCl_3$ – MeOH – H_2O（30∶12∶4）下层液 15ml 加冰乙酸 1ml 配成的溶剂展开，苯胺 – 邻苯二甲酸丁醇溶液喷雾加热显色，将被水解的柴胡皂苷色点与标准品 R_f 值比较。

【注意事项】

市售大孔吸附树脂一般含有未聚合的单体、致孔剂、分散剂和防腐剂等杂质，使用前必须经过处理。方法是：采用乙醇湿法装柱，用乙醇在柱上做流动清洗，并不时检查流出的乙醇，直至流出的乙醇液与水混合不呈现白色乳浊现象即可，然后以大量蒸馏水洗去乙醇。

【思考题】

1. 柴胡的醇提取物在用大孔吸附树脂处理前为何要先用醋酸乙酯萃取？水层又为何待挥去醋酸乙酯后才可用树脂处理？

2. 柴胡皂苷在硅胶柱色谱分离后常常与少量香豆素类成分混在同一流分中，使得到的皂苷样品外观发黄并干扰结构鉴定，请设计一些方法除去这些杂质并尽可能避免产品的破坏或损失。

3. 请设计另一方法提取柴胡皂苷。

实验七

汉防己生物碱的提取分离与鉴定

【实验目的】

1. 通过汉防己中几种生物碱的提取和分离，熟悉和掌握生物碱的一般提取方法。

2. 掌握溶剂法分离生物碱的原理和方法。

3. 学习和掌握生物碱的鉴别和鉴定方法。

【实验仪器与试剂】

1. 仪器

电炉，水浴锅，循环水泵，各种滴管，熔点测定仪，层析缸（10cm×20cm，20cm×20cm），烘箱，研钵，2000ml 圆底烧瓶，1000ml 分液漏斗，三角瓶，烧杯，冷凝管等。

2. 试剂

汉防己，蒸馏水，盐酸，乙醇，甲醇，苯，氨水，硫酸，冰醋酸，氢氧化钠，无水碳酸钠，氯化铵，无水硫酸铵，碘化汞钾试剂（Mayer 试剂），碘化铋钾试剂（Dragendoff 试剂），碘 - 碘化钾试剂（Wagher 试剂），雷氏铵盐试剂，苦味酸试剂。

【实验原理】

汉防己（粉防己）为防己科植物汉防己（*Stephania tetrandra* S. Moore）的根，味苦辛，性寒，能祛风湿、利水消肿、行气止痛。汉防己中总生物碱含量为 1.5% ~ 2.3%，主要为汉防己甲素，含量约 1%。此外，汉防己乙素含量为 0.5%，轮环藤酚碱含量为 0.2%，还有其他数种微量生物碱。

1. 汉防己甲素（Tetrandrine，汉防己碱，粉防己碱）

无色针晶，不溶于水和石油醚，易溶于乙醇、丙酮、乙酸乙酯、乙醚和氯仿等有机溶剂及稀酸水中，可溶于苯。熔点为 216℃，有双熔点现象，自丙酮中结晶者 150℃ 左右熔后加热又固化，至 213℃ 复熔。

2. 汉防己乙素（Fangchinoline, 防己诺林碱，去甲粉防己碱）。

溶解行为与汉防己甲素相似，因有一个酚羟基，故极性较汉防己甲素稍高，在苯中的溶解度小于汉防己甲素而在乙醇中又大于汉防己甲素。藉此可以相互分离，用不同溶剂重结晶时，其晶型和熔点不同。

R=CH₃ 汉防己甲素
R=H 汉防己乙素

（1）乙醇：细棒状结晶，熔点为 240℃ ~245℃。
（2）甲醇：细棒状结晶，熔点为 177℃ ~179℃。
（3）丙酮：六面颗粒状结晶，熔点为 134℃。
（4）吡啶 – 甲醇：熔点为 121℃ ~122℃。
（5）环己烷 – EtOAc：熔点为 156℃。

3. 轮环藤酚碱（Cylanoline）

为水溶性季铵生物碱，不溶于非极性溶剂。氯化物无色，为八面体状结晶，熔点为 214℃ ~216℃。碘化物为无色绢丝状结晶，熔点为 185℃。苦味酸盐为黄色结晶，熔点为 154℃ ~156℃。

【实验内容】

(一) 总生物碱的提取

称取汉防己粗粉300g,置于2000ml的圆底烧瓶中,加95%乙醇900ml,水浴加热回流提取1h,过滤,残渣再用600ml 95%乙醇回流提取0.5h,过滤。合并两次醇提液(留10ml作鉴别用),减压回收乙醇至无醇味,放置备用。

(二) 脂溶性生物碱与水溶性生物碱的分离及脂溶性生物碱的精制

取总生物碱提取物,逐渐加入1%盐酸稀释,充分搅拌使生物碱溶解,不溶物呈树脂状析出下沉。酸水液未加足前,树脂状物常有混溶在水液中的现象。继续加稀盐酸并搅拌,直至加酸水时溶液不发生浑浊为止(约400ml盐酸),充分搅拌后静置,倾出上清液,瓶底树脂状沉淀以1%稀盐酸少量多次洗涤至洗液对生物碱沉淀试剂反应微弱为止,合并洗液和滤液,静置片刻,再过滤一次,得澄明滤液。

将澄明液置于1000ml容积的三角烧瓶中,滴加浓氨水中和至pH8~9。加氯仿150ml,移置1000ml容积的分液漏斗中萃取,分取氯仿层,上层氨碱性水溶液再以氯仿萃取5次,每次用氯仿100ml,合并氯仿萃取溶液,回收氯仿至干,得脂溶性生物碱。碱水液留20ml用盐酸中和,小心蒸干,临用前用1ml丙酮溶解作水溶性生物碱鉴别。

盛有脂溶性生物碱的圆底烧瓶中加入100ml苯,加热回流使溶解,倒出上清液。如有不溶物,同法再处理一次,合并苯液,如不澄清过滤一次。回收苯,残留物用丙酮重结晶,得汉防己碱和防己诺林碱混合物。

(三) 脂溶性生物碱的分离和鉴定

1. 脂溶性生物碱的分离

取该混合物置于25ml三角烧瓶中,加5倍量苯冷浸1h,期间时时振摇。过滤分开苯溶液和苯不溶物,以少量苯洗涤苯不溶解部分,合并苯液回收苯至无苯味,残留物以丙酮反复重结晶,得细棒状结晶,为汉防己碱。苯不溶物挥去残留苯后,用丙酮反复重结晶,得颗粒状结晶,为防己诺林碱。

2. 生物碱的鉴别与鉴定

(1) 沉淀实验

1) 碘化汞钾实验:取样品的水溶液或稀酸溶液1ml,加碘化汞钾试剂(Mayer氏试剂)1~2滴,出现白色或类白色沉淀则为阳性反应,示有生物碱存在,此沉淀可溶于10% HCl中。

2）碘化铋钾实验：取样品的稀酸水溶液 1ml，加碘化铋钾试剂（Dragendoff 试剂）1~2 滴，生成棕黄色至棕红色沉淀则为阳性反应，示有生物碱存在。

3）碘 – 碘化钾实验：取生物碱水溶液或稀酸溶液 1ml，加碘 – 碘化钾试剂（Wagher 试剂）1~2 滴，生成褐色或暗褐色沉淀者为阳性反应，示有生物碱存在。

4）雷氏铵盐反应：取生物碱稀酸水溶液 1ml，加雷氏铵盐试剂数滴，生成黄红色沉淀则为阳性反应，示有生物碱存在。

5）苦味酸实验：取生物碱中性水溶液，加苦味酸饱和溶液 1 滴，生成黄色沉淀者则为阳性反应，示有生物碱存在。

（2）薄层色谱

1）吸附剂：青岛海洋化工厂薄层色谱用硅胶 G，用 0.3% CMC – Na 水溶液制板，110℃活化 1h。

2）点样：用毛细管点上以下样品溶液：汉防己碱、防己诺林碱、总提取物、水溶性生物碱。

3）展开剂：环己烷 – 乙酸乙酯 – 二乙胺（6:2:1）混合溶剂展开。

4）显色剂：改良碘化铋钾试剂（展开后待展开剂晾干后再喷显色剂，以免二乙胺干扰）。现象：甲素显色后呈淡棕色，2h 左右就褪色，而乙素呈棕色，久置不褪色，可用以区别。

【思考题】

1. 汉防己甲素和乙素在结构上和性质上有什么异同？

2. 雷氏铵盐法分离纯化季铵碱有何优缺点？

3. 萃取过程中如何防止和消除乳化？

实验八

三颗针中小檗碱的提取分离与鉴定

【实验目的】

1. 掌握从三颗针中提取和精制小檗碱的原理和操作方法。

2. 学习和掌握生物碱的鉴别和鉴定方法。

【实验仪器与试剂】

1. 仪器

电炉，水浴锅，循环水泵，层析缸，烘箱，研钵，圆底烧瓶，烧杯，真空干燥箱，三角瓶，烧杯，冷凝管，玻璃板等。

2. 试剂

三颗针，小檗碱标准品，蒸馏水，盐酸，乙醇，甲醇，氨水，硫酸，硝酸，冰醋酸，氯化钠，氢氧化钠，石灰水，漂白粉，碘化汞钾试剂（Mayer 试剂），碘化铋钾试剂（Dragendoff 试剂），碘 - 碘化钾试剂（Wagher 试剂），硅胶 G，CMC - Na。

【实验原理】

三颗针为小檗科小檗属植物豪猪刺（*Berberis soulieana* Schneid）、小刺黄连（*B. Wilsonae* Hemsl.）、细叶小檗（*B. Poiretii* Schneid.）或匙叶小檗（*B. Vernae* Schneid）的根，味苦，性寒，可以清热燥湿、泻火解毒，用于湿热泻痢、黄疸湿疹、咽痛目赤、聤耳流脓、痈肿疮毒，主要含小檗碱（berberine）、巴马亭（掌叶防己碱 palmatine）、小檗胺（berbamine）、药根碱（jatrorrhizine），此外尚含有非洲防己碱（咖伦明，columbamine）、尖刺碱（氧化爵床碱，oxyacanthine）、异汉防己碱（isotetrandine）、木兰花碱（magnoflorine）等成分。

1. 小檗碱 （Berberine）

小檗碱又称黄连素，广泛分布在植物界，是临床上一种常用的广谱抗菌药，主要用于菌痢、胃肠炎、痈肿等细菌性感染。小檗碱是黄色针状晶体，表现为季铵型、醇型，其中以季铵碱型最稳定。小檗碱能缓慢溶解于冷水（1∶20）或冷乙醇（1∶100），在热水或热乙醇中溶解度比较大，难溶于丙醇、氯仿或苯。其盐在水中溶解度很小，尤其是盐酸盐。盐酸盐为 1∶500，枸橼酸盐 1∶125，酸性硫酸盐 1∶100，硫酸盐 1∶30，但在热水中都比较容易溶解。

2. 小檗胺 （Berbamine）

小檗胺又名升白胺，熔点为 197℃～210℃，旋光度为 +114.6°，极难溶于水，溶于乙醇、乙醚、氯仿和石油醚，有较强的箭毒样作用，可用于防治肿瘤患者由于化疗或放疗引起的白细胞减少症、苯中毒、放射性物质及药物等引起的白细胞减少症。

3. 巴马汀 （Palmatine）

巴马汀又称掌叶防己碱，为黄色结晶，溶于水、乙醇，几乎不溶于三氯甲烷、乙醚等有机溶剂。盐酸掌叶防已碱为黄色针状结晶，有强烈的黄色荧光，易溶于热水或热乙醇，在冷水中的溶解度也比盐酸小檗碱大。

4. 药根碱（Jatrorrhizine）

盐酸药根碱为黄色结晶，熔点为 206 ℃，易溶于热水或乙醇，在冷水中溶解度大于盐酸小檗碱。

【实验内容】

1. 小檗碱的提取

取三颗针药材粉末 50g，放入 500ml 圆底烧瓶中用 300ml 95% 乙醇水浴加热回流 1h。过滤，残渣再用 200ml 95% 乙醇回流提取 30min，过滤。合并两次醇提液（留 10ml 作鉴别用），减压回收乙醇至无醇味。

2. 小檗碱的精制

向浸膏中加入 1% 醋酸 40ml，加热溶解，趁热过滤。滤液冷却后加盐酸酸化至 pH 至 1～2，加 4g 食盐，放置析晶，过滤得小檗碱粗品。将小檗碱粗品用 10 倍量热水溶解，加入石灰乳调 pH 至 8～9。加热搅拌并趁热过滤，滤液放冷后用盐酸酸化 pH 至 1～2，静置析晶，过滤，用蒸馏水洗涤结晶至中性，干燥既得小檗碱纯品。

3. 小檗碱的鉴别与鉴定

（1）鉴别试验

1）取精制盐酸小檗碱 0.05g 溶于 50ml 热水中，加入 10% NaOH 溶液 2ml，混合均匀后于水浴上加热至 50℃，加入丙酮 5ml，放置，即有柠檬色丙酮小檗碱结晶析出。抽滤，水洗后，干燥，测熔点。

2）取样品的水溶液或稀酸溶液 1ml，加碘化汞钾试剂（Mayer 氏试剂）1～2 滴，出现白色或类白色沉淀则为阳性反应，示有生物碱存在，此沉淀可溶于 10% HCl 中。

3）取样品的稀酸水溶液 1ml，加碘化铋钾试剂（Dragendoff 试剂）1~2 滴，生成棕黄色至棕红色沉淀则为阳性反应，示有生物碱存在。

4）取样品少许，加稀盐酸 2ml 待溶解后，加漂白粉少许即显樱红色。

5）取样品少许，加水 1ml 待溶解后，加浓硝酸 1~2 滴即产生绿色硝酸小檗碱沉淀。

6）取样品少许，加水 1ml 待溶解后，加锌粉少许，再分数次加入浓硫酸数滴，每隔 10min 加 1 次，观察其黄色是否消退。

（2）薄层色谱

1）吸附剂：硅胶 G – CMC – Na 薄层板。

2）对照品：盐酸小檗碱甲醇溶液。

3）样品：样品甲醇溶液。

4）展开剂：$CHCl_3$ – MeOH – 冰醋酸（7:1:2）。

5）检视：先在紫外灯光（365nm）下观察荧光，再喷改良碘化铋钾试剂。记录图谱并计算 Rf 值。

【注意事项】

精制时加饱和石灰水后要趁热过滤，以防盐酸小檗碱析出。

【思考题】

1. 提取过程中加 NaCl 起到什么作用？

2. 小檗碱还可以采用什么方法提取？

3. 小檗碱的化学检识除了生物碱通用的沉淀反应外，还有哪些特殊的化学反应？

实验九

茶叶中咖啡因的提取、分离与鉴定

【实验目的】

1. 学习从茶叶中提取咖啡因的基本原理和方法，了解咖啡因的一般性质。

2. 掌握咖啡因的性质及鉴定方法。

3. 进一步熟悉萃取、蒸馏、升华等基本操作。

【实验仪器与试剂】

1. 仪器

烧瓶，冷凝管，布氏漏斗，玻璃漏斗，蒸发皿，电热套。

2. 试剂

茶叶，95% 乙醇，甲醇，氯仿，盐酸，碳酸钙，蒸馏水，碘化铋钾试液，碘化汞钾试液，碘 - 碘化钾，鞣酸溶液，双氧水。

【实验原理】

茶叶为山茶科植物茶（*Camellia sinensiso. Ktze*）的芽叶。我国是茶树的原产地，西汉年间就有人工种植茶树的记载。茶与咖啡、可可并称为世界三大饮料。中医认为，茶叶上可清头目，中可消食滞，下可利小便，是天然的保健饮品。

茶叶中含有有机成分和矿物元素。有机化学成分主要有茶多酚（鞣质）、咖啡因、黄酮、萜类、蛋白质、氨基酸、维生素等。无机矿物元素主要有钾、钙、镁、钴、铁、锰、铝、钠、锌、铜、氮、磷、氟、碘、硒等。

茶叶中含咖啡因一般在 2% ~4%。咖啡因又称咖啡碱，是一种嘌呤类生物碱，存在于茶叶、咖啡、可可等植物中。咖啡因是弱碱性化合物，可溶于氯仿、丙醇、乙醇和热水中，难溶于乙醚和苯（冷）。纯品熔点为 235℃ ~236℃，含结晶水的咖啡因为无色针状晶体，在 100℃ 时失去结晶水并开始升华，120℃ 时显著升华，178℃ 时迅速升华。利用这一性质可纯化咖啡因。咖啡因是一种温和的兴奋剂，具有刺激心脏、兴奋中枢神经和利尿等作用，可以作为中枢神经兴奋药。它也是复方阿司匹林（A. P. C）等药物的组分之一。

咖啡因(1,3,7-三甲基-2,6-二氧嘌呤)

【实验内容】

1. 咖啡因的提取和初步分离

取茶叶30g，加入500ml圆底烧瓶内，再加入250ml蒸馏水，水浴90℃加热回流30min，溶液趁热过滤，滤渣弃去，滤液用水浴冷却，然后将此滤液用氯仿萃取三次，每次25ml，萃取液倒入圆底烧瓶内，于水浴上加热蒸馏回收溶剂。粗咖啡因即残留在烧瓶内。

2. 咖啡因的精制

用95%乙醇（大约10～15ml）将烧瓶中残留物转移至蒸发皿中，烧瓶用少量乙醇洗涤，洗涤液也倒入蒸发皿中，加入4g碳酸钙粉末，搅拌均匀，用电热套加热（100～120V），蒸发至干，除去全部水分。冷却后，擦去沾在边上的粉末，以免升华时污染产物。将一张刺有小孔的圆形滤纸盖在蒸发皿上，取一只大小合适的玻璃漏斗罩于其上，漏斗颈部疏松地塞一团棉花。

用电热套小心加热蒸发皿，慢慢升高温度，使咖啡因升华。咖啡因通过滤纸孔遇到漏斗内壁凝为固体，附着于漏斗内壁和滤纸上。当纸上出现白色针状晶体时，暂停加热，冷至100℃左右，揭开漏斗和滤纸，仔细用小刀把附着于滤纸及漏斗壁上的咖啡因刮入表面皿中。将蒸发皿内的残渣加以搅拌，重新放好滤纸和漏斗，用较高的温度再加热升华一次。此时，温度也不宜太高，否则蒸发皿内大量冒烟，产品既受污染又遭损失。合并两次升华所收集的咖啡因，测定熔点。

3. 咖啡因的鉴定

（1）与生物碱试剂反应：取少量咖啡因结晶溶于热水中，加1～2滴10%盐酸（或10%硫酸）进行酸化，再分别与碘化铋钾、碘化汞钾、碘－碘化钾试剂反应，记录现象。

（2）与鞣酸反应：取少量咖啡因结晶溶于热水中，加1～2滴5%鞣酸溶液，记录现象。

（3）氧化反应：在表面皿剩余的咖啡因中加入30% H_2O_2 8～10滴，置于水浴上蒸干，记录残渣颜色。再加一滴浓氨水于残渣上，观察并记录颜色有何变化。

【注意事项】

在升华过程中必须始终严格控制加热温度。温度太高将导致被烘物和滤纸炭化，一些有色物质也会被带出来，影响产品的质量。进行再升华时，加热温度亦应严格控制。

【思考题】

1. 精制时加入碳酸钙的作用是什么？

2. 咖啡因的氧化反应说明什么问题？

3. 茶叶中除咖啡因外的主要成分是什么？属于何种天然产物？其主要生理作用是什么？

实验十

苦参中生物碱类成分的提取、分离与鉴定

【实验目的】

1. 掌握生物碱的一般提取、分离和鉴定的原理与方法。
2. 掌握苦参碱和氧化苦参碱提取分离方法。
3. 了解氧化苦参碱的工业生产方法。
4. 了解氧化苦参碱和苦参碱的用途。

【实验仪器与试剂】

1. 仪器

层析缸，层析柱，布氏漏斗，索氏提取器，塘瓷盘。

2. 试剂

苦参，离子交换树脂（732″、强酸型），甲醇，二氯甲烷，氯仿，盐酸，硫酸，氢氧化钠，丙酮，活性炭（粉末），石油醚，苯，层析用硅胶，层析用氧化铝，碘化铋钾试液，丁醇，乙醇，吡啶，无水硫酸钠，甲苯，醋酸乙酯，薄层层析用硅胶 G，亚硝酸钠，碘化汞钾试液，硅钨酸试液。

【实验原理】

苦参为豆科植物苦参（*Sophora flavescens* Ait.）的根，味苦性寒，有清热利湿、祛风杀虫及解毒等功效，主要用于湿热黄疸、赤白带下、痈肿疮毒、皮肤疥癣以及肠炎痢疾等。

苦参中主要含有苦参碱、氧化苦参碱、N–甲基金雀花碱、安那吉碱、巴普叶碱、苦参烯碱、苦参醇及黄酮类成分等。苦参总碱及氧化苦参碱都具有减慢心率的作用，可用于室性早搏等心律失常之症。苦参制剂也常用于急性菌痢、滴虫病、白细胞减少症、皮肤搔痒等多种疾病的治疗。现在还发现苦参碱、氧化苦参碱等具有抗肿瘤作用，对肉瘤 S_{180} 有抑制作用。

1. 苦参碱（matrine or sophocarpidine）

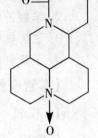

苦参碱有四种形状：α–苦参碱为针状或柱状结晶，熔点为 76℃，[α] D +39°；β–苦参碱为柱状结晶，熔点为 87℃；γ–苦参碱为液体，沸点为 223℃/6mmHg；δ–苦参碱是柱状结晶，熔点为 84℃。常见的是 α–苦参碱。当 β–苦参碱在石油醚中 22℃～24℃放置后，能析出 α 和 δ 型苦参碱的混合晶体，而 α–苦参碱的溶液放置在 10℃时能析出 β–苦参碱结晶，用过氧化氢处理苦参碱可转变为氧化苦参碱。可溶于冷水、苯、乙醚、氯仿或二硫化碳，难溶于石油醚。四种形态的苦参碱的苦味酸盐相同，熔点为 167℃～169℃。

2. 氧化苦参碱（oxymatrine）

氧化苦参碱为无色柱状结晶（Me₂CO），熔点为 162℃～163℃（水合物），207℃（无水物），[α] D +47.7°（C₂H₅OH）。可溶于水、氯仿、乙醇，难溶于乙醚、甲醚、石油醚。用 SO₂ 处理可转变为苦参碱。

3. 安那吉碱（anagyrine）

安那吉碱沸点为 210℃～215℃/4mmHg，[α] D – 168°（C₂H₅OH）。

其余还含有苦参醇碱、N–氧化槐果碱等生物碱；还含有黄酮类、三萜皂苷类和 2–烷基色酮类化合物等。

苦参生物碱为喹嗪类生物碱，可溶于水及有机溶剂，具有生物碱的通性，能与酸结合成盐，在水中可离子化，利用此性质可用酸水提取之，用离子交换法使其与其他非离子化成分分离。也可用有机溶剂提取总碱，然后根据各生物碱结构性质差异，用溶剂法分离之。

【实验内容】

1. 苦参总碱的提取

（1）溶剂法：称取苦参根粗粉 2kg，用甲醇室温浸渍三次（甲醇用量以没过药面 1 ~ 2cm 为度），每次 24h，合并提取液，回收甲醇至约 500ml，加 6mol/L 盐酸酸化至 pH 3 ~ 4 并加 500ml 水稀释，用乙醚洗涤二次，再浓缩至 300ml，加氢氧化钠调至 pH 13 左右。用二氯甲烷提尽生物碱，回收二氯甲烷至残留液为深色油状物，使溶于 30ml 氯仿中，即为总生物碱。

（2）离子交换法

1）苦参生物碱的提取与交换：取苦参粗粉 150g 加适量 0.1% 盐酸溶液润湿膨胀后装入渗漉筒，加 0.1% 盐酸水浸泡 4h。检查渗漉是否完全，渗漉液通过树脂后，将树脂倒入烧杯中，以蒸馏水洗涤数次，于布氏漏斗抽干，倒入塘瓷盘内晾干。

2）总生物碱的洗脱：将晾干的树脂置烧杯中，加适量浓氨水（使树脂均匀潮湿即可），搅拌均匀，放置 20min，装入索氏提取器中，用氯仿回流至提取液无生物碱反应（约 5 ~ 6h），氯仿提取液加无水硫酸钠脱水后回收氯仿至干，抽松，以丙酮结晶 2 ~ 3 次，得白色结晶（若结晶不白，可加活性炭脱色），即为总碱。

2. 生物碱的分离

（1）氧化苦参碱的分离：将上述溶剂法中得到的总碱 30ml 氯仿溶液加入 200ml 乙醚，放置后有沉淀析出，过滤析出的沉淀，滤液浓缩后（油状物）再溶于氯仿中、加乙醚放置，再过滤析出的沉淀，合并二次沉淀物，用丙酮重结晶，即为氧化苦参碱（约 15g）。

（2）苦参碱的分离：将上述滤液蒸干，加石油醚（30℃ ~ 60℃）回流提取三次，每次 100ml，合并石油醚提取液（还有不溶物约 4g），回收石油醚至 100ml，放置，过滤得少量结晶（为 N - 甲基金雀儿碱），滤液再浓缩至适量，放置析晶，抽滤得苦参碱（约 5g）。

（3）其他生物碱的分离：将上述石油醚不溶物做如图 9 - 1 处理。

3. 鉴定

（1）生物碱沉淀反应：取三支试管，各加入苦参碱和氧化苦参碱少许，各加 1ml 稀酸水溶解，分别滴加碘化铋钾、碘化汞钾和硅钨酸试液数滴，观察反应现象。

（2）薄层鉴定

1）样品：①自制样品乙醇液；②对照品乙醇液。

2）吸附剂：2% 氢氧化钠溶液制备的硅胶 G 薄层板。

3）展开剂：二次展开，第一次用苯 - 丙酮 - 甲醇（8:3:0.5）；第二次以甲

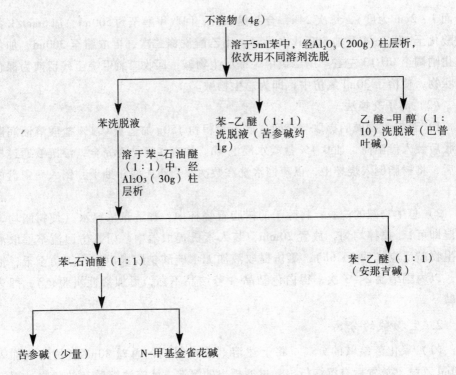

图 9-1 其他生物碱的分离

苯－醋酸乙酯－甲醇－水 （2:4:2:1） 10℃以下放置后的上层溶液为展开剂。

4) 显色剂：依次喷以碘化铋钾试液、亚硝酸钠乙醇液。

（3）纸层析：苦参碱类纸层析 R_f 值见表 9-4。

表 9-4 纸层析

生 物 碱	溶 剂 系 统		
	A	B	C
氧化苦参碱	0.51	0.66	0.70
苦 参 碱	0.84	0.74	
苦参稀碱	0.47	0.82	
苦参醇碱	0.45	0.66	0.86
安那吉碱	0.40	0.45	
N－甲基金雀花碱	0.35	0.33	0.75
巴普叶碱	0.32	0.35	0.80

1）溶剂系统：①丁醇－乙醇－0.5mol/L醋酸（6:2:3）；②丁醇－浓盐酸－水（5:1:1）；③丁醇－吡啶－水（4:3:7）。

2）显色剂：改良碘化铋钾喷洒液。

【注意事项】

1. 苦参碱和氧化苦参碱都溶于水，切勿用水洗结晶。

2. 溶剂法提取苦参碱时，碱化一步一定要达到pH大于12，否则总碱提取不完全。

【思考题】

1. 简单叙述离子交换树脂提取分离生物碱的原理。

2. 简述生物碱类成分提取分离方法及应用。

3. 简述苦参碱和氧化苦参碱分离的关键问题。

实验十一

天然药物化学成分系统预试验

【实验目的】

1. 学习天然药物化学成分系统预试验的原理和方法
2. 掌握天然药物化学成分系统试验的程序和结果的判断

【实验仪器与试剂】

1. 仪器

电热套，层析缸（10cm × 20cm，20cm × 20cm），循环水泵，旋转蒸发仪，各种滴管，紫外分光光度计，紫外分析仪，熔点测定仪，烘箱，乳钵，烧杯，冷凝管等。

2. 试剂

蒸馏水，盐酸，乙醇，甲醇，硫酸，α - 萘酚，镁带（粉），醋酸镁，氧化铝，柠檬酸，正丁醇，冰醋酸，三氯化铝，聚酰胺薄膜，36% 醋酸，三氯化铁，醋酸铅，锌粉，金属钠，醋酐，醋酸钠，硼酸，新华层析滤纸 No.2，氢氧化钠，苯胺，邻苯二甲酸，纱布，氨水，醋酐 - 浓硫酸试液，三氯醋酸，碘化铋钾试液，碘化钾试液，碘化汞钾试液，硅钨酸试液，茚三酮试液等。

【实验方法】

（一）初步分离

（1）称取原料粉末 10g，置 100ml 圆底烧瓶中，加入石油醚（沸程 60℃ ~ 90℃）100ml，于水浴回流 1h，过滤，滤渣再加石油醚 50ml 回流 30min，过滤，合并两次提取液，减压回收溶剂至干，残渣加 95% 乙醇 20 ~ 30ml 溶解，得两部分，醇溶部分为第一试液（甲），醇不溶部用 5ml 乙醚溶解为第二试液（乙）。药渣风干后，加 95% 乙醇 100ml，水浴回流 1h 后过滤，滤渣再加 50ml 乙醇回流提取 30min，过滤合并两次提取液。乙醇溶液（留取 5ml 做圆形滤纸法），减压回收乙醇至无醇味，得残留液与下一步酸水液合并。

（2）乙醇提取过的药渣加 2% 醋酸 100ml 温浸（60℃左右）30min，过滤，药渣弃去。得酸水液与乙醇提取部分合并。合并液加醋酸，使呈显著酸性，置分液漏斗中，加醋酸乙酯提取 2 次，每次 50ml，合并醋酸乙酯萃取液得第三试液（丙）。醋酸乙酯萃取过的水液取 1ml（呈酸性反应），加生物碱沉淀试剂，如果呈负反应，则不必进行下一步的操作，水溶液即为第五试液（戊），如生物碱反应为阳性，则进行下一步。

（3）水溶液加氨水碱化（pH8 ~ 9），用氯仿提取二次，每次 20ml，合并氯仿液，回收氯仿得第四试液（丁）。

（二）各类成分的检查

甲部分可能含有挥发油、甾体、萜类，叶绿素等；乙部分可能含有油脂；丙部分可能有苷类、黄酮、蒽醌、内酯、香豆素、强心苷、氰苷、酚类、有机酸等；丁部分可能含有生物碱及其他胺类；戊部分可能含有糖、多糖、苷类、酚类、鞣质、皂苷、氨基酸、季铵碱等成分。

（1）甲部分供以下成分检查

1）挥发油、萜类：将甲部分的乙醇液滴在滤纸上数滴，（待一滴干后再滴一滴）。如果有香气且当乙醇挥发后滤纸上留有油迹，稍加热，如果油迹消失就说明有挥发油存在。

进一检查挥发油，将乙醇液点在氧化铝薄板上用醋酸乙酯 - 石油醚（5:95）展开后，喷以新配制的 5% 香草醛的浓硫酸溶液，如出现黄色、棕色、红色或兰色斑点，表明含有挥发油类。

2）甾体、三萜的检查：①醋酐 - 浓硫酸试验（Lieberman - Burchard 反应）；②三氯醋酸反应。

（2）乙部分可进行脂肪油的检查：①观察油斑；②丙烯醛反应。

（3）将丙部分的醋酸乙酯提取液，回收醋酸乙酯后，残渣溶于 30ml 95% 乙醇中供以下试验。

1）酚类：三氯化铁试验。

2）苷类：①α-萘酚试验；②费林试验（水解后对比）。

3）黄酮：①盐酸镁粉试验；②三氯化铝试验；③醋酸铅沉淀试验；④浓氨熏试验。

4）蒽醌类：①苛性碱液试验；②醋酸镁试验。

5）内酯、香豆素类：①荧光试验；②异羟戊酸铁试验；③碱性苦味酸试验。

6）强心苷类：①3, 5 - 二硝基苯甲酸试验（Kedde 氏反应）；②keller - kil-lani 氏反应；③碱性苦味酸试验。

7）氰苷类：苦味酸钠试验。

8）有机酸类：pH 试纸检查。

（4）将丁部分的氯仿液回收氯仿，残渣用 5ml 1% HCl 溶解作碘化铋钾试验、碘化钾试验、碘化汞钾试验、硅钨酸试验。

（5）戊部分供检查

1）糖、多糖、苷糖：①碱性酒石酸酮；②α-萘酚试验。

2）氨基酸、多肽、蛋白质类：戊部分的水溶液加 HCl 调 pH7 左右，水溶液浓缩，作茚三酮试验和双缩脲试验。

3）鞣质：取戊部分水溶液加醋酸调成酸性，作三氯化铁试验和明胶沉淀试验。

4）皂苷：取戊部分水溶液加 HCl 调 pH = 7，必要时浓缩，做泡沫试验。

以上检查认真观察反应现象，作好记录。

（三）圆形滤纸法

取直径为 15cm 的圆形滤纸一张用毛细管吸收取以上的乙醇提取液点于滤纸圆心处，然后于圆心处插入一个滤纸芯，移到盛有展开剂（正丁醇：冰醋酸：水 = 4：1：5，上层液 20ml）的培养皿中作径向展开，等溶剂前沿接近边缘时，将滤纸取出。等溶剂挥干后在紫外光下观察荧光，并用铅笔记下各荧光带的位置和颜色，然后将滤纸通过圆心剪成八等份，用铅笔编上号码，分别喷洒以下显色剂并观察记录结果。

（1）改良碘化铋钾试验检查生物碱。

（2）1% 三氯化铁甲醇液检查酚性成分。

（3）1% 三氯化铝甲醇液检查黄酮类。

（4）紫外灯下观察荧光，检查香豆素类。

（5）1% 氢氧化钠液检查蒽醌类。

（6）苯胺-邻苯二甲酸试剂检查糖类。

（7）3，5-二硝基苯甲酸试剂检查强心苷类。

（8）茚三酮试剂检查氨基酸类。

（四）预试结果判断

由于预试检查是用粗提物，有些反应结果不如纯品明显，有些反应为几类成分所共有，也有个别反应是某类成分的专属反应，因此预试只能作为成分的初步判断。根据预试检查结果，如果某类成分的检查均为正反应，则认为含有某一类成分；如部分反应为正反应或由于其他成分干扰反应结果难以判断者，则认为可能含有某些成分；如均为负反应，则可肯定无某类成分。操作时应随时认真做好反应现象的记录。必要时做三个以上试验。

（五）各类成分鉴别反应（试验）

1. 氨基酸、多肽和蛋白质

（1）茚三酮试验（Ninhydrin 反应）

1）试剂：取 0.3g 茚三酮，溶于 100ml 正丁醇中，再加 3ml 冰醋酸配制后，应在 2d 内用毕，放置过久易变质失灵。

2）方法：取试液 0.5ml 加入试剂 1~2 滴，摇匀，在沸水浴上加热数分钟应出现蓝色、紫色或红紫色。或将试液 1~2 滴点在滤纸上，在 100℃ 左右烘干后喷洒试剂，再在相同温度加热 2~5min，即呈上述颜色。

此反应对氨基酸、多肽和蛋白质都有反应。因此，这个反应在蛋白质鉴定上极为重要。此试剂也作为纸层析的显色剂。

注意：进行此反应时应避免氨气存在。

（2）双缩脲试验（Biuret 反应）

1）试剂：①10% 氢氧化钠溶液；②1% 硫酸铜试液。

2）方法：取试液 0.5ml 加入 1% 氢氧化钠溶液 1~2 滴，摇匀，滴加 1% 硫酸铜试液，随加随摇匀，观察颜色反应，即呈现紫色、红紫色表明含有多肽或蛋白质。此反应是由于肽或蛋白质分子中肽键、– CO – NH – 的存在所引起，α - 氨基酸不发生此反应。

注意：操作过程应防止加入过多的铜盐，否则将生成过多蓝色的氢氧化铜，有碍紫色或红色的察看。

（3）米隆氏试验（Millon 氏反应）

1）试剂：将一份金属汞溶于两份（重量）比重为 1.4 的硝酸中，并用两份水（体积）将溶液稀释，不用加热。或者将金属汞溶于等量（重量）比重为 1.4 的硝酸中，并向溶液中加入等体积的水，为了加速反应可以加热。

2）方法：试液 2ml，加试剂 0.5ml，加热后生成砖红色。

只有含有酚羟基的蛋白质才能与米隆试剂显砖红色，如酪氨酸，又因多数蛋白质中都含有这个氨基酸，所以是一个蛋白质的普遍的反应。

2. 酚类和鞣质

（1）三氯化铁试验：取中性或酸性的试液 1ml，加入 1% 三氯化铁溶液 1~2 滴，出现蓝、绿、紫色，表明可能含有酚类或鞣质。鞣质遇三氯化铁呈黑色沉淀，溶液渐呈蓝色或棕色。

（2）Gibb 氏试验

1）试剂：甲试剂为 0.5% 2，6－二氯苯醌－4－氯亚胺的乙醇溶液，乙试剂为硼酸－氯化钾－氢氧化钾缓冲液（pH9.4）。

2）方法：用毛细管将试液滴在滤纸上，喷洒试剂甲，待干，再喷洒试剂液乙，即呈深蓝色～蓝色。此反应对于酚羟基对位有空位者特别灵敏。此试剂可作层析的显色剂。

（3）米隆试验（Millon 反应）

1）试剂：见前。

2）方法：试液 2.5ml，加试剂 0.5ml，振摇 1～2min，在冷时或略加热时产生红或黄色沉淀。

米隆试验可检定对位被取代的酚类。

3. 糖、低聚糖和苷类

（1）α－萘酚反应

1）试剂：10% α－萘酚的乙醇溶液和浓硫酸。

2）方法：糖的稀水溶液 1ml，加入 10% α－萘酚乙醇溶液 1～2 滴，（或加少许固体）振摇后，倾斜试管，沿管壁加入浓硫酸 1ml，在两液交界面出现紫色环，试管浸在冷水中冷却，振摇后，混合液呈红－蓝紫色。对葡萄糖醛酸及其苷现绿色环。

所有的单糖、聚合糖及多数苷类都能为浓硫酸水解并脱水成糖醛衍生物，所有均呈阳性反应。

（2）斐令氏反应（Fehling 氏反应）

1）试剂：①甲试剂。硫酸铜结晶（$CuSO_4 \cdot 5H_2O$）34.6g，溶于 500ml 蒸馏水中。②乙试剂。酒石酸钾的结晶 173g 与氢氧化钠 50g，溶于 500ml 蒸馏水中。

2）方法：使用时，先将甲、乙两试剂各 1ml 等量混合成深蓝色的溶液。在此溶液中加入试液 0.5ml，在水浴上加热 2～3min，如形成氧化亚铜红褐色或黄色沉淀，表明含有还原糖。非还原性低取代和苷类对斐令氏试剂均呈阴性反应。但以 10% 硫酸煮沸 5～30min，冷后以碳酸钠中和，再和斐令氏试剂在沸水浴上加热数分钟，如果产生红色沉淀，表明可能含有苷或低取代糖。

（3）三苯四氮盐试验

1）试剂：1% 三苯四氮盐水溶液。

2）方法：试剂 0.1ml 加 5% 氢氧化钠 0.3ml 及水 0.5ml，加热至沸，如仍无色，然后加试品少许（1～20μg）沸 30min，应立即出现红、紫、蓝色或沉淀。

为了加强溶液的色调，在反应液中加 0.5 ~ 1.0ml 丙酮，此试剂检查还原糖较斐令氏试剂灵敏 15 ~ 20 倍。

（4）苯胺 - 邻苯二甲酸盐试剂

1）试剂：苯胺 0.93g 和邻苯二甲酸 1.66g 溶于 100ml 水饱和的正丁醇中。

2）方法：将试品溶于少量水或乙醇中，用毛细管将溶液点在滤纸上，喷洒试剂，在 105℃ 加热 5min，显红色或褐色斑点。五碳糖显红色，甲基五碳糖显黄褐色，六碳糖显褐色，糖醛酸显淡褐色。

（5）碱式醋酸铅试验

1）试剂：取醋酸铅 3 份、纯氧化铅 1 份于乳钵中滴加蒸馏水 0.5 份，研和均匀成微黄色混和物，移至磁皿中，复盖于水浴上加热，其混合物呈白色或微红色时，加蒸馏水 9.5 份溶解之，倾其上清液，以蒸馏水稀释，使比重成 1.23 ~ 1.24 为度，滤过，急注入瓶中密塞，注意贮之。

2）方法：试液 1ml，加入数滴试剂，即生成胶状沉淀。一般苷类能与醋酸铅形成不溶性的铅盐或铅络盐，沉淀的颜色与苷元性质有关。

4. 蒽醌类

（1）碱液试验（Bornträger's 反应）：取试液 1ml 加入 1% 氢氧化钠（或氢氧化钾）溶液 1ml，即呈红 - 红紫色，亦有呈蓝色者，表示可能有羟基蒽醌或其苷的存在。

（2）醋酸镁试验

1）试剂：0.5% 醋酸镁的甲醇溶液。

2）方法：样品少许溶于 0.5ml 甲醇中，加入试剂 2 ~ 3 滴，若有羟基蒽醌类，则会出现橙、蓝紫或紫色等，颜色随羟基位置及数目而定。此试剂可作为层析的显色剂，喷洒后 90℃ 加热 5min。

5. 黄酮类

（1）盐酸 - 镁粉还原反应：试品的乙醇溶液，加入浓盐酸 4 ~ 5 滴及少量镁粉，在沸水浴上加热数分钟，如呈现红色，表明含有游离黄酮类或黄酮苷。如果被检出的溶液不加镁粉而直接加浓盐酸就产生红色，说明被检出的溶液中含有花青素。

此为黄酮类的常用反应，但也有少数黄酮（如查耳酮、异黄酮）并不显色。

（2）三氯化铝醇溶液：将试品 1 ~ 2mg 溶于 0.5ml 甲醇中，滴加 1% 三氧化铝甲醇溶液，凡 3 - 或 5 - 位有游离羟基的黄酮或黄酮醇等，遇三氯化铝成螯合物，颜色变深黄且常带绿色荧光。

（3）醋酸铅溶液：将试品 1~2mg 溶于 0.5ml 水中，滴加 1% 醋酸铅溶液至不再发生沉淀。过滤，滤液置于另一试管中，滴加碱式醋酸铅溶液，能生成黄、黄红或红色的铅盐沉淀。

（4）浓氨水溶液：将进行层析后的滤纸或层析薄板在浓氨水瓶上熏，立即置于荧光下观察，有极明显的黄色荧光斑点。

6. 香豆素

（1）荧光：羟基香豆素类的溶液发生蓝色荧光，加氨水后呈强的显著黄色荧光。

（2）三氯化铁溶液：试品的水溶液加入 1% 三氯化铁溶液数滴呈蓝绿色，若再加入氨水，转为污红色。

（3）异羟肟酸反应

1）试剂：①1mol/L 盐酸羟胺的甲醇溶液；②2mol/L 氢氧化钾的甲醇溶液；③5% 盐酸；④1% 三氧化铁溶液。

2）方法：取 1mol/L 盐酸羟胺甲醇液 0.5ml 置于小试管中，加试品数毫克振摇使溶，加 2mol/L 氢氧化钾甲醇溶液，使溶液呈碱性，在水浴上加热煮沸 2min，冷却后加 1% 三氯化铁溶液 1~2 滴，然后滴加 5% 盐酸使溶液呈酸性。若有紫红色呈现，表明含有香豆素或其他内酯化合物和酯类化合物。

此试剂可用作纸层析显色剂：在点有试品的滤纸上喷洒 1∶1（V/V）1mol/L 盐酸羟胺甲醇液和 1mol/L 氢氧化钾甲醇液的混合液，滤纸在空气中干燥 10min 左右，再用溶于 1% 盐酸的 1% 三氯化铁溶液喷洒，即呈紫红色斑点。

7. 甾体、三萜及其皂苷

（1）浓硫酸 - 醋酐反应（Liebermann - Burchard 氏反应）

1）方法：①试品 0.1~0.2mg 置于白色反应瓷板上，加入醋酐 0.3ml，再在其旁边加入浓硫酸一微滴（用毛细管）先在两交界面现红色，渐渐变为紫 - 蓝 - 绿等色，最后褪色。②试品 0.1~0.2mg 溶于少量氯仿中，加浓硫酸 - 醋酐（1∶20）混合液数滴，呈色同上。

此反应的颜色变化随分子中双键的数目与位置而定。甾体、甾体皂苷或三萜类及强心苷都能呈色。

（2）三氯化锑溶液：试剂为三氯化锑的氯仿饱和溶液。本试剂可用作甾体、强心苷、三萜类的层析显色剂，喷洒后 100℃ 加热 2~3min，斑点呈色或现荧光。

（3）皂苷泡沫试验：试品的中性或弱碱性水溶液 2ml 置于带塞试管中，用力振摇 1min，如产生多量泡沫，放置 10min，泡沫没有显著消失，即表明含有皂苷成分。则另取试管两支，各加试品的热水溶液 1ml，一管内加入 2ml 5% 氢氧化钠溶液，另一管加入 2ml 5% 盐酸溶液，将两管塞紧用力振摇 1min，观察两管出现泡沫的情况。如两管的泡沫高度相近，表明为三萜皂苷；如含碱液管比含酸液管的泡沫高达数倍，表明有甾体皂苷。

（4）甾醇 - 皂苷分子复合物：取试液加胆甾醇的乙醇溶液（1mg/1ml）相混和，立即形成皂苷和甾醇等分子比的复合物沉淀。凡 3β - 羟基的甾醇的大多数都会与皂苷形成分子复合物。

8. 强心苷

（1）甾体母核的反应：①醋酐浓硫酸反应（见前）；②三氯化锑的氯仿饱和溶液（见前）。

（2）作用于不饱和五元内酯环的颜色反应

1）亚硝酰铁氰化钠试验（Legal 氏反应）：试品 1～2mg 溶于 2～3 滴吡啶中，加入 0.3% 亚硝酰铁氰化钠溶液 1～2 滴，混匀，再滴加 10% 氢氧化钠溶液，呈深红色，而后渐渐消退。

2）3，5 - 二硝基苯甲酸试验（Kedde 氏反应）试剂为 1g 3，5 - 二硝基苯甲酸溶于甲醇 50ml 及 2mol/L 氢氧化钠液 50ml 的混合液。将试品 1～2mg 加乙醇数滴溶解，加入 Kedde 氏试剂呈紫色。此试剂可用作纸层析的显色剂。

（3）作用于强心苷的 2，6 - 去氧糖的反应

1）Keller - Kiliani 氏反应：甲液为 5% 硫酸铁 1ml 加冰醋酸 99ml 溶解。乙液为 5% 硫酸铁 1ml 加浓硫酸 99ml 溶解。取试品结晶数粒溶于 0.5ml 的试剂甲中，沿管壁注入等容的乙液。使分层静置，观察自界面上下两层扩展的变化。如有 2 - 去氧糖或其苷存在，上层渐渐出现天蓝色，下层颜色随苷元性质而定。

2）对 - 硝基苯胺 - 过碘酸反应（去氧糖显色剂）：甲液为 1 份过碘酸钠的饱和水溶液用 2 份水稀释。乙液为 4 份 1% 对硝基苯胺乙醇溶液和 1 份盐酸（比重 1.19）混合。喷试剂甲，放置 10min，喷试剂乙，去氧糖和 1，2 - 二元醇有黄色斑点，在紫外光下有强烈荧光，再用 5% 氢氧化钠甲醇溶液喷洒，变成绿色。

9. 生物碱

（1）沉淀试剂：取生物碱盐类（盐酸盐、硫酸盐等）0.1% 溶液（及 10 倍、20 倍、40 倍、100 倍稀释液）0.1ml，加一滴沉淀试剂即有沉淀形成，同时亦可有不同稀释变化（了解其对某试剂的灵敏度）。

1）碘化汞钾试剂（Mayer 氏试剂 HgI_2 - KI）：氯化汞 1.35g 及碘化钾 5g 分别溶于 60ml 及 10ml 水中，混合二钾溶液，加水稀释至 100ml，此试剂对许多生

物碱在很稀的溶液中亦能沉淀，有些生物碱生成的沉淀能溶于酒精、醋酸及本试剂中，因此供试生物碱不能在上述溶液中及不可加过量的试剂。

2）碘化铋钾试剂（Dragendorff 氏试剂，$BiI_3 - KI$）：碘化铋 16g、碘化钾 30g 及盐酸 3g 共溶于 100ml 水中。此试剂在酸性中与不同的生物碱生成不同颜色（黄～红）的沉淀。改良的碘化铋钾试剂可用作生物碱的显色试剂。

甲液：次硝酸铋 0.85g，加冰醋酸 10ml 使溶解，再加水 40ml 稀释。

乙液：碘化钾 8g 溶于 20ml 水中。

甲、乙两液分别置于棕色瓶内避光保存，使用前取甲液 1 份、乙液 1 份、冰醋酸 1 份混合而成。用作喷雾试剂时，取甲液 10ml、乙液 10ml、冰醋酸 20ml 混合，再加水稀释至 100ml。

3）碘碘化钾试剂（Wagner 氏试剂 $I_2 - KI$）：碘 2g 与碘化钾 5g，共溶于 100ml 水中。此试剂对所有的生物碱都会生成棕色沉淀，很稀的溶液亦可试出。反应呈阴性，可以说没有生物碱。

4）苦味酸试剂（Hager 试剂）：10% 苦味酸乙醇溶液，或饱和水溶液（1∶78）。此试剂在中性溶液及稀酸中与生物碱生成黄色沉淀，如酸度较强时苦味酸本身亦会析出。

5）苦酮酸试剂：苦酮酸的饱和水溶液，或者 0.1mol/L 的酒精溶液。多数生物碱与试剂产生沉淀。

6）硫氰化铬铵试剂（雷氏铵盐 ammonium Reineckate NH_4）〔$Cr (IIN_3)_2 (SCN)_4$）· H_2O〕

一般配制 2% 水溶液，不仅能与生物碱生成难溶性的复盐，而且这些复盐往往有一定的晶形及熔点或分解点等，故可进一步作为鉴定之用。此试剂常用来分离水溶性生物碱。试剂性质不太稳定，易分解，用时应新鲜配制。

硫氰化铬铵的制备：硫氰铵 40g 置于瓷皿中，在沙浴上慢慢加热至 140℃ 开始溶融，分次加入研细的重铬酸铵 6.8g 并不断搅拌，155℃ 时除去加热，勿使温度超过 160℃，搅拌到作用物成半固体，真空干燥后将固体捣细，加水 20g 使溶去硫氰酸铵，过滤，得粉红色残渣，勿洗，以预热 60℃～70℃ 的水 70ml 溶解，趁热过滤，滤液冷却，析出硫氰化铬铵结晶。

（2）呈色试剂：取纯生物碱结晶数小粒置于反应板上，加试剂后大多数生物碱能出现一系列的颜色变化。在鉴别生物碱时有一定的意义。

1）Marquis 氏试剂：40% 甲醛一滴与浓硫酸 1.5ml 混和。吗啡显橙色至紫色，可待因显洋红色至黄棕色，古柯碱和咖啡碱不显色。

2）Frhal 氏试剂：钼酸铵 0.1g 溶于 100g 浓硫酸中即成。此试长久贮藏变成蓝色，就不能再使用。

10. 挥发油和油脂

（1）油斑试验：将油脂滴在滤纸上，在空气中能挥发，就可能为挥发油。如果出现持久性的透明油斑，则可能为油脂。

（2）丙烯醛试验：取 3～4 滴试品和倍量硫酸氢钾固体置于试管中，直火加强热，甘油和甘油酯类能生成有刺激嗅味的丙烯醛，如将气体导入 Schiff 氏试剂中，呈紫红色醛的反应，亦可用银镜反应检查。

（3）0.05% 荧光素水溶解：将试液点在滤纸片上，喷洒 0.05% 荧光素水溶液后将纸片暴露在溴蒸气中，含有双键的萜类就成黄色。背景很快就变为淡红色。

（4）25% 磷钼酸乙醇溶液：油脂的石油醚溶液点在滤纸片上，喷洒试剂后115℃～118℃烘箱中放 2min，对油酯、三萜及甾醇（有不饱和双键的）等能使试剂还原成钼蓝而呈蓝色，背景为黄绿色或蓝青色。

【思考题】

系统预试验还有哪些不同的方法？试根据你所学过的知识，根据每一类化合的的结构特点，请设计另外一种系统预试验办法。

第十篇

药物分析实验

YAOWUFENXISHIYAN

实验一

葡萄糖的全检

【实验目的】

1. 掌握葡萄糖质量控制的主要项目；

2. 熟悉葡萄糖鉴别、检查、含量测定方法的原理；

3. 了解《中国药典》2010 年版与《英国药典》2010 年版葡萄糖质量控制方法的异同。

【主要仪器与药品】

1. 仪器

旋光仪。

2. 药品

氨试液，碱性酒石酸铜试液，酚酞指示液，氢氧化钠滴定液（0.02mol/L），比色用氯化钴液，比色用重铬酸钾液，比色用硫酸铜液，标准氯化钠溶液，90% 乙醇，标准硫酸钾溶液，碘试液，磺基水杨酸，硫氰酸铵溶液，标准铁溶液，醋酸盐缓冲液（pH3.5），溴化钾溴试液。

【实验方法】

本品为 D - （+）-吡喃葡萄糖-水合物。

葡萄糖
Putaotang
Glucose

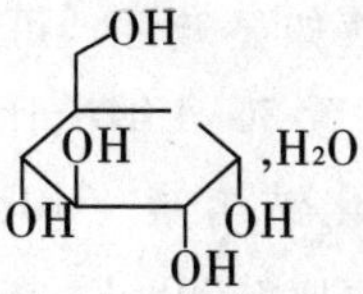

$C_6H_{12}O_6 \cdot H_2O$ 198.17

1. 性状

本品为无色结晶或白色结晶性或颗粒性粉末，无臭，味甜，在水中易溶，在乙醇中微溶。

2. 比旋度

取本品约 10g 精密称定，置 100ml 量瓶中，加水适量与氨试液 0.2ml，溶解后用水稀释至刻度，摇匀，放置 10min。在 25 ℃ 时，依法测定《中国药典》2010 年版二部附录Ⅵ E），比旋度为 +52.5° ~ +53.0°。

3. 鉴别

（1）取本品约 0.2g，加水 5ml 溶解后，缓缓滴入温热的碱性酒石酸铜试液中，即生成氧化亚铜的红色沉淀。

（2）本品的红外光吸收图谱应与对照的图谱（光谱集 464 图）一致。

4. 检查酸度

取本品 2.0g，加水 20ml 溶解后，加酚酞指示液 3 滴与氢氧化钠滴定液（0.02mol/L）0.20ml，应显粉红色。

5. 溶液的澄清度与颜色

取本品 5g，加热水溶解后放冷，用水稀释至 10ml，溶液应澄清无色；如显浑浊，与 1 号浊度标准溶液（《中国药典》2010 年版二部附录ⅨB）比较，不得更深；如显色，与对照液（取比色用氯化钴液 3ml、比色用重铬酸钾液 3ml 与比色用硫酸铜液 6ml，加水稀释成 50ml）1.0ml 加水稀释至 10ml 比较，不得更深。

6. 乙醇溶液的澄清度

取本品 1.0g，加 90% 乙醇 30ml，置水浴上加热回流约 10min，溶液应澄清。

7. 氯化物

依法检查（《中国药典》2010 年版二部附录ⅧA），与标准氯化钠溶液 6.0ml 制成的对照液比较，不得更浓（0.01%）。

取本品 0.6g，加水溶解使成 25ml（溶液如显碱性，可滴加硝酸使成中性），再加稀硝酸 10ml；溶液如不澄清，应滤过；置 50ml 纳氏比色管中，加水使成约 40ml，摇匀，即得供试溶液。另取标准氯化钠溶液（10μg/ml Cl⁻）6.0ml 置 50ml 纳氏比色管中，加稀硝酸 10ml，加水使成约 40ml，摇匀即得对照溶液。于供试溶液与对照溶液中分别加入硝酸银试液 1.0ml，用水稀释成 50ml，摇匀，在暗处放置 5min，同置黑色背景上，从比色管上方向下观察、比较，供试溶液不

得比对照溶液更浓 （0.01%）。

8. 硫酸盐

依法检查（《中国药典》2010 年版二部附录ⅧB），与标准硫酸钾溶液 2.0ml 制成的对照液比较，不得更浓 （0.01%）。

取本品 2.0g 加水溶解使成约 40ml（溶液如显碱性，可滴加盐酸使成中性）；溶液如不澄清，应滤过；置 50ml 纳氏比色管中，加稀盐酸 2ml，摇匀，即得供试溶液。另取标准硫酸钾溶液 （100μg/ml SO_4^{2-}） 2.0ml 置 50ml 纳氏比色管中，加水使成约 40ml，加稀盐酸 2ml，摇匀即得对照溶液。于供试溶液与对照溶液中分别加入 25% 氯化钡溶液 5ml，用水稀释使成 50ml，充分摇匀，放置 10min。同置黑色背景上，从比色管上方向下观察、比较，供试溶液不得比对照溶液更浓（0.01%）。

9. 亚硫酸盐与可溶性淀粉

取本品 1.0g 加水 10ml 溶解后加碘试液 1 滴，应即显黄色。

10. 干燥失重

取本品，在 105℃干燥至恒重，减失重量不得过 9.5% （《中国药典》2010 年版二部附录ⅧL）。

取本品约 1g，置已干燥至恒重的扁形称量瓶中，加盖，精密称定，然后在 105℃干燥至恒重，失重量不得过 9.5%。

11. 炽灼残渣

不得过 0.1% （《中国药典》2010 年版二部附录ⅧN）。

取本品 1~2g 置已炽灼至恒重的瓷坩埚中，精密称定，加硫酸 0.5~1ml 润湿，低温加热至硫酸蒸气除尽后，在 700℃~800℃炽灼至完全灰化，移置干燥器内放冷，精密称定后再在 700℃~800℃炽灼至恒重，所得炽灼残渣不得超过 0.1%。

12. 蛋白质

取本品 1.0g，加水 10ml 溶解后加磺基水杨酸溶液 （1→5） 3ml，不得发生沉淀。

13. 铁盐

取本品 2.0g，加水 20ml 溶解后加硝酸 3 滴，缓缓煮沸 5min，放冷，加水稀释使成 45ml，加硫氰酸铵溶液 （30→100） 3ml，摇匀。如显色，与标准铁溶液 2.0ml 用同一方法制成的对照液比较，不得更深 （0.001%）。

14. 重金属

依法检查（《中国药典》2010 年版二部附录ⅧH 第一法），含重金属不得超过百万分之五。

取 50ml 纳氏比色管两支，甲管中加标准铅溶液（10μg/ml Pb）一定量与醋酸盐缓冲液（pH3.5）2ml 后，加水稀释成 25ml。

取本品 4.0g，加水 23ml 溶解后加醋酸盐缓冲液（pH3.5）2ml；若供试液带颜色，可在甲管中滴加少量的稀焦糖溶液或其他无干扰的有色溶液，使之与乙管一致；再在甲乙两管中分别加硫代乙酰胺试液各 2ml，摇匀，放置 2min，同置白纸上，自上向下透视，乙管中显出的颜色与甲管比较，不得更深。（含重金属不得超过百万分之五）

15. 砷盐

依法检查（《中国药典》2010 年版二部附录ⅧJ 第一法），应符合规定（0.0001%）。

取本品 2g 置检砷瓶中，加水 5ml 溶解后加稀硫酸 5ml 与溴化钾溴试液 0.5ml，置水浴上加热约 20min，使保持稍过量的溴存在，必要时再补加溴化钾溴试液适量并随时补充蒸发的水分，放冷。加盐酸 5ml 与水适量使成 28ml，加碘化钾试液 5ml 及酸性氯化亚锡试液 5 滴，在室温放置 10min 后，加锌粒 1.5g，迅速将瓶塞塞紧（瓶塞上已安放好装有醋酸铅棉花及溴化汞试纸的检砷管，保持反应温度在 25℃ ~ 40℃（视反应快慢而定，但不应超 40℃）。1h 后取出溴化汞试纸，将生成的砷斑与标准砷溶液（1μg/ml）一定量制成的标准砷斑比较，颜色不得更深，含砷量不得超过百万分之一（1ppm）。

标准砷斑的制备：精密吸取标准砷溶液（1μg/ml）2ml 置另一检砷瓶中，按供试品依法操作即可。

附：英国药典 2010 版葡萄糖的质量标准

Glucose

$C_6H_{12}O_6 \cdot H_2O$ 198.2   5996 –10 –1

DEFINITION

(+) – d – Glucopyranose monohydrate.

CHARACTERS

Appearance

White or almost white, crystalline powder.

It has a sweet taste.

Solubility

Freely soluble in water, sparingly soluble in ethanol (96 per cent).

IDENTIFICATION

A. Specific optical rotation (see Tests). +52.50 to +53.30.

B. Thin – layer chromatography (2.2.27).

Solvent mixture water R, methanol R (2: 3 V/V).

Test solution   Dissolve 10 mg of the substance to be examined in the solvent mixture and dilute to 20ml with the solvent mixture.

Reference solution (a)   Dissolve 10 mg of glucose CRS in the solvent mixture and dilute to 20 ml with the solvent mixture.

Reference solution (b)   Dissolve 10 mg each of fructose CRS, glucose CRS, lactose CRS and sucrose CRS in the solvent mixture and dilute to 20 ml with the solvent mixture.

Plate   TLC silica gel G plate R.

Mobile phase   water R, methanol R, anhydrous acetic acid R, ethylene chloride R (10: 15: 25: 50 V/V/V/V); measure the volumes accurately since a slight excess of water produces cloudiness.

Application   2μl; thoroughly dry the starting points.

Development A   Over a path of 15 cm.

Drying A   In a current of warm air.

Development B   Immediately, over a path of 15 cm, after renewing the mobile phase.

Drying B   In a current of warm air.

Detection   Spray with a solution of 0.5 g of thymol R in a mixture of 5ml of sulphuric acid R and 95 ml of ethanol (96 per cent) R; heat at 130°C for 10 min.

System suitability   Reference solution (b):

— the chromatogram shows 4 clearly separated spots.

Results   The principal spot in the chromatogram obtained with the test solution is similar in position, colour and size to the principal spot in the chromatogram obtained with reference solution (a).

C. Dissolve 0. 1 g in 10ml of water R. Add 3 ml of cupri – tartaric solution R and heat. A red precipitate is formed.

TESTS

Solution S

Dissolve 10. 0 g in distilled water R and dilute to 100ml with the same solvent.

Appearance of solution

The solution is clear (2.2.1) and not more intensely coloured than reference solution BY7 (2.2.2, Method II).

Dissolve 10. 0 g in 15ml of water R.

Acidity or alkalinity

Dissolve 6. 0 g in 25ml of carbon dioxide – free water R and add 0. 3 ml of phenolphthalein solution R. The solution is colourless. Not more than 0. 15 ml of 0. 1 M sodium hydroxide is required to change the colour of the indicator to pink.

Specific optical rotation (2.2.7)   + 52. 5 to + 53. 3 (anhydrous substance).

Dissolve 10. 0 g in 80ml of water R, add 0. 2 ml of dilute ammonia R1, allow to stand for 30 min and dilute to 100. 0 ml with water R.

Foreign sugars, soluble starch, dextrins

Dissolve 1. 0 g by boiling in 30ml of ethanol (90 per cent V/V) R. Cool; the appearance of the solution shows no change.

Sulphites Maximum 15 ppm, expressed as SO_2.

Test solution   Dissolve 5. 0 g in 40ml of water R, add 2. 0 ml of 0. 1 M sodium hydroxide and dilute to 50. 0 ml with water R. To 10. 0 ml of the solution, add 1 ml of a 310 g/l solution of hydrochloric acid R, 2. 0 ml of decolorised fuchsin solution R1 and 2. 0 ml of a 0. 5 per cent V/V solution of formaldehyde R. Allow to stand for 30 min.

Reference solution   Dissolve 76 mg of sodium metabisulphite R in water R and dilute to 50. 0ml with the same solvent. Dilute 5. 0 ml of this solution to 100. 0 ml with water R. To 3. 0 ml of this solution add 4. 0 ml of 0. 1 M sodium hydroxide and dilute to 100. 0 ml with water R. Immediately add to 10. 0 ml of this solution 1 ml of a 310 g/l solution of hydrochloric acid R, 2. 0 ml of decolorised fuchsin solution R1 and 2. 0 ml of a 0.5 per cent V/V solution of formaldehyde R. Allow to stand for 30 min.

Measure the absorbance (2.2.25) of the 2 solutions at the absorption maximum at 583 nm using for both measurements a solution prepared in the same manner using 10.0 ml of water R as the compensation liquid. The absorbance of the test solution is not greater than that of the reference solution.

Chlorides (2.4.4) Maximum 125 ppm.

Dilute 4ml of solution S to 15 ml with water R.

Sulphates (2.4.13)   Maximum 200 ppm.

Dilute 7.5ml of solution S to 15 ml with distilled water R.

Arsenic (2.4.2, Method A) Maximum 1 ppm, determined on 1.0 g.

Barium To 10ml of solution S add 1 ml of dilute sulphuric acid R. When examined immediately and after 1 h, any opalescence in the solution is not more intense than that in a mixture of 1 ml of distilled water R and 10 ml of solution S.

Calcium (2.4.3) Maximum 200 ppm.

Dilute 5ml of solution S to 15 ml with distilled water R.

Lead (2.4.10)   Maximum 0.5 ppm.

Water (2.5.12)   7.0 per cent to 9.5 per cent, determined on 0.50 g.

Sulphated ash   Maximum 0.1 per cent.

Dissolve 5.0 g in 5ml of water R, add 2 ml of sulphuric acid R, evaporate to dryness on a water-bath and ignite to constant mass. If necessary, repeat the heating with sulphuric acid R.

Pyrogens (2.6.8)

If intended for use in the manufacture of large-volume parenteral preparations without a further appropriate procedure for the removal of pyrogens, the competent authority may require that it comply with the test for pyrogens. Inject per kilogram of the rabbit's mass 10ml of a solution in water for injections R containing 55 mg of the substance to be examined per millilitre.

LABELLING

The label states where applicable, that the substance is apyrogenic

【思考题】

1. 葡萄糖的主要检查项目有哪些? 为何要设置这些检查项目?

2. Please compare the difference between Chinese Pharmacopoeia and British Pharmacopoeia regarding to Glucose quality control.

实验二

药物中特殊杂质的检查

【实验目的】

熟悉药物中特殊杂质的来源及检查意义，并掌握其操作方法。

【主要仪器与试剂】

1. 仪器

层析缸，纳氏比色管，紫外光灯。

2. 试剂

乙醇，稀硫酸铁铵溶液，水杨酸，盐酸普鲁卡因注射液，对氨基苯甲酸对照品，羧甲基纤维素钠，硅胶 H，对二甲基苯甲醛溶液，乙醚，碘化钾淀粉溶液，酚酞指示液，氢化可的松，硅胶 G，二氯乙烷，碱性四氮唑蓝试液，盐酸氯丙嗪，硅胶 GF$_{254}$，环己烷，二乙胺。

【实验原理】

药物中的特殊杂质是指在该药物的生产和贮藏过程中可能引入的特殊杂质。药物中特殊杂质的检查主要是根据药物和杂质在物理和化学性质上的差异来进行的。

【实验内容】

1. 阿司匹林：检查游离水杨酸

取本品 0.10g，加乙醇 1ml 溶解后，加冷水适量使成 50ml，立即加新制的稀硫酸铁铵溶液 ［取盐酸液（9→100）1ml，加硫酸铁铵指示液 2ml 后再加水适量使成 100ml］ 1ml，摇匀，30s 内如显色，与对照液（精密称取水杨酸 0.1g，加水溶解后，加冰醋酸 1ml，摇匀，再加水使成 1000ml，摇匀，精密量取 1ml，加乙醇 1ml，水 48ml 与上述新制的硫酸铁铵溶液 1ml，摇匀）比较，不得更深（0.1%）。

游离水杨酸：取本品细粉适量（约相当于阿司匹林 0.5g），精密称定，置

100ml 量瓶中，用 1% 冰醋酸的甲醇溶液振摇使阿司匹林溶解并稀释至刻度，摇匀，用滤膜滤过，取续滤液作为供试品溶液（临用新制）；取水杨酸对照品约15mg，精密称定，置 50ml 量瓶中，加 1% 冰醋酸的甲醇溶液溶解并稀释至刻度，摇匀，精密量取 5ml，置 100ml 量瓶中，用 1% 冰醋酸的甲醇溶液稀释至刻度，摇匀，作为对照品溶液。照阿司匹林游离水杨酸项下的方法测定，色谱条件与系统适用性试验用十八烷基硅烷键合硅胶为填充剂；以乙腈－四氢呋喃－冰醋酸－水（20:5:5:70）为流动相；检测波长为 276nm，理论板数按阿司匹林峰计算不低于 3000，阿司匹林峰与水杨酸峰的分离度应符合要求。精密量取续滤液 10μl 注入液相色谱仪，记录色谱图，按外标法以峰面积计算，不得过标示量的 0.3%。

2. 盐酸普鲁卡因注射液：检查对氨基苯甲酸

精密量取本品，加乙醇稀释使成每 1ml 中含盐酸普鲁卡因 2.5mg 的溶液，作为供试品溶液。另取对氨基苯甲酸对照品，加乙醇制成每 1ml 中含 30μg 的溶液，作为对照品溶液。照薄层色谱法（《中国药典》2010 年版二部附录 VB）试验，吸取上述两种溶液各 10μl，分别点于含有羧甲基纤维素钠为黏合剂的硅胶 H 板上，用苯－冰醋酸－丙酮－甲醇（14:1:1:4）为展开剂，展开后取出晾干，用对二甲氨基苯甲醛溶液（2% 对二甲氨基苯甲醛乙醇溶液 100ml，加入冰醋酸 5ml 制成）喷雾显色，供试溶液如显与对照品相应的杂质斑点，与对照品溶液的主斑点比较，不得更深（1.2%）。

对氨基苯甲酸：精密量取本品适量，用水定量稀释制成每 1ml 中含盐酸普鲁卡因 0.2mg 的溶液，作为供试品溶液；取对氨基苯甲酸对照品，精密称定，加水溶解并定量制成每 1ml 中含 2.4μg 的溶液，作为对照品溶液。照盐酸普鲁卡因中对氨基苯甲酸项下的方法测定，取供试品溶液 1ml 与对照品溶液 9ml 混合均匀，作为系统适用性试验溶液。照高效液相色谱法（《中国药典》2010 年版附录 VD）试验，用十八烷基硅烷键合硅胶为填充剂；以含 0.1% 庚烷磺酸钠的 0.05mol/L 磷酸二氢钾溶液（用磷酸调节 pH 值至 3.0）－甲醇（68:32）为流动相；检测波长为 279nm。取系统适用性试验溶液 10μl，注入液相色谱仪，理论板数按对氨基苯甲酸峰计算不低于 2000，盐酸普鲁卡因峰和对氨基苯甲酸峰的分离度应大于 2.0。取对照品溶液 10μl 注入液相色谱仪，调节检测灵敏度，使主成分峰高约为满量程的 20%。精密量取供试品溶液与对照品溶液各 10μl 分别注入液相色谱仪，记录色谱图。供试品溶液色谱图中如有与对氨基苯甲酸保留时间一致的色谱峰，按外标法以峰面积计算，不得过标示量的 1.2%。

3. 麻醉乙醚：检查过氧化物

取本品 5ml 置总容量不超过 15ml 具塞比色管中，加新配制的碘化钾淀粉溶液（取碘化钾 10g，加水溶解成 95ml，再加淀粉指示剂 5ml，混合）8ml，密塞，强力振摇 1min，在暗处放置 30min，两层均不得染色。

4. 氯仿：检查酸度和碳酰氯

取水 20ml，加酚酞指示液 4 滴，滴加 NaOH 滴定液（0.01mol/L），边滴加边振摇至淡红色；分为二等份，分别置甲、乙两只 50ml 具塞比色管中，甲管中精密加本品 20ml，振摇混合，滴加 NaOH 滴定液（0.01mol/L），边滴加边振摇，至所显的粉红色与乙管的粉红色一致并能持续 15min 不退，消耗的 NaOH 滴定液（0.01mol/L）不得超过 0.20ml。

5. 氢化可的松：检查"其他甾体"

取本品，加氯仿－甲醇（9:1）制成每 1ml 中含 3.0mg 的溶液作为供试品溶液。精密量取适量，加氯仿－甲醇（9:1）稀释成每 1ml 含 60μg 的溶液作为对照溶液。照薄层色谱法（《中国药典》2010 年版二部附录ⅥB）试验，取上述两种溶液各 5μl，分别点于同一硅胶 G 薄层板上，以二氯甲烷－乙醚－甲醇－水（385:60:30:2）为展开剂，展开后晾干，在 105℃ 干燥 10min，放冷。喷以碱性四氮唑蓝试液，立即检视。供试品溶液如显杂质斑点，其颜色与对照品的主斑点比较，不得更深。

有关物质：取本品适量，精密称定，加甲醇溶解并定量稀释制成每 1ml 中约含 0.5mg 的溶液作为供试品溶液；精密量取 1ml 置 100ml 量瓶中，用甲醇稀释至刻度，摇匀，作为对照溶液；另取泼尼松龙对照品，精密称定，加甲醇溶解并定量稀释制成每 1ml 中约含 5μg 的溶液作为对照品溶液。照含量测定项下的色谱条件，取对照溶液 20μl 注入液相色谱仪，调节检测灵敏度，使主成分色谱峰的峰高约为满量程的 30%。再精密量取供试品溶液、对照溶液与对照品溶液各 20μl 分别注入液相色谱仪，记录色谱图至供试品溶液主成分峰保留时间的 3 倍。供试品溶液色谱图中如有与对照品溶液色谱图中泼尼松龙峰保留时间一致的峰，按外标法以峰面积计算，不得过 0.5%；其他单个杂质峰面积不得大于对照溶液主峰面积的 0.5 倍（0.5%），各杂质峰面积的和不得大于对照溶液主峰面积的 1.5 倍（1.5%）。供试品溶液色谱图中任何小于对照溶液主峰面积 0.01 倍的峰可忽略不计。

6. 盐酸氯丙嗪：检查有关物质

避光操作。取本品，加甲醇制成每 1ml 中含 10mg 的溶液作为供试品溶液；

精密量取适量，加甲醇稀释成每1ml中含有0.1mg的溶液作为对照品溶液。照薄层色谱法（《中国药典》2010年版二部附录ⅤB）试验，吸取上述两种溶液各10μl，分别点于同一硅胶GF$_{254}$薄层板上，以环己烷－丙酮－二乙胺（80∶10∶10）为展开剂，展开后晾干，置紫外光灯（254nm）下检视。供试品溶液如显杂质斑点，与对照品的主斑点比较，不得更深。

有关物质：避光操作。取本品20mg置50ml量瓶中，加流动相溶解并稀释至刻度，摇匀，作为供试品溶液；精密量取适量，用流动相定量稀释制成每1ml中含2μg的溶液作为对照溶液。照高效液相色谱法试验，用辛烷基硅烷键合硅胶为填充柱；以乙腈－0.5%三氟乙酸（用四甲基乙二胺调节pH值至5.3）（50∶50）为流动相；检测波长为254nm。取对照溶液10μl注入液相色谱仪，调节检测灵敏度，使主成分色谱峰的峰高约为满量程的20%。精密量取供试品溶液和对照溶液各10μl，分别注入液相色谱仪，记录色谱图至主成分峰保留时间的4倍。供试品溶液的色谱图中如有杂质峰，单个杂质峰面积不得大于对照溶液主峰面积（0.5%），各杂质峰面积的和不得大于对照溶液主峰面积的2倍（1.0%）。

【注意事项】

薄层色谱法常用于药物中特殊杂质的检查。由于实验条件对结果影响很大，在实验中应按规定严格控制实验条件。

【思考题】

1. 薄层色谱法用于杂质检查有哪些类型？其中哪一种最常使用？

2. 试述甾体激素中"其他甾体"检查的意义及常用方法。

3. 按照本实验操作条件检查结果，氢化可的松"其他甾体"含量限量为多少？

4. 肾上腺皮质激素与四氮唑盐反应呈色的原理是什么？

实验三

维生素类药物鉴别

【实验目的】

掌握维生素 B_1、维生素 C、维生素 A、维生素 E 制剂的主要鉴别方法及原理。

【实验原理】

根据各种维生素化学结构的特点及其所引起的物理化学特性的不同，选用灵敏的定性反应，来鉴别药物的真伪。

【主要试剂】

硝酸，硝酸银试液，铁氰化钾试液，正丁醇，稀盐酸，稀氢氧化钠，二氯靛酚钠试液，亚硝酰铁氰化钠试液，0.1mol/L NaOH，无水乙醇，硝酸，醇制 KOH，乙醚，2，2′-联吡啶乙醇试液，三氯化铁乙醇溶液，三氯化锑试液，维生素 B_1 片，维生素 C 片，维生素 E 片，鱼肝油。

【实验内容】

1. 维生素 B_1 片

取本品的细粉适量加水搅拌，滤过，进行以下实验。

(1) 氯化物的反应：取本品适量，加硝酸使成酸性后，加 $AgNO_3$ 试液，即生成白色絮状沉淀。

(2) 硫色素反应：取本品约 5mg，加氢氧化钠试液 2.5ml 溶解后，加铁氰化钾试液 0.5ml 与正丁醇 5ml，强力振摇 2min，放置使分层，上面的醇层显强烈的蓝色荧光；加酸使成酸性，荧光即消失；再加碱使成碱性，荧光又重现。

2. 维生素 C 片

取本品的细粉适量（约相当于维生素 C 0.2g），加水 15ml，振摇使维生素 C 溶解，滤过后进行以下实验。

(1) $AgNO_3$ 反应：取溶液 5ml，加 $AgNO_3$ 试液 0.5ml，即生成金属银的黑色沉淀。

（2）与二氯靛酚钠试液反应：取溶液 5ml，加二氯靛酚钠试液 1~2 滴，试液的颜色即消失。

3. 维生素 E 片

（1）硝酸反应：取本品 2 片（约 30mg），除去糖衣，研细，加无水乙醇 10ml，振摇使维生素 E 溶解，滤过，滤液加硝酸 2ml，摇匀，在 75℃ 加热约 15min，溶液显橙红色。

（2）水解后氧化反应：取本品（约 10mg），除去糖衣，研细，加乙醇制氢氧化钾试液 2ml，煮沸 5min，放冷，加水 4ml，乙醚 10ml，振摇，静置使分层；取乙醚液 2ml，加 2，2′-联吡啶的乙醇试液（0.5→100）数滴与三氯化铁的乙醇溶液（0.2→100）数滴，应显血红色。

4. 鱼肝油中维生素 A 的鉴别

取鱼肝油一滴溶于 10 滴氯仿中，加三氯化锑无水氯仿饱和溶液 1ml，即显不稳定的蓝色（此反应须在无水条件下进行）。

【思考题】

上述各种维生素的鉴别反应的原理是什么？主要实验条件是什么？

实验四

抗生素类药物的鉴别

【实验目的】

掌握 β-内酰胺类抗生素、氨基糖苷类抗生素主要鉴别方法及原理。

【实验原理】

根据 β-内酰胺类抗生素、氨基糖苷类抗生素的结构特点，选用仪器的或物理化学的方法来鉴别青霉素钠和链霉素的真伪。

【主要试剂】

注射用青霉素钠，注射用硫酸链霉素，稀盐酸，乙醇，醋酸戊酯，氯仿，乙醚，盐酸，红外光谱仪，铂金丝，氢氧化钠试液，0.1% 8-羟基喹啉乙醇溶液，次溴酸钠，硫酸铁铵溶液，氯化钡试液。

【实验内容】

1. 注射用青霉素钠

(1) 取本品约 0.1g，加水 5ml 溶解后，加稀盐酸 2 滴，即生成白色沉淀。此沉淀能在乙醇、醋酸戊酯、氯仿、乙醚或过量的盐酸中溶解。

(2) 本品的红外光吸收图谱应与对照的图谱（《中国药典》红外光谱集 222 图）一致。

(3) 本品显钠盐的火焰反应（《中国药典》2010 年版二部附录Ⅲ）。

2. 注射用硫酸链霉素

(1) 取本品约 0.5mg，加水 4ml 溶解后，加氢氧化钠试液 2.5ml 与 0.1% 8-羟基喹啉的乙醇溶液 1ml，放冷至约 15℃，加次溴酸钠试液 3 滴即显橙红色。

(2) 取本品约 20mg，加水 5ml 溶解后，加氢氧化钠试液 0.3ml，置水浴上加热 5min，加硫酸铁铵溶液（取硫酸铁铵 0.1g，加 0.5mol/L 硫酸溶液 5ml 使溶解）0.5ml 即显紫红色。

(3) 本品的水溶液显硫酸盐的鉴别反应（《中国药典》2010 年版二部附录Ⅲ）。

【思考题】

1. β-内酰胺类抗生素和氨基糖苷类抗生素鉴别试验的原理是什么？主要实验条件是什么？

2. 如何区分青霉素钠与氨苄西林钠？

3. 今获可疑注射剂一批，据称是庆大霉素注射液，请设计实验方法证实其是否为庆大霉素注射液。

实验五

维生素 B_1 片分析

【实验目的】

1. 掌握维生素 B_1 片的分析原理、操作方法及计算方法。

2. 掌握有关物质检查的原理及操作。

3. 掌握紫外分光光度计和容量仪器的正确使用。

【主要仪器与试剂】

1. 仪器

分析天平，紫外分光光度计。

2. 试剂

维生素 B_1 片（规格：5mg 或 10mg），正丁醇，甲醇，乙腈等。

【实验原理】

维生素 B_1 结构中具有较长的共轭体系，所以有紫外吸收，可用紫外分光光度法测定含量。

【实验内容】

1. 鉴别

取本品的细粉适量加水搅拌，滤过后进行以下实验。

（1）氯化物的反应：取本品适量，加硝酸使成酸性后，加 $AgNO_3$ 试液即生成白色絮状沉淀。

（2）硫色素反应：取本品约 5mg，加氢氧化钠试液 2.5ml 溶解后，加铁氰化钾试液 0.5ml 与正丁醇 5ml，强力振摇 2min，放置使分层，上面的醇层显强烈的蓝色荧光；加酸使成酸性，荧光即消失；再加碱使成碱性，荧光又重现。

2. 检查有关物质

取本品细粉适量，加流动相适量，振摇使维生素 B_1 溶解，用流动相稀释制成每 1ml 中含维生素 B_1 1mg 的溶液，滤过，取续滤液作为供试品溶液；精密量取 1ml 置 100ml 量瓶中，用流动相稀释至刻度，摇匀，作为对照溶液。照维生素 B₁ 有关物质项下的方法试验，以十八烷基硅烷键合硅胶为填充剂，以甲醇 – 乙腈 – 0.02mol/L 庚烷磺酸钠溶液（含 1% 三乙胺，用磷酸调节 pH 值至 5.5）（9∶9∶82）为流动相，检测波长为 254nm，理论板数以维生素 B₁ 峰计算不低于 2000，维生素 B₁ 峰与前后峰的分离度均符合要求。取对照溶液 20μl 注入液相色谱仪，调节检测灵敏度，使主成分色谱峰的峰高约为满量程的 20%。再精密量取供试品溶液和对照溶液各 20μl，分别注入液相色谱仪，记录色谱图至主峰保留时间的 3 倍。供试品溶液色谱图中如有杂质峰，各杂质峰面积的和不得大于对照溶液主峰面积的 1.5 倍（1.5%）。

3. 含量测定

取本品 20 片，精密称定，研细，精密称取适量（约相当于维生素 B₁25mg），置 100ml 量瓶中，加盐酸溶液（9→1000）约 70ml，振摇 15min 使维生素 B₁ 溶解，用上述溶剂稀释至刻度，摇匀，用干燥滤纸滤过，精密量取续滤液 5ml 置另一 100ml 量瓶中，再加上述溶剂稀释至刻度，摇匀，照紫外 – 可见分光光度法，在 246nm 的波长处测定吸光度，按 $C_{12}H_{17}ClN_4OS \cdot HCl$ 的吸收系数（$E_{1cm}^{1\%}$）为 421 计算，即得。

【注意事项】

1. 含量测定中滤过时用干滤纸滤过；
2. 测定吸收度时以配制溶液的溶剂为空白溶液。

【思考题】

1. 片剂的结果表示与原料药的结果表示是否一致？
2. 维生素 B₁ "有关物质" 检查中限量为多少？

实验六

硫酸阿托品制剂的分析

【实验目的】

1. 掌握酸性染料比色法基本原理及操作要点；

2. 掌握含量均匀度检查意义、原理与计算方法；

3. 熟悉注射剂含量结果表示及计算。

【主要仪器与试药】

1. 仪器

可见分光光度计，离心机，具塞试管，量瓶，移液管，滤纸，分液漏斗。

2. 试剂

硫酸阿托品对照品，硫酸阿托品片（规格 0.3mg），硫酸阿托品注射液（规格 1：0.5mg），溴甲酚绿，三氯甲烷。

【实验原理】

在适当的 pH 介质中，硫酸阿托品与氢离子结合成阳离子（BH^+），而溴甲酚绿在此条件下离解为阴离子（In^-），与上述的阳离子定量地结合成有色离子对（$BH^+ \cdot In^-$）。可被三氯甲烷定量萃取，在 420nm 波长处测定吸收度，即可计算出硫酸阿托品的含量。

反应平衡简式如下：

$$
\begin{array}{ccc}
B & & HIn \\
+ & & \Updownarrow \\
H^+ & & H^+ \\
\Updownarrow & & + \\
\end{array}
$$

$$BH^+ + In^- \rightleftharpoons (BH^+ \cdot In^-)_{水相} \rightleftharpoons (BH^+ \cdot In^-)_{有机相}$$

$$（CHCl_3 有机相黄色 \ \lambda_{max} \ 420nm）$$

【实验内容】

1. 对照品溶液的制备

精密称取在120℃干燥至恒重的硫酸阿托品对照品25mg，置25ml量瓶中，加水溶解并稀释至刻度，摇匀，精密量取5ml置100ml量瓶中，加水稀释至刻度，摇匀即得。

2. 溴甲酚绿溶液的制备

取溴甲酚绿50mg与邻苯二甲酸氢钾1.021g，加0.2mol/L氢氧化钠溶液6.0ml使溶解，再加水稀释至100ml，摇匀。必要时滤过。

3. 含量均匀度

硫酸阿托品片为白色片，含硫酸阿托品 $[(C_{17}H_{23}NO_3)_2 \cdot H_2SO_4 \cdot H_2O]$ 应为标示量的90.0%~110.0%。

取本品1片置具塞试管中，精密加水6.0ml，密塞，充分振摇30min使硫酸阿托品溶解，离心，取上清液作为供试品溶液，照含量测定项下的方法测定含量，应符合含量均匀度规定。

含量测定（片剂）：取本品20片，精密称定，研细，精密称取适量（约相当于硫酸阿托品2.5mg）后置50ml量瓶中，加水振摇使硫酸阿托品溶解并稀释至刻度，滤过，取续滤液，作为供试品溶液。

另取硫酸阿托品对照品约25mg，精密称定后置25ml量瓶中，加水溶解并稀释至刻度，摇匀，精密量取5ml置100ml量瓶中，用水稀释至刻度，摇匀，作为对照品溶液。

精密量取供试品溶液与对照品溶液各2ml，分别置预先精密加入三氯甲烷10ml的分液漏斗中，各加溴甲酚绿溶液（取溴甲酚绿50mg与邻苯二甲酸氢钾1.021g，加0.2mol/L氢氧化钠溶液6.0ml使溶解，再用水稀释至100ml，摇匀，必要时滤过）2.0ml，振摇提取2min后静置使分层，分取澄清的三氯甲烷液，照紫外-可见分光光度法在420nm的波长处分别测定吸光度，计算并将结果乘以1.027即得。

硫酸阿托品注射液为硫酸阿托品的灭菌水溶液。含硫酸阿托品 $[(C_{17}H_{23}NO_3)_2 \cdot H_2SO_4 \cdot H_2O]$ 应为标示量的90.0%~110.0%。

【注意事项】

1. 含量均匀度测定中必须充分振摇使被测组分完全溶解后再离心。

2. 离心后取上清液时切不可使所取液混浊。

3. 实验中所需对照溶液、试剂、溶剂等均应用吸量管精密量取。

4. 对照品与供试品应平行操作。

5. 分取三氯甲烷测定时弃去初滤液（约 1ml）。所取三氯甲烷必须澄清透明不得混有水珠。

【思考题】

1. 哪些制剂需要测含量均匀度？

2. 酸性染料比色法原理是什么？如何进行硫酸阿托品注射液含量计算？

实验七

维生素 E 软胶囊的含量测定

【实验目的】

1. 掌握气相色谱内标法测定 V_E 胶丸含量的基本原理和方法。

2. 掌握内标法的计算。

3. 熟悉气相色谱仪的工作原理和操作方法。

【主要仪器与试剂】

1. 仪器

气相色谱仪和棕色具塞锥形瓶。

2. 试剂

维生素 E 对照品，维生素 E 软胶囊（规格 5mg），正三十二烷，正已烷。

【实验原理】

气相色谱是利用各组分的分配系数不同而达到分离的目的。本实验采用含对照品和内标物质的对照溶液所得色谱响应值求出校正因子 f，再根据含内标物质的供试品溶液色谱响应值计算 V_E 胶丸含量。

【实验内容】

1. 检查

（1）比旋度：避光操作。取本品的内容物适量（约相当于维生素 E 400mg），精密称定，照维生素 E 比旋度项下的方法测定，置 150ml 具塞圆底烧瓶中，加无水乙醇 25ml 使溶解，加硫酸乙醇溶液（1→7）20ml，置水浴上回流 3h，放冷，用硫酸乙醇溶液（1→7）定量转移至 200ml 量瓶中并稀释至刻度，摇匀。精密量取 100ml 置分液漏斗中，加水 200ml，用乙醚提取 2 次（75ml，25ml），合并乙醚液，加铁氰化钾氢氧化钠溶液［取铁氰化钾 50g，加氢氧化钠溶液（1→125）溶解并稀释至 500ml］50ml，振摇 3min；取乙醚层，用水洗涤 4 次，每次 50ml，弃去洗漆液，乙醚液经无水硫酸钠脱水后，置水浴上减压或在氮气流下蒸干至

7～8ml 时停止加热，继续挥干乙醚，残渣立即加异辛烷溶解并定量转移至 25ml 量瓶中，用异辛烷稀释至刻度，摇匀，依法测定，比旋度（按 d－α－生育酚计，即测得结果除以换算系数 0.911）不得低于＋24°（天然型）。

（2）有关物质：取本品内容物适量（相当于维生素 E 25mg）加正己烷 10ml，振摇使维生素 E 溶解，滤过，取滤液作为供试品溶液；精密量取 1ml 置 100ml 棕色量瓶中，用正己烷稀释至刻度，摇匀，作为对照溶液。照维生素 E 有关物质项下的方法试验，色谱条件与系统适用性试验用硅酮（OV－17）为固定液，涂布浓度为 2% 的填充柱，或用 100% 二甲基聚硅氧烷为固定液的毛细管柱；柱温为 265℃。理论板数按维生素 E 峰计算不低于 500（填充柱）或 5000（毛细管柱），维生素 E 峰与内标物质峰的分离度应符合要求。取对照溶液 1μl 注入气相色谱仪，调节检测灵敏度，使主成分色谱峰的峰高约为满量程的 30%，再精密量取供试品溶液与对照溶液各 1μl，分别注入气相色谱仪，记录色谱图至主成分峰保留时间的 2 倍，供试品溶液的色谱图中如有杂质峰，α－生育酚（相对保留时间约为 0.87）峰面积不得大于对照溶液主峰面积（1.0%），其他单个杂质峰面积不得大于对照溶液主峰面积的 1.5 倍（1.5%），各杂质峰面积的和不得大于对照溶液主峰面积的 2.5 倍（2.5%）。

2. 含量测定

照气相色谱法测定。色谱条件与系统适用性试验用硅酮（OV－17）为固定液，涂布浓度为 2% 的填充柱，或用 100% 二甲基聚硅氧烷为固定液的毛细管柱；柱温为 265℃。理论板数按维生素 E 峰计算不低于 500（填充柱）或 5000（毛细管柱），维生素 E 峰与内标物质峰的分离度应符合要求。

（1）校正因子的测定：取正三十二烷适量，加正己烷溶解并稀释成每 1ml 中含 1.0mg 的溶液，作为内标溶液。

另取维生素 E 对照品约 20mg，精密称定后置棕色具塞瓶中，精密加内标溶液 10ml，密塞，振摇使溶解，取 1～3μl 注入气相色谱仪，计算校正因子。

（2）测定法：取装量差异项下的内容物，混合均匀，取适量（约相当于维生素 E 20mg），精密称定后置棕色具塞瓶中，精密加内标溶液 10ml，密塞，振摇使溶解；取 1～3μl 注入气相色谱仪，测定，计算即得。

本品为合成型或天然型维生素 E 含（$C_{31}H_{52}O_3$）应为标示量 90.0%～110.0%。

（3）结果计算

$$校正因子\ (f) = \frac{A_s/m_s}{A_r/m_r}$$

式中，A_s为内标物质的峰面积或峰高；A_r为对照品的峰面积或峰高；m_s为加入内标物质的量；m_r为加入对照品的量。

$$标示量\% = \frac{f \times \dfrac{A_x}{A'_s/m'_s} \times 平均每粒装量}{W_x \times 标示量} \times 100$$

式中，A_x为供试品峰面积或峰高；W_x为供试品的称样量；As 为内标物质的峰面积或峰高；ms 为加入内标物质的量。

【注意事项】

1. 为延长色谱柱的使用寿命，在分离度达到要求的情况下尽可能选择低的柱温。

2. 检测器的温度必须高于柱温30℃，并不得低于100℃。

3. 进样时速度要快而果断，并且每次进样速度、留针时间应保持一致。

4. 使用 FID 检测器应注意安全，在实验室及氢气瓶附近严禁烟火。

5. 微量注射器用后应立即清洗干净，以免堵塞。

【思考题】

1. GC 测定含量时，用内标加校正因子法有何优点？应如何进行？

2. GC 或 HPLC 测定药物含量时，系统适用性试验包括哪些项目？如何测定？

实验八

干酵母片的含量测定
（半微量凯氏定氮法）

【实验目的】

掌握半微量凯氏定氮法的原理与操作方法。

【主要仪器与试药】

1. 仪器

半微量定氮仪，电炉或加热套，凯氏烧瓶，200ml 量瓶，锥形瓶，10ml 酸式滴定管，定量滤纸。

2. 试剂

干酵母片（规格 0.2g），硫酸，硫酸铜，硫酸钾，氢氧化钠，硼酸，甲基红－溴甲酚绿混合指示液。

【实验原理】

有机含氮化合物在硫酸及催化剂的作用下，经强热分解使有机氮转化为硫酸铵，再加碱成碱性，将游离出的氨进行蒸馏并用硼酸溶液吸收，最后用标准硫酸液进行滴定，即可求出被测物的含氮量。

【实验内容】

硫酸滴定液（0.005mol/L）制备：用硫酸滴定液（0.05mol/L）定量稀释制成。

所用试液、指示液的配制均应符合《中国药典》附录规定。

本品含蛋白质不得少于干酵母标示量的 38.0%。

取本品 10 片，精密称定，研细，精密称出适量（约相当于干酵母 0.25g）于滤纸中，将样品包裹后连同滤纸一起置干燥的凯氏烧瓶中。同时于另一干燥的凯氏烧瓶中放入一大小相同的滤纸，作为空白。

1. 消化

在上述凯氏烧瓶中依次加入硫酸钾 2.5g、硫酸铜 0.25g，再沿瓶壁缓缓加硫酸 10ml，在凯氏烧瓶口放一小漏斗并使烧瓶成 45°斜置，用直火缓缓加热，使溶液的温度保持在沸点以下，等泡沸停止，消化液由黑色渐变棕色时，强热至沸，俟溶液成澄清的绿色（或几乎无色），继续加热 30min，放冷，定量转移至已盛有适量蒸馏水的 200ml 容量瓶中，放冷，加蒸馏水至刻度。

2. 蒸馏

按氮测定法中半微量法附图连接蒸馏装置（见实验附录），A 瓶中加水适量与甲基红指示液数滴，加稀硫酸使成酸性，加玻璃珠或沸石数粒。将连有氮气球的蒸馏器和直形冷凝管用水加热蒸气淋洗。并使水自冷凝管尖端缓冲洗涤 2～3 次，从加样品口淋洗 1 次，洗涤液排出蒸馏管。取 2% 硼酸溶液 10ml 置锥形瓶中，加甲基红－溴甲酚绿混合指示液 5 滴，将冷凝管尖端浸入液面下；从 200ml 容量瓶中精密吸取消化稀释液 10ml，经漏斗移入连有氮气球的蒸馏器中，用水少量淋洗凯氏烧瓶及漏斗 2～3 次，每次约 3～5ml，再加入 40% 氢氧化钠溶液 10ml，用少量水洗涤漏斗 1 次，关闭漏斗（加少量水封闭出口），进行蒸馏（蒸馏时不宜泡沸过高，以免溅至氮气球），至硼酸液由酒红色变为蓝绿色起，继续蒸馏约 10min，将锥形瓶下移至冷凝管尖端提出液面，使蒸气继续冲洗约 1min。用水淋洗尖端后停止蒸馏。

3. 滴定

馏出液用硫酸滴定液（0.005mol/L）滴定至溶液由蓝绿色变为灰紫色，并将滴定的结果用空白试验（空白馏出液的容积应与供试品所得馏出液的容积基本相等）校正。每 1ml 的硫酸滴定液（0.005mol/L）相当于 0.1401mg 的 N。

空白试验：照供试品消化、蒸馏、滴定的全过程以相同条件下做空白试验，用硫酸滴定液（0.005mol/L）滴定至相同的终点，其读数用于校正供试品滴定的读数。

4. 计算

供试品按标示量计算蛋白质的百分含量。

$$\frac{T \times (V_s - V_0) \times F \times D \times 平均片重 \times 6.25}{W \times 标示量} \times 100\%$$

式中，T 为滴定度即为每 1ml 的硫酸滴定液（0.005mol/L）相当于 0.1401mg 的 N；V_s 与 V_0 分别为供试品与空白滴定时硫酸滴定液消耗的体积（ml）；F 为浓度校正值；W 为供试品的重量；D 为稀释倍数；6.25 为常数，每 100g 蛋白质中含有 16g 氮，故每 g 氮相当于 6.25g 蛋白质。

【注意事项】

1. 片剂应研细，否则消解的时间就会过长，致使不完全。

2. 消化时，若发现瓶壁上有黑点，可适当转动凯氏烧瓶，使硫酸回流时将黑点洗下，以保证消化完全。

3. 消化液应放冷后再沿瓶壁缓缓加水，防止局部过热爆沸，冲出瓶外。

4. 约80%以上的氨在最初1~2min内蒸出，初蒸速度不宜太快，以免氨蒸出后未能及时被吸收而逸失。

5. 蒸馏过程中，火源不能突然变小或停止，以防蒸馏液倒吸。

6. 蒸馏出的氨接受液应尽快滴定，避免放置时间过长，影响测定结果。

【思考题】

1. 为什么要做空白试验？如何进行操作？

2. 怎样计算样品中蛋白质的含量？

3. 整个操作过程应注意哪些问题？

实验九

设计实验

【实验目的】

1. 掌握药物结构与分析方法之间的关系。

2. 掌握常用分析方法的基本操作与药物的含量计算。

3. 熟悉专业文献资料的查阅，练习设计实验方案。

【主要仪器与试药】

1. 仪器

可见－紫外分光光度计（具扫描功能），永停仪，pH 酸度计，气相色谱仪，高效液相色谱仪等。

2. 试剂

盐酸普鲁卡因注射液，苯佐卡因，维生素 C 制剂，异烟肼制剂，氯氮草片，地西泮（片或注射液），醋酸氟轻松，维生素 E 注射液等。

【实验内容】

1. 根据指定药物查阅文献资料，对各种可能的含量测定方法进行综述。

2. 写出自己将实施的详细具体的实验方案（包括实验用仪器及试药的配制、标定方法、实验条件、具体操作步骤、预计可能出现的问题等）。

3. 将综述和实验方案交给指导教师审阅，进一步完善、确定。

4. 用自己设计的实验方法独立完成一个药物的含量测定（包括从仪器的清洗到结果计算全过程），写出实验报告。

【实验题目举例】

如盐酸普鲁卡因注射液的含量测定、维生素 C 制剂的含量测定、异烟肼制剂的含量测定、苯佐卡因原料药的含量测定、地西泮制剂的含量测定、氯氮草片剂的含量测定、维生素 E 注射液的含量测定、醋酸氟轻松原料药的含量测定。

各药物结构式如下：

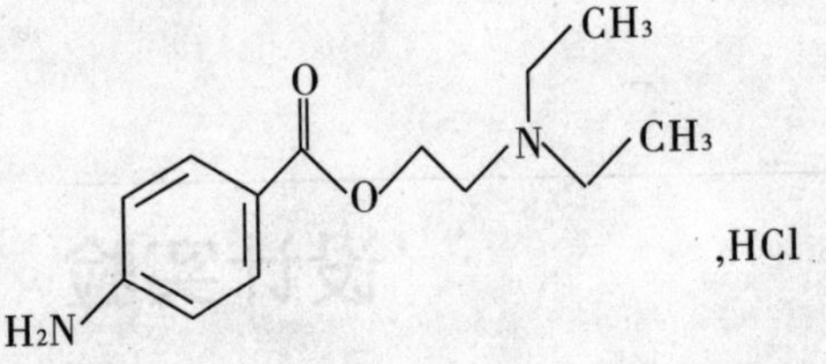

盐酸普鲁卡因(Procaime Hydrochloride)

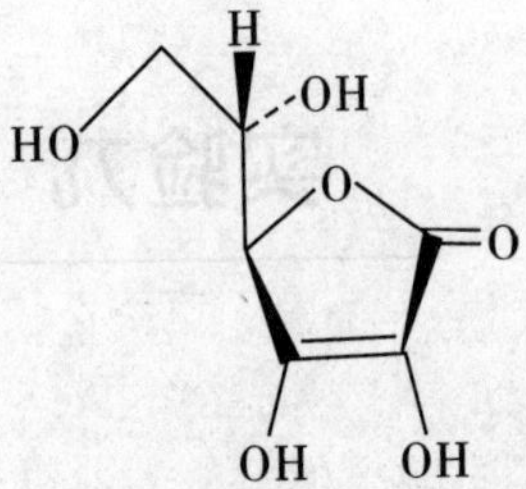

维生素C(Vitamin C)

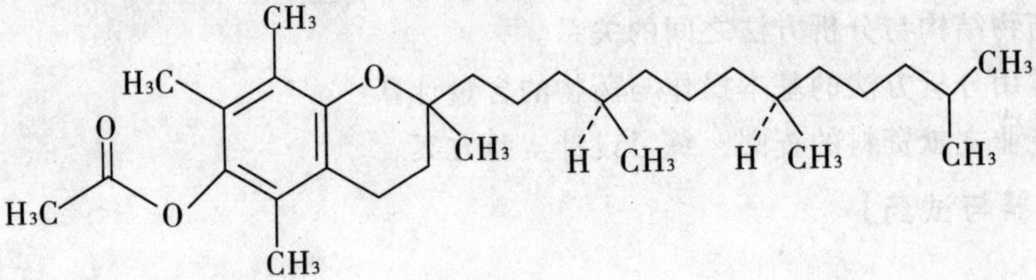

维生素E(Vitamin E)

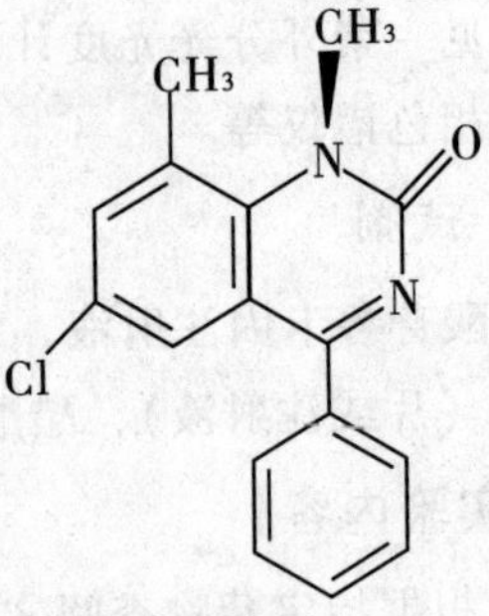

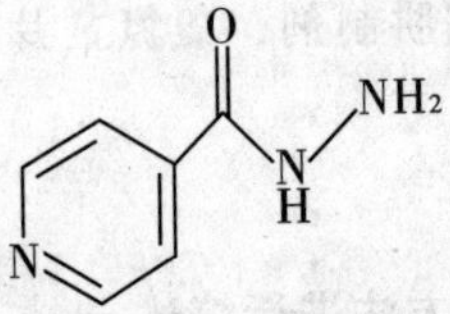

异烟肼(Isoniazid)

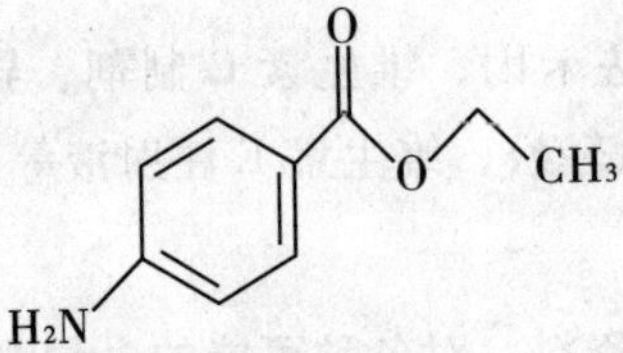

苯佐卡因(Benzocaine)

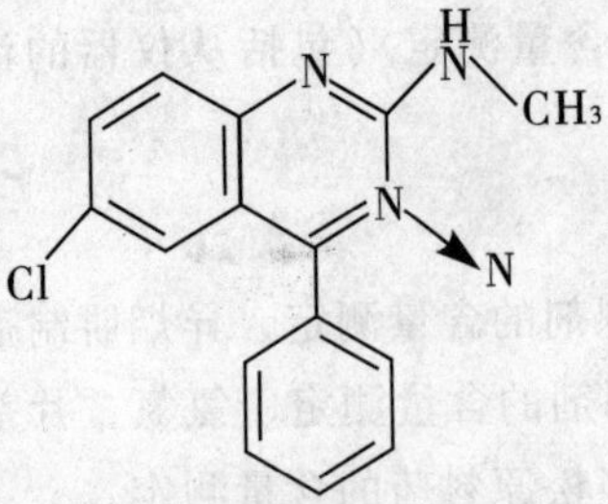

地西泮(Diazepam)

氯氮䓬(Chlordiazepoxide)

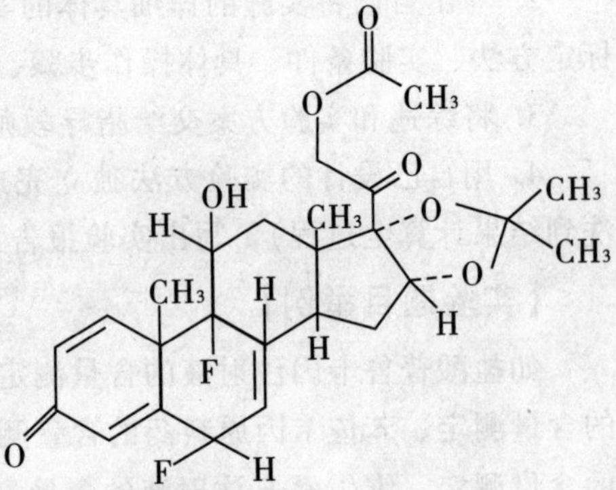

醋酸氟轻松(Fluocinonide)

【注意事项】

1. 对被检药物不同存在状况的分析方法均应进行检索，例如不同制剂、不同生物样本中的分析方法，法定的、非法定的方法。

2. 对收集来的文献进行整理、分类，比较各种方法的优缺点、使用范围。

3. 要结合实验室提供的各种仪器、试药等考核实验操作中每一操作步骤的可实施性。

【思考题】

1. 请写出本次实验的自我评价及设想。

2. 请写出对设计实验这种实验方法的看法、意见和建议。

实验十

未知药物鉴别（一）

【实验目的】

1. 掌握维生素 C（Vitamin C）、维生素 B₁（Vitamin B₁）、异烟肼（Isoniazid）和青霉素钠（Benzylpenicillin Sodium）的一般鉴别反应和特殊鉴别反应。

2. 掌握根据药物结构区别并鉴别未知药物的基本思路和方法。

【主要试药】

维生素 C（Vitamin C）片（规格：25mg、50mg 和 100mg）、维生素 B₁（Vitamin B₁）片（规格：5mg 和 10mg）、异烟肼（Isoniazid）片（规格：50mg、100mg 和 300mg）、注射用青霉素钠（Benzylpenicillin Sodium）［规格：0.12g（20 万单位）、0.24g（40 万单位）、0.48g（80 万单位）、0.6g（100 万单位）、0.96g（160 万单位）和 2.4g（400 万单位）］。

Vitamin C($C_6H_8O_6$　176.13)

Vitamin B₁($C_{12}H_{17}C1N_4OS \cdot HCl$　337.27)

Benzylpenicillin Sodium($C_{16}H_{17}N_2NaO_4S$　356.28)

Isomiazid($C_6H_7N_3O$　137.14)

【实验内容】

1. 根据上述药物的结构和理化性质设计区别并鉴别这些药物的方法步骤。

2. 按计划进行实验。

3. 根据实验结果确证未知药物，最后得出结论。

【注意事项】

1. 设计区别并鉴别这些药物的方法步骤，首先应了解这些药物的类别、结构、性质及可能的鉴别反应。其中有哪些是属于药物的共性反应，哪些是属于药物个性反应。并知道如何选择鉴别反应。

2. 区别并鉴别药物最好选择专属性强的方法。

3. 根据实验结果对未知样品加以确证。

【思考题】

1. 上述四个药物的区别并鉴别中你选择了哪些鉴别方法？是否需要这些药物所有的鉴别方法？为什么？

2. 试述区别并鉴别这些药物的原理和方法。

实验十一

未知药物鉴别（二）

【实验目的】

1. 掌握苯巴比妥（Phenobarbital）、硫喷妥钠（Thiopental sodium）、阿司匹林（Aspirin）、水杨酸（Salicylic acid）和炔雌醇（Ethinglestradiol）的一般鉴别反应和特殊鉴别反应。

2. 掌握根据药物结构区别并鉴别未知药物的基本思路和方法。

【主要药品】

苯巴比妥（Phenobarbital）片（规格：15mg、30mg 和 100mg）、注射用硫喷妥钠（Thiopental sodium）（规格：0.5g 和 1g）、阿司匹林（Aspirin）片（规格：0.3g 和 0.5g）、水杨酸（Salicylic acid）、炔雌醇（Ethinylestradiol）片（规格：5μg、20μg、50μg 和 500μg）。

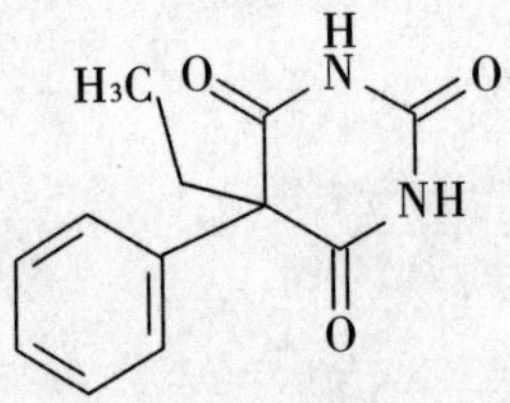

Phenobarbital（$C_{12}H_{12}N_2O_3$ 232.24）

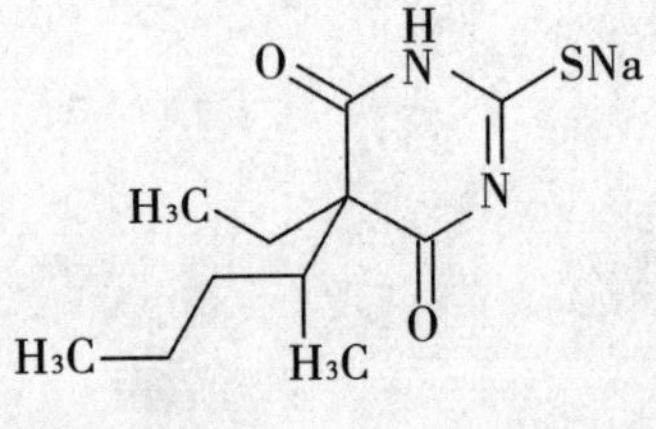

Thiopental Sodium（$C_{11}H_{17}N_2NaO_2S$）

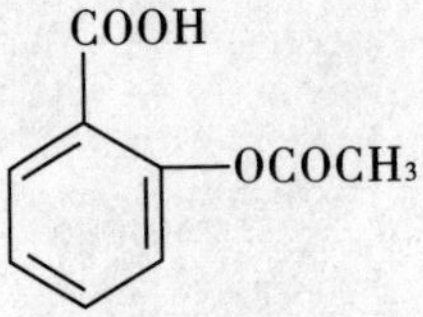

Aspirin（$C_9H_8O_4$ 180.16）

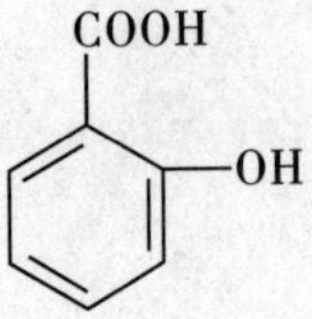

Salicylic acid（$C_7H_6O_3$ 138.12）

Ethinylestradiol（$C_{20}H_{24}O_2$ 296.41）

【实验内容】

1. 根据上述药物的结构和理化性质，设计区别并鉴别这些药物的方法步骤。

2. 按计划进行实验。

3. 根据实验结果确证未知药物，最后得出结论。

【注意事项】

1. 设计区别并鉴别这些药物的方法步骤，首先应了解这些药物的类别、结构、性质及可能的鉴别反应。其中有哪些是属于药物的共性反应，哪些是属于药物个性反应。并知道如何选择鉴别反应。

2. 区别并鉴别药物最好选择专属性强的方法。

3. 根据实验结果对未知样品加以确证。

【思考题】

1. 上述五个药物的区别并鉴别中你选择了哪些鉴别方法？是否需要这些药物所有的鉴别方法？为什么？

2. 试述区别并鉴别这些药物的原理和方法。

实验十二

葡萄糖氯化钠注射液的质量检验

【实验目的】

1. 全面掌握葡萄糖氯化钠注射液的鉴别、检查、含量测定的方法及原理。
2. 熟悉旋光计、紫外－可见分光光度计和酸度计的使用方法。

【主要仪器与药品】

1. 仪器

旋光计，紫外－可见分光光度计，酸度计。

2. 药品

葡萄糖氯化钠注射液，规格如下。

（1）100ml：葡萄糖5g与氯化钠0.9g；
（2）100ml：葡萄糖10g与氯化钠0.9g；
（3）250ml：葡萄糖12.5g与氯化钠2.25g；
（4）250ml：葡萄糖25g与氯化钠2.25g；
（5）500ml：葡萄糖25g与氯化钠4.5g；
（6）500ml：葡萄糖50g与氯化钠4.5g；
（7）1000ml：葡萄糖50g与氯化钠9g。

【实验原理】

1. 与碱性酒石酸铜试液反应原理

葡萄糖的醛基具有还原性，在碱性条件下可将铜离子还原，生成红色的氧化亚铜沉淀。

$$
\begin{array}{l}
\text{H—C=O} \\
\text{H—C—OH} \\
\text{HO—C—H} \\
\text{H—C—OH} \\
\text{H—C—OH} \\
\text{CH}_2\text{OH}
\end{array}
\quad + 2\
\begin{array}{l}
\text{COOH} \\
\text{CHO} \\
\text{CHO} \\
\text{COOK}
\end{array}
\Big\rangle\text{Cu}
\longrightarrow
\begin{array}{l}
\text{COOH} \\
\text{H—C—OH} \\
\text{HO—C—H} \\
\text{H—C—OH} \\
\text{H—C—OH} \\
\text{CH}_2\text{OH}
\end{array}
\quad + 2\
\begin{array}{l}
\text{COONa} \\
\text{CHOH} \\
\text{CHOH} \\
\text{COOK}
\end{array}
+ \text{Cu}_2(\text{OH})_2\downarrow
$$
（黄色）

葡萄糖　　　　　Fehling 试剂　　　　　　葡萄糖酸

$$
\text{Cu}_2(\text{OH})_2 \xrightarrow{\Delta} \text{Cu}_2\text{O}\downarrow + \text{H}_2\text{O}
$$
（红色）

氯化钠中的氯离子在一定条件下可发生氯离子的特殊反应；钠离子在一定条件下可产生特殊的焰色，用于鉴别。

2. 5 – 羟甲基糠醛检查原理

葡萄糖注射液在高温加热灭菌时，易分解产生 5 – 羟甲基糠醛。5 – 羟甲基糠醛对人体有害，它的量也可以反映葡萄糖分解的情况，需进行检查。

$$
\text{葡萄糖} \xrightarrow{-2\text{H}_2\text{O}} \text{HOH}_2\text{C}-\!\!\!=\!\!\!-\text{CHO} \xrightarrow{\text{H}_2\text{O}} \text{HOH}_2\text{C}\underset{\text{O}}{\diagdown}\text{CHO}
$$

葡萄糖　　　　　　　　　　　　　　　　　　　　　　　　　　5–羟甲基糠醛

5 – 羟甲基糠醛分子具共轭双烯结构，在 284nm 的波长处有吸收，而葡萄糖无吸收。利用 5 – 羟甲基糠醛的此性质可将样品配制成一定浓度的溶液，在 284nm 的波长处测定，用规定吸收度不得大于 0.32 来控制 5 – 羟甲基糠醛的量。

3. 重金属检查原理

硫代乙酰胺在弱酸性（pH3.5 醋酸盐缓冲液）条件下水解产生硫化氢，与微量重金属离子生成黄色到棕黑色的硫化物均匀混悬液，与一定量标准铅溶液经同法处理后所呈颜色比较，颜色不得更深。

$$
\text{CH}_3\text{CSNH}_2 + \text{H}_2\text{O} \longrightarrow \text{CH}_3\text{CONH}_2 + \text{H}_2\text{S}
$$

$$
\text{H}_2\text{S} + \text{Pb}^{2+} \xrightarrow{\text{pH3.5}} \text{PbS}\downarrow + 2\text{H}^+
$$

4. 用旋光法测定本制剂中葡萄糖含量的原理

葡萄糖分子中含不对称碳原子，具有旋光性，在一定条件下，其水溶液的比旋度 $[\alpha]_D^t$ 为 +52.5°~ +53.0°。根据旋光度 α 与浓度 C 的比例关系可进行含量测定。本制剂中的氯化钠不干扰测定。

$$\alpha = [\alpha]_D^t \cdot L \cdot C$$

式中，L 为液层厚度（dm），C 为溶液的百分浓度（g/ml，按干燥品或无水物计算）。

因此，

$$C = \alpha \cdot 100 / [\alpha]_D^t \cdot L$$

5. 用银量法测定本制剂中氯化钠含量的原理

氯化钠中的氯离子在一定的条件下可与 $AgNO_3$ 定量作用产生白色沉淀。可采用银量法测定含量，用荧光黄为吸附指示剂指示终点。本制剂中的葡萄糖不干扰测定。

【实验内容】

（一）**溶液的配制**

1. 硝酸银滴定液（0.1mol/L）的配制、标定及储藏

$AgNO_3 = 169.87$ 16.99g→1000ml

（1）配制：取硝酸银 17.5g，加水适量使溶解成 1000ml，摇匀。

（2）标定：取在 110℃ 干燥至恒重的基准氯化钠约 0.2g，精密称定，加水 50ml 使溶解，再加糊精溶液（1→50）5ml、碳酸钙 0.1g 与荧光黄指示液 8 滴，用本液滴定至浑浊液由黄绿色变为微红色。每 1ml 硝酸银滴定液（0.1mol/L）相当于 5.844mg 的氯化钠。根据本液的消耗量与氯化钠的取用量，算出本液的浓度，即得。

如需用硝酸银滴定液（0.01mol/L）时，可取硝酸银滴定液（0.1mol/L）在临用前加水稀释制成。

（3）贮藏：置玻璃塞的棕色玻瓶中，密闭保存。

2. 荧光黄指示液的配制

取荧光黄 0.1g，加乙醇 100ml 使溶解即得。

（二）**鉴别**

1. 与碱性酒石酸铜试液的反应

取本品，缓缓滴入温热的碱性酒石酸铜试液中，即生成氧化亚铜的红色沉淀。

2. 钠盐与氯化物的鉴别反应

（1）钠盐

1）取铂丝，用盐酸湿润后蘸取供试品，在无色火焰中燃烧，火焰即显鲜黄色。

2）取供试品的中性溶液，加醋酸氧铀锌试液，即生成黄色沉淀。

（2）氯化物

1）取供试品溶液，加硝酸使成酸性后加硝酸银试液，即生成白色凝乳状沉淀；分离，沉淀加氨试液即溶解，再加硝酸，沉淀复生成。如供试品为生物碱或其他有机碱的盐酸盐，须先加氨试液使成碱性，将析出的沉淀滤过除去，取滤液进行试验。

2）取供试品少量置试管中，加等量的二氧化锰，混匀，加硫酸湿润，缓缓加热，即发生氯气，能使湿润的碘化钾淀粉试纸显蓝色。

（三）检查

1. pH 值

应为 3.5～5.5（《中国药典》2010 年版附录 ⅥH）。

2. 5 - 羟甲基糠醛检查

精密量取本品适量（约相当于葡萄糖 1.0g）置 50ml 量瓶中，加水稀释至刻度，摇匀，照分光光度法（《中国药典》2010 年版二部附录 ⅣA）在 284nm 的波长处测定，吸收度不得大于 0.25。

3. 重金属

取本品适量（约相当于葡萄糖 3g），必要时蒸发至约 20ml，放冷，加醋酸盐缓冲液（pH3.5）2ml 与水适量使成 25ml，依法检查（《中国药典》2010 年版二部附录 ⅧH 第一法），含重金属不得过百万分之五。

（四）含量测定

1. 用旋光法测定葡萄糖含量

精密量取本品适量（约相当于葡萄 10g）置 100ml 量瓶中，加氨试液 0.2ml（10% 或 10% 以下规格的本品可直接取样测定），用水稀释至刻度，摇匀，静置 10min，依法测定旋光度（《中国药典》2010 年版二部附录 ⅥE），与 2.0852 相乘即得供试品中含有 $C_6H_{12}O_6 \cdot H_2O$ 的重量（g）。

2. 用银量法测定本制剂中氯化钠的含量

精密量取本品 20ml，加水 30ml，加 2% 糊精溶液 5ml、2.5% 硼砂溶液 2ml 与荧光黄指示液 5~8 滴，用硝酸银滴定液（0.1mol/L）滴定。每 1ml 硝酸银滴定液（0.1mol/L）相当于 5.844mg 的 NaCl。

本品为葡萄糖或无水葡萄糖与氯化钠的灭菌水溶液，含葡萄糖（$C_6H_{12}O_6 \cdot H_2O$）与氯化钠（NaCl）均应为标示量的 95.0%~105.0%。

【注意事项】

葡萄糖氯化钠注射液中氯化钠测定以硝酸银为滴定液，用吸附指示剂荧光黄指示终点。加入 2% 的糊精溶液保护胶体，使氯化银沉淀呈胶体状态，有利于对指示剂的吸附和滴定终点的观察。荧光黄指示剂要求溶液的 pH 值应在 7.0~10 之间，故加入 2.5% 的硼砂溶液。

【思考题】

1. 葡萄糖和氯化钠的含量测定方法中未采取提取分离步骤，是否存在干扰？

2. 检查中 5–羟甲基糠醛的检查是通过规定在 284nm 处的吸收度来控制杂质的量，284nm 应是杂质的最大吸收波长还是葡萄糖的最大吸收波长？

实验十三

苯巴比妥片的质量检验

【实验目的】

1. 掌握苯巴比妥片的鉴别、检查、含量测定的原理和方法。

2. 熟悉片剂含量均匀度和溶出度检查方法。

【主要仪器与药品】

1. 仪器

可见紫外分光光度计，石英比色皿，溶出仪，电位滴定仪，酸度计或电位差计。

2. 药品

苯巴比妥片，规格分别为 15mg、30mg 和 100mg。

【实验原理】

1. 鉴别

丙二酰脲类的鉴别反应：苯巴比妥分子中含有丙二酰脲结构，在碱性条件下，可与某些重金属离子反应，生成可溶性或不溶性的有色物质。这一特性可用于本类药物的鉴别。

（1）与银盐的反应

$$R_1R_2C(CO-NH)_2C=O + AgNO_3 + Na_2CO_3 \longrightarrow$$

$$R_1R_2C(CO-NH)(CO-N(Ag))C=O + NaHCO_3 + NaNO_3$$

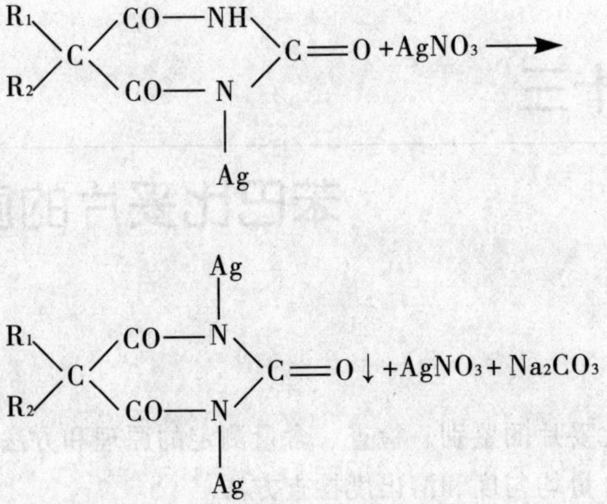

$$R_1R_2C\underset{CO-N}{\overset{CO-NH}{\big|}}C=O + AgNO_3 \longrightarrow$$

$$R_1R_2C\underset{CO-N(Ag)}{\overset{CO-N(Ag)}{\big|}}C=O\downarrow + AgNO_3 + Na_2CO_3$$

巴比妥类药物的一银盐可溶于水，而二银盐不溶于水，生成白色二银盐沉淀。

（2）与铜盐的反应

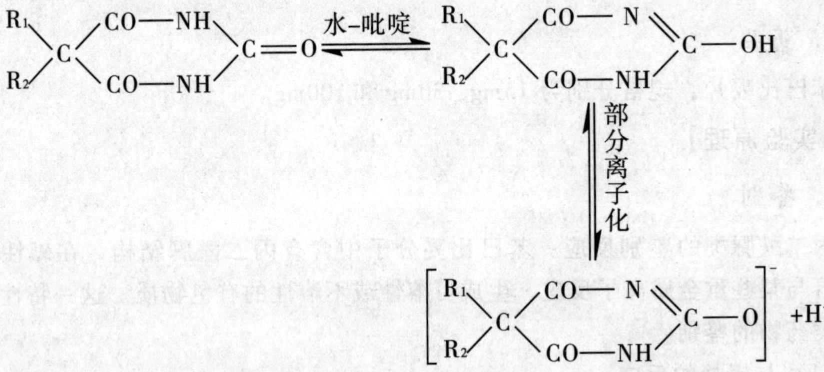

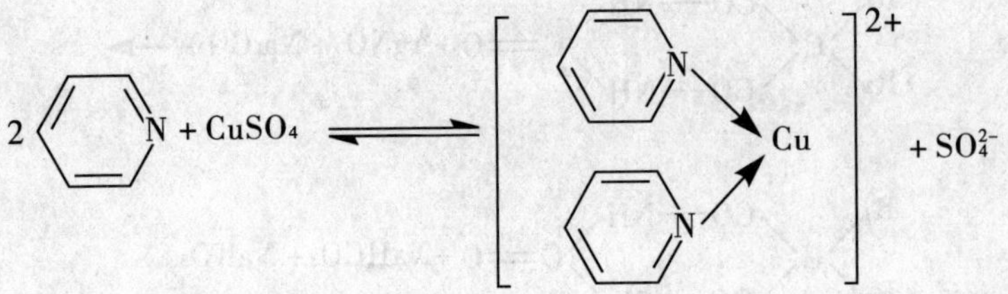

$$R_1R_2C\underset{CO-NH}{\overset{CO-NH}{\big|}}C=O \rightleftharpoons R_1R_2C\underset{CO-NH}{\overset{CO-N}{\big|}}C-OH$$

部分离子化

$$\left[R_1R_2C\underset{CO-NH}{\overset{CO-N}{\big|}}C-O\right]^- + H^+$$

$$2\,\text{吡啶} + CuSO_4 \rightleftharpoons \left[\text{吡啶}_2\,Cu\right]^{2+} + SO_4^{2-}$$

$$2\left[\begin{matrix}R_1\\ \\ R_2\end{matrix}C\begin{matrix}CO\text{—}N\\ \\ CO\text{—}NH\end{matrix}C\text{—}O\right]^{-} + \left[\begin{matrix}\text{py}\\ \text{py}\end{matrix}Cu\right]^{2+}$$

$$\longrightarrow$$

巴比妥类药物与铜盐反应生成紫色物质。注射用硫喷妥钠也可以与铜盐反应，但反应速度稍慢，且沉淀物显绿色，此反应可以将含硫和不含硫的巴比妥类药物区别开。

以上两个反应为本类药物通用的鉴别反应，已收载于《中国药典》2010 年版二部附录"一般鉴别试验"的"丙二酰脲类"项下。

2. 含量测定

巴比妥类药物含有丙二酰脲结构，在碱性条件下可与银离子定量地形成盐，巴比妥类药物的－银盐可溶于水，而二银盐不溶于水。采用电位法指示终点。在滴定中，1mol 的 $AgNO_3$ 相当于 1mol 的苯巴比妥。

【实验内容】

1. 溶液的配制

（1）铜吡啶试液：取硫酸铜 4g，加水 90ml 溶解后，加吡啶 30ml，即得。本液应临用新制。

（2）硝酸银试液：可取用硝酸银滴定液（0.1mol/L）。

2. 鉴别

取本品细粉适量（约相当于苯巴比妥 0.1g），加无水乙醇 10ml，充分振摇，滤过，滤液置水浴上蒸干，残渣照下法的鉴别试验，显相同的反应。

（1）丙二酰脲类的鉴别反应

1）与银盐的反应：取供试品约 0.1g，加碳酸钠试液 1ml 与水 10ml，振摇 2min，滤过，滤液中逐滴加入硝酸银试液，即生成白色沉淀，振摇，沉淀即溶解；继续滴加过量的硝酸银试液，沉淀不再溶解。

2) 与铜盐的反应：供试品约 50mg 加吡啶溶液（1→10）5ml，溶解后加铜吡啶试液 1ml，即显紫色或生成紫色沉淀。

（2）取本品约 10mg，加硫酸 2 滴与亚硝酸钠约 5mg，混合即显橙黄色，随即为橙红色。

（3）取本品 50mg 置试管中，加甲醛试液 1ml，加热煮沸，冷却后沿管壁缓缓加硫酸 0.5ml，使成两液层，置水中加热。接界面显玫瑰红色。

3. 检查

（1）含量均匀度：取本品 1 片（15mg 规格或 30mg 规格）置 100ml 量瓶中，加乙醇－硼酸氯化钾缓冲液（取硼酸 12.37g 与氯化钾 14.91g，加水至 1000ml，振摇使溶解，量取 50ml，加氢氧化钾试液 36.9ml，加水稀释成 200ml，必要时用 1mol/L 盐酸或氢氧化钾试液调节 pH 值至 9.6）（1:20）适量，振摇，使苯巴比妥溶解，加上述缓冲溶液稀释至刻度，摇匀，滤过，精密量取续滤液适量，加上述缓冲液稀释制成每 1ml 中约含 10μg 的溶液，作为供试品溶液。另取苯巴比妥对照品，精密称取适量，加上述缓冲液溶解并定量稀释制成每 1ml 中约含 10μg 的溶液，作为对照品溶液。取上述两种溶液，照分光光度法在 240nm 的波长处分别测定吸收度，计算含量，应符合规定（《中国药典》2010 年版二部附录 X E）。

（2）溶出度：取本品，照溶出度测定法（《中国药典》2010 年版二部附录 X C 第二法），以水 900ml 为溶剂，转速为 50r/min，依法操作，经 45min 时，取溶液滤过，精密量取续滤液 3ml（100mg 规格）或 10ml（30mg 规格）或 20ml（15mg 规格），加硼酸氯化钾缓冲液（pH9.6）定量稀释成 50ml，摇匀；另取苯巴比妥对照品适量，精密称定，加上述缓冲液溶解并定量稀释成 1ml 中含 5μg 的溶液。取上述两种溶液，照分光光度法在 240nm 的波长处分别测定吸收度，计算出每片的溶出量。限度为标示量的 75%，应符合规定。

4. 含量测定

取本品 40 片（15mg 规格）或 20 片（30mg 规格）或 10 片（100mg 规格），精密称定，研细，精密称取适量（约相当于苯巴比妥 0.2g），加甲醇 40ml 使苯巴比妥溶解后，再加新制的 3% 无水碳酸钠溶液 15ml，照电位滴定法（《中国药典》2010 年版二部附录 Ⅶ A），用硝酸银滴定液（0.1mol/L）滴定。每 1ml 硝酸银滴定液（0.1mol/L）相当于 23.22mg 的 $C_{12}H_{12}N_2O_3$。

本品含苯巴比妥（$C_{12}H_{12}N_2O_3$）应为标示量的 93.0% ~ 107.0%。

【注意事项】

1. 在《中国药典》2010 年版二部附录 Ⅰ 制剂通则中，规定片剂应检查重量差异和崩解时限。同时规定，凡规定检查含量均匀度的片剂，可不进行重量差异的检查；凡规定检查溶出度、释放度或融变时限的片剂，可不进行崩解时限检查。故本制剂可不检查重量差异和崩解时限。

2. 含量均匀度测定中必须使被测组分完全溶解后再进行过滤测定。过滤用漏斗、烧杯必须干燥，弃去初滤液，量取规定量续滤液。

3. 溶出度测定中溶出液必须经过过滤，取续滤液进行测定。

【思考题】

1. 苯巴比妥片的含量测定为何采用电位法指示终点而不是通过浑浊的出现判断终点？

2. 在苯巴比妥的鉴别反应中，哪些是巴比妥类药物的共有反应？哪些是苯巴比妥的特有反应？原理为何？

实验十四

黄芩的质量检验

【实验目的】

1. 掌握中药分析的特点。

2. 掌握黄芩中药材的鉴别和含量测定的原理和方法。

3. 熟悉薄层色谱法、高效液相色谱法的操作及显微鉴别的方法。

【主要仪器与药品】

1. 仪器

高效液相色谱仪，微量进样器，硅胶 G，玻璃板。

2. 药品

黄芩药材，黄芩对照药材，黄芩苷对照品。

【实验内容】

1. 鉴别

（1）黄芩的显微鉴别：本品粉末黄色。韧皮纤维单个散在或数个成束，梭形，长 60～250μm，直径 9～33μm，壁厚，孔沟细。石细胞类圆形、类方形或长方形，壁较厚或甚厚。木栓细胞棕黄色，多角形。网纹导管多见，直径 24～72μm。木纤维多碎断，直径约 12μm，有稀疏斜纹孔。淀粉粒甚多，单粒类球形，直径 2～10μm，脐点明显，复粒由 2～3 分粒组成。

（2）黄芩的薄层色谱鉴别：取本品粉末 1g，加乙酸乙酯-甲醇（3∶1）的混合溶液 30ml，加热回流 30min，放冷，滤过，滤液蒸干，残渣加甲醇 5ml 使溶解，取上清液作为供试品溶液。另取黄芩对照药材 1g，同法制成对照药材溶液。再取黄芩苷对照品、黄芩素对照品、汉黄芩素对照品，加甲醇分别制成每 1ml 含 1mg、0.5mg、0.5mg 的溶液，作为对照品溶液。照薄层色谱法（《中国药典》2010 年版一部附录 VIB）试验，吸取上述供试品溶液、对照药材溶液各 2μl 及上述三种对照品溶液各 1μl，分别点于同一聚酰胺薄膜上，以甲苯-乙酸乙酯-甲醇-甲酸（10∶3∶1∶2）为展开剂，预饱和 30min，展开，取出，晾干，置紫外光灯

（365nm）下检视。供试品色谱中，在与对照药材色谱相应的位置上显相同颜色的斑点，在与对照品色谱相应的位置上显三个相同的暗色斑点。

2. 检查

（1）水分：不得过 12.0%（《中国药典》2010 年版一部附录Ⅸ H 第一法）。

（2）总灰分：不得过 6.0%（《中国药典》2010 年版一部附录Ⅸ K）。

3. 浸出物

照醇溶性浸出物测定法（《中国药典》2010 年版一部附录 X A）项下的热浸法测定，用稀乙醇作溶剂，不得少于 40.0%。

4. 含量测定

照高效液相色谱法测定（《中国药典》2010 年版一部附录Ⅵ D）。

（1）色谱条件与系统适用性试验：以十八烷基硅烷键合硅胶为填充剂，以甲醇－水－磷酸（47:53:0.2）为流动相，检测波长为 280nm。理论板数按黄芩苷峰计算应不低于 2500。

（2）对照品溶液的制备：取在 60℃减压干燥 4h 的黄芩苷对照品适量，精密称定，加甲醇制成每 1ml 含 60μg 的溶液，即得。

（3）供试品溶液的制备：取本品药粉约 0.3g，精密称定，加 70% 乙醇 40ml，加热回流 3h，放冷，滤过，滤液置 100ml 量瓶中，用少量 70% 乙醇分次洗涤容器和残渣，洗液滤入同一量瓶中，加 70% 乙醇至刻度，摇匀。精密量取 1ml 置 10ml 量瓶中，加甲醇至刻度，摇匀即得。

（4）测定法：分别精密吸取对照品溶液与供试品溶液各 10μl 注入液相色谱仪，测定即得。

本品按干燥品计算，含黄芩苷（$C_{21}H_{18}O_{11}$）不得少于 9.0%。

【注意事项】

1. 色谱柱的理论板数（n）：为在选定的条件，注入供试品溶液或各品种项下规定的内标物质溶液，记录色谱图，量出供试品主要成分或内标物质峰的保留时间 t_R（以分钟或长度记，下同，但应取相同单位）和峰宽（W）或半高峰宽 $(W_{h/2})^2$，按 $n = 16 (t_R/W)^2$ 或 $5.54 (t_R/W_{h/2})^2$ 计算色谱柱的理论板数。如果测得理论板数低于各品种项下规定的最小理论板数应改变色谱柱的某些条件（如柱长，载体性能，色谱柱填充的优劣等），使理论板数达到要求。

2. 《中国药典》2010 年版一部附录Ⅸ H（第一法）水分测定法（适用于不含或少含挥发性成分的药品）测定用的供试品，一般先破碎成直径不超过 3mm

的颗粒或碎片。

方法：取供试品 2 ~ 5g，平铺于干燥至恒重的扁形称量瓶中，厚度不超过 5mm；疏松供试品不超过 10mm；精密称定，打开瓶盖在 100℃ ~ 105℃干燥 5h，将瓶盖盖好，移至干燥器中，冷却 30min，精密称定，再在上述温度干燥 1h，冷却，称重，至连续两次称重的差异不超过 5mg 为止。根据减失的重量，计算供试品中含水量（％）

3. 显微鉴别系指用显微镜对药材的切片、粉末、解离组织或表面制片及成方制剂中药味的组织细胞或内含物等特征进行鉴别的一种方法。粉末制片方法：取粉末少量置载玻片上，摊平，选用甘油醋酸试液、水合氯醛试液或其他适当试液处理后观察。

4. 采用外标法测定供试品中黄芩苷含量。

【思考题】

1. 黄芩药材的鉴别选用药材粉末显微鉴别和薄层色谱鉴别各有何优点？

2. 薄层鉴别时提取的黄芩供试品溶液能否用作含量测定时的供试品溶液？为什么？

实验十五

复方乙酰水杨酸片的含量测定

【实验目的】

掌握复方制剂中各成分含量测定的原理和操作方法。

【主要仪器与试剂】

1. 仪器

分液漏斗，水浴锅，回流装置，垂熔漏斗，抽滤装置，研钵，白瓷板，玻璃棒，移液管，量瓶，锥形瓶。

2. 试剂

复方乙酰水杨酸片，三氯甲烷，中性乙醇，NaOH，$NaNO_2$，I_2，$Na_2S_2O_3$，KI，$ZnCl_2$，可溶性淀粉。

【实验原理】

1. 乙酰水杨酸

用氯仿提取出乙酰水杨酸后，采用酸碱滴定法测定含量。

2. 非那西丁

酰胺在酸性条件下加热回流水解，游离出芳伯胺后，用重氮化法测定含量。

3. 咖啡因

咖啡因在酸性条件下可与碘定量地生成沉淀，故可用剩余碘量法测定其含量。

$$C_8H_{10}N_4O_2 + 2I_2 + KI + H_2SO_4 \rightarrow C_8H_{10}N_4O_2 \cdot HI \cdot I_4 + KHSO_4$$

$$I_{2(剩余)} + 2Na_2S_2O_3 \rightarrow 2NaI + Na_2S_4O_6$$

【实验内容】

1. 溶液的配制

含锌碘化钾淀粉指示液：取水 100ml，加碘化钾溶液（3→20）5ml 与氧化锌溶液（1→5）10ml，煮沸，加淀粉混悬液（取可溶性淀粉 5g，加水 30ml 搅匀制成），随加随搅拌，继续煮沸 2min，放冷即得。本品应在冻处密闭保存。

氢氧化钠滴定液（0.1mol/L）、亚硝酸钠滴定液（0.1mol/L）、碘滴定液（0.1mol/L）、硫代硫酸钠滴定液（0.05mol/L）依法配制。

2. 含量测定

本品为白色片，每片中含乙酰水杨酸（$C_9H_8O_4$）应为 0.209~0.231g，含非那西丁（$C_{10}H_{13}O_2N$）应为 0.143~0.158g，含咖啡因（$C_8H_{10}O_2N_4 \cdot H_2O$）应为 31.5~38.5mg。

取本品 20 片，精密称定，研细，备用。

（1）乙酰水杨酸：精密称出上述细粉适量（约相当于乙酰水杨酸 0.4g），置分液漏斗中，加水 15ml，摇匀，用三氯甲烷振摇提取 4 次（20ml、10ml、10ml 与 10ml），三氯甲烷液用同一份水 10ml 洗涤，合并三氯甲烷液，置水浴上蒸干，残渣中加入中性乙醇 20ml，使其溶解后加酚酞指示液 3 滴，用氢氧化钠滴定液（0.1mol/L）滴定，即得。每 1ml 的氢氧化钠滴定液（0.1mol/L）相当于 18.02mg 的 $C_9H_8O_4$。

（2）非那西丁：精密称出上述细粉适量（约相当于非那西丁 0.3g），置锥形瓶中，加稀硫酸 25ml，缓缓加热回流 40min，放冷至室温，将析出的水杨酸滤过，滤渣与锥形瓶用盐酸溶液（1→2）40ml，分数次洗涤，每次 5ml，合并滤液与洗液，加溴化钾 3g 溶解后将滴定管尖端插入液面下约 2/3 处，在不低于 20℃ 的温度下用 0.1mol/L 亚硝酸钠溶液迅速滴定，随滴随搅拌，至近终点时将滴定管的尖端提出液面，用少量的水将尖端洗涤，洗液并入溶液中，继续缓缓滴定，至用细玻璃棒蘸取溶液少许，划过涂有含锌碘化钾淀粉指示液的白瓷板上，即显蓝色条痕，停止滴定。3min 后，再蘸取少许，划过一次，如仍显蓝色的条痕，即为已至终点。每 1ml 的亚硝钠滴定液（0.1mol/L）相当于 17.92mg 的 $C_{10}H_{13}O_2N$。

（3）咖啡因：精密称出上述细粉适量（约相当于咖啡因 50mg），加稀硫酸 5ml，振摇数分钟使咖啡因溶解，滤过，滤液置 50ml 量瓶中，滤器与滤渣用水洗涤 3 次，每次 5ml，合并滤液与洗液，精密加碘液（0.1mol/L）25ml，用水稀释至刻度，摇匀，在约 25℃ 避光放置 15min，滤过，弃去初滤液，精密量取续滤液 25ml，用硫代硫酸钠液（0.05mol/L）滴定，至近终点时，加淀粉指示液，继续滴定至蓝色消失，并将滴定的结果用空白试验校正，即得。每 1ml 的碘滴定液（0.1mol/L）相当于 5.305mg 的（$C_8H_{10}O_2N_4 \cdot H_2O$）。

【注意事项】

1. 乙酰水杨酸在滴定时温度不宜过高（一般控制在 5℃～15℃），滴定要迅速，终点不宜久置，一般滴至粉红色 30s 不褪色即可。

2. 非那西丁加酸回流水解应在小火上进行，但必须保持沸腾。

3. 在提取、洗涤、过滤各操作步骤中需要注意勿使样品有所损失。

【思考题】

在复方片剂测定中要注意哪些问题？如何处理？试结合本实验说明。

实验十六

复方左炔诺孕酮制剂的分析

【实验目的】

1. 掌握复方制剂分析的特点。

2. 掌握复方制剂中左炔诺孕酮和炔雌醇的鉴别及含量测定原理及方法。

3. 熟悉紫外可见分光光度法、薄层色谱法及高效液相色谱法的原理和操作方法。

【主要仪器与药品】

1. 仪器

紫外可见分光光度计，高效液相色谱仪，微量进样器，硅胶 G，玻璃板。

2. 药品

复方左炔诺孕酮片，复方左炔诺孕酮滴丸，左炔诺孕酮对照品和炔雌醇对照品。

【实验原理】

1. 鉴别

（1）供试品用有机溶剂提取后，提取液中的左炔诺孕酮与碱性三硝基苯酚溶液作用，放置30min后，溶液呈棕黄色。

（2）不同的物质具有不同的极性，在同一薄层板上具有不同的 R_f 值，相同的物质在同一薄层板上应有相同的 R_f 值。供试品溶液与对照物按同法所得的色谱图作对比，根据 R_f 值进行药品鉴别。要求供试品溶液所显两个成分的主斑点的颜色和位置应与对照品溶液的主斑点相同。

（3）复方左炔诺孕酮片中的左炔诺孕酮和炔雌醇分子结构中都含有手性碳，都具有旋光性质，可用于定性和定量分析。

2. 含量测定

左炔诺孕酮属口服避孕药，结构中含有活泼亚甲基，用三氯甲烷提取后可与碱性三硝基苯酚溶液作用。密塞，在暗处放置40min，在490nm波长处有最大吸收，供试品溶液测得吸收度与左炔诺孕酮对照品溶液测得吸收度比较，可计算制剂中左炔诺孕酮含量。测定过程中炔雌醇无干扰。

炔雌醇属于雌激素，可采用kober反应比色法测定含量。炔雌醇与硫酸–乙醇反应呈色，在515nm附近有最大吸收，根据对供试品溶液和炔雌醇对照品溶液吸收度的测定，可计算制剂中炔雌醇的含量。测定过程中左炔诺孕酮无干扰。

【实验内容】

1. 复方左炔诺孕酮片的分析

复方左炔诺孕酮片是由左炔诺孕酮和炔雌醇两个主药组成。

本品每片含左炔诺孕酮（$C_{21}H_{28}O_2$）与炔雌醇（$C_{20}H_{24}O_2$）均应为标示量的 90.0% ~115.0%。

（1）鉴别

1）取本品5片，研细，加三氯甲烷10ml充分搅拌后滤过，取滤液2ml，加入碱性三硝基苯酚溶液（取0.6%三硝基苯酚乙醇溶液、7%氢氧化钠溶液与稀乙醇，临用前等量混合）2ml，放置30min后，溶液呈棕黄色。

2）取本品细粉适量（约相当于左炔诺孕酮15mg），分次加三氯甲烷约200ml，充分搅拌后用G4垂熔漏斗减压滤过，用三氯甲烷洗涤滤渣与滤器，合并滤液，置水浴上蒸干，放冷，精密加三氯甲烷2ml，用1dm的微量旋光管依法测定（《中国药典》2010年版二部附录ⅥE），应为左旋并不得低于0.18°。

3）取本品5片，研细，加三氯甲烷10ml，充分搅拌后，滤过，滤液蒸干，精密加三氯甲烷1ml使左炔诺孕酮与炔雌醇溶解，作为供试品溶液；另取左炔诺孕酮与炔雌醇对照品，加三氯甲烷溶解并稀释制成每1ml中约含左炔诺孕酮0.75mg与炔雌醇0.15mg的溶液，作为对照品溶液。照薄层色谱法（《中国药典》2010年版二部附录ⅥB）试验，吸取上述供试品溶液和对照品溶液各30μl，分别点于同一硅胶G薄层板上，以三氯甲烷–甲醇（9:1）为展开剂，展开，晾干，喷以硫酸–无水乙醇（1:1），在105℃加热使显色。供试品溶液所显两个成分的主斑点的颜色和位置应与对照品溶液的主斑点相同。

（2）检查

1）含量均匀度：以含量测定项下测得的每片含量计算，应符合规定（《中国药典》2010年版二部附录ⅩE）。

2）溶出度：取本品，照溶出度测定法（《中国药典》2010年版二部附录ⅩC第二法），以0.0005%聚山梨醇80溶液500ml为溶出介质，转速为75r/min，依法操作，经 60min 时，取溶液 30ml，滤过，弃去初滤液 20ml，取续滤液作为供试品溶液。照高效液相色谱法（《中国药典》2010 年版二部附录 V D）测定。以十八烷基硅烷键合硅胶为填充剂，以乙腈－水（60：40）为流动相，左炔诺孕酮的检测波长为 247nm。炔雌醇用荧光检测器测定，激发波长为 285nm，发射波长为 310nm。理论板数按左炔诺孕酮峰计算不低于 5000。精密量取供试品溶液 100μl 注入液相色谱仪，记录色谱图。另取左炔诺孕酮对照品，精密称定，加乙醇适量，超声处理使溶解，放冷，并定量稀释制成每 1ml 中含 0.75mg 的溶液，作为对照品贮备液①；取炔雌醇对照品，精密称定，加乙醇适量，超声处理使溶解，放冷，并定量稀释制成每 1ml 中含 0.15mg 的溶液，作为对照品贮备液②。精密量取对照品贮备液①、②各 2ml，置 100ml 量瓶中，用乙腈－溶出介质（1：1）稀释至刻度，摇匀。精密量取 2ml，置 100ml 量瓶中，用溶出介质稀释至刻度，摇匀，作为对照品溶液，同法测定。按外标法以峰面积计算每片的溶出量。左炔诺孕酮与炔雌醇的限度均为标示量的 60%，应符合规定。

其他应符合片剂项下有关的各项规定（《中国药典》2010 年版二部附录 I 八）。

（3）含量测定

1）色谱条件与系统适用性试验：以十八烷基硅烷键合硅胶为填充剂，以乙腈－水（60：40）为流动相，检测波长为 220mn。理论板数按左炔诺孕酮峰计算不低于 5000，左炔诺孕酮峰与炔雌醇峰的分离度应大于 2.5。

（2）测定法：取本品 10 片，分别置 10ml 量瓶中，加流动相适量，超声处理 40min 并不时振摇使左炔诺孕酮与炔雌醇溶解，放冷，用流动相稀释至刻度，摇匀，滤过，精密量取续滤液 5μl 注入液相色谱仪，记录色谱图；另取左炔诺孕酮与炔雌醇对照品，精密称定，加乙腈，超声处理使溶解，放冷，并定量稀释制成每 1ml 中含左炔诺孕酮 0.75mg 与炔雌醇 0.15mg 的溶液，精密量取 2ml，置 100ml 量瓶中，用流动相稀释至刻度，摇匀，同法测定。按外标法以峰面积分别计算每片的含量，求出平均标示量即得。

2. 复方左炔诺孕酮滴丸的分析

复方左炔诺孕酮滴丸是由左炔诺孕酮和炔雌醇两个主药组成。处方如下：

本品为糖衣丸，本品含左炔诺孕酮（$C_{21}H_{28}O_2$）与含炔雌醇（$C_{20}H_{24}O_2$）应为标示量的 90.0% ~ 115.0%。

（1）鉴别

1）取本品 1 丸，除糖衣后加乙醇约 2ml，置水浴中加热使左炔诺孕酮与炔雌醇溶解，放冷，加入碱性三硝基苯酚溶液（取 0.6% 三硝基苯酚乙醇溶液、

7%氢氧化钠溶液与稀乙醇，临用前等量混合）2ml，放置30min后溶液呈棕黄色。

2）取本品100丸，除去包衣，置小锥形瓶中，加水20ml，微温使左炔诺孕酮与炔雌醇溶解，放冷，转移至分液漏斗中，锥形瓶用水洗涤两次，每次5ml，合并洗液置分液漏斗中，加乙醚振摇3次，每次40ml，弃去水层，合并乙醚层提取液，用水洗涤2次，每次25ml，醚层经铺有脱脂棉与无水硫酸钠的滤器滤过，挥去乙醚，残渣中加三氯甲烷使溶解，转移至2ml量瓶中，用三氯甲烷稀释至刻度，摇匀（必要时滤过），用1dm微量旋光管依法测定（《中国药典》2010年版二部附录ⅥE），应为左旋，并不得低于0.18°。

3）取本品10丸，除去包衣，置小烧杯中，加水约4ml，微温使左炔诺孕酮与炔雌醇溶解，放冷，移置分液漏斗中，加乙醚20ml，振摇提取，弃去水层，醚层用水振摇洗涤后，经铺有脱脂棉与无水硫酸钠的滤器滤过，置蒸发皿中，挥去乙醚，残渣加三氯甲烷0.3ml使溶解，作为供试品溶液；另取左炔诺孕酮与炔雌醇对照品，加三氯甲烷溶解并稀释制成每1ml中约含左炔诺孕酮对照品5.0mg与炔雌醇1.0mg的溶液，作为对照品溶液。照薄层色谱法（《中国药典》2010年版二部附录ⅤB）试验，吸取上述两种溶液各30μl，分别点于同一硅胶G薄层板上，以三氯甲烷–甲醇（9:1）为展开剂，展开后晾干，喷以硫酸–无水乙醇（1:1）混合液，在105℃加热使显色。供试品溶液所显两个成分的主斑点的颜色和位置应与对照品溶液所显的斑点相同。

（2）检查：应符合丸剂项下有关的各项规定（《中国药典》2010年版二部附录ⅠH）。

（3）含量测定

1）色谱条件与系统适用性试验：以十八烷基硅烷键合硅胶为填充剂，以乙腈–水（60:40）为流动相，检测波长为220nm。理论板数按左炔诺孕酮峰计算不低于5000，左炔诺孕酮峰与内标物质峰的分离度应符合要求。

2）内标溶液的制备：取醋酸甲地孕酮，加乙腈溶解并稀释制成每1ml中约含1mg的溶液，即得。

3）测定法：取本品20丸，精密称定，研细，精密称取适量（约相当于左炔诺孕酮0.75mg），置10ml量瓶中，精密加内标溶液1ml，加流动相适量，超声处理使溶解，放冷，用流动相稀释至刻度，摇匀，滤过，取续滤液20μl注入液相色谱仪，记录色谱图。另取左炔诺孕酮与炔雌醇对照品，精密称定，加乙腈溶解并定量稀释制成每1ml中约含左炔诺孕酮0.75mg与炔雌醇0.15mg的溶液，精密量取此溶液与内标溶液各1ml置10ml量瓶中，用流动相稀释至刻度，摇匀，同法测定。按内标法以峰面积计算即得。

实验十七

醋酸甲地孕酮片的分析

【实验目的】

1. 掌握片剂的分析的特点。

2. 熟悉紫外可见分光光度法及高效液相色谱法的原理和操作方法。

【主要仪器与药品】

1. 仪器

紫外可见分光光度计，高效液相色谱仪，微量进样器。

2. 药品

醋酸甲地孕酮片（规格：共四种，分别为1mg、2mg、4mg、160mg和醋酸甲地孕酮对照品。

【实验内容】

本品每片含醋酸甲地孕酮（$C_{24}H_{32}O_4$）应为标示量的85.0% ~ 115.0%。

1. 鉴别

在含量测定项下记录的色谱图中，供试品溶液主峰的保留时间应与对照品溶液主峰的保留时间一致。

2. 检查

（1）有关物质：取本品的细粉适量，精密称定，加无水乙醇适量，振摇使醋酸甲地孕酮溶解，用无水乙醇稀释成每1ml中约含2mg的溶液，滤过，取续滤液作为供试品溶液。另取醋酸甲地孕酮对照品10mg，精密称定，置100ml量瓶中，加无水乙醇适量，超声使溶解，放冷，用无水乙醇稀释至刻度，摇匀，精密量取5ml与供试品溶液1ml，置同一50ml量瓶中，用无水乙醇稀释至刻度，摇匀，作为对照品溶液。照醋酸甲地孕酮有关物质项下的方法试验，以十八烷基硅烷键合硅胶为填充剂，以四氢呋喃－乙腈－水（145:255:600）为流动相，检测波长为254nm。取对照品溶液10μl注入液相色谱仪，调整仪器灵敏度，使主成分色谱峰的峰高约为满量程的 20%。理论板数按醋酸甲地孕酮峰计算不低于 5000，醋酸甲羟孕酮峰与醋酸甲地孕酮峰的分离度应大于 2.0。再精密量取供试品溶液与对照品溶液 10μl，分别注入液相色谱仪，记录色谱图至主成分峰保留时间的 4 倍。供试品溶液色谱图中如有与醋酸甲地孕酮保留时间一致的杂质峰，按外标法以峰面积计算，不得过标示量的 10%；其他单个杂质峰面积不得大于对照品溶液中醋酸甲地孕酮峰面积的 0.5 倍（1.0%），其他杂质峰面积的和不得大于对照品溶液中醋酸甲地孕酮峰面积（2.0%）（薄膜衣片应扣除相对保留时间约为 3.5 之前的包衣色谱峰）。

（2）含量均匀度：取本品 1 片，置 50ml 量瓶（1mg 规格）或置 100ml 量瓶（2mg 规格）或置 200ml 量瓶（4mg 规格），加水 2ml 使崩解，加甲醇适量，超声处理使醋酸甲地孕酮溶解，放冷，加甲醇稀释至刻度，摇匀，离心，取上清液照含量测定项下的方法试验，以十八烷基硅烷键合硅胶为填充剂，以甲醇 - 水（70：30）为流动相，检测波长为 288mn。理论板数按醋酸甲地孕酮峰计算不低于 2000。计算的含量应符合规定（《中国药典》2010 年版二部附录 X E）。

（3）溶出度：取本品，照溶出度测定法［《中国药典》2010 年版二部附录 X C 第三法（1mg、2mg 与 4mg 规格）或第二法（160mg 规格）］，以 1% 十二烷基硫酸钠溶液 200ml（1mg、2mg 与 4mg 规格）或 900ml（160mg 规格）为溶出介质. 转速为每分钟 75 转，依法操作，经 60min 时，取溶液适量，滤过，取续滤液作为供试品溶液（1mg 规格），或精密量取续滤液适量，用溶出介质定量稀释制成每 1ml 中约含醋酸甲地孕酮 5μg 的溶液，作为供试品溶液（2mg、4mg 与 160mg 规格）；另取醋酸甲地孕酮对照品约 25mg，精密称定，置 50ml 量瓶中，加甲醇溶解并稀释至刻度，摇匀，精密量取适量，用 1% 十二烷基硫酸钠溶液定量稀释制成每 1ml 约含 5μg 的溶液，作为对照品溶液。照含量测定项下的色谱条件，精密量取供试品溶液与对照品溶液各 20μl，分别注入液相色谱仪，记录色谱图。按外标法，以峰面积计算每片的溶出量。限度为标示量的 75%，应符合规定。

其他应符合片剂项下有关的各项规定（《中国药典》2010 年版二部附录 I A）。

3. 含量测定

（1）色谱条件与系统适用性试验：以十八烷基硅烷键合硅胶为填充剂，以甲醇 - 水（70：30）为流动相，检测波长为 288mn。理论板数按醋酸甲地孕酮峰计算不低于 2000。

（2）测定法：取本品 20 片，精密称定，研细，精密称取适量（约相当于醋酸甲地孕酮 1mg）置 50ml 量瓶中，加甲醇适量，超声处理使醋酸甲地孕酮溶解，放冷，用甲醇稀释至刻度，摇匀，离心，精密量取 10μl 注入液相色谱仪，记录色谱图。另取醋酸甲地孕酮对照品，同法测定。按外标法以峰面积计算即得。

【思考题】

采用 HPLC 法检查醋酸甲地孕酮其他甾体的优点是什么？

第十一篇

综合性实验

ZONGHEXINGSHIYAN

实验一

白芷药材提取方法的研究

【实验目的】

1. 建立中药白芷中欧前胡素的提取方法。

2. 掌握 HPLC 的使用方法。

3. 了解正交实验的基本原理。

【主要仪器与材料】

1. 主要仪器

752 型紫外分光光度计，HPLC，水浴锅。

2. 材料

白芷药材，欧前胡素对照品，乙醇等。

【实验方法】

对照品溶液制备：取欧前胡素对照品约 5mg，精密称定，置于 10ml 量瓶中，用甲醇溶解并定容至刻度，摇匀。精密量取上述溶液 1ml，稀释到 10ml 作为对照品溶液，置于冰箱（4℃）内备用。

色谱条件：色谱柱：Kromasil C18 （150mm × 4.6mm，5μm），流动相：甲醇 – 水 （70:30），流速：1ml/min，检测波长：302nm。

标准曲线：分别配制不同浓度的欧前胡素对照品溶液，在上述色谱条件下进行测定，进样量为 10μl。以欧前胡素浓度 （X） 对峰面积 （Y） 进行线性拟合，回归方程为：_____ 。

计算出欧前胡素在哪个范围内线性关系良好。

精密度：取白芷细粉约 0.1g，精密称定，用 80% 乙醇超声 60min，放冷定容至 10ml。离心 （10000r/min） 后过滤，准确吸取滤液 10μl，重复进样 6 次，测定峰面积积分值，计算欧前胡素的 RSD。

重现性试验：取同一份白芷药材 6 份，平行进行提取测定，求得欧前胡素含量的 RSD% 。

提取溶剂选择：取白芷生药，粉碎成细粉，称取 1g，精密称定。分别加入一定体积的 11 种不同溶剂，超声提取 30min。静置过夜，滤过，定容至 25ml，离心（10 000r/min）后过滤，准确吸取滤液 10μl，进样分析欧前胡素含量（表11-1）。

表 11-1 提取溶剂选择试验结果

提取溶剂	正己烷	石油醚	乙醚	氯仿	醋酸乙酯	丙酮	甲醇	乙醇	80%乙醇	70%乙醇	60%乙醇
欧前胡素含量（mg/g）											

结果表明：选择何种溶剂作为提取溶剂。

提取方式选择：取白芷细粉 1g，精密称定，用选择的提取溶剂，分别用不同的提取方式进行提取，滤过，定容至 25ml。离心（10 000r/min）后过滤，准确吸取滤液 10μl，进样分析欧前胡素含量（表 11-2）。

表 11-2 提取方法选择试验结果

提取方法	超声			放置过夜	回流提取			索氏提取
	30min	60min	90min		1h	2h	3h	
欧前胡素含量（mg/g）								

结果表明，在含量测定中可选择何种方式，但在工艺研究中可选择何种方法。

正交试验：取白芷细粉 10g，采用 3 因素 3 水平正交实验法对提取溶剂倍量、回流时间、回流次数进行试验研究（表 11-3）。将提取液定容至 100ml，用 HPLC 法测定溶液中欧前胡素含量，计算其提取率（表 11-4）。

表 11-3 因素水平表

水平 \ 因素	溶剂量（V/g）A	回流次数（n）B	回流时间（h）C
1			
2			
3			

表11-4 正交实验表（$L_9(3^4)$）

序号	因素			欧前胡素含量 (mg/g)
	A	B	C	
1	1	1	1	
2	1	2	2	
3	1	3	3	
4	2	1	2	
5	2	2	3	
6	2	3	1	
7	3	1	3	
8	3	2	1	
9	3	3	2	
欧前胡素	k_1			
	k_2			
	k_3			
	R			

方差分析：将正交试验结果（表11-4）用 SAS 软件进行方差分析，结果见表11-5。

表11-5 欧前胡素方差分析表

	误差来源	DF	Anova SS	Mean Square	F Value	Pr > F
欧前胡素	A	2				
	B	2				
	C	2				

以欧前胡素含量（mg/g）为考察指标，由表11-4中极差 R 值大小显示，欧前胡素各因素作用主次为_____；方差分析结果表明：____因素的影响具有显著性意义，以_____组合为佳，即用____倍量____醇加热回流_____次，每次_____h。

实验二

阿司匹林的药学实验

【实验目的】

1. 掌握阿司匹林的合成、制剂、质量控制和血药浓度测定的原理与方法。

2. 了解常用仪器的使用。

【主要仪器与材料】

1. 主要仪器

UV，IR，GC-MS，水浴锅等。

2. 材料

水杨酸，醋酐等。

【实验设计】

1. 以水杨酸为原料合成阿司匹林，进行熔点测定和结构鉴定（UV、IR、MS、NMR）。

2. 以阿司匹林为原料，进行制剂研究。

3. 确定阿司匹林制剂，进行质量研究。

4. 在制剂合格后，进行体内研究。

【实验过程】

1. 查阅有关的实验和文献资料，写出实验方案。

2. 组织有关人员进行讨论，确定方案的合理性。

3. 准备实验中所需的试药和试剂，掌握常用仪器的使用。

4. 进行实验。

5. 写实验论文。

6. 实验论文进行答辩。

【思考题】

1. 通过本实验学到哪些知识和技能？

2. 再设计本实验应注意哪些问题？

实验三

盐酸普鲁卡因的药学实验

【实验目的】

1. 掌握盐酸普鲁卡因合成、制剂、质量控制和主要药效实验的原理与方法。

2. 了解常用仪器的使用。

【主要仪器与材料】

1. 主要仪器

UV，IR，GC - MS，水浴锅等。

2. 材料

对硝基苯甲酸，二甲苯，β-二乙胺基乙醇等。

【实验设计】

1. 以对硝基苯甲酸为原料合成盐酸普鲁卡因，进行熔点测定和结构鉴定（UV、IR、MS、NMR）。

2. 以盐酸普鲁卡因为原料，进行注射剂研究。

3. 确定盐酸普鲁卡因注射剂，进行质量研究。

4. 在制剂合格后，进行主要药效学研究。

【实验过程】

1. 查阅有关的实验和文献资料，写出实验方案。

2. 组织有关人员进行讨论，确定方案的合理性。

3. 准备实验中所需的试药和试剂，掌握常用仪器的使用。

4. 进行实验。

5. 写实验论文。

6. 实验论文进行答辩。

【思考题】

1. 通过本实验学到哪些知识和技能？

2. 设计本实验应注意哪些问题？

英汉对照

A

absorbents 吸收剂

accelerated testing 加速试验

accuracy 准确性

acid – dye colorimetry 酸性染料比色法

acid – insoluble ash 酸不溶灰分

acidity 酸度

acrylic acid resin 丙烯酸树脂

active constituent 活性成分

active targeting preparations 主动靶向制剂

additives 添加剂

additivity 加和性

adhesive dispersion – type 黏胶分散型

adhesives 黏合剂

adjuncts for pH pH 值调节剂

adjuvants (excipient) 制剂辅料

adverse drug reaction (ADR) 药品不良反应

adverse event (AE) 不良事件

aerosols of micropowder for inspiration 吸入粉雾剂

aerosols 气雾剂

aggregation 聚集

air – suspension 空气悬浮（法）

alkalinity 碱度

alternate addition method 交替加入法

amaranth 苋菜红

angle of repose 休止角

anhydrous substance 干燥品

anti – adherents 抗黏着剂

antiforming agents 消泡剂

antioxidants (antioxiditors) 抗氧剂

antisepsis 防腐

apparent viscosity 表观黏度

approval 批准

area of hysteresis （触变）滞后面积

aspartame 阿司帕坦（甜味剂）

assay 含量测定

auxiliary emulsifying agent 辅助乳化剂

Avogadro's constant 阿伏伽德罗常数

B

base 基质

batch (lot) 批

beewax 蜂蜡

bentonite 硅皂土

benzalkonium bromide 苯扎溴铵

benzoic acid 苯甲酸

bio – transformation 生物转化

bioavailability 生物利用度

bio – equivalence 生物等效性

Biopharmaceutics 生物药剂学

Biotechnology 生物工程，生物技术

blend 混合

blinding (masking) 设盲（试验）

brand name 商品名

British Pharmacopoeia 英国药典

Brownian movement 布朗运动

buccal tablet 口含片

buffer solution 缓冲溶液

bulk drug 原料药

burst effect （缓释膜）突破效应

butyl hydroxy anisol（BHA）叔丁基对羟基茴香醚（抗氧剂）

butylayed hydroxytoluene（BHT）二丁甲苯酚（抗氧剂）

by - product 副产物

C

Canada Health Protection Branch（CHPB）加拿大卫生保健局

capillary electrophoresis 毛细管电泳

capsules 胶囊剂

carbomer 卡波姆，羧基乙烯共聚物

carboxymethyl starch sodium（CMS - Na）羧甲基淀粉钠

carnauba wax 棕榈蜡

cellulose acetate phthalate（CAP）醋酸纤维素酞酸酯

cellulose acetate（CA）醋酸纤维素

characteristics（description）特性

check test（controlled trial）对照试验

chelate compound 螯合物

chemical constituent 化学成分

chewable tablet 咀嚼片

Chinese materia medica 中药学

Chinese patent medicine 中成药

Chinese Pharmacopoeia 中国药典

chitin 壳多糖

chlorhexide acetate（hibitane）醋酸洗必泰

clarity 澄清度

clearance 清除率

Clinical Pharmacy 临床药学

clinical trial 临床试验

cloud point 浊点，昙点

clysma 灌肠剂

coacervation 凝聚（法）

coated tablets 包衣片

coating material 包衣（囊）材料

cochneal red 胭脂红

cocoa butter 可可豆脂

cold compression method 冷压法

collapse temperature（冻干物）坍塌温度

colloidal silicon dioxide 微粉硅胶

colorants 着色剂

comparator 对照

complex coacervation 复凝聚（法）

complexing agents 螯合剂

compliance 依从性

compound medicine 复方药物

compound 化合物

component（constituent）成分

compressed tablets 压制片

compression coating 压制包衣法

compression 压缩，压缩力

concentration - time curve 浓度时间曲线

confidence probability 置信概率

confidentiality 保密性

content uniformity 装量差异

content（药物）含量

continuous phase（external phase）连续相，（乳剂）外相

controlled release tablets 控释片

controlled trial（check test）对照试验

correlation coefficient 相关系数

cosolvency 潜溶（性）

cosolvent 潜溶剂

Coulter counter 库尔特计数法

creams 乳膏剂

critical micelles concentration（CMC）临界胶团浓度

critical relative humidity（CRH）临界相对湿度

croscarmellose sodium（CCNa）交联羧甲基纤维素钠

crospovidone（CPVP）交联聚维酮

cross – over design 交叉设计

crude drug 生药

crystal form 晶型

crystal shape 晶形

crystallinity 结晶性

cutting 剪切力

cyclodextrin inclusion compound 环糊精包合物

cyclodextrin 环糊精

D

definition 性状

deflection（曲线图）拐点

deflocculating agents 反絮凝剂

degradation 降解

deionized water 去离子水

denaturation（蛋白）变性

deoxyribonucleic acid（DNA）脱氧核糖核酸

derivative thermogravimetry（DTG）导数热重分析法

dermis 真皮

detection limit 检出限

detection 检查

detergent 洗涤剂，去污剂

dextrin 糊精

dextrose 右旋糖，葡萄糖

differential scanning calorimetry（DSC）差示扫描量热法

differential thermal analysis（DTA）差热分析法

dilatant flow 胀性流动

dilute 稀释

dimethyl sulfoxide（DMSO）二甲基亚砜

disinfection 消毒

disintegrants 崩解剂

disintegration time 崩解时限

disintegration 崩解

dispersed medium 分散介质

dispersed phase（internal phase）分散相，（乳剂）内相

dispersible tablets 分散片

disposable syringe 一次性注射器

dissociation constant 解离常数

dissolubility（solubility）溶解度

dissolution rate 溶解速率

dissolution 溶出度

distillation 蒸馏

distribution coefficient（coefficient of distribution）分配系数

donor cell（释放介质）供给室

dosage form 剂型

dosage（dose）剂量

dose regimen 给药方案

double blind trial 双盲试验

double compression 重压法

drop dentifrice 滴牙剂

drug carrier 药物载体

drug control institution 药品检验机构

drug products quality 药品质量

drug products 药品，药物制品

drug quality management 药品质量管理

drug quality standard 药品质量标准

drug release rate 药物释放度

drug – loading rate 载药量

drug 药物，成瘾药物（毒品）

dryness 干燥

duplicate test 重复试验

E

ear drops 滴耳剂

effective constituent 有效成分

effect 作用，效应

effeversent tablets 泡腾片

efficacy 有效性，效能

elastic deformation 弹性形变

electric double layer 双电层

electrophoresis 电泳

elimination 消除

emulisifier in oil method 油中乳化法

emulisifier in water method 水中乳化法

emulsifying agents（emulisifier）乳化剂

emulsifying layer 乳化膜

emulsion breaking 乳剂破坏

emulsion coalescence 乳剂合并

emulsion creaming 乳剂分层

emulsion phase inversion critical point 乳剂转相临界点

emulsion phase inversion 乳剂转相

emulsion 乳剂

enantiomer 对映异构体

endocytosis 内吞作用

endogenouspyrogens 内源性热原

enteric capsules 肠溶胶囊剂

enteric coating 肠溶（包）衣

entrapment rate 包封率

entrapped volume 体积包封率

epimerization 差向异构化

epimer 差向异构体

equilibrium constant 平衡常数

equivalence point 等电点

equivalence potential 等电点电位

equivalent weight 当量

erodible 可溶蚀的

ethanol（alcohol）乙醇

ethylcellulose（EC）乙基纤维素

ethylene vinylacetate copolymer（EVA）乙烯醋酸乙烯共聚物

eucalyplus oil 桉叶油

European Free Trade Area（EFTA）欧洲自由贸易区

eutectic point 低共熔点

excipients 赋形剂，辅料

expiration date 有效期

extraction 提取

extracts 提取物，浸膏剂

extrapolated method 外推法

eye drops 滴眼剂

eye ointments 眼膏剂

F

factor 因数，系数

fatty oil 脂肪油

fillers 填充剂

film coating 薄膜包衣（法）

films 膜剂

fineness of particles 粒子细度

flavouring agents 矫味剂

flocculating agents 絮凝剂

flocculation 絮凝

flow - through cell dissolution method 流室（溶出）法

fluid energy mill 流体磨

fluidextracts 流浸膏剂

fluidity 流度

fluidized bed coating 流化床包衣

Food and Drug Administration（FDA）（美国）食品和药品管理局

foreign odor 异臭

foreign pigment 有色杂质

forming agents 起泡剂

formulary 处方集

freeze drying 冷冻干燥

freezing test 结冻试验

fuchsine 品红

functional group 官能团

funiqular state 索带状 悬摆状

fusion method 热熔法

fusion 融合

G

gas chromatography（GC）气相色谱法

gastric fluid 胃液

gelatin glycerin 甘油明胶

gelatin 明胶

gels 凝胶剂

general identification test 一般鉴别试验

generic name（药品）通用名

glass transition temperatuire（Tg）玻璃化转变温度

glass transition 玻璃化转变

glidant 助流剂

glycerin 甘油

Good Laboratory Practice（GLP）药品非临床研究质量管理规范

Good Clinical Practice（GCP）药品临床试验管理规范

Good Manufacturing Practice（GMP）药品生产质量管理规范

Good Supply Practice（GSP）药品经营质量管理规范

granulation 制备颗粒

granules 颗粒剂

grind 粉碎

H

hard capsules 硬胶囊剂

heavy metal 重金属

high efficiency particle air filter（HEPA）高效滤过器

Hospital pharmaceutics 医院药剂学

hybridization techenique 细胞杂交技术

hydrogenated vegetable oil 氢化植物油

hydrophile - lipophile balance（HLB）亲水亲油平衡值

hydrophilicity 亲水性

hydrophobicity 疏水性

hydroxyl value 羟基值

hydroxypropyl cellulose（HPC）羟丙基纤维素

hydroxypropyl methylcellulose acetate succinate（HPMCAS）醋酸羟丙甲基纤维素琥珀酸酯

hydroxypropyl methylcellulose phthalate（HPM-CP）羟丙甲基纤维素酞酸酯

hydroxypropyl methylcellulose（HPMC）羟丙甲基纤维素

hygroscopicity 吸湿性

hypodermic tablets 皮下注射片

hypothesis test 假设检验

I

identification test 鉴别试验

identification 鉴别

immunoassay 免疫测定

implant tablets 植入片

impurity 杂质

inactivation 失活

inclusion compound（clathrate）包合物

Independent Ethics Committee（IEC）独立的伦理委员会

indicator 指示剂

indigo carmine 胭脂蓝

infared absorption spectrum 红外（IR）吸收光谱

informed concent form 知情同意书

informed consent 知情同意

infusion solution 输液

ingredient 成分，组分

inhibitor 抑制剂

injection（parenteral products）注射剂

Institutional Review Board（IRB）医学研究机构审评委员会

instrument error 仪器误差

instrumental analysis 仪器分析

interface polycondensation 界面缩聚（法）

intermadiate 中间体

internal friction coefficient 内摩擦系数

International Conference on Harmonisation（ICH）国际协调会议

International Federation of Pharmaceutical Industries Associations（IFPIA）国际制药工业协会联合会

inverse targeting 反相靶向

investigational product 试验用药品

Investigator's Brochure 研究者手册

ionic strength 离子强度

iontophoresis 离子导入技术

irrigating solution 灌洗剂

isoelectric point 等电点

isoosmotic solution 等渗溶液

isotonic solution 等张溶液

J

Japan Pharmaceutical Manufacturers Association（JPMA）日本制药工业协会

K

kinematic viscosity 运动黏度

L

labeled amount 标示量

label 标签，标注

lactose 乳糖

lag time 滞后时间，时滞

large unilamellar vesicles 大单室脂质体

laurocapram（Azone）月桂氮卓酮

least square method 最小二乘法

legally acceptable representative 法人

licensed pharmacist 执业药师

limit of detection（LOD）检测限

limit of quantity（LOQ，quantitative limit）定量限

limit test 限度试验

limus polyphemus 鲎

linearity and range 线性与范围

liniments 搽剂

lipopolysaccharide 脂多糖

lipoprotein 脂蛋白

liposome 脂质体

liquid paraffin 液体石蜡

long - circulating liposome 长循环脂质体

long - term testing 长期试验

loss on drying 干燥失重

lotions 洗剂

lubricants 润滑剂

M

main constituent 主成分

mannitol 甘露醇

manufacturer 制造商

mass spectrometric analysis 质谱分析

matrix diffusion type 骨架扩散型

matrix 基质，骨架

maximum additive concentration 最大增溶浓度

mean deviation 平均偏差

medical herb 草药

melting point 熔点

membrane – moderated type 膜控释型

messure 量取、测量

metabolite 代谢物

metered dose valve 定量阀

methylacrylate – methacrylate copolymer 甲基丙烯酸 – 丙烯酸甲酯共聚物

methylacrylic acid copolymer 甲基丙烯酸共聚物

methylcellulose（MC）甲基纤维素

methylene blue 美蓝，亚甲蓝

microcapsules 微囊

microcrystalline cellulose（MCC）微晶纤维素

microcrystal 微晶

microemulsion（micellar emulsion）微乳，胶团乳

microencapsulation 微型包囊（技术）

microencapsules 微囊

micromeritics 粉体学

microreservoirtype 微贮库型

microscopic counting 显微镜计数法

microsome 微粒体

microspheres 微球

migration 迁移

millipore filtration 微孔过滤

mixtures 合剂

moistening agents 湿润剂

molecular formula 分子式

molecular weight 分子量

multiple emulsion 多重乳，复合乳

multiple tablets 多层片

multiple – effect still 多效蒸馏水器

N

nacent soap method 新生皂法

nanocapsules 纳米囊

nanospheres 纳米球

naral drops 滴鼻剂

natural product 天然产物

nebula 喷雾剂

neutralization 中和

Newtonian flow 牛顿流动

Newtonian fluid 牛顿流体

non – Newtonian flow 非牛顿流动

non – Newtonian fluid 非牛顿流体

non – volatile matter 不挥发物

nose drops 滴鼻剂

notice（药典）凡例

nucleation theory 成核理论

O

odorless 无臭

odor 气味

official name 法定名称

official prescription 法定处方

official test 法定试验

ointments for eyes 眼膏剂

ointments 软膏剂

on the dried basis 按干燥品计

operation error 操作误差

optical activity 光学活性

optical isomerism 旋光异构

optical purity 光学纯度

optimization method 最优化方法

optimum pH 最佳 pH

oral colon specific drug delivery system（OC-DDS）口服结肠定位给药系统

organic volatile impurities 有机挥发性杂质

orthogonal experiment design 正交试验设计

over the counter drug（OTC, nonprescription drug）非处方药

P

packaging and storage 包装与贮存

paraffin 石蜡

parallel analysis 平行分析

parallel group design 平行组设计

particle size 微粒大小

particulate matter 不溶性微粒

partition coefficient 分配系数

passive targeting preparation 被动靶向制剂

penetration enhancer 渗透促进剂

peroxide value 过氧化值

Pharmaceutical Research and Manufacturers of America 美国药物研究和生产联合会

Pharmaceutics 药剂学

pharmacodynamic curve (PD) 药物量效曲线

Pharmacodynamics (PD) 药效学

Pharmacokinetics (PK) 药动学

Pharmacopeia 药典

Pharmacy 药学

phase separation 相分离

phase transition temperature 相转变温度

photodegradation 光化降解

physical and chemical targeting preparation 物理化学靶向制剂

pills 丸剂

plastic flow 塑性流动

plastisity 塑性

polarity 极性

poloxamer 波洛沙姆，氧乙烯氧丙烯聚合物

poly (lactide - co glycolide) (PLGA) 聚丙交酯乙交酯

polydextran 葡聚糖

polydiethyl phthalate (PET) 聚对苯二甲酸乙二酯

polyethylene glycol (PEG) 聚乙二醇

polyethylene (PE) 聚乙烯

polylactic acid (PLA) 聚乳酸

polylactide glycolide (PLAGA) 乳酸羟基乙酸共聚物

polymerization 聚合 (反应)

polymethacrylates 甲基丙烯酸酯共聚物

polymorphism 多晶型

polypropylene (PP) 聚丙烯

polystyrene 聚苯乙烯

polyvinyl alcohol (PVA) 聚乙烯醇

polyvinyl chloride (PVC) 聚氯乙烯

povidone (polyvinylpyrrolidone, PVP) 聚维酮

powders 散剂，粉剂

precipitation 沉淀

precision 精密度

pre - gelatinized starch 预胶化淀粉

prescription drug 处方药

preservatives 防腐剂

pressure roll process 滚压法

pressure sensitive adhnesives (PSA) 压敏胶

principal constituent analysis 主成分分析

probability of nonsterility 染菌度概率

procedure 程序，工艺

process 过程，加工

prodrug 前体药物

programmed temperature 程序升温

propellents 抛射剂

pro - prodrug 双重前体药物

propylene glycol 丙二醇

protective colloid 保护胶体

protein 蛋白质

protocol 试验方案

pseudo - plastic flow 假塑性流动

pseudo - steady state 伪稳定状态

purification 纯化

purified water 纯化水

purity test 纯度检查

purity 纯度

pyrogens 热原

pyrogent 鲎试剂

Q

quality assurance（QA）质量保证

quality control（QC）质量控制

quality evaluation 质量评价

quality standard 质量标准

quantitative analysis 定量分析

R

racemization 消旋化

random sampling 随机取样

randomization 随机化

rational use of drug 合理用药

readily carbonizable substance 易碳化物

readily oxidizable substance 易氧化物

receptor cell（释放液）接受室

recovery 回收率

redardants 阻滞剂

reference standard 参比标准

refractometry 折光测定法

regression analysis 回归分析

regulatory authorities 管理当局

related substance 相关物质

relative density 相对密度

relative intensity 相对强度

repeatability 重复性

replicate determination 平行测定

reproducibility（ruggedness）重现性

reverse osmosis 反渗透

rheological equation 流动方程式

rheology 流变学

robustness（reliability）稳健性

rubbing 研磨力

S

saccharin sodium 糖精钠（甜味剂）

salting out 盐析

sampling 取样

saponification 皂化

saturation 饱和

screening 筛分法，过筛

segregation 离析

selectivity 选择性

separation 分离

serious adverse drug reaction 严重药品不良反应

serious adverse event（SAE）严重不良事件

shear thickening flow 切变稠化流动

shear thinning flow 切变稀化流动

shellac 虫胶

sigle unilamellar vesicles 小单室脂质体

significance level 显著性水平

significance testing 显著性检验

significant difference 显著性差异

silicone（dimethicone）硅酮，硅油，二甲基硅油

silk condition 漏槽状态

similarity 相似性

size 粉体粒度（粒子大小）

sodium carboxymethyl cellulose（CMC－Na）羧甲基纤维素钠

sodium dodecylsulfate（SDS）十二烷基硫酸钠，月桂醇硫酸钠

softcapsules 软胶囊剂

sols 溶胶剂

solubility 溶解度

solubilization 增溶

solubilizer（solubilizing agent）增溶剂

solution tablet 溶液片

solution 溶解，溶液剂

solvent 溶剂

sorbic acid 山梨酸

source data 源数据

soxhlet extractor 索氏（脂肪）提取器

specific rotation 比旋度

specific weight 比重

specification 规格

specificity 专属性

spermaceti 鲸蜡

spices flavers 芳香剂

spirits 醑剂

sponsor – investigator 申办者，研究者

spray drying 喷雾干燥（法）

sprays 喷雾剂

stability study（stability testing）稳定性试验

standard deviation 标准差

standard operating procedure（SOP）标准操作规程

standard substance 标准品

starch 淀粉

statistical error 统计学误差

sterility assurance level（SAL）无菌保证值

sterilization 灭菌

stevioside 甜菊苷（甜味剂）

Stokes equation 斯托克公式

storage 贮藏

strain 剪切应变

stratum corneum 角质层

stress testing 强化试验

subject identification code 试验对象识别编码

sublingual tablets 舌下片

substituent 取代基

sucrose 蔗糖

sunset yellow 日落黄

suppositories 栓剂

suspending agents 助悬剂

suspensions 混悬剂

sustained tablets 缓释片

sustained – release preparations（extended – release preparations，prolonged – release preparations，repeat – release preparations，retard – release preparations）缓释制剂

sweeting agents 甜味剂

swelling degree 膨胀度

swelling 溶胀

symmetry factor 对称因素

synergists（抗氧化）协同剂

syrups 糖浆剂

system suitability 系统适应性

systematic error 系统误差

T

tablets 片剂

targeting drug systems（TDS）靶向给药系统

targeting preparations 靶向制剂

taste 味道

test solution（TS）试液

The Pharmacopoeia of Japan（JP）日本药局方

The United States Pharmacopeia（USP）美国药典

thermal analysis（TA）热分析法

thermogravimetry（TG）热重分析法

thin layer chromatography（TLC）薄层色谱

thixotropic flow 触变流动

thixotropy 触变（性）

three – dimensional chromatogram 三维色谱图

tinctures 酊剂

titanium dioxide 钛白粉（二氧化钛）

topochemical reaction 局部化学反应

total ash 总灰分

total parenteral nutrition 全营养（输液）

total quality control（TQC）全面质量控制

Traditional Chinese medicine 中药，中医药学

traditional drug 传统药

transdermal patches（transdermal drug delivery systems，transdermal therapeutic systems，TDDS，TTS）透皮吸收制剂，透皮贴剂，经皮给药系统

trial site 试验单位（场所）

trundle pan coating 滚转包衣法

Ttraditional Chinese Medicine 中医药学

turbidity 混浊

Tyndall effect 丁铎尔效应

U

ultra – centrifugation 超速离心

ultrasonic mixer 超声混合器

ultraviolet irradiation 紫外线照射

undue toxicity 异常毒性

unexpected adverse drug reaction 非预期的（意外的）药品不良反应

uniform design 均匀设计法

uniformity of dosage unit 含量均匀度

V

vapor compression stillqiya 汽压式蒸馏水器

vaselin 凡士林

viable epidermis 生长表皮

viscosity curve 黏度曲线

viscosity index 黏度指数

viscosity 黏性

volatile oil determination apparatus 挥发油测定器

volumetric analysis 容量分析

W

volumetric solution 滴定液

washout period（体内药物）洗净期

well – being subjects 健康试验对象

wetters 润湿剂

wool fat 羊毛脂

work index 供指数

World Health Organisation（WHO）世界卫生组织

Y

yield value 屈伏值，致流值

Z

zein 玉米朊

zeta potential ζ – 电位

附录一

实验使用的药剂与染料

一、实验使用的药剂

1. 清洁剂

由无水乙醇和乙醚按 3∶7 混合而成，用于擦拭显微镜上的油迹和污垢（注意挥发）。

2. 固定液

由无水乙醇和冰醋酸按 3∶1 混合而成，用于固定新鲜材料，固定 12h 后，逐级转入 5% 乙醇和 85% 乙醇中浸洗，最后放入 70% 乙醇中可长期保存。幼嫩材料可使用 F.A.A. 固定液，即由 70% 乙醇 90ml、冰醋酸 5ml、福尔马林（38% 甲醛）5ml 混合而成。固定液的种类很多，具体参考有关的书籍。

3. 离析液

由浓盐酸和 95% 乙醇按 1∶1 混合而成，既可将新鲜材料固定，又可将细胞间的胞间层溶解，使组织解体。

4. 软化剂

由甘油和 70% 乙醇按 1∶1 混合而成，将木质化的根或茎置于此液中，隔水蒸煮而软化。

5. 树胶封固剂

先将固体的加拿大树胶块溶解于适量的二甲苯或正丁醇中，稀稠要适当，然后密封保存，防止挥发变干，是用于玻片标本最好的封固剂。由于加拿大树胶价格较贵，可以用人工合成的中性树胶代替。

6. 洗液

取重铬酸钾 8~10g，先溶于 100ml 清水中，加热使之溶解；待液体冷却后，再慢慢加入 100ml 硫酸，最好分 3~5 次加入，边加边搅拌，以免发生高热爆裂容器，要十分小心。配制后的洗液使用时也要注意安全，因为其腐蚀性极强。在长时间使用后，或清洗玻璃仪器较多后，洗液逐渐变成黑绿色，则因氧化变质而失效。

7. 粘贴剂

取 2g 明胶，慢慢加入 30℃ ~ 40℃ 的 100ml 蒸馏水中，使之全部溶解；再加入 2g 苯酚（石炭酸），然后再加入 15ml 甘油，搅拌至全溶解为止，经纱布过滤，或溶解完全可以不过滤，贮于瓶中备用。

8. 各级浓度的酒精

在实验室里存放的乙醇主要有无水乙醇和乙醇。在实验中有时需要不同浓度的乙醇，用乙醇配制比较经济方便。取乙醇加适量蒸馏水即可配制。

9. 66.5% 硫酸、40% 盐酸和 1mol/L 盐酸

这些药剂也是实验室里常用的。

二、染料

1. 番红染液

取 1g 番红溶于 100ml 的 50% 乙醇（或蒸馏水）中，过滤后使用。番红是一种碱性染料，可使木质化、栓质化和角质化的细胞壁和细胞核中的染色质或染色体着色，染成红色。

2. 固绿染液

取 0.5g 固绿溶于 100ml 的乙醇中，过滤后使用。固绿是一种酸性染料，可使含纤维素的细胞壁和细胞质着色，染成绿色。在植物组织制片中，常用番红和固绿对染，将木质部染成红色，而将韧皮部染成绿色。番红与固绿对染，可以更好地显示木质部与韧皮部。

3. 铁矾苏木精染液

由甲液和乙液等量混合而成。甲液现配现用，取铁明矾 4g，溶于 100ml 蒸馏水中，加冰醋酸 1ml、硫酸 0.1 ~ 0.2ml。乙液需要提前 1 个月配制，取苏木精 0.5g，溶于 3 ~ 5ml 的 95% 乙醇中，待完全溶解后，加蒸馏水至 100ml，瓶口用纱布扎上，让其氧化，颜色逐渐变深。若急用，可加 3 ~ 4ml 过氧化氢，加速氧化。苏木精是一种很强的核染料，可将细胞核染成深红色。

4. 曙红染液

取 0.25g 曙红溶于 100ml 的 95% 乙醇中。曙红可使细胞质染成浅红色。药用

植物学上常用它与苏木精对染，使细胞质和细胞核更加清晰可辨。

5. 钌红染液

取 10mg 钌红溶于 50ml 蒸馏水中即可，现配现用。它是细胞间层的专性染料，染成红色。

6. 中性红染液

取中性红 0.1g 溶于 100ml 蒸馏水中，使用时加蒸馏水稀释 10 倍。它可使细胞的液泡染成红色。而死细胞不着色，可用来鉴定细胞的死活。（注意：幼小细胞可能无液泡或液泡小而多，需仔细观察。）

7. 碘 – 碘化钾（I – KI）染液

取 3g 碘化钾溶于 100ml 蒸馏水中，再加 1g 碘，溶解后即可使用。它可将蛋白质（糊粉粒）染成黄色。将 4% 的碘 – 碘化钾溶液加水稀释 4 倍，可用于鉴定淀粉，染成蓝紫色；若将 1% 的碘 – 碘化钾溶液加水稀释 100 倍，即制成 0.01% 的碘 – 碘化钾溶液，可用于观察淀粉粒的轮纹，比较清晰。

8. 苏丹Ⅳ染液

取 0.1g 苏丹Ⅳ溶解于 50ml 丙酮中，再加入 70% 乙醇 50ml 即可使用。它可将脂肪和油滴染成桔红色。注意：它也可使角质、栓质、树脂着色。

9. 间苯三酚染液

取 5g 间苯三酚溶于 100ml 的乙醇中即可（当溶液为黄褐色时则失效）。间苯三酚为白色粉末，易氧化变性，若已呈灰褐色粉末或溶液发黄，则往往已失效。间苯三酚在酸性环境下才起作用，所以要与盐酸同时使用。

10. 龙胆紫

取 0.2g 龙胆紫直接溶解于 100ml 蒸馏水中即可。医用紫药水是 1% 龙胆紫，加水稀释 5 倍后也可代用。

11. 醋酸洋红

先将 100ml 的 45% 醋酸水溶液放于烧瓶中煮沸，移去火焰，趁热缓慢加入 1g 洋红粉末，全部加入后搅拌均匀，再煮沸 1~2min。然后将一枚锈铁钉用线吊悬于溶液中，约 1min 后取出，因为要以铁为媒染剂。最后冷却静止 12h，过滤后放入棕色磨口瓶中保存备用。

12. 石炭酸 – 品红

为原液 A 和原液 B 两种染液，使用前再进行配制，是优良的核染色剂。

（1）原液 A：取 3g 碱性品红，溶于 100ml 的 70% 乙醇中（此液可长期保存）。

（2）原液 B：取 10ml 原液 A，加入 90ml 的 50% 石炭酸水溶液（此液可保存 2 周）。

（3）配方 Ⅰ：取 55ml 原液 B，加入 6ml 冰醋酸，再加入 6ml 的 38% 甲醛。此染色液对植物压片染色不太理想，因含较多的甲醛。

（4）配方 Ⅱ：取配方 Ⅰ 中的染色液 20ml，加入 80ml 含有 45% 醋酸和 1.8g 山梨醇的水溶液，这种改进后的染色剂效果很好，放置一段时间（2 周以上）后，着色能力显著增强。

附录二

药用植物学和生药学实验基本技术

在药用植物学和生药学实验中要掌握的实验技术中，主要有显微镜使用操作技术、生物绘图技术、标本制作技术、切片技术、显微摄影技术等。

一、生药的临时制片

1. 粉末制片法

粉末制片法是将生药粉末制成显微观察片的一种方法。该法特适用于破碎和粉状生药及粉末制成的中成药。粉末制片法的步骤如下。

（1）粉末制备：如所用生药为非粉末状态，需先将其研细，再用药典规定的 5~6 号筛子过筛，使粉末较细而均匀。特别坚硬的材料可用锉刀锉成粉末。

（2）制片：若需观察淀粉粒、油滴或黏液细胞时，加水或斯氏液（甘油醋酸液）装片。观察其他组织、细胞和内含物，加水合氯醛试液透化，有利观察。

透化方法：在载玻片上加水合氯醛 2~3 滴，放入粉末并用镊子尖头或解剖针搅拌均匀，用镊子夹住玻片，放在酒精灯上加热，见冒烟起泡时立即取下（切勿烧干），再加水合氯醛试液 1~2 滴，重复 2~3 次，见粉末颜色较浅后，再加 1~2 滴水合氯醛试液（防止片内结晶），再盖上盖玻片。在气温较低时，为防止水合氯醛试液结晶，可在试液或载玻片上加入适量甘油。也可不加热而将玻片放置数十分钟后加盖玻片观察。

2. 表面制片法

表面制片法系将表皮组织制成显微标本片的一种方法，适用于观察叶片、花萼、花瓣和其他器官表皮的细胞形状、气孔、毛茸的类型和角质层的纹理以及各种细胞内含物等的显微特征。较薄的材料可整体封藏，其他则可撕取表皮装片。

（1）表皮装片法：以镊子撕取新鲜材料表皮一小块（破损面朝下），放在载玻片上的水合氯醛试液中，加盖盖玻片后进行观察。若为干燥材料，可将材料软化后再撕取表皮。

（2）整体封藏法：如果材料很薄，可以剪取约 $4mm^2$ 的材料两小块，一正一反放在载玻片上，加热透化后装片观察。也可将材料置培养皿或试管中，浸于水合氯醛试液中，透化至材料呈现透明状态时，剪取 4mm² 的小块，按上述方法装片观察。

3. 组织解离法

组织解离法是借某些试剂的作用，将组织软化并解散分离成细胞的一种制片法。此法适用于观察导管、管胞、纤维、石细胞等的完整形状和类型，也很有利于测量其细胞的大小、长度，以及显微照相和显微绘图。按解离药物又分为氢氧化钾法、铬酸－硝酸解离法和氯酸钾法，前两种较常用。

（1）氢氧化钾法：适用于组织柔软的材料，如叶、花等。取材料切成小块，置试管或小烧杯中，加 5% 氢氧化钾溶液，水浴加热 20～30min，至用玻璃棒轻压材料即能散开为止，倾去碱液，材料用水洗涤后取少量置载玻片上，用解剖针分离后，以水合氯醛试液装片后观察。

（2）铬酸－硝酸解离法（Jeffrey 法）：本法适用于木质化的一些药材，如木类、坚硬木质的根、根茎类药材等。先将材料切成 1～3mm 长的细薄片，在乔非律（Jeffrey）氏组织解离液中浸泡 1～2 天，夏天在室温即可，冬天需加温到 30℃～40℃，用玻璃棒搅拌并在管壁挤压，若材料能分离，即可用清水洗涤，洗涤时用离心机反复离心几次，洗净酸液，制成临时制片观察。

4. 徒手切片法

徒手切片法系用刀片或徒手切片器将材料切成薄片的一种方法。有利于观察植物组织的自然结构和天然色彩，方法简单，多供临时观察用。操作步骤为如下。

（1）取材及固定：小心洗去材料外部附着的泥土或其他污物。先浸于 50% 乙醇中固定 1～2min，再用刀片将材料切成 2cm 的小段。

（2）切片：以左手的拇指和食指夹持材料，食指略高于拇指，无名指或小指从下部托住材料底部。切片刀和材料用水湿润后，右手食指和拇指持刀片，从左前方向右后方平行地拉曳刀片。连续切下几片后，把刀在水中荡涤，使材料由刀片荡入盛有清水的培养皿中。如此反复几次，直到切出极薄或透明较完整的切片为止。如用徒手切片器，只需将材料固定好，转动升降调节，即可切片。

（3）制片观察：选择极薄的、半透明状的切片，用镊子轻轻地移至载玻片中央，加 1～2 滴水合氯醛液，盖上盖玻片即可观察。为了使组织和细胞各部分显示清楚，可先染色后观察。

二、石蜡切片法

石蜡切片法是生药永久制片技术中最常用、最重要的一种方法。该法适用于各种材料，虽然操作技术较复杂，但是切片薄（2~10μm）而均匀，有利于很清楚的观察各器官和组织的详细结构，而且可连续切片，成批制片，尤其适用于某一个器管内部结构的连续观察。操作步骤为：

1. 蜡块的制备

（1）固定：将新鲜材料切成适当大小，一般以不超过0.5~1cm³为宜。材料切好后，立即投入固定液中固定。固定的目的是使植物组织很快被杀死，以保持其生活时的状态。固定的时间视材料而定。常用的固定液为福尔马林-醋酸-乙醇（F. A. A.）固定液。干燥材料不需要固定，可用水或甘油浸软后，切成小块即可脱水。

（2）冲洗：材料自固定液中取出，移入贮有50%或70%乙醇的小瓶中，一般需换洗3~4次，每次2~4h，使固定液全部除净，最后置70%乙醇中过夜。

（3）脱水：材料冲洗后，应脱水使材料变硬，并可使透明液易于渗入。最常用的脱水剂是乙醇。应逐级脱水，从80%→90%→95%→100%→100%浓度的乙醇，每级需要1~4h（叶片停留1~2h，根、茎木及种子等停留2~4h）。

（4）透明：二甲苯为透明剂，可使材料透明，便于浸蜡。先从含有25%二甲苯无水乙醇中透明→50%→75%直至纯二甲苯中逐步透明，每个浓度透明2~3h。

（5）浸蜡：在以上纯二甲苯上轻轻倒上一层约2/3的已熔化的石蜡，倒入的石蜡即成固体，然后将小杯放在35℃~37℃之间的溶蜡炉或温箱内。经一二天到石蜡不再继续熔化为止。调节溶蜡炉的温度，使温箱温度比所用石蜡熔点高2~4度，待石蜡熔融后换入新鲜纯石蜡3次，每次2~4h。

（6）包埋：将熔融石蜡倒在小纸盒内，立即用预热的镊子将已浸透石蜡的材料放在纸盒内，排列好位置，待纸盒内的石蜡表面凝结后，慢慢地平放在盆内的水面上，使其迅速冷却成硬块，等蜡全部凝固后取出。

（7）整蜡粘块：将包埋石蜡块从纸盒内取出，以材料为中心切成方形，再将下端用蜡粘于木块上。蜡块制备完成，备作切片用。

2. 切片机的构造和切片过程

（1）切片机的构造：切片机均由机身和切片刀两部分组成。机身部分有控制切片厚度的微动装置、旋转手轮和蜡块固定部分。切片刀是切片机的最主要部件，必须锋利、无缺口。

（2）切片：将修整粘牢的石蜡木块，置切片机的蜡块固定器内，用螺钉固定；装好切片刀，拧紧旋钮；松开刀座锁紧旋钮并调节刀座进退旋钮，使刀口接近蜡块面并锁紧；用手摇动手轮，切平石蜡面；调节所需切片的厚度，试切几次；待切片均匀、材料完整并连接成蜡带时，即可开始连续切片，将切下的蜡带用毛笔移到切片盒中。

（3）贴片：取蛋白粘贴剂 1~2 滴，均匀涂抹后于载玻片上，加蒸馏水 1~2 滴，将蜡片的光滑面朝上贴在玻片稍右边，移至酒精灯上加热，待蜡片伸展平直后，吸去多余的水，烘干。

3. 染色制片

（1）溶蜡：将烘干的切片置于二甲苯中 20~30min→1/2 二甲苯 + 1/2 无水乙醇→无水乙醇各 3~5min，溶去石蜡。

（2）染色：常用番红染色液将含有木质素的导管细胞壁、纤维细胞壁和石细胞细胞壁等染成红色；固绿将其他结构染成绿色，有利识别。实验室中常用的为番红—固绿快速染色法：将溶蜡后的切片，从无水乙醇中取出放入下列染色缸中逐步进行→95% 乙醇 3~5min→苯胺番红 5~10min→95% 乙醇 3~5min→固绿约 30 秒→95% 乙醇→无水乙醇→1/2 无水乙醇 + 1/2 二甲苯→二甲苯各 3~5min。

（3）封片和贴标签：将切片从二甲苯中取出，迅速擦去周围多余的二甲苯并立即在材料中央加 1 滴加拿大树胶，慢慢盖下盖玻片，使树胶在盖玻片下均匀地展开并赶出气泡。在玻片左边贴上标签，标签上应写明切片名称、部位和制片日期。

附录三

生物绘图技术

一、生物绘图的特点、基本要求与意义

生物绘图是绘制生物学科中的图谱、插图、挂图、实验报告以及制版图片等的专业绘图技术。在生物学的教学和科学研究工作中，这是一项必不可少的重要技术。是否掌握了生物绘图技术也是衡量生物科技工作者素质的标准之一。

1. 生物绘图的特点

生物绘图是从生物研究的要求出发，站在科学的立场上，以科学的观点、角度来进行观察，利用特备的工具、材料及设备来描绘物体的形象，并要精细美观、富有艺术性。其特点是以生物的研究内容为主、以艺术的表现手法为辅相互结合的产物。

2. 生物绘图的基本要求

与艺术绘画不同，生物绘图在目的、用途、表现方法以及绘画技巧等方面都有其特殊性。其基本要求如下。

（1）科学性：注重形体的正确、比例的正确、倍数和彩图的颜色正确。对于示意图，要符合生物学规律。

（2）真实感：讲究形体厚薄、光滑或粗糙、柔软或坚硬、层次感。

（3）艺术性：要求布局严谨，画面简洁，线条流畅，彩图的颜色鲜艳、协调。

（4）专业性：符合制版要求，指特定的制版图。

3. 生物绘图的意义

生物绘图与照片、标本和模型相比，有其自身的意义。

（1）局部结构直观：标本和模型有整体直观性，而生物绘图有局部细微结构的直观性。

（2）经济方便，节省经费：使用生物绘图，尤其是挂图，可不受环境条件、地区条件以及时间的限制。虽然目前有不少计算机绘图软件，但手工绘制生物学

插图和图谱等仍是不可缺少的。通过扫描仪把手工绘制的图扫入计算机，大大丰富了多媒体教学的内容。

（3）节省时间：生物绘图对文字叙述起着辅助作用，但又比文字叙述简洁清晰得多。

二、生物绘图的器材

1. 铅笔（HB、2H、3H、1B、2B）
2. 橡皮（4B）
3. 画板。
4. 直尺。
5. 圆规。
6. 九宫格。用于抄图或放大图（自制），可用 X 射线照过的底片制成。
7. 玻璃垫板。
8. 放大镜。用于观察细微结构。
9. 描图桌。
10. 绘图笔。用于描绘制版插图，有自来水笔式和蘸水笔式等。
11. 大、小毛笔，排笔。
12. 碳素墨汁。
13. 颜料、宣传画颜料。
14. 纸张。要求质地紧密、平整、洁白，有一定厚度，市售有绘图纸和硫酸纸。
15. 显微镜和体视解剖镜。观察切片或微小标本用。
16. 幻灯机。放大图用，还有投影仪、扫描仪、反射幻灯机等。当所绘制的图不是特别大时，用复印机放大也可以。

三、生物绘图的基本方法

生物绘图最基本最常用是黑色线条图，在自然科学的研究应用最广。目前虽然摄影和制版技术提高，很多研究成果用照片来表达和记载，但摄影代替不了绘图。绘图是经过研究人员的思考、分析，把物体特点反映到纸上的，这样对物体的选择可有取有舍。例如显微绘图，切片标本上往往有污点或破损，在绘图时就可不画污点，而把破损的部分修补完整，而照片就难以避免。其次，通过绘图可以对研究对象加深印象、正确理解，从而进一步发现课题。因此生物学研究人员必须掌握好这一基本方法。

黑白线条是利用线条、点点钩出形体，并用衬阴的方法表现形体的凹凸、阴阳、远近、质地等特点。绘图是利用人体视觉的错觉，感到平面的绘画呈现立体的感觉。这完全在于所画的线条，利用透视原理安排的自然合理而妥贴、衬阴得法的缘故。因此绘图必须先学会画好线条，掌握衬阴方法。绘好线条是技巧问题，即所谓"熟能生巧"。衬阴常用的是点线衬阴法。

四、植物图的画法

植物图的好坏首先决定其科学性。要具备植物形态、解剖及分类学方面的基本知识。有了这方面的基础知识后，在绘制前选好标本，仔细观察和分析，对所绘对象各部分特点要充分掌握，并细心阅读有关标本的文字记载，领会文字记载的精神，最后方可下笔。对植物的外形图及解剖图绘制时其方法、要求各异，现分述于下。

1. 植物外形图的画法

植物外形图多应用于植物分类学研究中，初学的人可以印描前人已画好的图。把透明纸蒙在选好的图板上，仔细描画而成。其次亦可用植物标本直接印描，就是把透明纸蒙在已选好的蜡叶标本上，先描印出植物外形的轮廓，然后对照着标本细致地修改、加工、衬阴，最后完成图稿。亦可用幻灯机放映幻灯片或绘画图片，使图象放映到银幕上，然后勾画出植物的轮廓。用九宫格进行描绘也很方便、正确，还可按需要放大或缩小。

用以上任何方法的一种描好底图后，必须对照形态描述，仔细检查各器官的形态特征是否真实、正确。

底图画好后，用透明纸蒙上，用小钢笔上墨，此时运笔很重要，茎的线条要由粗到细，刚劲有力。叶缘要根据生长的规律，如锯齿缘，笔尖随锯齿走'之'字路线，自左下方，而至右上方进行运笔。平行叶则要粗细、距离均匀，花朵的线条要细而柔。要根据不同器官、不同特征，使用不同的线条和衬阴方法，使整幅图显现立体、生活的气息。

植物外形图在绘制时，可根据需要很好的安排版面，如草本植物，可以将根、茎、叶、花、果实全部画入版面；木本植物只能画出一段枝条，但须附带画上花、果等生殖器官。其次亦可将某些部位，解剖放大画在侧面，如在绘制药用植物外形图时，可以把药用部分提出放大画在侧面，以供鉴别。

2. 显微绘图的方法与要求

利用显微镜将植物细微的结构描绘出来，这种图一般都要利用绘图仪器，先描出稿图,然后经过上墨、整理而完成。

(1) 简单绘图法:用肉眼描绘也就是一边观察,一边把视野中的物象描绘在图纸上。亦可利用方格纸描绘,先在目镜中按上目镜网状测微计,使视野中的物象分隔成许多小区域,然后把所看到的物象描绘在方格纸上,这样可以得到各部分的正确比例,也可求得放大率。还可利用照片描绘,也就是利用显微摄影,拍摄的胶片,制成放大的照片,然后用硫酸纸蒙上印描出来。

(2) 放映描绘法:以绘图反射镜为例,要在暗室中将绘图装置安好,打开显微镜灯并调好光线,然后在载物台上放入切片标本并找到合适的结构部分,以测微尺测量视野中的物体并以量尺度量投射在纸上的物象,进一步调节反射镜,克服物象的偏歪并求出放大倍数。上述工作完成后,方可在纸上依所投的物象描绘草图。然后对照视野中的图像修改整理,最后上墨完成。

(3) 利用描绘器描绘法:利用描绘器画出的图、倍数、大小比例、形体都比较精确,而且使用亦方便,一般多采用此种方法。以描绘目镜为例,首先选好标本,在显微镜下调焦对光,仔细观察标本中植物结构的特点,然后考虑主题和图版布局及表现手法。一幅图一定要主题突出、就图论事。如画药材粉末,各种组织碎块及细胞在图片上的排列要事先考虑好,使其排列均称而不杂乱。在表现手法上,根据需要考虑好用何种图来表现其特点。然后装好描绘器,描好草图,再去掉描绘器。对照视野中的图象进行修改定稿,最后用小钢笔在透明纸上上墨。

五、常用的生药绘图技术

生药的各种形态和结构,除用文字来描述之外,均需附图说明,以利于进一步理解各种鉴别特征。

(一) 生药绘图的规定

(1) 铅笔图和墨线图均以线条表示结构,以小圆点来衬托立体感或表示某些色素或晶体的特征。线条要求粗细均匀、圆滑、流畅、明暗一致,不许用直尺或其他圆规或曲线板等工具来画线,必须徒手作图,以表现生药的自然形态和结构。打点要求圆、细小、均匀、圆滑、疏密有序,不许圆点上带勾和重叠,更不许像画素描图一样用涂影和画斜线的方式表示影印来衬托其立体感。

(2) 构图或着色一定要按照实际标本的形态、结构和色泽来绘画,不许任意加工和夸张。绘图要求形态逼真、结构清楚、色泽自然,显示其自然状态。

(3) 图的各部位要画引线和注字。引线可用直尺画实线或虚线表示。引线内端要指准部位，外端注字，也可注号，再在图下集中说明。引线要求细、直、短、均匀、不交叉，以免误指。注字或注号要求准确无误。图下要注明标本名称和放大倍数。

$$放大倍数 = \frac{用直尺量出画在纸上图象的长度或大小}{用显微目尺量出被观察物在同一方向上的实际长度或大小}$$

（4）画显微组织简图时，要采用国际上通用的代表符号来绘图。这样不用注字即可明了该器官组织的结构。常用各组织和细胞内含物的代表符号见附图 4 - 1。

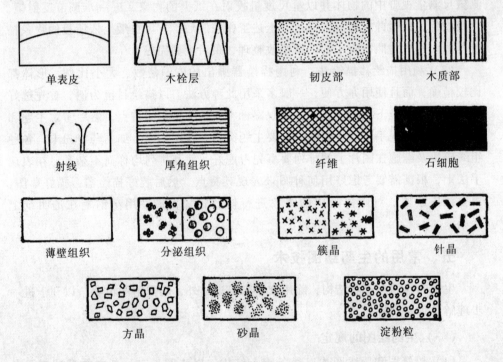

单表皮	木栓层	韧皮部	木质部
射线	厚角组织	纤维	石细胞
薄壁组织	分泌组织	簇晶	针晶

方晶 　　　　砂晶 　　　　淀粉粒

附图 4 - 1　组织显微简图代表符号

（二）生药绘图的方法

常分为徒手绘图法和显微描绘法两种。若按绘图工具则可分为铅笔绘图法和墨线绘图法及彩色绘图法三种。

1. 铅笔绘图法

铅笔绘图法系用铅笔对照实物或显微镜内的观察物直接绘图的方法。该方法可画实验报告图，也可绘制墨线图和彩色图的草图，是一切绘图的基础。铅笔绘图法的步骤和要求如下。

（1）选择典型的药材标本或较完整的显微制片。

（2）观察或测量各项比例关系，画出轮廓图。

（3）在原轮廓图的相应部位上画上能显示各结构的线条，成为铅笔草图。再经与标本反复对照修改后，用较深的铅笔将草图画成线条较肯定、正确的铅笔成图。

（4）打点衬托立体感：对圆形、类圆形或圆柱形及圆锥形的标本，因其侧面均为圆形的面，无法用线条来表示立体感。即可用打点方法来显示，若光线从正中方向投射到标本上，根据投影规律，标本的中央较明亮，两侧较暗，因此在绘此图时左右两侧可打点，密度可逐渐向中央稀疏，显示有光线投影的立体感。若光线从一侧投射到标本上，即标本的另一侧较暗，可打点衬托其立体感。

（5）画引线和注字：图画完后，为表示各部位的结构，可用直尺从各部位画短直线（实线或虚线）作为引线，外端注字或注序号。图下要注明标本名称和放大倍数。

2. 墨线绘图法

墨线绘图法系利用特制的绘图小蘸笔，蘸墨汁绘图的一种方法。因墨黑，线点清楚，反差较强，有利拍照和制版印刷。将铅笔草图复画成墨线图，必须采用墨线绘图。墨线绘图法的具体步骤和要求如下。

（1）绘好铅笔草图：草图的大小一般比书刊出版图大 0.5～1 倍。

（2）将铅笔草图复画成墨线图：将铅笔草图压在透明硫酸纸下，用绘图小蘸笔复绘草图。若有线条画错，可用刀片轻轻刮去，注意不能把纸刮破。刮完后应用橡皮或指甲磨使之平滑，以防止纸面不平画线时起笔走形。

（3）打点衬托立体感：墨线绘图打点时一定要注意尽量少蘸墨汁、用力均匀、细心打点。

（4）画引线并注字或注号：若用数码注号，还需提供各数字代表的结构名称。

3. 显微描绘法

显微描绘法是借用显微描绘器绘图的一种方法。显微描绘器的原理是利用两个棱镜和一个反射镜将显微镜内的物像和绘图板上的铅笔尖物像同时反射到眼内。因此，在观察显微镜时就可用铅笔尖的物像将反射到绘图纸上的显微镜物像描绘下来。这种方法的最大优点是比例正确、真实性强，还可准确计算此图的放大倍数。

显微描绘器的型号较多，常见有阿贝氏（Abbe's）显微描绘器、无柄棱镜描绘器、目镜描绘器及投影式（横管式）描绘器。前三种描绘器的部件较多，操作较麻烦。最后一种描绘器部件简单，使用方便，因此目前应用较多。

投影式描绘器的装置和使用方法：外形为横粗管状。一端固定在双目显微镜的镜筒和旋转盘之间，具反射镜的另一端对向绘图纸。绘图纸固定在配套的绘图板上。绘图时要另加一个外光源，观察目镜即可同时清晰地看到标本和铅笔尖的物像，进行绘图。同时在管下端还有一个放大拉柄，可以调节图像大小。

4. 彩色绘图法

彩色绘图法系采用各种颜色绘制彩图的方法。如出版彩色图谱、彩色插图或绘制彩色挂图及制作彩色投影片时都必须采用这种方法。彩色图最大的优点是有色泽，更易显示图像的自然形象，尤其是画花类、果实和种子类药材时，比铅笔图和墨线图更易表现出具有不同色泽的鉴别特征。绘彩色图常用的工具有多种颜料（多用水彩和广告色）、毛笔、白色绘图纸等。主要步骤：①画好铅笔草图。②用颜料着色。一般先打底色，先浅后深，用深色覆盖浅色。用色一定要按照标本的实际颜色。若有明显光泽的标本，也可用白色或比原有颜色较淡的颜色在适当部位上稍加点色，即可表示出光泽来。③重点加工。为了更明确地显示其特有的形态和主要结构特征，最后还可用黑色或较深色勾画轮廓线和其主要特征如叶脉、花瓣上的细脉，茎枝上的毛、刺、皮孔、枝痕和色素点等等，有利突出该标本的显著特征。

附录四

生药学的显微常数测定和显微摄影技术

一、显微常数测定

显微常数测定是鉴别叶类、全草类生药常用的一项显微技术，包括气孔数、气孔指数、栅表比和脉岛数等。

1. 气孔数（stomatal number）和气孔指数（stomata index）

气孔数指每平方毫米表皮面积上的气孔平均数目。由于同一植物叶子的气孔数也会有很大差异，因此，测定上、下表皮气孔数，对鉴定叶类生药有一些参考意义而无重要意义。

气孔指数是指叶子表面单位面积的气孔数与表皮细胞数（包括气孔）的比例。同种植物叶子表面的气孔指数相当恒定，在生药鉴定上有较大的实用意义。气孔指数用百分数表示，计算公式如下：

$$气孔指数（\%）= \frac{单位面积气孔数}{单位面积表皮细胞数 + 单位面积气孔数} \times 100\%$$

计算气孔指数时采用表皮装片法或整体封藏法，取叶片中段的表皮制片。如目镜上装有网格测微器，可计算单位面积内的气孔数和表皮细胞数；也可计数一定面积（如一个视野，不需计算面积大小）内气孔数和表皮细胞数，然后代入公式算出气孔指数；重复 10 次以上，求平均值。

气孔指数时要注意以下几点。

（1）当对两种生药进行对比鉴别时，所选叶片的叶龄、叶面位置应完全相同才有鉴别意义。

（2）在进行气孔计数时，气孔的两个保卫细胞及一个气孔按一个单位计算。

（3）测量次数应有 10~20 次，再取其平均值。在视野边缘的气孔或细胞要有一半在设定的框内才能计算。

（4）对叶的上、下表面要分别计算。

2. 栅表比（palisade ratio）

栅表比为每个表皮细胞覆盖下的栅栏细胞的平均数目。不同植物的栅表比较为恒定，是叶类生药可靠的鉴定方法之一。可用来鉴定一些同属不同种植物的叶子。测定栅表比可用完整叶、叶的碎片或粉末来进行。测定时，选取 $2 \sim 5mm^2$ 面积的叶片或细碎粉末，用水合氯醛加热透化，装片观察；统计 4 个表皮细胞下的栅栏细胞数目（包括被表皮细胞覆盖超过一半的栅栏细胞），除以 4 即为每个表皮细胞下栅栏细胞平均值；重复测定不同部位 5 ~ 10 次，求其平均值。

3. 脉岛数 (vein – islet number)

脉岛是指最末端叶脉包围的叶片小面积。脉岛数是叶片每平方毫米面积中脉岛的数目。脉岛数与叶片本身的大小及生长年龄无关，但随植物种类而易。因此，可用于不同叶类生药的鉴别。

测定时，剪取叶片中脉和边缘之间 $4mm^2$ 小片，透化后用水合氯醛装片。用载台量尺选择 4 个相邻的 $1mm^2$，即 $2mm \times 2mm$ 的正方形或 $4mm \times 1mm$ 的长方形，用显微描绘器绘图，然后计数。计数时要仔细地寻找每一个可以找到的脉岛。位于边框边缘的不完整脉岛，只计数其中两侧，另两侧不计。所得脉岛数除以 4 即可得每平方毫米叶片中的平均脉岛数。重复计数 5 次以上，取平均值。

二、显微摄影技术

显微摄影是利用显微照相设备将观察的影像拍摄下来的一项技术。

显微照相设备种类很多，可分为无测光系统和有测光系统两大类。无测光系统的设备多已淘汰。有测光系统的又可分为自动、手动两类。

（一）全自动显微照相

设备较复杂，但使用步骤较简单、操作方便。使用时，根据胶卷的性能和拍摄的要求先设定自动曝光控制器上的几个旋钮。

（1）胶片感光度设定：转动胶片感光度选择盘，使显示数值与所使用的胶片感光度一致。

（2）彩色胶卷类型设定：转动色温设定钮，日光型设定为"D"，灯光型设定为"T"。

（3）曝光补偿设定：转动曝光补偿钮，补偿标本在照相视野中所占面积比例及明、暗视野差别的曝光时间。1 为正常曝光，0.5 为增加一级曝光，2 为减少一级曝光。

（4）自动曝光设定：将旋钮指向"A"处为自动曝光，指向"O"处为半自动曝光，指向"T"时为手动曝光。

（5）从取景器内确定好拍摄范围并调好焦点。

（6）打开控制器上的总开关。

（7）按下曝光钮即可拍摄。

以后继续拍片，只需操作（5）—（6）—（7）即可。测光、确定曝光时间、快门上弦以及卷片均为自动进行。

（二）半自动显微摄影

1. 基本结构（附图4-2）

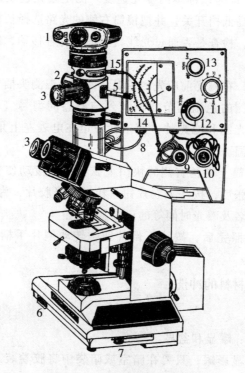

附图4-2　半自动显微摄影装置

1. 附设照相机；2. 测光孔；3. 照相目镜；4. 目镜；5. 光路选择长杆；6. 显微镜开关；7. 变压操纵钮；8. 测光器电源插头；9. 黑白片感光速度测头；10. 彩色片感光速度测头；11. 胶卷定数钮；12. 色温调节钮；13. 高低档开关；14. 电表；15. 快门线。

2. 操作过程

（1）装卷：打开相机后盖，装好胶卷。

（2）装片观察：将所需拍摄的标本片置显微镜下观察并移到视野正中央，再观察照相目镜，将标本移入方格内，旋转目镜筒上的螺圈，使其中的双十字线条和被摄影的标本均较清楚。

（3）测光：确定曝光速度，将测光盒内的测光插头接上电源。再将测光盒内的感光速度测头（EM）插入显微镜镜筒左侧的测光孔内，并将镜筒右侧的光路选择长杆全部拉出，使镜内的光线转向测光器内。将测光器下方的感光调节钮转动到胶卷定数处（国产胶卷多为 ASA100），再打开高低档开关至高档处（HIGH），注意电表指针指向上弧线高档转到低档处（LOW），观察电表上弧下面 LOW 行的指针数，即为该标本的曝光速度。测定曝光速度，拨准快门速度调节柄之后应立即关闭高低档开关，并把镜筒右侧的光路选择长杆推回到蓝圈标志处，再观察照相目镜，检查是否通过光线、原标本有否移动，经检查无误后即可拍摄。

若拍摄彩色照片，在测光前应先测色温，即将色温测头插入镜筒左侧的测光孔内，将测光器上左侧的色温调节钮调节到与彩卷同型号（日光型或灯光型）标志处，调节显微镜光源和滤光片，使指针稳定在电表左上角 CTR 箭头中央的垂直线处，为最适色温。

（4）拍摄：将镜筒上端稍右侧的快门上弦柄向右拨动使快门上弦，再按动快门线拍照。拍完一张后，按一下卷片钮，转过一张胶片，为下一次作好准备，并作好拍片序号和片名及曝光时间等的记录。

（5）倒卷：一卷照完后，按一下倒片钮，转动倒片手柄使胶片倒回暗盒，取出，冲洗。

（三）黑白感光材料的冲洗

1. 胶卷的冲洗

冲卷有两种方法：罐显和盆显。

罐显是用专用的显影罐，只要在暗室或暗袋中将胶卷装入显影罐的卷片轴内，盖好盖就可以在明室操作，具有显影均匀、不易划伤胶片等优点。

盆显必须有全黑暗室和专用的暗室灯。把显影液倒入盆中，用手拿住胶卷的两头，在显影液中不断摆动，尽量使显影液滞留在胶卷的时间相同。待显影时间快要到时可在暗室灯下很快地看一下，如有显影不统一的可以剪开作分别处理，这是其优点，不足之处是显影不如罐显均匀，易划伤胶片。

罐显冲洗过程：①预洗。将清水注入显影罐中晃动一下倒出，目的是湿润胶片，使显影均匀。②显影。注满20℃的显影液并开始计时，每隔1min搅动一次，不同的显影液、胶卷其显影时间也不相同，应按要求进行。③停显。倒出显影液加入清水，停显1min。④定影。倒出水，加入定影液，定影10min左右。⑤水洗。流水冲洗 20min 洗去药液。取出胶片，晾干。

2. 相纸的冲洗

在暗室内准备三个搪瓷盘，分别放入显影液、停显液和定影液。底片药膜面朝下放进放大机的夹板中，放大压尺调好尺寸，关好照明灯，打开红灯。打开定时器的调焦开关，上下调整放大机头，使合适大小的影像投影在压尺定好的空格内，并仔细调好焦点。根据底片的密度调整放大镜头的光圈和曝光时间，通常光圈用 8 左右，时间 10s 左右。关闭调焦开关，放入试样相纸条，分别用不同的曝光量作试样，通过显影找出最佳曝光时间。放入相纸，正式曝光，然后冲洗。

冲洗过程：显影→停显→定影→水洗→上光→裁边。

（四）微量升华技术

微量升华指利用自然界生药中存在的某些化合物具有升华现象这一性质获得升华物，在显微镜下观察其形状、大小、颜色以及其化学反应作为生药鉴别特征的方法。例如，大黄的蒽醌化合物具升华现象，其升华物为梭针状晶体，温度稍高则可见羽状结晶，加碱液则溶液变红色；薄荷中的薄荷脑升华物为无色针簇状结晶，加浓硫酸 2 滴及少量香荚兰醛结晶显橙黄色，再加蒸馏水 1 滴变紫红色。

微量升华的方法：通常是取金属片放置在有圆孔（直径约 2cm）的石棉板上，金属片上放一小金属圈（高度约 0.8cm），对准石棉板的圆孔，圈内放入一薄层生药粉末，再在金属圈上放一盖玻片，在石棉板圆孔处用酒精灯徐徐加热数分钟，至生药粉末开始变焦并有气化物产生时去火待冷，即有升华物凝集于盖玻片上，将盖玻片取下置显微镜下观察其晶形，亦可加化学试剂观察其反应现象，需要时可用显微熔点测定器测定结晶的熔点。

微量升华装置见附图 4-3。

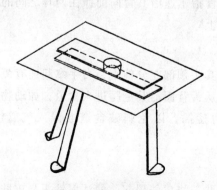

附图 4-3　微量升华装置

附录五

常用动物的捉拿和给药方法

一、蛙（或蟾蜍）

1. 捉拿法

左手持蛙，将其下肢固定于无名指，小指和手掌之间，将其上肢固定于食指和中指之间。

2. 淋巴囊注射法

蛙淋巴注入药物后易吸收。因其皮肤薄、缺乏弹性，注射药液易自针眼漏出，故淋巴囊注射时要通过一层肌肉。如作腹淋巴囊注射时，应将注射器针头从大腿上端刺入，经腿肌层入腹壁肌层，然后再到腹壁皮下囊，注入药液，容量一般为每只 0.25~1ml。

二、小白鼠

1. 捉拿法

右手抓其尾巴，放在鼠笼盖上或者其他粗糙易抓的地方，此时小鼠力争向前，借机用左手拇指和食指迅速沿其背向前抓住两耳之间的皮肤，并以左手的小指和掌部夹住固定在手上。

2. 灌胃法

左手仰持小鼠，使其头颈部充分伸直，右手拿起连有灌胃针头的注射器，小心自口角插入口腔，再从舌背面沿其上腭进入食道，如动物安静呼吸无异常，即可注入药液。不要用力猛插，以免刺破食道或误入气管。若遇阻力，应退后另插。

3. 皮下注射法

通常选用颈背部皮肤。将皮肤提起，使注射针头与皮肤成一定角度刺入。把针头轻轻向左右摆动，容易摆动则表明已刺入皮下，然后轻轻抽吸，如无回流物就缓慢注射药物。

4. 肌肉注射法

由助手抓住小鼠，并提起。操作者用左手抓住小鼠一侧后肢，右手将注射针刺入大腿外侧肌肉，将药液注入。

5. 腹腔注射法

左手持鼠，方法同灌胃，右手持注射器从下腹部腹中线稍向左或右 1mm 的位置刺入皮下，继续进针 3～5mm，再以 45°刺入腹腔，针尖通过腹肌后抵抗力消失。固定针尖，缓缓注入药液。为避免刺破内脏，可将动物头部放低，尾部提高，使脏器移向横隔处。

6. 静脉注射法

一般采用尾静脉注射。小鼠尾部有四根血管十分明显：背腹各一根动脉，两侧各有一根静脉，两侧尾静脉比较容易固定。先将动物固定在固定器内，使尾巴外露，尾部用 45℃～50℃的温水浸泡半分钟或用酒精擦拭使血管扩张，并可使表皮角质软化，然后将尾部向左或向右拧 90°，使一侧尾静脉朝上，以左手食指和中指捏住鼠尾上下，使静脉充盈，用无名指从下面托起尾巴，以拇指和小指夹住尾巴末梢，右手持注射器，使针头与静脉平行进针，刺入后先缓注少量药液，如无阻力，表明针头已进入静脉，可继续注入。注射完毕后把尾巴向注射侧弯曲以止血。尽可能从尾末段开始，以后向尾根部方向移动注射。

三、大白鼠

1. 捉拿法

右手抓住鼠尾，将其置于粗糙面上，左手拇指及食指固定头部，其余三指抓住背面将其固定，然后进行其他操作。为了防止被鼠咬伤，左手可戴防护手套，抓鼠时握力不要过大，勿捏其颈部以免窒息死亡。

2. 灌胃法

捉拿同上，右手将连在注射器上的灌胃针头从口角处插入口腔，再经舌背面插入食道及胃。注意勿用力过大，避免将针头插入气管。

3. 皮下、腹腔、肌肉注射法

同小白鼠。

4. 静脉注射法

尾静脉注射同小白鼠。另外，大白鼠麻醉后，可经舌下静脉给药。

四、兔

1. 捉拿法

一手抓兔颈背部皮肤，将其提起，另一手托住其臀部，将其重点承托在手上。

2. 灌胃法

如用兔固定箱，可一人操作。左手将开口器固定于兔口中，将舌压其下，右手将导尿管从开口器插入食道约15cm。如无固定箱，需二人合作。一人取坐位，两腿夹持兔身，左手抓耳，右手抓住两前肢；另一人插导尿管，方法同上。插管后将导尿管放入一杯水中，如有气泡冒出表示导尿管误入气管，应拔出重插，如无气泡，表示插管成功可慢慢注入药液。最后注入少量空气，以便导管中的药液全部灌入胃内。

3. 耳静脉注射法

将兔置于固定箱内，选择好耳缘静脉，剪去耳廓外缘的毛，用手指轻弹耳廓，或用酒精棉球涂擦皮肤，使血管扩张。用左手拇指及中指夹住兔耳尖部，食指垫在穿刺下面，使耳廓展平，右手持注射器穿刺，刺入后以拇指和食指固定针头和耳廓，然后注入药液，如推注有阻力，且局部变白，表明穿刺失败，应拔出针头，另行穿刺。

4. 皮下，肌肉及腹腔注射

方法基本同小白鼠。

五、犬

1. 捉拿法

对驯服的犬，可用绳直接捆其嘴。先将绳子绕过大嘴，在嘴上打一活结，再绕到嘴下进行交叉，最后在颈部打结固定，然后进行其他操作。对未经驯服的犬，可先用铁制犬头夹或特制犬头架钳住颈部，压倒捆嘴。

2. 静脉注射法

常用后肢小隐静脉。该血管由踝后侧走向上侧。注射时一人用手抓紧膝关节，使之伸直并阻断该肢血液回流，另一人先剪去局部的毛，涂擦酒精，然后进行穿刺给药。也可选用前肢皮下头静脉，该血管在脚爪上方背侧正前位。

3. 灌胃、肌注及腹腔注射

给药方法与兔基本相同，其用具及给药量稍大。

常用实验动物不同给药途径的给药量参考值见附表 5 - 1。

附表 5 - 1　常用实验动物不同给药途径的给药量参考值

动物种类	给药量（ml）					一次灌胃最大容积
	灌胃（ig）	皮下（sc）	肌肉（im）	腹腔（ip）	静脉（iv）	
小鼠	0.1 ~ 0.3/10g	0.1 ~ 0.5	≤ 0.1	0.1 ~ 0.2/10g	0.1 ~ 0.2/10g	0.5 ~ 1
大鼠	1 ~ 2/100g	0.5 ~ 1.0	0.2 ~ 0.5	1 ~ 2 /100g	0.5 ~ 1.0/100g	4 ~ 7
豚鼠	1.6 ~ 2.0/100g	0.5 ~ 2.0	0.2 ~ 0.5	2 ~ 5	≤ 2	4 ~ 7
兔	5 ~ 20/kg	1.0 ~ 3.0	0.5 ~ 1.0	1 ~ 10/kg	0.5 ~ 2.5/kg	80 ~ 150
犬	—	3.0 ~ 10.0	2 ~ 5	5 ~ 15	5 ~ 15	200 ~ 500

附录六

常用动物的采血方法

在药理学研究中,常需采集实验动物的血液,以供进行常规检验或生化及化学分析之用,故必须掌握正确的采血技术。

一、小白鼠和大白鼠采血法

1. 割(剪)尾采血

当所需血量很少时采用本法。固定动物并露出鼠尾,将尾部浸在45℃左右的温水中数分钟,使尾部血管充盈,再将尾擦干,用锐器(刀或剪刀)割去尾尖0.3~0.5cm,让血液自由滴入盛器或用血红蛋白吸管吸取,采血结束,伤口消毒并压迫止血。每鼠一般可采血10余次以上。小鼠每次可取血0.1ml,大鼠0.3~0.5ml。

2. 眼眶静脉丛采血

当需用中等量的血液,而又须避免动物死亡时采用本法。用左手提鼠,拇指及中指抓住头颈部皮肤,食指按于眼后,使眼球轻度突出,眼底球后静脉丛充血。右手持配有磨钝的7号针头的1ml注射器或内径0.6mm左右的硬质毛细管,使采血器与鼠面成45℃的夹角,由眼内角刺入,针头斜面先向眼球,刺入后再转180°使斜面对着眼眶后界。刺入深度:小鼠约2~3mm,大鼠约4~5mm。当感到有阻力时再稍后退,边退边抽。得到所需的血量后,即除去加于颈部的压力,同时,将采血器拔出。若技术熟练,体重20~25g的小鼠每次可采血0.2~0.3ml;体重200~300g大鼠每次可采血0.5~1ml。

3. 断头取血

当需用血量大,而又不需继续保存动物生命时采用本法。采血者的左手拇指和食指捉持动物的头颈部,使其头朝下倾,右手用剪刀猛力断鼠颈,让血自由滴入盛器。小鼠可采用约0.8~1.2ml;大鼠约5~10ml。

4. 腹主动脉采血

先将动物麻醉,仰卧固定在手术架上,从腹正中线皮肤切开腹腔,将肠管向左或向右推向一侧,然后用手指轻轻分开脊柱前的脂肪,暴露出腹主动脉,用注射器沿血管平行方向刺入,抽取所需血量。

二、兔采血法

1. 耳静脉采血

本法为最常用的取血法之一,常作多次反复取血用。将兔放入仅露出头部及两耳的固定盒中,选耳静脉清晰的耳朵,将耳静脉部位的毛拔去,用 75% 酒精局部消毒,待干,用手指轻轻摩擦兔耳,使静脉扩张。用针头刺破血管或以刀片在血管上切一小口让血液自然流出,还可以将针头逆血流方向刺入耳缘静脉取血,取血完毕用棉球压迫止血,此种采血法一次可采血 5～10ml。

2. 颈动脉采血

当需要大量采血时可用此法。将兔麻醉,仰卧位固定。以颈正中线为中心广泛剃毛、消毒。用手术刀将皮肤划开,将颈部肌肉用无钩镊子推向两侧,暴露气管,即可见到平行于气管的白色迷走神经和桃色的颈动脉,颈静脉位于外侧,呈深褐色。游离一段颈动脉,结扎远心端,并在近心端放一缝线,在缝线处用动脉夹夹紧动脉,在结扎线和近心端缝线之间用眼科剪作“V”形剪口,并将尖端呈斜形的塑料导管经切口处向心脏方向插入 1～2cm。结扎近心端缝线,将血管和塑料管固定好,将塑料管的另一端放入采血的容器中。缓慢松开动脉夹,血液便会流出。

3. 心脏取血

将家兔仰卧固定,在左胸第 2 至第 4 肋间剪毛一块,消毒。然后用配有 7 号针头的 10ml 注射器,在心跳最明显处做穿刺,针头刺入心脏后即见血液流入注射器。取得所需血量后,迅速将针头拔出,这样心肌上的穿孔较易闭合。

三、豚鼠采血法

1. 耳缘切割采血

将耳消毒后,用刀片割破耳缘,在切口边缘涂抹 20% 柠檬酸钠溶液,阻止血凝,则血可自切口自动流出,进入盛器。操作时,使耳充血效果较好。此法能采血0.3ml 左右。

2. 心脏采血

方法同家兔。因豚鼠身体较小,一般可不必将动物固定在解剖台上,而可由助手握住前后肢进行采血即可。

四、狗采血法

1. 后肢外侧小隐静脉和前肢内侧下头静脉采血

此法最常用且方便。后肢外侧小隐静脉在后肢胫部下 1/3 的外侧浅表的皮下,由前侧方向后行走。抽血前,将狗固定,剪去抽血部位的毛,消毒皮肤。采血者左手拇指和食指握紧剪毛区上部,使下肢静脉充盈,右手用连有 6 号或 7 号针头的注射器迅速穿刺入静脉,左手放松将针固定,以适当速度抽血(以无气泡为宜)。或将胶皮带绑在狗股部,或由助手握紧股部,即可,若仅需少量血液,可以不用注射器抽取,只需用针头直接刺入静脉,待血从针孔自然滴出,放入盛器或作涂片。

采集前肢内侧皮下的头静脉血时,操作方法基本与上述相同。一只狗一般采 10 ~ 20ml。

2. 股动脉采血

本法为采取狗动脉血最常用的方法。将狗卧位固定于解剖台上,伸展后肢向外伸直,暴露腹股沟三角动脉搏动的部位,剪去毛,用碘酒消毒。左手中指、食指探摸股动脉跳动部位,并固定好血管,右手取连有 5 号针头的注射器,针头由动脉跳动处直接刺入血管,若刺入动脉一般可见鲜红血液流入注射器,有时还需微微转动一下针头或上下移动一下针头,方见鲜血流入。有时,往往刺入静脉,必须重抽之。待抽血完毕,迅速拔出针头,用干药棉压迫止血 2 ~ 3min。

3. 耳缘静脉采血

本法宜取少量血液作血常规或微量酶活力检查等。剪去耳尖部短毛,即可见耳缘静脉,手法基本与兔相同。

实验动物的最大安全采血量和最小致死采血量见附表 6 - 1。

附表 6 - 1 实验动物的最大安全采血量和最小致死采血量(ml)

动物种类	小鼠	大鼠	豚鼠	家兔	犬	猴
最大安全采血量	0.1	1	5	10	50	15
最大致死采血量	0.3	2	10	40	300	60

附录七

常用血液抗凝剂

一、草酸钾

常用于供检验用血液样品之抗凝。在试管内加饱和草酸钾溶液2滴,轻轻敲击试管,使溶液分散到管壁四周,置80℃以下的烘箱中烤干(如烘烤的温度过高,草酸钾将分解为碳酸钾而失去抗凝作用)。这样制备的抗凝管可使3~5ml血液不致凝固。供钾、钙含量测定的血样不能用草酸钾抗凝。

二、肝素

取1%肝素溶液0.1ml于试管内,均匀浸湿试管内壁,放入80℃~100℃烘箱烤干。每管能使5~10ml血液不凝。市售的肝素注射液每1ml含肝素12 500单位(相当于肝素钠125mg),应置冰箱中保存。

三、枸橼酸钠

3.8%的枸橼酸钠溶液1份可使9份血液不致凝固,用于红细胞沉降速率之测定。因其抗凝血作用弱而碱性较强,不适用于供化验用的血液样品。做急性血压实验时则用5%~7%的枸橼酸钠溶液。

附录八

常用生理溶液的成分和配制

成分及储备液浓度	任氏液 Ringer's	任洛氏液 Ringer – Locke's	台氏液 Tyrode's	克氏液 Kreb's	高 K$^+$克氏液 K$^+$ – Kreb's	戴雅隆氏液 De Jalon's
NaCl	6.50	9.00	8.00	6.90	3.72	9.00
KCl (10%)	0.14 (1.4ml)	0.42 (4.2ml)	0.2 (2.0ml)	0.35 (3.5ml)	4.47 (44.7ml)	0.42 (4.2ml)
MgSO$_2$ · 7H$_2$O (10%)	—	—	0.26 (2.6ml)	0.29 (2.9ml)	—	—
NaH$_2$PO$_4$ · 2H$_2$O (5%)	0.0065 (0.13ml)	—	0.065 (1.3ml)	—	0.187 (3.74ml)	—
KH$_2$PO$_4$ (10%)	—	—	—	0.16 (1.6 ml)	—	—
NaHCO$_3$	0.20	0.50	1.00	2.10	1.26	0.50
CaCl$_2$ (1mol/L)	0.12 (1.08 ml)	0.24 (2.16ml)	0.20 (1.8ml)	0.28 (2.52ml)	0.18 (1.5ml)	0.06 (0.54ml)
MgCl$_2$ · 6H$_2$O (1mol/L)	—	—	—	—	0.24 (1.2ml)	—
葡萄糖	2.00	1.00	1.00	2.00	1.09	0.50
用途	蛙类器官	哺乳类心脏等	哺乳类肠肌等	哺乳类及鸟类各种组织		

说明：1. 配置含 CaCl$_2$ 的溶液时，必须将 CaCl$_2$ 单独溶解，充分稀释后，才能与其他成分配成的溶液相混合。

2. 葡萄糖应在临用前加入。

3. 表中为配置1L所用量。

4. 高 K$^+$ 克氏液的 K$^+$ 浓度为 60 mmol/L。

附录九

实验动物相关指标参考值

一、实验动物生化指标参考值

项目名称	单位	小鼠	大鼠	兔	犬	猴
血葡萄糖	mmol/L	8.83	6.72 (4.77~8.27)	7.05 (6.11~7.99)	5.27 (4.55~5.88)	5.55 * (3.50~7.44)
血清谷丙转氨酶	U/L	16~42	30~52	71(30~110)	25(12~38)	33(23~45) *
血清谷草转氨酶	U/L	—	132(96~200)	—	33(19~41)	47(20~70) *
血清碱性磷酸酶	U/L	5~12	61(40~95)	—	17(14~28)	17.3 (7.5~30) *
血清胆红素	μmol/L	—	2.57 (1.71~5.13)	< 1.71	2.57 (1.71~5.13)	3.4 * (1.71~5.13)
血清胆固醇	μmol/L	2.51	3.31(2.33~ 3.88)	1.29(0.96~ 2.25)	4.16(2.33~ 5.02)	3.05~4.06
总蛋白	g/L	53	62	59	57	80
白蛋白	g/L	20	23	22	26	32
球蛋白	g/L	33	39	37	31	48
尿素氮	mg/dl	18~25	18~23	15~22	10~20	12~28

注:带 * 为亚洲狒狒

二、实验动物血液学指标参考值

| 动物种类 | 红细胞数 ($\times 10^{12}$/L) | 白细胞数 ($\times 10^9$/L) | 白细胞分类 ($\times 10^9$/L) | | | | | | | | | 血小板 ($\times 10^{11}$/L) |
| | | | 嗜中性粒细胞 | | 嗜酸性粒细胞 | | 嗜碱性粒细胞 | | 淋巴细胞 | | | |
			数量	%	数量	%	数量	%	数量	%		
小鼠	9.3 (7.7~12.5)	8.0 (4.0~12.0)	2.0 (0.7~4)	22.5 (12~44)	0.15 (0~0.5)	2.0 (0~5)	0.05 (0~0.1)	0.5 (0~1)	5.5 (3~8.5)	68.0 (54~85)		8~12
大鼠	8.9 (7.2~9.6)	14.0 (5.0~25.0)	3.1 (1.1~6)	22.0 (9~34)	0.3 (0~0.7)	2.2 (0~6)	0.1 (0~0.2)	0.5 (0~1.5)	10.2 (7~16)	73.5 (65~84)		7~11
豚鼠	5.6 (4.5~7.0)	10.0 (7.0~19.0)	4.2 (2~7)	42.0 (22~50)	0.4 (0.2~1.3)	4.0 (2~12)	0.07 (0~0.3)	0.7 (0~2)	4.9 (3~9)	49.0 (37~64)		4~7*
兔	5.7 (4.5~7.0)	9.0 (6.0~13.0)	4.1 (2.5~6)	46.0 (35~52)	0.18 (0.2~0.4)	2.0 (0.5~3.5)	0.45 (0.15~0.75)	5.0 (2~7)	3.5 (2~5.6)	39.0 (30~52)		2~4
犬	6.3 (4.5~8.0)	14.8 (6.0~17.4)	8.2 (6~12.5)	68.0 (62~80)	0.6 (0.2~2)	5.1 (2~14)	0.085 (0~0.3)	0.7 (0~2)	2.5 (0.9~4.5)	21.0 (10~28)		3.5 (2~5)
猫	8.0 (6.5~9.5)	16.0 (9.0~24.0)	9.5 (5~16.5)	59.5 (44~82)	0.85 (0.2~2.5)	5.4 (2~11)	0.02 (0~0.1)	0.1 (0~0.5)	5.0 (2~9)	31.0 (15~44)		5.5 (3~8)
猴	5.2 (3.6~6.8)	10.1 (5.5~12.0)	3.4 (2.1~4.7)	36.0 (21~47)	0.3 (0~0.6)	3.0 (0~6)	0.1 (0~0.2)	1.0 (0~2)	5.2 (4.8~7.6)	51 (47~75)		4.0 (3~5)

注:括弧外数为平均数,括弧内为最低数至最高数的范围

三、实验动物一般生理指标

| 动物种类 | 体温（℃） | 呼吸（次/分） | 血压（kPa） | | 心率（次/分） |
			收缩期	舒张期	
小鼠	37.0~39.0	84~230	17.7~21.3	13.6~14.7	324~800
大鼠	38.5~39.5	66~114	10.7~17.3	8.0~13.3	261~600
豚鼠	37.8~39.5	110~150	3.7~18.7	2.1~12.0	260~400
兔	38.5~39.5	38~60	12.7~17.3	8.0~12.0	123~304
犬	38.5~39.5	14~28	14.4~25.2	10.0~16.3	100~130
猫	38.0~39.5	20~30	11.7~18.9	4.7~11.3	110~140
猕猴	38.5~39.5	30~45	18.3~25.1	14.9~20.3	165~240

四、实验动物常用麻醉药的剂量

药物及其常用浓度	剂量(mg/kg)								麻醉持续时间及特点
	蛙	小白鼠	大白鼠	豚鼠	家兔	猫	狗	鸡	
乌拉坦(20%~25%)	1000(淋巴囊)	1000~1500(ip)	1000~1500(ip)	1000~1500(ip)	1000~1200(ip)	1200~1500(ip)	—	—	2~4h。对呼吸和神经反射影响小但可降低血压。
戊巴比妥钠(1%~4%)	—	45~50(ip)	40~50(ip)	40~50(ip)	20~25(iv) 30~40(ip)	30~40(ip)	25~30(iv) 30~40(ip)	40~50(im)	2~4h。注射后作用迅速一般最常用,肌松不够完全。
硫喷妥钠(2%~4%)	—	—	—	—	20~30(iv)	30~50(ip)	25~30(iv)	—	约0.5h。常用于手术动物。
苯巴比妥钠(10%)	—	—	—	—	—	140~160(ip)	90~120(iv)	200(im)	8~12h。需经15~20min才进入麻醉,麻醉较稳定。

附录十

乳化常用油相所需 HLB 值

油 相	所需 HLB 值	
	W/O 型	O/W 型
鲸腊醇	—	15
硬腊醇	—	14
棉子油	5	10
无水羊毛脂	8	10
轻质液体石蜡	4	10.5
重质液体石蜡	4	10 ~ 12
凡士林	5	12
精油	—	9 ~ 16
植物油	—	7 ~ 12
蜂蜡	5	10 ~ 16
石蜡	4	9

附录十一

盐类饱和溶液在不同温度下的相对湿度（RH 值/%）

盐（分子式）	25℃	37℃	40℃
$K_2Cr_2O_7$	98.00	—	—
KNO_3	92.48	91.0	—
KCl	84.26	—	—
KBr	80.71	81.0	79.6
$NaCl$	75.28	75.0	74.7
$NaNO_3$	73.79		
$Mg(NO_3)_2 \cdot 6H_2O$	52.86	51.0	
$LiNO_3 \cdot 3H_2O$	47.06	—	—
$K_2CO_3 \cdot 2H_2O$	42.76	41.0	—
$MgCl_2 \cdot 6H_2O$	33.00	31.0	—
$CH_3COOK \cdot 1.5H_2O$	22.45	23.0	—
$LiCl \cdot H_2O$	11.05	11.0	—

附录十二

常用表面活性剂的 HLB 值

表面活性剂	HLB 值	表面活性剂	HLB 值
司盘 85（脱水山梨醇三油酸酯）	1.8	聚氧乙烯单油酸酯	11.4
司盘 65（脱水山梨醇三硬脂酸酯）	2.1	油酸三乙醇胺	12.0
卵磷脂	3.0	西黄蓍胶	13.0
单硬脂酸丙二酯	3.4	聚氧乙烯单月桂酸酯	13.1
单硬脂酸甘油酯	3.8	聚氧乙烯辛基苯基醚	14.2
司盘 80（脱水山梨醇单油酸酯）	4.3	吐温 60（聚氧乙烯脱水山梨醇单硬脂酸酯）	14.9
司盘 60（脱水山梨醇单硬脂酸酯）	4.7	吐温 80（聚氧乙烯脱水山梨醇单油酸酯）	15.0
单油酸二甘酯	6.1	乳化剂 OP（聚氧乙烯壬烷基酚醇醚）	15.0
司盘 40（脱水山梨醇单棕榈酸酯）	6.7	吐温 40（聚氧乙烯脱水山梨醇单棕榈酸酯）	15.6
阿拉伯胶	8.0	平平加 O－20（聚氧乙烯月桂醇醚）	16.0
司盘 20（脱水山梨醇单月桂酸酯）	8.6	泊洛沙姆 188（聚氧乙烯氧丙烯）	16.0
苄泽 30（聚氧乙烯月桂醇醚）	9.5	西土马革（聚氧乙烯十六醇醚）	16.4
吐温 61（聚氧乙烯脱水山梨醇单硬脂酸酯）	9.6	吐温 20（聚氧乙烯脱水山梨醇单月桂酸酯）	16.7
明胶	9.8	苄泽 35（聚氧乙烯 23 月桂醇醚）	16.9
吐温 65（聚氧乙烯脱水山梨醇三硬脂酸酯）	10.5	卖泽 52（聚氧乙烯 40 硬脂酸酯）	16.9
吐温 85（聚氧乙烯脱水山梨醇三油酸酯）	11.0	油酸钠	18.0
卖泽 45（聚氧乙烯单硬脂酸酯）	11.1	油酸钾	20.0
蔗糖酯	5～13	十二烷基硫酸钠	40.0

附录十三

常用表面活性剂在一定温度下的临界胶束浓度

表面活性剂	温度/℃	cmc(mol/L)	表面活性剂	温度/℃	cmc(mol/L)
氯化十六烷基三甲基铵	25	1.60×10^{-2}	月桂酸钾	25	1.25×10^{-2}
溴化十六烷基三甲基铵	25	9.12×10^{-5}	聚氧乙烯(6)月桂醇醚	25	8.70×10^{-5}
溴化十二烷基三甲基铵	25	1.60×10^{-2}	聚氧乙烯(9)月桂醇醚	25	1.00×10^{-4}
氯化十二烷基胺	25	1.60×10^{-2}	聚氧乙烯(12)月桂醇醚	25	1.40×10^{-4}
对-十二烷基苯磺酸钠	25	1.40×10^{-2}	聚氧乙烯(6)十四醇醚	25	1.00×10^{-5}
十二烷基磺酸钠	25	9.00×10^{-3}	月桂酸蔗糖酯		2.38×10^{-6}
丁二酸二辛基磺酸钠	25	1.24×10^{-2}	棕榈酸蔗糖酯		9.50×10^{-5}
辛烷基磺酸钠	25	1.50×10^{-1}	硬脂酸蔗糖酯		6.60×10^{-5}
辛烷基硫酸钠	40	1.36×10^{-1}	吐温 20	25	$*6.0 \times 10^{-2}$
十二烷基硫酸钠	40	8.60×10^{-3}	吐温 40	25	$*3.1 \times 10^{-2}$
十四烷基硫酸钠	40	2.40×10^{-3}	吐温 60	25	$*2.8 \times 10^{-2}$
十六烷基硫酸钠	40	5.80×10^{-4}	吐温 65	25	$*5.0 \times 10^{-2}$
十八烷基硫酸钠	40	1.70×10^{-4}	吐温 80	25	$*1.4 \times 10^{-2}$
硬脂酸钾	50	4.50×10^{-4}	吐温 85	25	$*2.3 \times 10^{-2}$
油酸钾	50	1.20×10^{-3}			

注：* cmc/g/L

附录十四

25℃硫酸、氢氧化钠、氯化钙溶液 （10⁻²g/ml）的相对湿度

硫酸	氢氧化钠	氯化钙	RH 值（%）
0.00	0.00	0.00	100
11.02	5.54	9.33	95
17.91	9.83	14.95	90
22.88	13.32	19.03	85
26.79	16.10	22.25	80
30.14	18.80	24.95	75
33.09	20.80	27.40	70
35.80	22.80	29.64	65
38.35	24.66	31.73	60
40.75	26.42	33.71	55
43.10	28.16	35.64	50
45.41	29.86	37.61	45
47.71	31.58	29.62	40
50.04	33.38	41.83	35
52.45	35.29	44.36	30
55.01	37.45	—	25

附录十五

Z = 10℃ 时不同温度下的灭菌率和所相当的灭菌时间

温度 T(℃)	灭菌率 L	灭菌时间 F_T(min)
121	1.00	1.00
120	0.794	1.259
119	0.631	1.585
117	0.398	2.513
115	0.251	3.984
110	0.079	12.60
105	0.025	40.00
100	0.008	125.00

注:$L = F_0/F_T$,F_T即灭菌温度 T 时灭菌 1min 相当的标准灭菌时间($F_0 = 1$)

附录十六

片重及片径与选用颗粒机筛目的关系

片重(mg)	湿粒筛目	干粒筛目	冲直径(mm)
50	16	20	5~6.5
150	12	16	8
300	10	12	10.5
1000	8	8	16
100	16	20	7
200	12	16	8.5
500	10	12	12

附录十七

药物水溶液（10^{-2} g/ml）的冰点降低与氯化钠等渗当量

药　　物	冰点降低（℃）	氯化钠等渗当量(g)	等渗浓度溶血情况		
			浓度（10^{-2} g/ml）	溶血（%）	pH
硼酸	0.28	0.47	1.9	100	4.6
盐酸乙基吗啡	0.19	0.15	6.18	38	4.7
硫酸阿托品	0.08	0.10	8.85	0	5.0
盐酸可卡因	0.09	0.14	6.33	47	4.4
依地酸钙钠	0.12	0.21	4.50	0	6.1
盐酸麻黄碱	0.16	0.28	3.20	96	5.9
无水葡萄糖	0.10	0.18	5.05	0	6.0
葡萄糖（含水）	0.091	0.16	5.51	0	5.9
氢溴酸后马托品	0.097	0.17	5.67	92	5.0
盐酸吗啡	0.086	0.15			
碳酸氢钠	0.381	0.65	1.39	0	8.3
氯化钠	0.58	1.00	0.9	0	6.7
氯化钾	0.485	0.78	1.19	0	5.9
青霉素 G 钾		0.16	5.48	0	6.2
硝酸毛果芸香碱	0.133	0.22			
吐温 – 80	0.091	0.16			
盐酸普鲁卡因	0.12	0.18	5.05	91	5.6

附录十八

空胶囊的容量与几种药物的填充重量

空胶囊号码	空胶囊容量(ml)	硫酸奎宁(g)	乙酰水杨酸(g)	碳酸氢钠(g)	次硝酸铋(g)
0	0.75	0.33	0.55	0.68	0.80
1	0.55	0.23	0.33	0.55	0.65
2	0.40	0.20	0.25	0.40	0.55
3	0.30	0.12	0.20	0.33	0.40
4	0.25	0.10	0.15	0.25	0.25
5	0.15	0.07	0.10	0.12	0.21

附录十九

常用溶剂的沸点和比重

溶剂名称	沸点（℃）	比重	溶剂名称	沸点（℃）	比重
甲醇	64.7	0.792	苯	80.1	0.879
乙醇	78.5	0.790	甲苯	110.6	0.866
丙醇	97.2	0.804	二甲苯	137~140（混合物）	0.875
异丙醇	82.4	0.785	石油醚	30~60 60~90 90~120	0.634~0.666
正丁醇	117	70.810	正己烷	68.7	0.659
正戊醇	138.1	0.817	环己烷	80.7	0.788
丙酮	56.5	0.788	二氧六环	101.3	1.036
丁酮	79.6	0.805	四氢呋喃	66.0	0.888
乙酸乙酯	77.1	0.902	甲酸	100.5	1.22
乙醚	34.5	0.713	醋酸	118.0	1.049
二氯甲烷	40.0	1.335	吡啶	115.3	0.978
氯仿	61.2	1.484	乙二胺	117.1	0.898
四氯化碳	76.8	1.584	甲酰胺	210.5（分解）	1.133
1.2-二氯乙烷	83.4	1.257	二甲亚砜（DMSO）	189	1.101
二硫化碳	46.3	1.260	二乙胺	55.5	0.711
苯胺	184	0.982	二甲基甲酰胺（DMF）	153	0.95
苯酚	181（mp.43℃）	1.071	醋酐	140	1.08
乙腈	82	0.87			

附录二十

常用酸碱浓度表

名　称	比　重	百分浓度(g/g)
浓盐酸	1.19	36%
浓硝酸	1.42	71%
浓硫酸	1.84	98%
醋　酸	1.05	36~37%
冰醋酸	1.05	99%
甲　酸	1.20	90%
氢氧化铵	0.898	28%

附录二十一

常用试剂的配制（用于试管反应）

一、生物碱

1. 碘化铋钾（Dragendorff）试剂

将碘化铋 16g、碘化钾 30g 及盐酸 8ml 共溶于 100ml 蒸馏水中。

2. 碘化汞钾（Mayer）试剂

将氯化汞 1.35g 及碘化钾 5g 分别溶于 60ml 及 10ml 蒸馏水中，混合二溶液，再加蒸馏水稀释至 100ml。

3. 碘 – 碘化钾（Wagner）试剂

1g 碘及 10g 碘化钾共溶于 50ml 水中，加热，加冰乙酸 2ml，再用蒸馏水稀释至 100ml。

4. 硅钨酸（Bertrand）试剂

将硅钨酸 5g 溶于 100ml 蒸馏水中，加 10% HCl 使呈酸性反应。

5. 硫氰化铬试剂

将雷氏铵盐 2g 溶于 100ml 蒸馏水即得。

二、黄酮、蒽酯、香豆精、内酯、酚类

1. 碱性试剂

不同浓度的 NaOH 或 KOH 溶液。

2. Wilstatter Cyanidin 试剂

盐酸和镁粉。

3. 三氯化铁试剂

1%~5% $FeCl_3$ 水溶液或乙醇溶液，并加少量 HCl 使呈酸性。

4. 锆－枸橼酸试剂

(1) 溶液Ⅰ：2%二氯氧锆甲醇溶液。

(2) 溶液Ⅱ：2%枸橼酸甲醇溶液。

5. 异羟肟酸铁试剂

(1) 溶液Ⅰ：10%盐酸羟胺甲醇溶液。

(2) 溶液Ⅱ：10%氢氧化钾甲醇溶液。

(3) 溶液Ⅲ：1%三氯化铁水溶液

6. 重氮化试剂

(1) 溶液Ⅰ：对硝基苯胺 0.35g 溶于 5ml 浓盐酸，缓缓倒入水中，并用水稀释至 50ml。

(2) 溶液Ⅱ：亚硝酸钠 5g 溶于 70ml 蒸馏水中。临用前将两液等体积混合，放在冰水中备用。

7. Gibb's 试剂

(1) 溶液Ⅰ：0.5% 2，6－二氯苯醌 4－亚胺氯化物的酒精溶液，临用前配制。

(2) 溶液Ⅱ：2% Na_2CO_3 水溶液。

三、甾体、强心苷、皂苷

1. legal 试剂

(1) 溶液Ⅰ：0.3%亚硝酰铁氰化钾水溶液。

(2) 溶液Ⅱ：10%氢氧化钠水溶液。

2. Baljet 试剂

将 9ml 1% 苦味酸乙醇溶液和 1ml 10% 氢氧化钠混匀，使用前配制。

四、鞣质

1. 氯化钠明胶试剂

白明胶 1g，溶于 50ml 水中（在 60℃ 水浴中加热助溶），加入氯化钠 10g 完全溶解后，用蒸馏水稀释至 100ml。

2. 醋酸铅试剂

醋酸铅 10g，加适量新煮沸过的冷蒸馏水溶解后，滴加醋酸使溶液澄明，再加新煮沸过的冷蒸馏水至 100ml。

五、糖

1. Fehling 试剂

（1）溶液 I：硫酸酮结晶 6.93g，溶于 100ml 水中。

（2）溶液 II：酒石酸钾钠结晶 34.6g，氢氧化钠 10g，溶于 100ml 水中。

贮存于带橡皮塞的棕色瓶中，使用时将 I 和 II 等体积混合。

2. Molish 试剂

（1）溶液 I：10% α - 萘酚酒精溶液。

（2）溶液 II：浓硫酸。

六、氨基酸、蛋白质

1. 苯骈戊三酮（Ninhydrin）试液

苯骈戊三酮 0.25g 和 100ml 水溶解。

2. 双缩脲（Biuret）试剂

将 10g 硫酸铜水溶液和 4% 氢氧化钠水溶液等量混合即得（临用前配制）。

3. 吲哚醌试剂

吲哚醌 1g 溶于 100ml 乙醇中，加冰醋酸 10ml，混匀。

附录二十二

TLC 常用显色剂

适用范围	显色剂名称	配制方法	使用方法	显色结果
通 用	碘蒸气	将碘结晶置于密闭容器产生饱和碘蒸气	放入 I_2 蒸气数分钟	黄棕色
	硫酸	浓 H_2SO_4;MeOH(1:1)或 5% H_2SO_4 乙醇溶液	喷雾 110℃ 加热 5min	各种颜色
	磷钼酸试液	5%磷钼酸乙醇溶液	喷雾120℃加热	兰色
具还原性物质	中性高锰酸钾	0.05% $KMnO_4$ 水溶液	喷雾	淡红色背景黄色斑点
生物碱	改良碘化铋钾试剂 (Dragendoff's reagent)	I. 碱式硝酸铋 0.85g 溶于 10ml 冰 HOAc 和 40ml H_2O。II. 8g 碘化钾溶于 20ml H_2O 贮存液:I 与 II 等体积混合喷雾剂;1ml 贮备液、2ml 冰 HOAc 和 10ml H_2O 混合	喷雾	桔红色
	碘 - 碘化钾试剂(Wagner's reagent)	1g I_2 和 10g KI 加 50ml H_2O 溶解,再加 2ml 冰 HOAc。	稀释至 100ml 喷雾	棕褐色
	硫酸铈 - 硫酸试剂	将 0.1g 硫酸铈悬浮于 4ml H_2O,加 1g 三氯乙酸煮沸,后滴加浓 H_2SO_4 至混浊消失。	喷雾 110℃ 加热 8min	各种颜色
还原糖	草酸苯胺试剂	0.9g 苯胺溶于 0.1N 草酸水溶液 100ml 中。	喷雾 100℃ 加热	粉红 - 棕红

适用范围	显色剂名称	配制方法	使用方法	显色结果
糖	茴香醛-硫酸试剂	1ml 浓 H_2SO_4 加至含 0.5ml 茴香醛的 50ml 乙醇溶液中(用时配)	喷雾 105℃ 加热	颜色不一
	α-萘酚-硫酸试剂 (MoLish's reagent)	21ml 15% α-萘酚乙醇溶液, 13ml 浓 H_2SO_4, 87ml EtOH, 8ml H_2O, 混匀	喷雾 100℃ 加热 3~6min	兰色(鼠李糖橙色)
黄酮	碱性试剂	氨气, 10% NaOH 或 KOH 甲醇溶液	喷雾前后在日光和紫外灯下观察	本身颜色或荧光加强或改变
	三氯化铝试剂	1% 或 5% $AlCl_3$ 乙醇溶液		
	醋酸镁试剂	2% $MgAc_2$ 甲醇溶液		
	三氯化铁试剂	1~2 $FeCl_3$ 乙醇溶液		
蒽醌	碱性试剂	氨气, 10% KOH 甲醇溶液, 3% NaOH 或 Na_2CO_3 溶液	喷雾日光和紫外灯下观察	同上
	醋酸铝试剂	0.5% $AlAc_3$ 溶液		
	醋酸镁试剂	0.5% $MgAc_3$ 甲醇溶液	喷雾 90℃ 加热 9min	紫色或红色等
香豆素, 芳香胺和能偶合的杂环化物	重氮化氨基苯磺酸试剂	0.9g 对氨基苯磺酸加热溶解于 9ml 12N HCL 中, 用水稀释至 100ml, 取 10ml, 冷却, 加入冰冷的 4.5% 亚硝酸钠 10ml, 0℃ 放置 15min, 用前加等体积 1% Na_2CO_3 溶液	喷雾	不同颜色
酚	三氯化铁-铁氰化钾试剂	Ⅰ. 2% $FeCl_3$ 乙醇溶液Ⅱ. 2% 铁氰化钾水溶液, 使用前Ⅰ、Ⅱ等量混合	喷雾	兰-紫色

适用范围	显色剂名称	配制方法	使用方法	显色结果
挥发油	香草醛－硫酸试剂	5%香草醛乙醇溶液100ml，临用加4ml浓H₂SO₄	喷雾110℃加热	各种颜色
	茴香醛－硫酸试剂	1ml浓硫酸加入50ml冰醋酸中冷却后加0.5ml茴香醛	喷后105℃加热	各种颜色
有机酸	甲红－溴酚兰指示剂	1g甲红、3g溴酚兰于95%EtOH 1000ml	如展开剂有HOAc，先于120℃挥去，喷雾	黄色背景显红色斑点
	溴甲酚绿指示剂	溴甲酚绿0.04g溶于100ml EtOH加0.1N NaOH至兰色刚刚出现		兰色背景显黄色斑点
皂甙	血球试液	羊血或兔血1份，加玻璃球不断震摇，除去玻璃球和凝集的血蛋白，加pH7.4磷酸缓冲液7份稀释而成。	喷雾	红色背景白色斑点
皂甙、萜	磷相酸试剂	25%磷钼酸乙醇溶液	喷雾140℃加热5~10min	深兰色
皂甙、强心甙、甾、萜	三氯化锑试剂	25%或饱和三氯化锑氯仿溶液	喷雾100℃加热5min	各种颜色
	五氯化锑试剂	25%五氯化锑氯仿溶液（用前配制）	同上	
甾体、三萜	氯磺酸－乙酸试剂	氯磺酸－乙酸(1:2)	喷雾130℃加热5min	各种颜色紫外灯下观察
皂甙	三氯乙酸试剂	三氯乙酸－乙酸(1:2)	喷雾120℃加热	黄色
强心甙、甾体	三氯乙酸试剂	Ⅰ.25%三氯乙酸的乙醇或氯仿溶液。Ⅱ.取110ml加过氧化氢4滴或与新配制的3%氯胺T水溶液4:1混合	喷雾110℃加热7~10min	紫外灯下观察荧光

适用范围	显色剂名称	配制方法	使用方法	显色结果
皂甙、甾醇	醋酐－浓硫酸试剂（Liebermann－Berchard's reagent）	冷却下,小心将5ml醋酐与5ml浓硫酸混合,并将其加入50ml无水乙醇中(用前配制)	喷雾100℃加热10min	长波紫外灯下观察
强心甙	Kedde'sreagent	2% 3,5－二硝基苯甲酸甲醇溶液与2N氢氧化钾溶液用前1:1混合	喷雾	紫红色
	碱性三硝基苯试剂	Ⅰ.间三硝基苯100mg溶于二甲基甲酰胺40ml,再加浓盐酸3～4滴加至100mlⅡ.5%碳酸钠溶液	先喷雾Ⅰ再喷雾Ⅱ90℃～100℃加热5min	浅橙色背景橙红斑点
氨基酸	茚三酮试剂	茚三酮0.3g溶于正丁醇100ml,加冰醋酸3ml或0.2%乙醇溶液	喷雾110℃加热	兰紫色
	1,2－萘醌－4－磺酸试剂	1,2－萘醌－4－磺酸0.02g溶于5%碳酸钠液100ml中(用前配制)	喷雾室温干燥	各种颜色

附录二十三

《中国药典》 凡例中与药物分析实验 有关的规定

国家药品标准由凡例与正文及其引用的附录共同构成。2010 版二部药典收载的凡例、附录对药典以外的其他中药国家标准具同等效力。

凡例是为正确使用《中国药典》进行药品质量检定的基本原则，是对《中国药典》正文、附录及与质量检定有关的共性问题的统一规定。

凡例和附录中采用的"除另有规定外"这一用语，表示存在与凡例或附录有关规定不一致的情况时，则在正文中另作规定，并按此规定执行。

一、标准规定

1. 性状项下记载药品的外观、嗅、味、溶解度以及物理常数等。

（1）外观性状是对药品的色泽和外表感观的规定。

（2）溶解度是药品的一种物理性质。各正文品种项下选用的部分溶剂及其在该溶剂中的溶解性能，可供精制或制备溶液时参考；对在特定溶剂中的溶解性能需作质量控制时，应在该品种检查项下另作具体规定。药品的近似溶解度以下列名词表示：

极易溶解　　　系指溶质 1g（ml）能在溶剂不到 1ml 中溶解；

易溶　　　　　系指溶质 1g（ml）能在溶剂 1～不到 10ml 中溶解；

溶解　　　　　系指溶质 1g（ml）能在溶剂 10～不到 30ml 中溶解；

略溶　　　　　系指溶质 1g（ml）能在溶剂 30～不到 100ml 中溶解；

微溶　　　　　系指溶质 1g（ml）能在溶剂 100～不到 1000ml 中溶解；

极微溶解　　　系指溶质 1g（ml）能在溶剂 1000～不到 10000ml 中溶解；

几乎不溶或不溶 系指溶质 1g（ml）在溶剂 10000ml 中不能完全溶解。

试验法：除另有规定外，称取研成细粉的供试品或量取液体供试品，置于 25℃±2℃一定容量的溶剂中，每隔 5min 强力振摇 30s；观察 30min 内的溶解情况，如目视可见的溶质颗粒或液滴时，即视为完全溶解。

（3）物物理常数包括相对密度、馏程、熔点、凝点、比旋度、折光率、黏度、吸收系数、碘值、皂化值和酸值等；测定结果不仅对药品具有鉴别意义，也反映药品的纯度，是评价药品质量的主要指标之一。

2. 鉴别项下规定的试验方法，系根据反映该药品的某些物理、化学或生物学等特性所进行的药物鉴别试验，不完全代表对该药品化学结构的确证。

3. 检查项下包括反映药品的安全性与有效性的试验方法和限度、均一性、纯度等制备工艺要求等内容；对于规定中的各种杂质检查项目，系指该药品在按既定工艺进行生产和正常贮藏过程中可能含有或产生并需要控制的杂质（如残留溶剂、有关物质等）；改变生产工艺时需另考虑增修订有关项目。

对于生产过程中引入的有机溶剂，应在后续的生产环节予以有效去除。除正文已明确列有"残留溶剂"检查的品种必须依法进行该项检查外，其他未在"残留溶剂"项下明确列出的有机溶剂与未在正文中列有此项检查的各品种，如生产过程中引入或产品中残留有机溶剂，均应按附录"残留溶剂测定法"检查并符合相应的限度规定。

供直接分装成注射用无菌粉末的原料药，应按照注射剂项下的要求进行检查，并符合规定。

各类制剂，除另有规定外，均应符合各制剂通则项下有关的各项规定。

4. 含量测定项下规定的试验方法，用于测定原料及制剂中有效成分的含量，一般可采用化学、仪器或生物测定方法。

5. 类别系按药品的主要作用与主要用途或学科的归属划分，不排除在临床实践的基础上作其他类别药物使用。

6. 制剂的规格，系指每一支、片或其他每一个单位制剂中含有主药的重量（或效价）或含量的（％）或装量；注射液项下，如为"1ml：10mg"，系指1ml中含有主药10mg；对于列有处方或标有浓度的制剂，也可同时规定装量规格。

7. 贮藏项下的规定，系为避免污染和降解而对药品贮存与保管的基本要求，以下列名词术语表示。

（1）遮光：系指用不透光的容器包装，例如棕色容器或黑纸包裹的无色透明、半透明容器。

（2）密闭：系指将容器密闭，以防止尘土及异物进入。

（3）密封：系指将容器密封以防止风化、吸潮、挥发或异物进入。

（4）熔封或严封：系指将容器熔封或用适宜的材料严封，以防止空气与水分的侵入并防止污染。

（5）阴凉处：系指不超过20℃。

（6）凉暗处：系指避光并不超过20℃。

（7）冷处：系指 2℃～10℃。

（8）常温：系指 10℃～30℃。

除另有规定外，贮藏项下未规定贮藏温度的一般系指常温

8. 制剂中使用的原料药和辅料，均应符合 2010 版药典的规定；2010 版药典未收载者，必须制定符合药用要求的标准，并需经国务院药品监督管理部门批准。

同一原料药用于不同制剂（特别是给药途径不同的制剂）时，需根据临床用药要求制定相应的质量控制项目。

二、检验方法和限度

1. 2010 版药典正文收载的所有品种，均应按规定的方法进行检验；如采用其他方法，应将该方法与规定的方法做比较试验，根据试验结果掌握使用，但在仲裁时仍以 2010 版药典规定的方法为准。

2. 2010 版药典中规定的各种纯度和限度数值以及制剂的重（装）量差异，系包括上限和下限两个数值本身及中间数值。规定的这些数值不论是百分数还是绝对数字，其最后一位数字都是有效位。

试验结果在运算过程中，可比规定的有效数字多保留一位数，而后根据有效数字的修约规则进舍至规定有效位。计算所得的最后数值或测定读数值均可按修约规则进舍至规定的有效位，取此数值与标准中规定的限度数值比较，以判断是否符合规定的限度。

3. 原料药的含量（%），除另有注明者外，均按重量计。如规定上限为 100% 以上时，系指用本药典规定的分析方法测定时可能达到的数值，它为药典规定的限度或允许偏差，并非真实含有量；如未规定上限时，系指不超过 101.0%。

制剂的含量限度范围，系根据主药含量的多少、测定方法误差、生产过程不可避免偏差和贮存期间可能产生降解的可接受程度而制定的，生产中应按标示量 100% 投料。如已知某一成分在生产或贮存期间含量会降低，生产时可适当增加投料量，以保证在有效期（或使用期限）内含量能符合规定。

三、标准品、对照品

标准品、对照品系指用于鉴别、检查、含量测定的标准物质。标准品与对照品（不包括色谱用的内标物质）均由国务院药品监督管理部门指定的单位制备、标定和供应。标准品系指用于生物检定、抗生素或生化药品中含量或效价测定的

标准物质，按效价单位（或 μg）计，以国际标准品进行标定；对照品除另有规定外，均按干燥品（或无水物）进行计算后使用。

标准品与对照品的建立或变更批号，应与国际标准品、国际对照品或原批号标准品、对照品进行对比，并经过协作标定和一定的工作程序进行技术审定。

标准品与对照品均应附有使用说明书，标明批号、用途、使用方法、贮藏条件和装量等。

四、计量

1. 试验用的计量仪器均应符合国家技术监督部门的规定。

2. 2010 版药典采用的计量单位

（1）法定计量单位名称和符号如下：

长度　　　　米（m），分米（dm），厘米（cm），毫米（mm），微米（μm），纳米（nm）。

体积　　　　升（L），毫升（ml），微升（μl）。

质（重）量　千克（kg），克（g），毫克（mg），微克（μg），纳克（ng），皮克（pg）。

物质的量　　摩尔（mol），毫摩尔（mmol）。

压力　　　　兆帕（MPa），千帕（kPa），帕（Pa）。

温度　　　　摄氏度（℃）。

动力黏度　　帕秒（Pa·s），毫帕秒（mPa·s），

运动黏度　　平方米每秒（m^2/s），平方毫米每秒（mm^2/s）。

波数　　　　厘米的倒数（cm^{-1}）。

密度　　　　千克每立方米（kg/m^3），克每立方厘米（g/cm^3）。

放射性活度　吉贝可（GBq），兆贝可（MBq），千贝可（kBq），贝可（Bq）。

（2）2010 版药典使用的滴定液和试液的浓度，以 mol/L（摩尔/升）表示者，其浓度要求精密标定的滴定液用"XXX 滴定液（YYYmol/L）"表示；作其他用途不需精密标定其浓度时用"YYYmol/L XXX 溶液"表示，以示区别。

（3）有关的温度描述，一般以下列名词术语表示：

水浴温度　　除另有规定外，均指 98℃～100℃；

热水　　　　系指 70℃～80℃；

微温或温水　系指 40℃～50℃；

室温（常温）系指 10℃～30℃；

冷水　　　　系指 2℃～10℃；

冰浴　　　　　　　系指约0℃；

放冷　　　　　　　系指放冷至室温。

（4）符号"%"表示百分比，系指重量的比例；但溶液的百分比，除另有规定外，系指溶液100ml中含有溶质若干克；乙醇的百分比，系指在20℃时容量的比例。此外，根据需要可采用下列符号：

%（g/g）　　　　表示溶液100g中含有溶质若干克；

%（ml/ml）　　　表示溶液100ml中含有溶质若干ml；

%（ml/g）　　　 表示溶液100g中含有溶质若干毫升；

%（g/ml）　　　 表示溶液100ml中含有溶质若干克。

（5）缩写"ppm"表示百万分比，系指重量或体积的比例。

（6）缩写"ppb"表示十亿分比，系指重量或体积的比例。

（7）液体的滴，系指在20℃时，以1.0ml水为20滴进行换算。

（8）溶液后记示的"（1→10）"等符号，系指固体溶质1.0g或液体溶质1.0ml加溶剂使成10ml的溶液；未指明用何种溶剂时，均系指水溶液；两种或两种以上液体的混合物，名称间用半字线"－"隔开，其后括号内所示的"："符号，系指各液体混合时的体积（重量）比例。

（9）2010版药典所用药筛，选用国家标准的R40/3系列，分等如下：

筛号	筛孔内径（平均值）	目号
一号筛	2000μm±70μm	10目
二号筛	850μm±29μm	24目
三号筛	355μm±13μm	50目
四号筛	250μm±9.9μm	65目
五号筛	180μm±7.6μm	80目
六号筛	150μm±6.6μm	100目
七号筛	125μm±5.8μm	120目
八号筛	90μm±4.6μm	150目
九号筛	75μm±4.1μm	200目

粉末分等如下：

最粗粉　　指能全部通过一号筛，但混能通过三号筛不超过20%的粉末；

粗粉　　　指能全部通过二号筛，但混有能通过四号筛不超过40%的粉末；

中粉　　　指能全部通过四号筛，但混有能通过五号筛不超过60%的粉末；

细粉　　　指能全部通过五号筛，并含能通过六号筛不少于95%的粉末；

最细粉　　指能全部通过六号筛，并含能通过七号筛不少于95%的粉末；

极细粉　　指能全部通过八号筛，并含能通过九号筛不少于95%的粉末。

（10）乙醇未指明浓度时，均系至95%（ml/ml）的乙醇。

五、精确度

2010版药典规定取样量的准确度和试验精密度。

1. 试验中供试品与试药等"称重"或"量取"的量，均以阿拉伯数码表示，其精确度可根据数值的有效数位来确定，如称取"0.1g"系指称取重量可为0.06~0.14g；称取"2g"，系指称取重量可为1.5~2.5g；称取"2.0g"，系指称取重量可为1.95~2.05g；称取"2.00g"，系指称取重量可为1.995~2.005g。

"精密称定"系指称取重量应准确至所取重量的千分之一；"称定"系指称取重量应准确至所取重量的百分之一；"精密量取"系指量取体积的准确度应符合国家标准中对该体积移液管的精确度要求；"量取"系指可用量筒或按照量取体积的有效数位选用量具。取用量为"约"若干时，系指取用量不得超过规定量的±10%。

2. 恒重，除另有规定外，系指供试品连续两次干燥或炽灼后称重的差异在0.3mg以下的重量；干燥至恒重的第二次及以后各次称重均应在规定条件下继续干燥1h后进行；炽灼至恒重的第二次称重应在继续炽灼30min后进行。

3. 试验中规定"按干燥品（或无水物，或无溶剂）计算"时，除另有规定外，应取未经干燥（或未去水、或未去溶剂）的供试品进行试验，并将计算中的取用量按检查项下测得的干燥失重（或水分、或溶剂）扣除。

4. 试验中的"空白试验"，系指在不加供试品或以等量溶剂替代供试液的情况下，按同法操作所得的结果；含量测定中的"并将滴定的结果用空白试验校正"，系指按供试品所耗滴定液的量（ml）与空白试验中所耗滴定液量（ml）之差进行计算。

5. 试验时的温度，未注明者，系指在室温下进行；温度高低对试验结果有显著影响者，除另有规定外，应以25℃±2℃为准。

六、药品质量标准分析方法验证指导原则

药品质量标准分析方法验证的目的是证明采用的方法适合于相应检测要求。在建立药品质量标准时，分析方法需经验证；在药物生产方法变更、制剂的组分变更、原分析方法进行修订时，则质量标准分析方法也需进行验证。方法验证理由、过程和结果均应记载在药品标准起草或修订说明中。

需验证的分析项目有：鉴别实验、杂质定量或限度检查、原料药或制剂中有

效成分含量测定，以及制剂中其他成分（如防腐剂等）的测定。药品溶出度、释放度等检查中，其溶出量等的测试方法也应做必要验证。

验证内容有：准确度、精密度（包括重复性、中间精密度和重现性）、专属性、检测限、定量限、线性、范围和耐用性。视具体方法拟订验证的内容。附表23-1中列出的分析项目和相应的验证内容可供参考。

方法验证内容如下。

（一）准确度

准确度系指用该方法测定的结果与真实值或参考值接近的程度，一般以回收率（%）表示。准确度应在规定的范围内测试。

1. 含量测定方法的准确度

原料药可用已知纯度的对照品或样品进行测定，或用本法所得结果与已知准确度的另一方法测定的结果进行比较。

制剂可用含已知量被测物的各组分混合物进行测定。如不能得到制剂的全部组分，可向制剂中加入已知量的被测物进行测定，或用本法所得的结果与已知准确度的另一方法测定结果进行比较。

如该分析方法已经测试并求出了精密度、线性和专属性，在准确度也可推算出来的情况下，这一项可不必再做。

2. 杂质定量测定的准确度

可向原料药或制剂中加入已知量杂质进行测定。如果不能得到杂质或降解产物，可用本法测定结果与另一成熟的方法进行比较，如药典标准方法或经过验证的方法。如不能测得杂质或降解产物的响应因子或不能测得对原料的相对响应因子的情况下，可用原料药的响应因子。应明确表明单个杂质和杂质总量相当于主成分的重量比（%）或面积比（%）。

3. 数据要求

在规定范围内，至少用9个测定结果进行评价。例如，设计3个不同浓度，每个浓度分别制备3份供试品溶液，进行测定。应报告已知加入量的回收率（%），或测定结果平均值与真实值之差及其相对标准偏差或可信限。

（二）精密度

精密度系指在规定的测试条件下，同一个均匀供试品，经多次取样测定所得结果之间的接近程度。精密度一般用偏差、标准偏差或相对标准偏差表示。

在相同条件下，由一个分析人员测定所得结果的精密度称为重复性；在同一个实验室，不同时间由不同分析人员用不同设备测定结果的精密度，称为中间精密度；在不同实验室由不同分析人员测定结果的精密度，称为重现性。

含量测定和杂质定量测定应考虑方法的精密度。

1. 重复性

在规定范围内，至少用9个测定结果进行评价。例如，设计3个不同浓度，每个浓度分别制备3份供试品溶液，进行测定，或将相当于100%浓度水平的供试品溶液，用至少测定6次的结果进行评价。

2. 中间精密度

为考察随机变动因素对精密度的影响，应设计方案进行中间精密度实验。变动因素为不同日期、不同分析人员、不同设备。

3. 重现性

法定标准采用的分析方法，应进行重现性实验。例如，建立药典分析方法时，通过协同检验得出重现性结果。协同检验的目的、过程和重现性结果均应记载在起草说明中。应注意重现性试验用的样品本身的质量均匀性和贮藏运输中的环境影响因素，以免影响重现性结果。

4. 数据要求

均应报告标准偏差、相对标准偏差和可信限。

（三）专属性

专属性系指在其他成分（如杂质、降解产物、辅料等）可能存在下，采用的方法能准确测定出被测物的特性。鉴别反应、杂质检查和含量测定方法，均应考察其专属性。如方法不够专属，应采用多个方法予以补充。

1. 鉴别反应

应能与可能共存的物质或结构相似化合物区分。不含被测成分的供试品，以及结构相似或组分中的有关化合物，均应呈负反应。

2. 含量测定和杂质测定

色谱法和其他分离方法，应附代表性图谱，以说明方法的专属性，并应标明诸成分的位置，色谱法中的分离度应符合要求。

在杂质可获得的情况下，对于含量测定，试样中可加入杂质或辅料，考察测定结果是否受干扰，并可与未加杂质或辅料的试样比较测定结果。对于杂质测定，也可向试样中加入一定量的杂质，考察杂质能否得到分离。

在杂质或降解产物不能获得的情况下，可将含有杂质或降解产物的试样进行测定，与另一个经验证了的方法或药典方法比较结果。用强光照射，高温，高湿，酸（碱）水解或氧化的方法进行加速破坏，以研究可能的降解产物和降解途径。含量测定方法应比对二法的结果，杂质检查应比对检出杂质的个数，必要时可采用光二极管阵列检测和质谱检测，进行纯度检查。

（四）检测限

检测限系指试样中被测物能被检出的最低量。药品的鉴别试验和杂质检查方法，均可通过测试确定方法的检测限。常用的方法如下。

1. 非仪器分析目视法

用已知浓度的被测物，试验出能被可靠地检测出的最低浓度或量。

2. 信噪比法

用于能显示基线噪音的分析方法，即把已知低浓度试样测出的信号与空白样品测出的信号进行比较，算出能被可靠的检测出的最低浓度或量。一般以信噪比为 3:1 或 2:1 时相应浓度或注入仪器的量确定检测限。

3. 数据要求

应附测试图谱，说明测试过程和检测限结果。

（五）定量限

定量限系指试样中被测物能被定量测定的最低量，其测定结果应具一定准确度和精密度。杂质和降解产物用定量测定方法研究时，应确定方法定量限。

常用信噪比法确定定量限。一般以信噪比为 10:1 时相应的浓度或注入仪器的量确定定量限。

（六）线性

线性系指在设计的范围内，测试结果与试样中被测物浓度直接呈正比关系的程度。

应在规定的范围内测定线性关系。可用一贮备液经精密稀释，或分别精密称样，制备一系列供试样品的方法进行测定，至少制备 5 份供试样品。以测得的响应信号作为被测物浓度的函数作图，观察是否呈线性，再用最小二乘法进行线性回归。必要时，响应信号可经数学转换，再进行线性回归计算。

数据要求：应列出回归方程、相关系数和线性图。

（七）范围

范围系指能达到一定精密度、准确性和线性，测试方法适用的高低限浓度或量的区间。

范围应根据分析方法的具体应用和线性、准确度、精密度结果和要求确定。原料药和制剂含量测定，范围应为测试浓度的 80% ~ 120%；制剂含量均匀度检查，范围应为测试浓度的 70% ~ 130%，根据剂型特点，如气雾剂和喷雾剂，范围可适当放宽；溶出度或释放度中的溶出量测定，范围应为限度的 ±20%，如规定限度范围，则应为下限的 − 20% 至上限的 + 20%；杂质测定，范围应根据初步实测，拟订为规定限度的 ±20%。如果含量测定与杂质检查同时进行，用百分归一化法，则线性范围应为杂质规定限度的 − 20% 至含量限度（或上限）的 + 20%。

（八）耐用性

耐用性系指在测定条件有小的变动时，测定结果不受影响的承受程度，为使方法可用于常规检验提供依据。开始研究分析方法时，就应考虑其耐用性。如果测试条件要求苛刻，则应在方法中写明。典型的变动因素有：被测溶液的稳定性、样品提取次数、时间等。液相色谱法中典型的变动因素有：流动相的组成和 pH 值，不同厂牌或不同批号的同类型色谱柱、柱温、流速等。气相色谱法变动因素有：不同厂牌或批号的色谱柱、固定相、不同类型的担体、柱温、进样口和检测器温度等。

经试验，应说明小的变动能否通过设计的系统适用性试验，以确保方法有效。

附表 23 − 1　检验项目和验证内容

内容 ＼ 项目	鉴别	杂质测定		含量测定及溶出量测定
		定量	限度	
准确度	―	＋	―	＋
精密度				
重复性	―	＋	―	＋
中间精密度	―	＋[1]	―	＋[1]
专属性[2]	＋	＋	＋	＋
检测限	―	―[3]	＋	―
定量限	―	＋	―	―
线性	―	＋	―	＋
范围	―	＋	―	＋
耐用性	＋	＋	＋	＋

①已有重现性验证，不需验证中间精密度；

②如一种方法不够专属，可用其他分析方法予以补充；

③视具体情况予以验证。

附录二十四

2010 年版《中国药典》二部附录ⅣC
红外分光光度法

一、仪器及其校正

可使用傅里叶变换红外光谱仪或色散型红外分光光度计。用聚苯乙烯薄膜（厚度约为 0.04mm）校正仪器，绘制其光谱，用 $3027cm^{-1}$、$2851cm^{-1}$、$1601cm^{-1}$、$1028cm^{-1}$、$907cm^{-1}$ 处的吸收峰对仪器的波数进行校正。傅里叶变换红外光谱仪在 $3000cm^{-1}$ 附近的波数误差应不大于 $\pm5cm^{-1}$，在 $1000cm^{-1}$ 附近的波数误差应不大于 $\pm1cm^{-1}$。

用聚苯乙烯薄膜校正时，仪器的分辨率要求在 $3110\sim2850cm^{-1}$ 范围内应能清晰地分辨出 7 个峰，$2851cm^{-1}$ 与 $2870cm^{-1}$ 之间的分辨深度不小于18%透光率，$1583cm^{-1}$ 与 $1589cm^{-1}$ 之间的分辨深度不小于12%透光率。仪器的标称分辨率，除另有规定外，应不低于 $2cm^{-1}$。

二、供试品的制备及测定

1. 原料药鉴别

除另有规定外，应按照国家药典委员会编订的《药品红外光谱集》各卷收载的各光谱图所规定的方法制备样品。具体操作技术参见《药品红外光谱集》的说明。

采用固体制样技术时，最常碰到的问题是多晶现象，固体样品的晶型不同，其红外光谱往往也会产生差异。当供试品的实测光谱与《药品红外光谱集》所收载的标准光谱不一致时，在排除各种可能影响光谱的外在或人为因素后，应按该药品光谱图中备注的方法或各品种项下规定的方法进行预处理，再绘制光谱，比对。如未规定该品种供药用的晶型或预处理方法，则可使用对照品，并采用适当的溶剂对供试品与对照品在相同的条件下同时进行重结晶，然后依法绘制光谱，比对。如已规定特定的药用晶型，则应采用相应晶型的对照品依法比对。

当采用固体制样技术不能满足鉴别需要时，可改用溶液法绘制光谱后比对。

2. 制剂鉴别

品种鉴别项下应明确规定制剂的前处理方法，通常采用溶剂提取法。提取时应选择适宜的溶剂，以尽可能减少辅料的干扰，并力求避免导致可能的晶型转变。提取的样品再经适当干燥后依法进行红外光谱鉴别。

3. 多组分原料药鉴别

不能采用全光谱比对，可借鉴【注意事项】"2（3）"的方法，选择主要成分的若干个特征谱带，用于组成相对稳定的多组分原料药的鉴别。

4. 晶型、异构体限度检查或含量测定

供试品制备和具体测定方法均按各品种项下有关规定操作。

三、注意事项

（1）各品种项下规定"应与对照的图谱（光谱集 XX 图）一致"，系指《药品红外光谱集》各卷所载的图谱。同一化合物的图谱若在不同卷上均有收载时，则以后卷所载的图谱为准。

（2）药物制剂经提取处理并依法绘制光谱，比对时应注意以下四种情况。

1）辅料无干扰，待测成分的晶型不变化，此时可直接与原料药的标准光谱进行比对。

2）辅料无干扰，但待测成分的晶型有变化，此种情况可用对照品经同法处理后的光谱比对。

3）待测成分的晶型不变化，而辅料存在不同程度的干扰，此时可参照原料药的标准光谱，在指纹区内选择 3～5 个不受辅料干扰的待测成分的特征谱带作为鉴别的依据。鉴别时，实测谱带的波数误差应小于规定值的 0.5%。

4）待测成分的晶型有变化，辅料也存在干扰，此种情况一般不宜采用红外光谱鉴别。

（3）由于各种型号的仪器性能不同，供试品制备时研磨程度的差异或吸水程度不同等原因，均会影响光谱的形状。因此，进行光谱比对时，应考虑各种因素可能造成的影响。

附录二十五

2010 年版《中国药典》二部附录ⅣA 紫外－可见分光光度法

一、仪器的校正和检定

1. 波长

由于环境因素对机械部分的影响，仪器的波长经常会略有变动、因此除应定期对所用的仪器进行全面校正检定外，还应于测定前校正测定波长。常用汞灯中的较强谱线 237.83nm、253.65nm、275.28nm、296.73nm、313.16nm、334.15nm、365.02nm、404.66nm、435.83nm、546.07nm 与 576.96nm；或用仪器中氘灯的 486.02nrn 与 656.10nm 谱线进行校正；钬玻璃在波长 279.4nm、287.5nm、333.7nm、360.9nm、418.5nm、460.0nm、484.5nm、536.2nm 与 637.5nm 处有尖锐吸收峰，也可作波长校正用，但因来源不同或随着时间的推移会有微小的变化，使用时应注意；近年来，常使用高氯酸钬溶液校正双光束仪器，以 10% 高氯酸溶液为溶剂，配制含氧化钬（Ho_2O_3）4% 的溶液，该溶液的吸收峰波长为 241.13nm、278.10nm、287.18nm、333.44nm、345.47nm、361.31nm、416.28nm、451.30nm、485.29nm、536.64nm 和 640.52nm。

仪器波长的允许误差为：紫外光区 ±1nm，500 附近 ±2nm。

2. 吸光度的准确度

可用重铬酸钾的硫酸溶液检定。取在 120℃ 干燥至恒重的基准重铬酸钾约 60mg，精密称定，用 0.005mol/L 硫酸溶液溶解并稀释至 1000ml，在规定的波长处测定并计算其吸收系数，并与规定的吸收系数比较，应符合表中的规定。

波长/nm	235（最小）	257（最大）	313（最小）	350（最大）
吸收系数（$E_{1cm}^{1\%}$）的规定值	124.5	144.0	48.6	106.6
吸收系数（$E_{1cm}^{1\%}$）的许可范围	123.0 ~ 126.0	142.8 ~ 146.2	47.0 ~ 50.3	105.5 ~ 108.5

3. 杂散光的检查

可按下表所列的试剂盒浓度，配制成水溶液，置 1cm 石英吸收池中，在规定的波长处测定透光率，应符合表中的规定。

试剂	浓度/% （g/ml）	测定用波长（nm）	透光率（%）
碘化钠	1.00	220	<0.8
亚硝酸钠	5.00	340	<0.8

二、对溶剂的要求

含有杂原子的有机溶剂时，通常均具有很强的末端吸收。因此，当作溶剂使用时，它们的使用范围均不能小于截止使用波长。例如甲醇、乙醇的截止使用波长为 205nm。另外，当溶剂不纯时，也可能增加干扰吸收。因此，在测定供试品前，应先检查所用的溶剂在供试品所用的波长附近是否符合要求，即将溶剂置 1cm 石英吸收池中，以空气为空白（即空白光路中不置任何物质）测定其吸光度。溶剂和吸收池的吸光度，在 220～240nm 范围内不得超过 0.40，在 241～250nm 范围内不得超过 0.20，在 251～300nm 范围内不得超过 0.10，在 300nm 以上时不得超过 0.05。

三、测定法

测定时，除另有规定外，应以配制供试品溶液的同批溶剂为空白对照，采用 1cm 的石英吸收池，在规定的吸收峰波长 ±2nm 以内测试几个点的吸光度，或由仪器在规定波长附近自动扫描测定，以核对供试品的吸收峰波长位置是否正确。除另有规定外，吸收峰波长应在该品种项下规定的波长 ±2nm 以内，并以吸光度最大的波长作为测定波长。一般供试品溶液的吸光度读数，以在 0.3～0.7 之间为宜。仪器的狭缝波带宽度宜小于供试品吸收带的半高宽度的十分之一，否则测得的吸光度会偏低；狭缝宽度的选择，应以减小狭缝宽度时供试品的吸光度不再增大为准。由于吸收池和溶剂本身可能有空白吸收，因此测定供试品的吸光度后应减去空白读数，或由仪器自动扣除空白读数后再计算含量。

当溶液的 pH 值对测定结果有影响时，应将供试品溶液的 pH 值和对照品溶液的 pH 值调成一致。

1. 鉴别和检查

分别按各品种项下规定的方法进行。

2. 含量测定

一般有以下几种方法。

(1) 对照品比较法：按各品种项下的方法，分别配制供试品溶液和对照品溶液，对照品溶液中所含被测成分的量应为供试品溶液中被测成分规定量的 $100\% \pm 10\%$，所用溶剂也应完全一致，在规定的波长处测定供试品溶液和对照品溶液的吸光度后，按下式计算供试品中被测溶液的浓度：

$$C_X = (A_X/A_R) C_R$$

式中，C_X 为供试品溶液的浓度；A_X 为供试品溶液的吸光度；C_R 为对照品溶液的浓度；A_R 为对照品溶液的吸光度。

(2) 吸收系数法：按各品种项下的方法配制供试品溶液，在规定的波长处测定其吸光度，再以该品种在规定条件下的吸收系数计算含量。用本法测定时，吸收系数通常应大于 100，并注意仪器的校正和检定。

(3) 计算分光光度法：计算分光光度法有多种，使用时应按各品种项下规定的方法进行。当吸光度处在吸收曲线的陡然上升或下降的部位测定时，波长的微小变化可能对测定结果造成显著影响，故对照品和供试品的测试条件应尽可能一致。计算分光光度法一般不宜用作含量测定。

(4) 比色法：供试品本身在紫外 - 可见光区没有强吸收，或在紫外光区里有吸收但为了避免干扰或提高灵敏度，可加入适当的显色剂，使反应产物的最大吸收移至可见光区，这种测定方法称为比色法。

用比色法测定时，由于显色时影响显色深浅的因素较多，应取供试品与对照品或标准品同时操作。除另有规定外，比色法所用的空白系指用同体积的溶剂代替对照品或供试品溶液，然后依次加入等量的相应试剂，并用同样方法处理。在规定的波长处测定对照品和供试品溶液的吸光度后，按上述 (1) 法计算供试品浓度。

当吸光度和浓度关系不呈良好线性时，应取数份梯度量的对照品溶液，用溶剂补充至同一体积，显色后测定各份溶液的吸光度，然后以吸光度与相应的浓度绘制标准曲线，再根据供试品的吸光度在标准曲线上查得其相应的浓度，并求出其含量。

附录二十六

2010 年版《中国药典》二部附录ⅤB 薄层色谱法

薄层色谱法系将供试品溶液点于薄层板上，经展开，检视后所得色谱图，与适宜的对照物按同法所得的色谱图对比，用于药品的鉴别或杂质检查的方法。

一、仪器与材料

1. 薄层板

（1）自制薄层板：除另有规定外，玻璃板要求光滑、平整，洗净后不附水珠，晾干。最常用的固定相有硅胶 G、硅胶 GF_{254}、硅胶 H 和硅胶 HF_{254}，其次有硅藻土、硅藻土 G、氧化铝、氧化铝 G、微晶纤维素、微晶纤维素 F_{254} 等。其颗粒大小，一般要求粒径为 $5 \sim 40 \mu m$。

薄层涂布，一般可分为无黏合剂和含黏合剂两种。前者系将固定相直接涂布于玻璃板上，后者系在固定相中加入一定量的黏合剂，一般常用10% ~ 15%煅石膏（$CaSO_4 \cdot 2H_2O$ 在140℃加热4h），混匀后加水适量使用，或用羧甲基纤维素钠水溶液（0.2% ~ 0.5%）适量调成糊状，均匀涂布于玻璃板上。使用涂布器涂布应能使固定相在玻璃板上涂成一层符合厚度要求的均匀薄层。

（2）市售薄层板：分普通薄层板和高效薄层板，如硅胶薄层板、硅胶 GF_{254} 薄层板、聚酰胺薄膜和铝基片薄层板等。高效薄层板的粒径一般为 $5 \sim 7 \mu m$。

2. 点样器

一般采用微升毛细管或手动、半自动、全自动点样器材。

3. 展开容器

应使用适合薄层板大小的玻璃制薄层色谱展开缸，并有严密的盖子，底部应平整光滑，或有双槽。

4. 显色剂

见各品种项下的规定。可采用喷雾显色、浸渍显色或置适宜试剂的蒸气中熏蒸显色，用以检出斑点。

5. 显色装置

喷雾显色要求用压缩气体使显色剂呈均匀细雾状喷出；浸渍显色可用专用玻璃器皿或用适宜的玻璃缸代替；蒸气熏蒸显色可用双槽玻璃缸或适宜大小的干燥器代替。

6. 检视装置

为装有可见光、短波紫外光（254nm）、长波紫外光（365nm）光源及相应滤片的暗箱，可附加摄像设备供拍摄色谱用，暗箱内光源应有足够的光照度。

二、操作方法

1. 薄层板制备

（1）自制薄层板：除另有规定外，将1份固定相和3份水在研钵中按同一方向研磨混合，去除表面的气泡后，倒入涂布器中，在玻璃板上平稳地移动涂布器进行涂布（厚度为0.2~0.3mm），取下涂好薄层的玻璃板，置水平台上于室温下晾干后，在110℃活化30min，即置有干燥剂的干燥箱中备用。使用前检查其均匀度（可通过透射光和反射光检视）。

（2）商品薄层板：临用前一般应在110℃活化30min。聚酰胺薄膜不需活化。铝基片薄层板可根据需要剪裁，但须注意剪裁后的薄层板底边的硅胶层不得有破损。如在贮放期间被空气中杂质污染，使用前可用适宜的溶剂在展开容器中上行展开预洗，110℃活化后，放干燥器中备用。

2. 点样

除另有规定外，用点样器点样于薄层板上，一般为圆点，点样基线距底边2.0cm，样点直径为2~4mm（高效薄层板为1~2mm），点间距离可视斑点扩散情况以不影响检出为宜，一般为1.0~2.0cm（高效薄层板可不小于5mm）。点样时必须注意勿损伤薄层板表面。

3. 展开

展开缸如需预先用展开剂饱和，可在缸中加入足够量的展开剂，必要时在壁上贴两条与缸一样高的宽滤纸条，一端浸入展开剂中，密封顶盖，使系统平衡或按各品种项下的规定操作。

将点好供试品的薄层板放入展开缸中，浸入展开剂的深度为距薄层板底边0.5~1.0cm（切勿将样点浸入展开剂中），密封顶盖，待展开至适宜的展距

（如：20cm 的薄层板，展距一般为 10~15cm，高效薄层板展距一般为 5cm 左右），取出薄层板，晾干，按各品种项下的规定检测。

展开可以单向展开，即向一个方向进行；也可以进行双向展开，即先向一个方向展开，取出，待展开剂完全挥发后，将薄层板转动 90°，再用原展开剂或另一种展开剂进行展开；亦可多次展开。

4. 显色与检视

荧光薄层板可用荧光猝灭法；普通薄层板，有色物质可直接检视，无色物质可用物理或化学方法检视。物理方法是检出斑点的荧光颜色及强度；化学方法一般用化学试剂显色后，立即覆盖同样大小的玻璃板，检视。

三、系统适用性试验

按各品种项下要求对检测方法进行系统适用性试验，使斑点的检测灵敏度、比移值（R_f）和分离效能符合规定。

1. 检测灵敏度

系指杂质检查时，供试品溶液中被测物质能被检出的最低量。一般采用对照溶液稀释若干倍的溶液与供试品溶液和对照溶液在规定的色谱条件下，在同一块薄层板上点样、展开、检视，前者应显示清晰的斑点。

2. 比移值（R_f）

系指从基线至展开斑点中心的距离与从基线至展开剂前沿的距离的比值。鉴别时，可用供试品溶液主斑点与对照品溶液主斑点的比移值进行比较，或用比移值来说明主斑点或杂质斑点的位置。除另有规定外，比移值（R_f）应在 0.2~0.8 之间。

3. 分离效能

鉴别时，在对照品与结构相似药物的对照品制成混合对照溶液的色谱图中，应显示两个清晰分离的斑点。杂质检查的方法选择时，可将杂质对照品用自身稀释对照品溶液溶解制成混合对照溶液；也可将杂质对照品用待测组分的对照品溶液溶解制成混合对照溶液，还可采用供试品以适当的降解方法获得的溶液。上述溶液点样展开后的色谱图中，应显示清晰分离的斑点。

四、测定法

1. 鉴别

可采用与同浓度的对照品溶液，在同一块薄层板上点样、展开与检视，供试品溶液所显主斑点的颜色（或荧光）与位置（R_f）应与对照品溶液的主斑点一致，而且主斑点的大小与颜色的深浅也应大致相同。或采用供试品溶液与对照品溶液等体积混合，应显示单一、紧密的斑点；或选用与供试品化学结构相似的药物对照品与供试品溶液的主斑点比较，两者 R_f 应不同，或将上述两种溶液等体积混合，应显示两个清晰分离的斑点。

2. 杂质检查

可采用杂质对照品法、供试品溶液的自身稀释对照法，或两法并用。供试品溶液除主斑点外的其他斑点应与相应的杂质对照品溶液或系列浓度杂质对照品溶液的相应主斑点比较，或与供试品溶液的自身稀释对照溶液或系列浓度自身稀释对照溶液的主斑点比较，不得更深。

通常应规定杂质的斑点数和单一杂质量，当采用系列自身稀释对照溶液时，也可规定估计的杂质总量。

附录二十七

2010年版《中国药典》二部附录ⅧA
氯化物检查法

除另有规定外，取各药品项下规定量的供试品，加水溶解使成25ml（溶液如显碱性，可滴加硝酸使成中性），再加稀硝酸10ml；溶液如不澄清，应滤过；置50m纳氏比色管中，加水使成约40ml，摇匀，即得供试溶液。另取各药品项下规定量的标准氯化钠溶液，置50ml纳氏比色管中，加稀硝酸10ml，加水使成40ml，摇匀，即得对照溶液。于供试溶液与对照溶液中，分别加入硝酸银试液1.0ml，用水稀释使成50ml，摇匀，在暗处放置5min，同置黑色背景上，从比色管上方向下观察、比较，即得。

供试溶液如带颜色，除另有规定外，可取供试溶液两份，分置50ml纳氏比色管中，一份中加硝酸银试液1.0ml，摇匀，放置10min，如显浑浊，可反复滤过，至滤液完全澄清，再加规定量的标准氯化钠溶液与水适量成50ml，摇匀，在暗处放置5min，作为对照溶液；另一份中加硝酸银试液1.0ml与水适量使成50ml，摇匀，在暗处放置5min，按上述方法与对照溶液比较，即得。

标准氯化钠溶液的制备：称取氯化钠0.165g，置1000ml量瓶中，加水适量使溶解并稀释至刻度，摇匀，作为贮备液。

临用前，精密量取贮备液10ml，置100ml量瓶中，加水稀释至刻度，摇匀，即得（每1ml相当于10μg的Cl）。

【附注】用滤纸滤过时，滤纸中如含有氯化物，可预先用含有硝酸的水溶液洗净后使用。

附录二十八

2010 年版《中国药典》二部附录ⅧB 硫酸盐检查法

除另有规定外，取各药品项下规定量的供试品，加水溶解使成约 40ml（溶液如显碱性，可滴加盐酸使成中性）；溶液如不澄清，应滤过；置 50ml 纳氏比色管中，加稀盐酸 2ml，摇匀，即得供试溶液。另取各药品项下规定量的标准硫酸钾溶液，置 50ml 纳氏比色管中，加水使成约 40ml，加稀盐酸 2ml，摇匀，即得对照溶液。于供试溶液与对照液中，分别加入 25% 氯化钡溶液 5ml，用水稀释至 50ml，充分摇匀，放置 10min，同置黑色背景上，从比色管上方向下观察、比较，即得。

供试溶液如带颜色，除另有规定外，可取供试溶液两份，分置 50ml 纳氏比色管中，一份中加 25% 氯化钡溶液 5ml，摇匀，放置 10min，如显浑浊，可反复滤过，至滤液完全澄清，再加规定量的标准硫酸钾溶液与水适量使成 50ml，摇匀，放置 10min，作为对照溶液；另一份中加 25% 氯化钡溶液 5ml 与水适量使成 50ml，摇匀，放置 10min，按上述方法与对照溶液比较，即得。

标准硫酸钾溶液的制备：称取硫酸钾 0.181g，置 1000ml 量瓶中，加水适量使溶解并稀释至刻度，摇匀，即得（每 1ml 相当于 100μg 的 SO_4）。

附录二十九

2010年版《中国药典》二部附录Ⅷ G 铁盐检查法

　　除另有规定外，取各品种项下规定量的供试品，加水溶解使成25ml，移置50ml纳氏比色管中，加稀盐酸4ml与过硫酸铵50mg，用水稀释使成35ml后，加30%硫氰酸铵溶液3ml，再加水适量稀释成50ml，摇匀；如显色，立即与标准铁溶液一定量制成的对照溶液（取该品种项下规定量的标准铁溶液，置50ml纳氏比色管中，加水使成25ml，加稀盐酸4ml与过硫酸铵50mg，用水稀释使成35ml，加30%硫氰酸铵溶液3ml，再加水适量稀释成50ml，摇匀）比较，即得。

　　如供试管与对照管色调不一致时，可分别移至分液漏斗中，各加正丁醇20ml提取，俟分层后，将正丁醇层移置50ml纳氏比色管中，再用正丁醇稀释至25ml，比较，即得。

　　标准铁溶液的制备：称取硫酸铁铵［$FeNH_4(SO_4)_2 \cdot 12H_2O$］0.863g，置1000ml量瓶中，加水溶解后，加硫酸2.5ml，用水稀释至刻度，摇匀，作为贮备液。

　　临用前，精密量取贮备液10ml，置100ml量瓶中，加水稀释至刻度，摇匀，即得（每1ml相当于10μg的Fe）。

附录三十

2010 年版《中国药典》二部附录Ⅷ H 重金属检查法

重金属系指在实验条件下能与硫代乙酰胺或硫化钠作用显色的金属杂质。

标准铅溶液的制备：称取硝酸铅 0.1599g，置 1000ml 量瓶中，加硝酸 5ml 与水 50ml 溶解后，用水稀释至刻度，摇匀，作为贮备液。

临用前，精密量取贮备液 10ml，置 100ml 量瓶中，加水稀释至刻度，摇匀，即得（每 1ml 相当于 10μg 的 Pb）。本液仅供当日使用。

配制与贮存用的玻璃容器均不得含铅。

一、第一法

除另有规定外，取 25ml 纳氏比色管三支，甲管中加标准铅溶液一定量与醋酸盐缓冲液（pH3.5）2ml 后，加水或各品种项下规定的溶剂稀释成 25ml，乙管中加入按各品种项下规定的方法制成的供试品溶液 25ml，丙管中加入与乙管相同量的供试品，加配制供试品溶液的溶剂适量使溶解，再加与甲管相同量的标准铅溶液与醋酸盐缓冲液（pH3.5）2ml 后，用溶剂稀释成 25ml；若供试品溶液带颜色，可在甲管中滴加少量的稀焦糖溶液或其他无干扰的有色溶液，使之与乙管、丙管一致，再在甲、乙、丙三管中分别加硫代乙酰胺试液各 2ml，摇匀，放置 2min，同置白纸上，自上向下透视，当丙管中显出的颜色不浅于甲管时，乙管中显示的颜色与甲管比较，不得更深。如丙管中显出的颜色浅于甲管，应取样按第二法重新检查。

如在甲管中滴加稀焦糖溶液或其他无干扰的有色溶液，仍不能使颜色一致时，应取样按第二法检查。

供试品如含高铁盐影响重金属检查时，可在甲、乙、丙三管中分别加入相同量的维生素 C 0.5～1.0g，再照上述方法检查。

配制供试品溶液时，如使用的盐酸超过 1ml，氨试液超过 2ml，或加入其他试剂进行处理者，除另有规定外，甲管溶液应取同样同量的试剂置瓷皿中蒸干后，加醋酸盐缓冲液（pH3.5）2ml 与水 15ml，微热溶解后，移置纳氏比色管中，加标准铅溶液一定量，再用水或各品种项下规定的溶剂稀释成25ml。

二、第二法

除另有规定外，当需改用第二法检查时，取各品种项下规定量的供试品，按炽灼残渣检查法进行炽灼处理，然后取遗留的残渣；或直接取炽灼残渣项下遗留的残渣；如供试品为溶液，则取各品种项下规定量的溶液，蒸发至干，再按上述方法处理后取遗留的残渣；加硝酸0.5ml，蒸干，至氧化氮蒸气除尽后（或取供试品一定量，缓缓炽灼至完全炭化，放冷，加硫酸0.5～1ml，使恰湿润，用低温加热至硫酸除尽后，加硝酸0.5ml，蒸干，至氧化氮蒸气除尽后，放冷，在500～600℃炽灼使完全灰化），放冷，加盐酸2ml，置水浴上蒸干后加水15ml，滴加氨试液至对酚酞指示液显微粉红色，再加醋酸盐缓冲液（pH3.5）2ml，微热溶解后，移置纳氏比色管中，加水稀释成25ml，作为甲管；另取配制供试品溶液的试剂，置瓷皿中蒸干后，加醋酸盐缓冲液（pH3.5）2ml与水15ml，微热溶解后，移置纳氏比色管中，加标准铅溶液一定量，再用水稀释成25ml，作为乙管；再在甲、乙两管中分别加硫代乙酰胺试液各2ml，摇匀，放置2min，同置白纸上，自上向下透视，乙管中显出的颜色与甲管比较，不得更深。

三、第三法

除另有规定外，取供试品适量，加氢氧化钠试液5ml与水20ml溶解后，置纳氏比色管中，加硫化钠试液5滴，摇匀，与一定量的标准铅溶液同样处理的颜色比较，不得更深。

附录三十一

2010 年版《中国药典》二部附录ⅧJ 砷盐检查法

标准砷溶液的制备：称取三氧化二砷 0.132g，置 1000ml 量瓶中，加 20% 氢氧化钠溶液 5ml 溶解后，用适量的稀硫酸中和，再加稀硫酸 10ml，用水稀释至刻度，摇匀，作为贮备液。

临用前，精密量取贮备液 10ml，置 1000ml 量瓶中，加稀硫酸 10ml，用水稀释至刻度，摇匀，即得（每 1ml 相当于 1μg 的 As）。

一、第一法（古蔡氏法）

1. 仪器装置

如附图 34 - 1，A 为 100ml 标准磨口锥形瓶；B 为中空的标准磨口塞，上连导气管 C（外径 8.0mm，内径 6.0mm），全长约 180mm；D 为具孔的有机玻璃旋塞，其上部为圆形平面，中央有一圆孔，孔径与导气管 C 的内径一致，其下部孔径与导气管 C 的外径相适应，将导气管 C 的顶端套入旋塞下部孔内，并使管壁与旋塞的圆孔相吻合，黏合固定；E 为中央具有圆孔（孔径6.0mm）的有机玻璃旋塞盖，与 D 紧密吻合。

测试时，于导气管 C 中装入醋酸铅棉花 60mg（装管高度为 60~80mm），再于旋塞 D 的顶端平面上放一片溴化汞试纸（试纸大小以能覆盖孔径而不露出平面外为宜），盖上旋塞盖 E 并旋紧，即得。

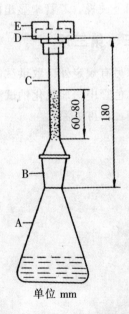

单位 mm

附图 34 -1　古蔡氏法仪器装置

2. 标准砷斑的制备

精密量取标准砷溶液 2ml，置 A 瓶中，加盐酸 5ml 与水 21ml，再加碘化钾试液 5ml 与酸性氯化亚锡试液 5 滴，在室温放置 10min 后，加锌粒 2g，立即将照上法装妥的导气管 C 密塞于 A 瓶上，并将 A 瓶置 25～40℃水浴中，反应 45min，取出溴化汞试纸，即得。

若供试品需经有机破坏后再行检砷，则应取标准砷溶液代替供试品，照该品种项下规定的方法同法处理后，依法制备标准砷斑。

3. 检查法

取按各品种项下规定方法制成的供试品溶液，置 A 瓶中，照标准砷斑的制备，自"再加碘化钾试液 5ml"起，依法操作。将生成的砷斑与标准砷斑比较，不得更深。

二、第二法（二乙基二硫代氨基甲酸银法）

1. 仪器装置

如附图 34 – 2。A 为 100ml 标准磨口锥形瓶；B 为中空的标准磨口塞，上连导气管 C（一端的外径为 8mm，内径为 6mm；另一端长 18.0mm，外径 4mm，内径 1.6mm，尖端内径为 1mm）。D 为平底玻璃管（长 180mm，内径 10mm，于 5.0ml 处有一刻度）。

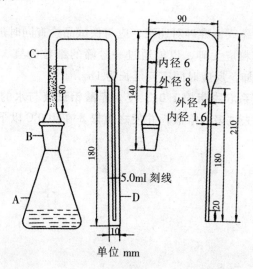

附图 34 – 2　二乙基二硫代氨基甲酸银法仪器装置

测试时，于导气管 C 中装入醋酸铅棉花 60mg（装管高度约 80mm），并于 D 管中精密加入二乙基二硫代氨基甲酸银试液 5ml。

2. 标准砷对照液的制备

精密量取标准砷溶液 2ml，置 A 瓶中，加盐酸 5ml 与水 21ml，再加碘化钾试液 5ml 与酸性氯化亚锡试液 5 滴，在室温放置 10min 后，加锌粒 2g，立即将导气管 C 与 A 瓶密塞，使生成的砷化氢气体导入 D 管中，并将 A 瓶置 25～40℃水浴中反应 45min，取出 D 管，添加三氯甲烷至刻度，混匀，即得。

若供试品需经有机破坏后再行检砷，则应取标准砷溶液代替供试品，照各品种项下规定的方法同法处理后，依法制备标准砷对照液。

3. 检查法

取照各品种项下规定方法制成的供试品溶液，置 A 瓶中，照标准砷对照液的制备，自"再加碘化钾试液 5ml"起，依法操作。将所得溶液与标准砷对照液同置白色背景上，从 D 管上方向下观察、比较，所得溶液的颜色不得比标准砷对照液更深。必要时，可将所得溶液转移至 1cm 吸收池中，照紫外-可见分光先度法在 510nm 波长处以二乙基二硫代氨基甲酸银试液作空白与测定吸光度，与标准砷对照液按同法测得的吸光度比较，即得。

【附注】

（1）所用仪器和试液等照本法检查，均不应生成砷斑，或至多生成仅可辨认的斑痕。

（2）制备标准砷斑或标准砷对照液，应与供试品检查同时进行。

（3）本法所用锌粒应无砷，以能通过一号筛的细粒为宜，如使用的锌粒较大时，用量应酌情增加，反应时间亦应延长为 1h。

（4）醋酸铅棉花系取脱脂棉 1.0g，浸入醋酸铅试液与水的等容混合液 12ml 中，湿透后，挤压除去过多的溶液，并使之疏松，在 100℃以下干燥后，贮于玻璃塞瓶中备用。

附录三十二

2010 年版《中国药典》二部附录ⅧL
干燥失重测定法

取供试品，混合均匀（如为较大的结晶，应先迅速捣碎使成 2mm 以下的小粒），取约 1g 或各品种项下规定的重量，置与供试品相同条件下干燥至恒重的扁形称量瓶中，精密称定，除另有规定外，在 105℃ 干燥至恒重。由减失的重量和取样量计算供试品的干燥失重。

供试品干燥时，应平铺在扁形称量瓶中，厚度不可超过 5mm，如为疏松物质，厚度不可超过 10mm。放入烘箱或干燥器进行干燥时，应将瓶盖取下，置称量瓶旁，或将瓶盖半开进行干燥；取出时，须将称量瓶盖好。置烘箱内干燥的供试品，应在干燥后取出置干燥器中放冷，然后称定重量。

供试品如未达规定的干燥温度即融化时，除另有规定外，应先将供试品在低于熔点 5℃～10℃ 的温度下干燥至大部分水分除去后，再按规定条件干燥。

当用减压干燥器（通常为室温）或恒温减压干燥器（温度应按各品种项下的规定设置）时，除另有规定外，压力应在 2.67kPa（20mmHg）以下。干燥器中常用的干燥剂为五氧化二磷、无水氯化钙或硅胶；恒温减压干燥器中常用的干燥剂为五氧化二磷。干燥剂应及时更换。

附录三十三

2010 年版《中国药典》二部附录ⅧN 炽灼残渣检查法

取供试品 1.0~2.0g 或各品种项下规定的重量，置已炽灼至恒重的坩埚（如供试品分子中含有碱金属或氟元素，则应使用铂坩埚）中，精密称定，缓缓炽灼至完全炭化，放冷；除另有规定外，加硫酸 0.5~1ml 使湿润，低温加热至硫酸蒸气除尽后，在 700℃~800℃ 炽灼使完全灰化，移置干燥器内，放冷，精密称定后，再在 700℃~800℃ 炽灼至恒重，即得。

如需将残渣留作重金属检查，则炽灼温度必须控制在 500℃~600℃。

附录三十四

2010年版《中国药典》二部附录ⅦD 氮测定法

一、第一法（常量法）

取供试品适量（约相当于含氮量 25~30mg），精密称定，供试品如为固体或半固体，可用滤纸称取，并连同滤纸置干燥的 500ml 凯氏烧瓶中；然后依次加入硫酸钾（或无水硫酸钠）10g 和硫酸铜粉末 0.5g，再沿瓶壁缓缓加硫酸 20ml；在凯氏烧瓶口放一小漏斗并使凯氏烧瓶成 45°斜置，用直火缓缓加热，使溶液的温度保持在沸点以下，等泡沸停止，强热至沸腾，俟溶液成澄明的绿色后，除另有规定外，继续加热 30min，放冷。沿瓶壁缓缓加水 250ml，振摇使混合，放冷后，加 40% 氢氧化钠溶液 75ml，注意使沿瓶壁流至瓶底，自成一液层，加锌粒数粒，用氮气球将凯氏烧瓶与冷凝管连接；另取 2% 硼酸溶液 50ml，置 500ml 锥形瓶中，加甲基红 - 溴甲酚绿混合指示液 10 滴；将冷凝管的下端插入硼酸溶液的液面下，轻轻摆动凯氏烧瓶，使溶液混合均匀，加热蒸馏，至接收液的总体积约为 250ml 时，将冷凝管尖端提出液面，使蒸气冲洗约 1min，用水淋洗尖端后停止蒸馏；馏出液用硫酸滴定液（0.05mol/L）滴定至溶液由蓝绿色变为灰紫色，并将滴定的结果用空白试验校正。每 1ml 硫酸滴定液（0.05mol/L）相当于 1.401mg 的 N。

二、第二法（半微量法）

蒸馏装置如下图，图中 A 为 1000ml 圆底烧瓶，B 为安全瓶，C 为连有氮气球的蒸馏器，D 为漏斗，E 为直形冷凝管，F 为 100ml 锥形瓶，G、H 为橡皮管夹。

连接蒸馏装置，A 瓶中加水适量与甲基红指示液数滴，加稀硫酸使成酸性，加

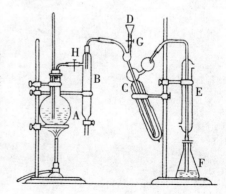

玻璃珠或沸石数粒，从 D 漏斗加水约 50ml，关闭 G 夹，开放冷凝水，煮沸 A 瓶中的水，当蒸气从冷凝管尖端冷凝而出时，移去火源，关 H 夹，使 C 瓶中的水反抽到 B 瓶，开 G 夹，放出 B 瓶中的水，关 B 瓶及 G 夹，将冷凝管尖端插入约 50ml 水中，使水自冷凝管尖端反抽至 C 瓶，再抽至 B 瓶，如上法放去。如此将仪器洗涤 2～3 次。

取供试品适量（约相当于含氮量 1.0～2.0mg），精密称定，置干燥的 30～50ml 凯氏烧瓶中，加硫酸钾（或无水硫酸钠）0.3g 与 30% 硫酸铜溶液 5 滴，再沿瓶壁滴加硫酸 2.0ml；在凯氏烧瓶口放一小漏斗，并使烧瓶成 45° 斜置，用小火缓缓加热使溶液保持在沸点以下，等泡沸停止，逐步加大火力，沸腾至溶液成澄明的绿色后，除另有规定外，继续加热 10min，放冷，加水 2ml。

取 2% 硼酸溶液 10ml，置 100ml 锥形瓶中，加甲基红－溴甲酚绿混合指示液 5 滴，将冷凝管尖端插入液面下。然后，将凯氏烧瓶中内容物经由 D 漏斗转入 C 蒸馏瓶中，用水少量淋洗凯氏烧瓶及漏斗数次，再加入 40% 氢氧化钠溶液 10ml，用少量水再洗漏斗数次，关 G 夹，加热 A 瓶进行蒸气蒸馏，至硼酸液开始由酒红色变为蓝绿色时起，继续蒸馏约 10min 后，将冷凝管尖端提出液面，使蒸气继续冲洗约 1min，用水淋洗尖端后停止蒸馏。

馏出液用硫酸滴定液（0.005mol/L）滴定至溶液由蓝绿色变为灰紫色，并将滴定的结果用空白试验（空白和供试品所得馏出液的容积应基本相同，约 70～75ml）校正。每 1ml 硫酸滴定液（0.005mol/L）相当于 0.1401mg 的 N。

取用的供试品如在 0.1g 以上时，应适当增加硫酸的用量，使消解作用完全，并相应地增加 40% 氢氧化钠溶液的用量。